Fundamentos de TC de alta resolución pulmonar

Hallazgos, patrones, enfermedades frecuentes y diagnósticos diferenciales

Segunda edición

Fundamentos de TC de alta resolución pulmonar

Hallazgos, patrones, enfermedades frecuentes y diagnósticos diferenciales

Segunda edición

Brett M. Elicker

Profesor de Radiología clínica e Imagenología biomédica,
Jefe, Imagenología cardíaca y pulmonar,
University of California, San Francisco.
San Francisco, California, Estados Unidos.

W. Richard Webb

Profesor emérito de Radiología e Imagenología biomédica,
Miembro emérito, Haile T. Debas Academy of Medical Educators,
University of California, San Francisco,
San Francisco, California, Estados Unidos.

EDICIONES
Journal

Elicker, Brett M.
Fundamentos de TC de alta resolución pulmonar. Hallazgos, patrones, enfermedades frecuentes y diagnósticos diferenciales / Brett M. Elicker; W. Richard Webb.
2ª ed., 1ª reimp.- Ciudad Autónoma de Buenos Aires: Journal, 2026.
293 p.: 26 x 18 cm

ISBN 978-987-4922-95-3

1. Diagnóstico por Imagen I. Webb, W. Richard. II. Título
CDD 616.0757

Este libro es una traducción de: Fundamentals of High-Resolution Lung CT. Common Findings, Common Patterns, Common Diseases, and Differential Diagnosis. Second Edition. Brett M. Elicker, W. Richard Webb. ISBN 9781496389923.

Edición original publicada por Wolters Kluwer. Wolters Kluwer no participó en la traducción de esta obra. Por lo tanto, no asume responsabilidad alguna ante eventuales inexactitudes o errores en esta traducción.

Publicado por Ediciones Journal en acuerdo con Wolters Kluwer Health Inc., USA.

Viamonte 2146 1 "A" (C1056ABH) CABA, Argentina
ediciones@journal.com.ar | www.edicionesjournal.com

Producción editorial: Ediciones Journal S.A.
Diagramación: Helena Ribero Farfán
Diseño de tapa: Le Voyer
Traducción: Mariana Román
Revisión científica: José San Román. Médico especialista en Diagnóstico por Imágenes. Prof. Titular de Diagnóstico por Imágenes, Facultad de Medicina, Universidad de Buenos Aires. Jefe de los Servicios de Resonancia y PET/TC de TCBA. Buenos Aires, Argentina.

Importante: se ha puesto especial cuidado en confirmar la exactitud de la información brindada y en describir las prácticas aceptadas por la mayoría de la comunidad médica. No obstante, los autores, traductores, correctores y editores no son responsables por errores u omisiones ni por las consecuencias que puedan derivar de poner en práctica la información contenida en esta obra y, por lo tanto, no garantizan de ningún modo, ni expresa ni tácitamente, que ésta sea vigente, íntegra o exacta. La puesta en práctica de dicha información en situaciones particulares queda bajo la responsabilidad profesional de cada médico.

Los autores, traductores, correctores y editores han hecho todo lo que está a su alcance para asegurarse de que los fármacos recomendados en esta obra, al igual que la pauta posológica de cada uno de ellos, coinciden con las recomendaciones y prácticas vigentes al momento de publicación. Sin embargo, puesto que la investigación sigue en constante avance, las normas gubernamentales cambian y hay un constante flujo de información respecto de tratamientos farmacológicos y reacciones adversas, se insta al lector a verificar el prospecto que acompaña a cada fármaco a fin de verificar cambios en las indicaciones y la pauta posológica y nuevas advertencias y precauciones. Esta precaución es particularmente importante en los casos de fármacos que se utilizan con muy poca frecuencia o de aquéllos de reciente lanzamiento al mercado.

Libro de edición argentina
Impreso en India – Printed in India, 03/2026
Replika Press Pvt Ltd, Haryana, 131028.

Queda hecho el depósito que establece la Ley 11.723
Se imprimieron 500 ejemplares

A0001

A mis hijos, Jack y Cole, de su papá.
A mi nieto Teddy, que se suma en esta nueva edición.

Prefacio

La interpretación precisa de la tomografía computarizada de alta resolución (TCAR) de pacientes con enfermedad pulmonar difusa se basa, fundamentalmente, en reconocer hallazgos específicos en las imágenes, comprender lo que esos hallazgos significan y cuál es su relación con los diagnósticos diferenciales, tener un conocimiento básico de las neumopatías que provocan con más frecuencia enfermedad pulmonar difusa e identificar la constelación característica de hallazgos asociada a cada una de esas enfermedades.

Si bien interpretar una TCAR puede parecer una tarea complicada, conocer estos cuatro principios básicos con frecuencia conduce al reconocimiento de un "patrón" típico o característico de enfermedad pulmonar y al diagnóstico correcto o a una lista de posibles diagnósticos. Por otro lado, es importante entender que algunos patrones de TCAR son inevitablemente inespecíficos, por lo que requieren una evaluación más exhaustiva y una correlación con los hallazgos clínicos o la biopsia pulmonar.

Esta segunda edición está totalmente actualizada con la última información sobre los nuevos avances, las nuevas enfermedades y las nuevas recomendaciones para elaborar el diagnóstico. Además, se han actualizado muchas de las imágenes y se han incorporado dos elementos nuevos a la obra.

En primer lugar, al comienzo del libro se incluye un resumen de cada capítulo. Estos resúmenes sintetizan, de modo esquemático, los conceptos fundamentales y los hallazgos característicos de las enfermedades frecuentes que se describen en los capítulos. Además, se incluyen seis imágenes en cada resumen, en las que se muestran los aspectos característicos encontrados en las TCAR. Los resúmenes tienen por objetivo servir de referencia rápida de los temas clave y las imágenes típicas.

En segundo lugar, en cada uno de los capítulos, los ejemplos típicos de las enfermedades frecuentes llevan el rótulo "Aspecto característico". De esta manera, también se ofrece una referencia visual rápida para quienes deseen repasar los aspectos característicos de diversas enfermedades y diferentes patrones observados en la TCAR.

En cierto sentido, este libro es un compendio sencillo de TCAR. El objetivo es abordar el diagnóstico y los diagnósticos diferenciales de un modo simple y comprensible. Es importante destacar, sin embargo, que no consideramos que se trate de una simplificación excesiva de los principios de la TCAR y del diagnóstico de enfermedad pulmonar difusa. Los capítulos y las ilustraciones se basan en las observaciones fundamentales, las reglas, los atajos, los razonamientos y los diagnósticos diferenciales que aplicamos a diario en la práctica clínica y que fueron desarrollándose a partir de la correlación de los hallazgos de la TCAR y del examen histopatológico durante años. El libro también tiene como finalidad presentar conocimientos básicos y prácticos sobre las enfermedades pulmonares que se evalúan frecuentemente mediante la TCAR.

Es nuestra intención que esta obra brinde los conocimientos fundamentales y las nociones necesarias para interpretar la TCAR en la mayoría de los contextos clínicos de un modo fácil de comprender y en un formato simple. Si bien no es exhaustiva, esperamos que sea un material práctico y útil para comprender la técnica de TCAR y su aplicación en el diagnóstico de la enfermedad pulmonar difusa.

Brett M. Elicker - W. Richard Webb
San Francisco, California, Estados Unidos

Índice

Acceda al eBook para consultar la lista de bibliografía. Consulte las indicaciones en la retiración de tapa.

Resúmenes de capítulos

1. Indicaciones, técnica, dosis de radiación y anatomía normal en la tomografía computarizada de alta resolución

1. Indicaciones de la TCAR:
   A. Detección de enfermedad:
      (1). Alta sensibilidad para la mayoría de las enfermedades.
      (2). Con frecuencia permite detectar enfermedad en estadio temprano.
      (3). La TCAR normal excluye la mayoría de las enfermedades difusas.
   B. Caracterización:
      (1). Enfermedad intersticial, de las vías respiratorias o alveolar.
      (2). Diferencia la enfermedad inflamatoria de la fibrótica.
   C. Diagnósticos diferenciales:
      (1). La TCAR es clave para diagnósticos multidisciplinarios.
      (2). La TCAR + la información clínica puede ser muy específica.
      (3). Cuando la TCAR + la información clínica no sugiere una única enfermedad, se requiere un examen histopatológico.
   D. Seguimiento:
      (1). Especialmente útil cuando las pruebas funcionales respiratorias son imprecisas.
      (2). Permite evaluar síntomas nuevos y diferenciar entre agravamiento de la enfermedad y un proceso superpuesto.
2. Técnicas y protocolos:
   A. Componentes clave de la TCAR:
      (1). Cortes finos ($\leq$1,25 mm).
      (2). Reconstrucción con algoritmo de alta resolución.
      (3). Imágenes en inspiración máxima.
   B. Imágenes axiales versus imágenes volumétricas:
      (1). Ventajas de las imágenes axiales:
         a. Imágenes de las características anatómicas pulmonares habitualmente suficientes para el diagnóstico.
         b. Imágenes algo más nítidas.
         c. Dosis de radiación relativamente baja.
      (2) Ventajas de las imágenes volumétricas:
         a. Mayor velocidad.
         b. Evaluación de todo el pulmón.
   C. Imágenes en decúbito prono:
      (1). Las imágenes de pacientes sanos pueden presentar opacidad en zonas declives de la región subpleural posterior del pulmón.
      (2). La enfermedad intersticial suele comenzar en la región pulmonar subpleural.
      (3). La opacidad en la región subpleural posterior que persiste en las imágenes en decúbito prono probablemente representa enfermedad pulmonar intersticial.
   D. Imágenes en espiración:
      (1). Se usan para detectar atrapamiento aéreo.
      (2). Sensibles para diagnosticar enfermedad de las vías respiratorias.
      (3). Pueden usarse técnicas estáticas o dinámicas.
      (4). Suelen obtenerse en tres niveles: cayado aórtico, carina traqueal y por encima del diafragma.
3. Radiación:
   A. Exposición anual de 2,5 milisieverts (mSv).
   B. TCAR axial: cortes espaciados (c/10 mm) con 100 mA ~0,7 mSv.
   C. TCAR volumétrica:
      (1). ~4 a 7 mSv con 300 mA.
      (2). ~1 a 2 mSv con 100 mA.
4. Anatomía normal (v. Figura):
   A. Grandes bronquios y arterias:
      (1). Índice broncoarterial (IBA):
         a. Relación de la luz bronquial y el diámetro de la arteria adyacente.
         b. IBA >1 con frecuencia es anormal; sin embargo puede ser un hallazgo normal en determinados pacientes (p. ej., ancianos).
   B. Intersticio peribroncovascular (axial):
      (1). Rodea las arterias, los bronquios y los linfáticos desde las regiones hiliares.
      (2). Las enfermedades linfáticas (p. ej., sarcoidosis) frecuentemente son peribroncovasculares.
   C. Lobulillo pulmonar (lobulillo pulmonar secundario):
      (1). Unidad más pequeña del pulmón delimitada por tabiques de tejido conjuntivo.
      (2). Tiene forma poligonal y mide de 1 a 2,5 cm:
         a. Tabiques interlobulillares
            i. Delimitan la periferia del lobulillo.
            ii. Contienen venas y vasos linfáticos.
            iii. Solo se visualizan algunos en pacientes sanos.

b. Estructuras centrilobulillares
  i. Arteria y bronquiolo lobulillares.
  ii. La arteria es puntiforme o ramificada.
  iii. Localización de enfermedades de las vías aéreas y vasculares.
c. Intersticio subpleural:
  i. Contiguo a los tabiques interlobulillares.
  ii. Engrosamiento pleural o de las cisuras.
d. Intersticio intralobulillar: tejido conjuntivo dentro del lobulillo pulmonar.

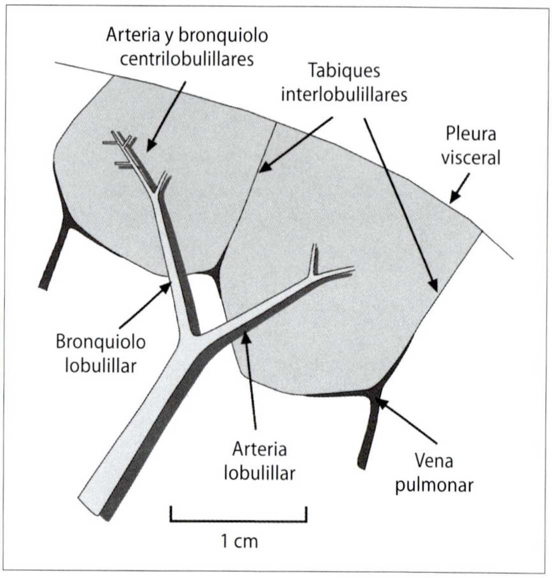

Puntos clave, diagnósticos diferenciales e imágenes características

1. Engrosamiento septal interlobulillar (Figura a):
   A. Hallazgos clave:
      (1). Opacidades lineales que delimitan los lobulillos pulmonares.
      (2). Opacidades lineales de 1 a 2,5 cm de longitud.
      (3). Arteria centrilobulillar (puntiforme) dentro de los lobulillos.
   B. No tener en cuenta salvo que sea el hallazgo predominante.
   C. Diagnósticos diferenciales (cuando es predominante):
      (1). Aspecto liso (Figura a):
         a. Edema pulmonar (puede asociarse a cardiomegalia, derrames, etc.).
         b. Diseminación tumoral linfática (generalmente presencia de antecedentes de cáncer).
      (2). Aspecto nodular (Figura b):
         a. Diseminación tumoral linfática (generalmente presencia de antecedentes de cáncer).
         b. Sarcoidosis (paciente joven; sin síntomas o con síntomas leves).
      (3). Aspecto irregular: habitualmente indica fibrosis pulmonar (*v.* más adelante).
2. Patrón en panal de abeja (Figura c):
   A. Signo específico de fibrosis.
   B. Hallazgos clave (deben estar presentes para formular un diagnóstico de confianza de patrón en panal de abeja):
      (1). Radiotransparencias con densidad de aire (agujeros negros).
      (2). Pared relativamente gruesa.
      (3). Afecta la región subpleural inmediata del pulmón.
      (4). Una o más capas.
      (5). Otro signo de fibrosis habitualmente presente.
      (6). Generalmente indica neumonía intersticial usual (NIU).
   C. Hallazgos asociados a patrón de NIU:
      (1). Panal de abeja.
      (2). Reticulación.
      (3). Distribución subpleural/basal.
      (4). Ausencia de signos atípicos de NIU.
   D. Diagnósticos diferenciales de patrón de NIU:
      (1). Fibrosis pulmonar idiopática.
      (2). Enfermedad del tejido conjuntivo.
      (3). Fármacos.
      (4). Asbestosis.

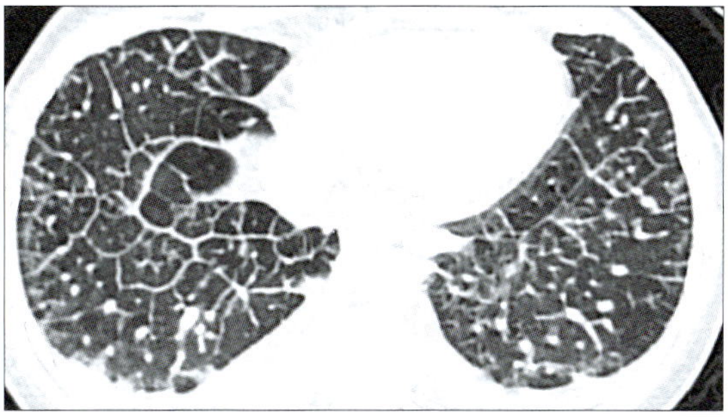

Figura a Engrosamiento septal interlobulillar: edema pulmonar; liso; 1 a 2,5 cm de longitud; las opacidades reticulares delimitan los lobulillos pulmonares.

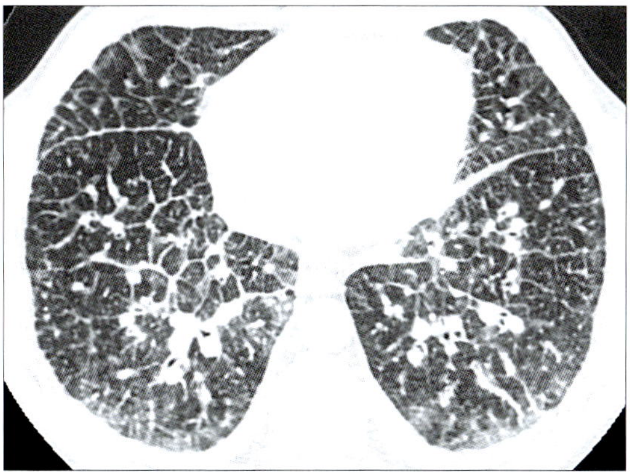

Figura b Engrosamiento septal interlobulillar: diseminación tumoral linfática; engrosamiento septal nodular y liso; antecedentes de cáncer de pulmón.

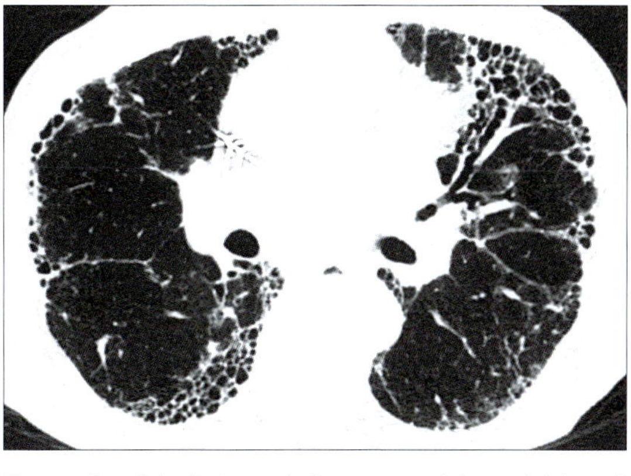

Figura c Panal de abeja asociado a neumonía intersticial usual: distribución subpleural; capas únicas y múltiples; reticulación asociada y bronquiectasia por tracción.

E. Otras causas de panal de abeja cuando no se asocia a patrón de NIU:
   (1). Neumonía intersticial no específica fibrótica (panal de abeja leve o inexistente).
   (2). Neumonitis por hipersensibilidad (distribución variable; puede presentar perfusión en mosaico/atrapamiento aéreo o nódulos centrilobulillares).
   (3). Sarcoidosis (predominio en los lóbulos superiores).
   (4). Fibrosis asociada a SDRA (distribución anterior).

3. Engrosamiento intersticial intralobulillar (Figuras d-f):
   A. Características:
      (1). Opacidades reticulares dentro de los lobulillos pulmonares.
      (2). Menor tamaño que los tabiques interlobulillares.
      (3). Características morfológicas variables (gruesas, delgadas).
   B. La importancia depende de los hallazgos asociados:
      (1). Si se asocia a panal de abeja, *v.* "Patrón en panal de abeja".
      (2). Si se asocia a bronquiectasia por tracción pero no a panal de abeja (Figura d):
         a. Mucha probabilidad de fibrosis.
         b. Diagnósticos diferenciales:
            i. Sarcoidosis (predominio en los lóbulos superiores).
            ii. Neumonitis por hipersensibilidad (distribución variable; en algunos casos, perfusión en mosaico/atrapamiento aéreo o nódulos centrilobulillares).
            iii. Neumonía intersticial no específica (distribución basal y subpleural; la preservación subpleural es muy indicativa de este diagnóstico).
            iv. NIU (panal de abeja no siempre presente).
         c. En ausencia de enfermedad del tejido conjuntivo, suele requerirse una biopsia para formular el diagnóstico.
      (3). Si se asocia a opacidad en vidrio esmerilado (Figuras e, f):
         a. Con frecuencia representa enfermedad inflamatoria o infiltrativa.
         b. Diagnósticos diferenciales:
            i. Síntomas agudos (Figura e).
               - Edema pulmonar.
               - Infección.
               - Daño alveolar difuso.
            ii. Hemorragia.
               - Síntomas crónicos (Figura f).
               - Neumonitis por hipersensibilidad.
               - Neumonía intersticial no específica.
               - NIU (opacidad en vidrio esmerilado significativa infrecuente).

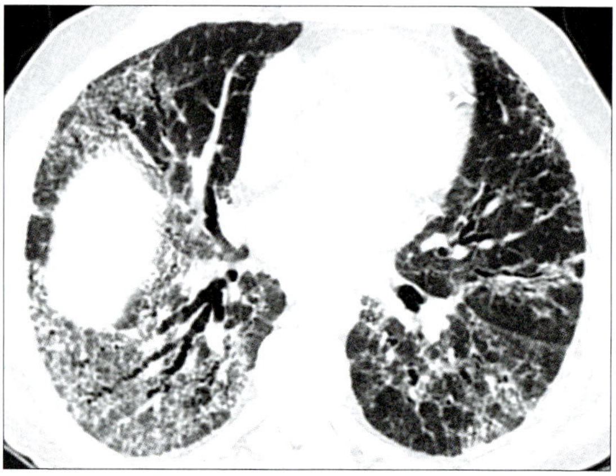

Figura d Engrosamiento intersticial intralobulillar (EII) con bronquiectasia por tracción: miositis; EII que representa fibrosis.

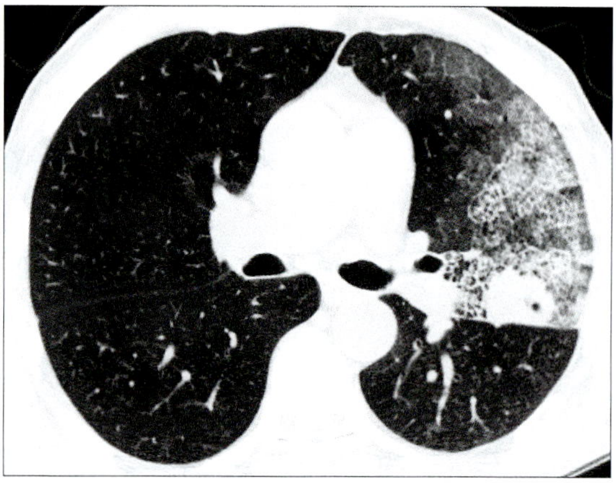

Figura e Engrosamiento intersticial intralobulillar (EII): opacidad en vidrio esmerilado y EII por hemorragia alrededor de un tumor maligno cavitado.

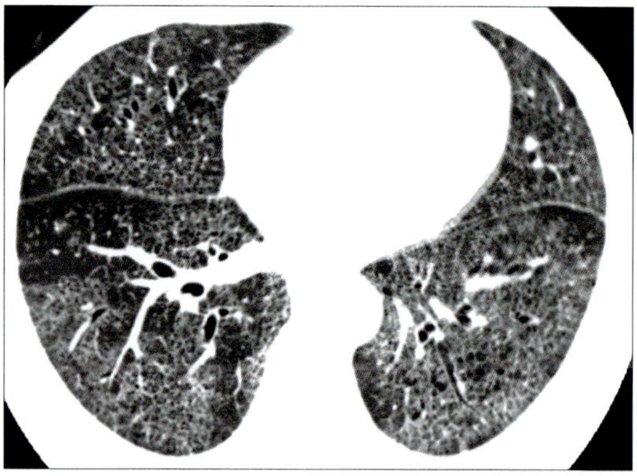

Figura f Engrosamiento intersticial intralobulillar: enfermedad del tejido conjuntivo; asociado a opacidad en vidrio esmerilado y quistes, que representan neumonía intersticial no específica celular.

(4). Si se visualiza como anomalía aislada (p. ej., sin panal de abeja, bronquiectasia por tracción ni opacidad en vidrio esmerilado):
 a. Hallazgo inespecífico.
 b. Diagnóstico diferencial amplio.
 c. Suele requerirse biopsia para el diagnóstico.

4. Reticulación inespecífica:
 A. Opacidades reticulares que no representan engrosamiento septal interlobulillar, panal de abeja ni engrosamiento septal intralobulillar.
 B. Con frecuencia conocida como reticulación, reticulación irregular o patrón reticular.
 C. Hallazgo inespecífico.
 D. El abordaje diagnóstico es el mismo que el de engrosamiento intersticial intralobulillar.

Puntos clave, diagnósticos diferenciales e imágenes características

1. Las características de los nódulos pulmonares y su distribución determinan los diagnósticos diferenciales.
2. El abordaje más útil es identificar la distribución de los nódulos en relación con las estructuras pulmonares normales.
3. Se describen tres patrones nodulares.
4. Distribución perilinfática de los nódulos (Figuras a, b):
   - A. Hallazgos clave:
     - (1). Las estructuras pulmonares afectadas son:
       - a. Intersticio peribroncovascular (hallazgo clave).
       - b. Intersticio subpleural (hallazgo clave).
       - c. Tabiques interlobulillares (habitualmente no es el hallazgo predominante, salvo en caso de diseminación tumoral linfática y, en ocasiones, de sarcoidosis).
       - d. Región centrilobulillar (habitualmente no es el hallazgo predominante).
     - (2). Aspecto en parches o irregular.
   - B. Diagnósticos diferenciales:
     - (1). Sarcoidosis (más frecuente; paciente joven asintomático o con síntomas leves).
     - (2). Diseminación tumoral linfática (frecuente; paciente de mayor edad con antecedentes de cáncer).
     - (3). Neumoconiosis (poco habitual; son importantes los antecedentes de exposición).
     - (4). Neumonía intersticial linfoide (infrecuente; antecedentes de inmunodepresión o enfermedad del tejido conjuntivo).
     - (5). Amiloidosis (infrecuente; puede haber antecedentes de mieloma).
5. Distribución aleatoria de los nódulos (Figura c):
   - A. Hallazgos clave:
     - (1). Compromiso pulmonar difuso y uniforme.
     - (2). No agrupados alrededor de ninguna estructura pulmonar específica.
     - (3). Presencia de nódulos subpleurales.
   - B. Diagnósticos diferenciales:
     - (1). Tuberculosis (frecuente; signos y síntomas de infección salvo, en ocasiones, en pacientes ancianos).
     - (2). Micosis (frecuente; signos y síntomas de infección; viaje a región endémica).
     - (3). Cáncer (frecuente; presencia habitual de antecedentes de cáncer)
     - (4). Sarcoidosis (infrecuente con distribución aleatoria; debe considerarse en pacientes jóvenes asintomáticos o con síntomas leves).

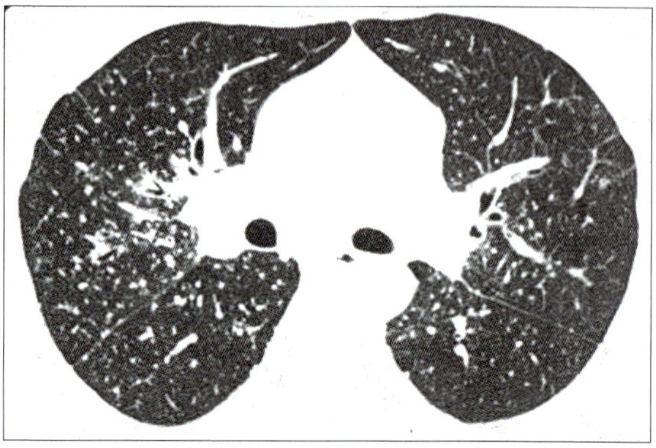

Figura a Nódulos perilinfáticos: sarcoidosis; nódulos subpleurales y peribroncovasculares agrupados.

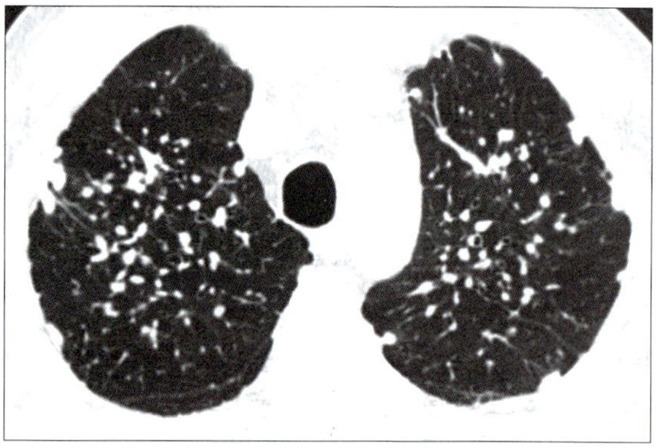

Figura b Nódulos perilinfáticos: silicosis en la imagen de un albañil; nódulos subpleurales y peribroncovasculares.

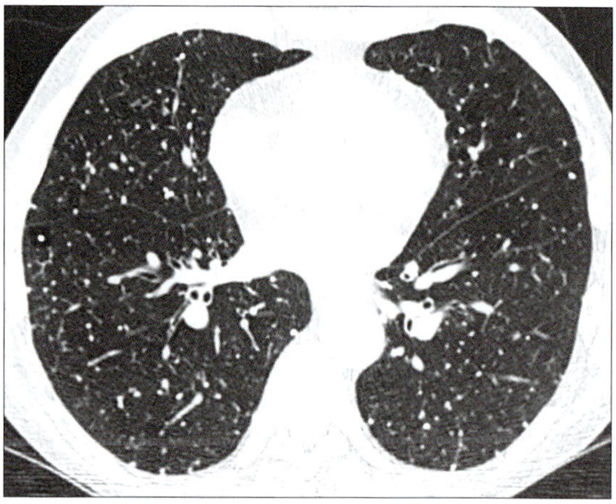

Figura c Nódulos aleatorios: histoplasmosis; distribución difusa; no agrupados; presencia de nódulos subpleurales.

6. Distribución centrilobulillar de los nódulos (Figuras d-f):
   A. Hallazgos clave:
      (1). Ausencia de nódulos subpleurales.
      (2). Centro de los nódulos al menos a 5 mm de la región subpleural del pulmón.
      (3). Distancia uniforme entre los nódulos.
      (4). Los nódulos grandes con el tiempo alcanzan la superficie pleural.
   B. Causas: enfermedades de las vías respiratorias y vasculares.
   C. Diagnóstico diferencial amplio que puede limitarse por la presencia de otros signos:
      (1). Atenuación (en vidrio esmerilado o de tejidos blandos).
      (2). Distribución (simétrica o asimétrica).
      (3). Opacidades en árbol en brote (opacidades cilíndricas ramificadas con nódulos).
   D. Diagnósticos diferenciales:
      (1). Atenuación en vidrio esmerilado (Figura e):
         a. Neumonitis por hipersensibilidad (frecuente; contacto con aves o moho en el 50% de los casos).
         b. Bronquiolitis respiratoria (frecuente; antecedentes de tabaquismo).
         c. Infecciones (frecuente; habitualmente virales; presencia de signos y síntomas de infección).
         d. Bronquiolitis folicular (infrecuente; antecedentes de inmunodepresión o enfermedad del tejido conjuntivo).
         e. Neumoconiosis, tales como siderosis (infrecuente).
         f. Causas vasculares, tales como edema, hemorragia, hipertensión pulmonar, calcificación metastásica (frecuente o infrecuente en función de la causa; distribución simétrica; presencia de derrames pleurales o de otros signos en la TC).
      (2). Atenuación de tejidos blandos:
         a. Infecciones (frecuente; síntomas agudos).
         b. Aspiración (frecuente; síntomas agudos).
         c. Adenocarcinoma mucinoso invasivo (poco frecuente; síntomas crónicos).
         d. Histiocitosis de células de Langerhans (infrecuente; tabaquismo, presencia de quistes y nódulos cavitados).

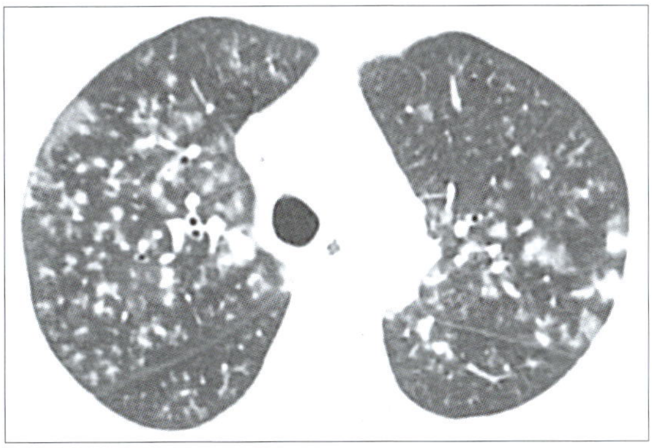

Figura d Nódulos centrilobulillares: infección viral; atenuación en vidrio esmerilado y de tejidos blandos; árbol en brote; los nódulos más grandes alcanzan la pleura.

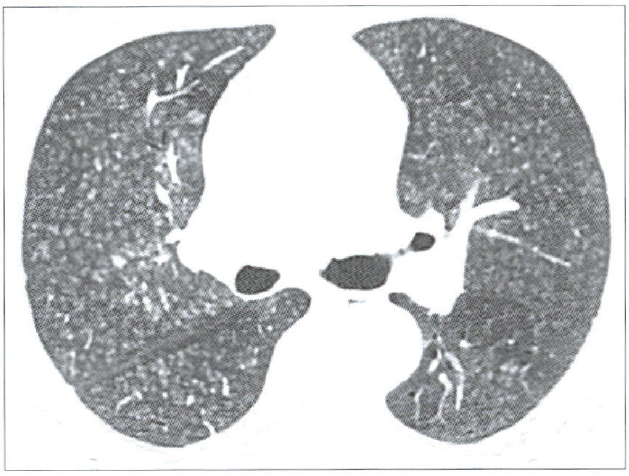

Figura e Nódulos centrilobulillares: neumonitis por hipersensibilidad; atenuación en vidrio esmerilado; distribución difusa.

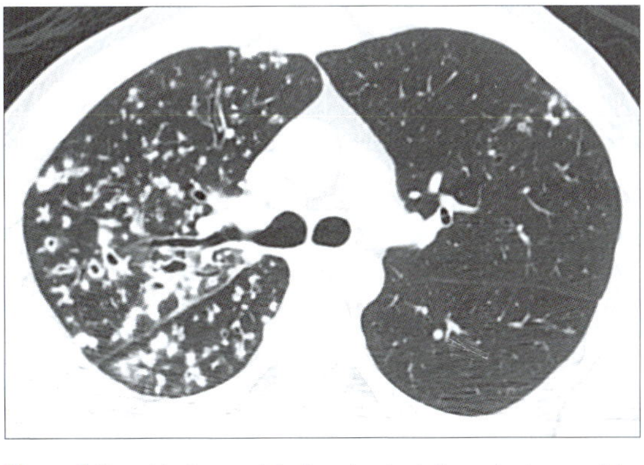

Figura f Opacidades en árbol en brote: tuberculosis; opacidades cilíndricas ramificadas; nódulos centrilobulillares con atenuación de tejidos blandos; distribución asimétrica.

(3). Opacidades en árbol en brote (Figura f):
a. Infecciones (frecuente).
b. Aspiración (frecuente).
c. Adenocarcinoma mucinoso invasivo (infrecuente; síntomas crónicos).
d. Bronquiolitis folicular (infrecuente; antecedentes de inmunodepresión o enfermedad del tejido conjuntivo).
e. Asma y aspergilosis broncopulmonar alérgica (infrecuente; bronquiectasia central, moco de alta densidad).
f. Panbronquiolitis (infrecuente; síntomas crónicos; afecta con frecuencia a pacientes asiáticos).

4. Aumento de la atenuación pulmonar: opacidad en vidrio esmerilado y consolidación

Puntos clave, diagnósticos diferenciales e imágenes características

1. Opacidad en vidrio esmerilado (OVE) (Figuras a-c):
   A. Hallazgos clave:
      (1). Regiones homogéneas de aumento de la opacidad.
      (2). Vasos aún visibles en la región pulmonar afectada.
   B. Representa anomalías por debajo de la resolución de la TCAR.
   C. Puede deberse a relleno alveolar y/o anomalías intersticiales.
   D. Síntomas agudos versus crónicos: información clínica muy importante.
   E. Diagnósticos diferenciales:
      (1). Síntomas agudos:
         a. Infecciones (más frecuentemente virales) (Figura a) o aspiración.
         b. Lesión pulmonar aguda (daño alveolar difuso).
         c. Edema pulmonar (engrosamiento septal interlobulillar liso, cardiomegalia o derrames pleurales asociados).
         d. Hemorragia (hemoptisis).
         e. Causas infrecuentes: neumonitis por hipersensibilidad aguda (antecedentes de exposición) y neumonía eosinofílica aguda (fumadores).
      (2). Síntomas crónicos:
         a. Neumonitis por hipersensibilidad (antecedentes de exposición; puede asociarse a atrapamiento aéreo o nódulos centrilobulillares).
         b. Neumonía intersticial no específica (distribución periférica/basal, preservación subpleural).
         c. Neumonía intersticial descamativa (radiotransparencias quísticas; distribución periférica/basal) (Figura b) y bronquiolitis respiratoria (nódulos centrilobulillares) en fumadores.
         d. Bronquiolitis folicular (enfermedad del tejido conjuntivo o inmunodepresión; nódulos centrilobulillares).
         e. Adenocarcinoma mucinoso invasivo (consolidación más frecuente).
         f. Neumonía organizada o neumonía eosinofílica crónica (consolidación más frecuente).
         g. Sarcoidosis (habitualmente se observan nódulos perilinfáticos).
         h. Neumonía lipoidea (presencia de grasa).
         i. Proteinosis alveolar (infrecuente).

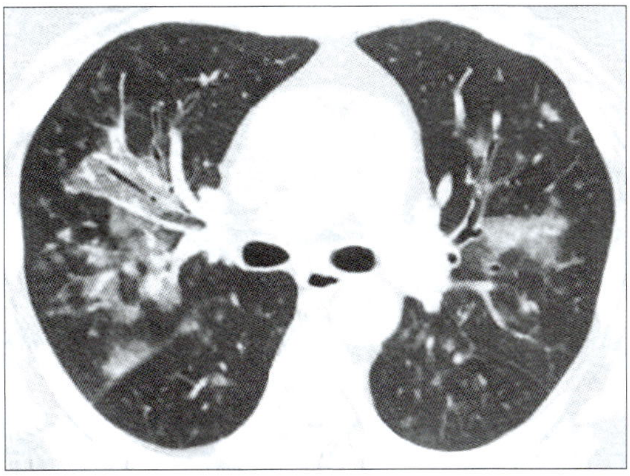

Figura a Opacidad en vidrio esmerilado asociada a infección viral: síntomas agudos; distribución bilateral simétrica.

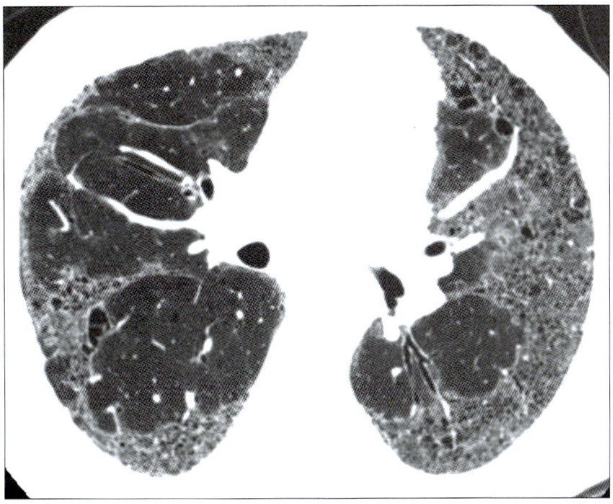

Figura b Opacidad en vidrio esmerilado asociada a neumonía intersticial descamativa: distribución periférica; quistes asociados.

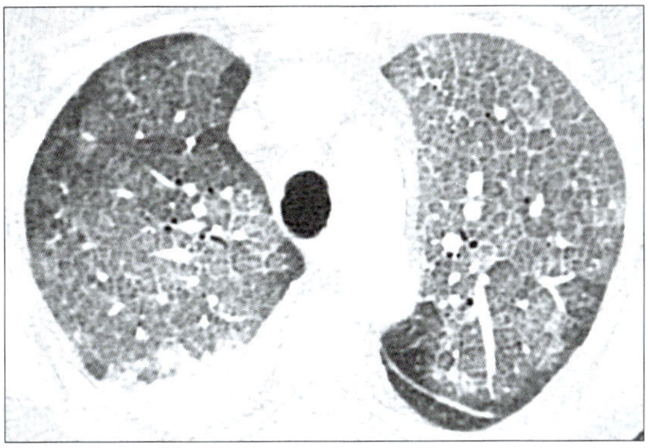

Figura c Patrón en empedrado irregular asociado a edema pulmonar: síntomas agudos.

F. Patrón en empedrado irregular (Figura c):
(1). Combinación de OVE y engrosamiento septal interlobulillar.
(2). Contexto de síntomas agudos: diagnósticos diferenciales iguales a los de OVE.
(3). Contexto de síntomas crónicos: diagnósticos diferenciales iguales a los de OVE, pero es más probable la proteinosis alveolar.

2. Consolidación (Figuras d-f):
A. Hallazgos clave:
(1). Regiones homogéneas de aumento de la opacidad.
(2). No se visualizan los vasos en las zonas de consolidación.
(3). Asociada a broncogramas aéreos.
B. Puede deberse a relleno alveolar y/o anomalías intersticiales confluentes.
C. Síntomas agudos versus crónicos: información clínica muy importante.
D. Diagnósticos diferenciales:
(1). Síntomas agudos (idénticos a los de OVE):
a. Infecciones (Figura d) o aspiración.
b. Lesión pulmonar aguda (daño alveolar difuso).
c. Edema pulmonar (engrosamiento septal interlobulillar liso, cardiomegalia o derrames pleurales asociados).
d. Hemorragia (hemoptisis).
(2). Síntomas crónicos:
a. Neumonía organizada y neumonía eosinofílica crónica (más frecuente).
b. Adenocarcinoma mucinoso invasivo (Figura e).
c. Sarcoidosis (distribución peribroncovascular; nódulos también presentes).
d. Linfoma.
e. Neumonía lipoidea (atenuación grasa).
E. Otros hallazgos útiles que pueden estar presentes:
(1). Signo del atolón o del halo invertido (Figura f):
a. Anillo de consolidación alrededor de un área central de OVE o de pulmón sano.
b. Más frecuentemente debido a neumonía organizada o a enfermedad asociada a neumonía organizada en el examen histopatológico (p. ej., neumonía eosinofílica crónica).
c. Otras causas de este signo:
i. Infartos (periféricos; aspecto cuneiforme; algunos signos del atolón o uno solo).
ii. Infecciones (micosis invasiva en el contexto de neutropenia; paracoccidioidomicosis en América del Sur).
iii. Sarcoidosis (habitualmente se observan nódulos perilinfáticos).
iv. Granulomatosis con poliangeítis (otras manifestaciones sistémicas).

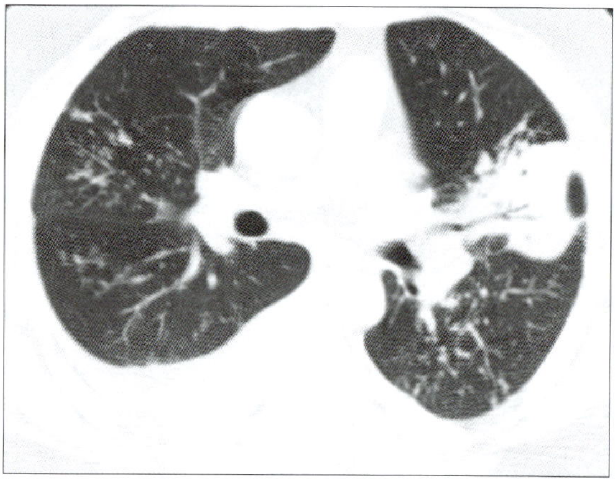

Figura d Consolidación asociada a neumonía por hongos: broncogramas aéreos; nódulos pequeños agrupados asociados.

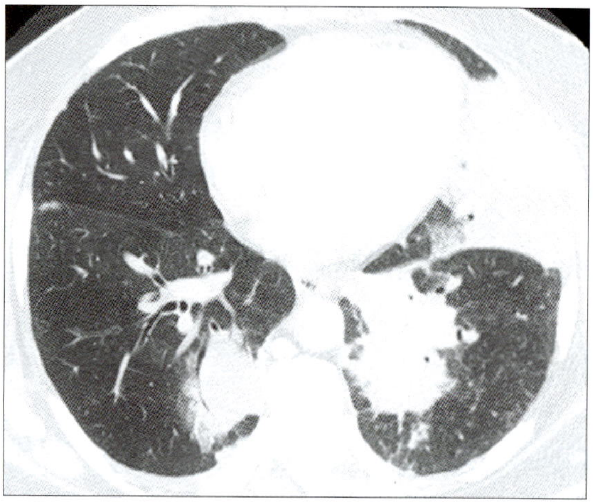

Figura e Consolidación asociada a adenocarcinoma mucinoso invasivo: síntomas crónicos.

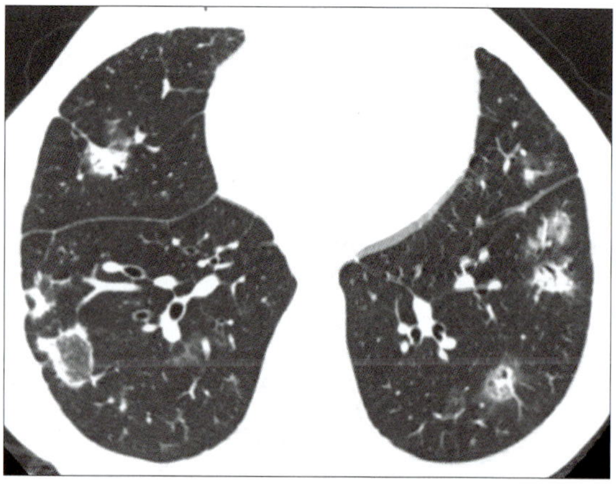

Figura f Signo del atolón o del halo invertido asociado a neumonía organizada: consolidación crónica y opacidad en vidrio esmerilado.

(2). Signo de la galaxia:
  a. Consolidación por granulomas confluentes con nódulos adyacentes.
  b. Más frecuentemente debido a sarcoidosis.
  c. Otras causas son neumoconiosis, infecciones granulomatosas.

(3). Consolidación de baja atenuación:
  a. Densidad grasa (<-30 UH) en áreas de consolidación.
  b. Indicativa de neumonía lipoidea.

5. Disminución de la atenuación pulmonar: enfisema, perfusión en mosaico y enfermedad pulmonar quística

Puntos clave, diagnósticos diferenciales e imágenes características

1. Enfisema:
   A. Representa destrucción pulmonar.
   B. Tres tipos, en función del mecanismo de lesión.
   C. Enfisema centrilobulillar:
      (1). Frecuente; asociado a tabaquismo.
      (2). Más grave alrededor de los bronquiolos centrilobulillares.
      (3). Hallazgos:
         a. Radiotransparencias focales con atenuación de aire.
         b. Sin paredes visibles en la mayoría de los casos.
         c. Por lo general, predominio central y en los lóbulos superiores.
         d. Pueden visualizarse puntos en el centro de las radiotransparencias (arteria centrilobulillar).
   D. Enfisema panlobulillar (Figura a):
      (1). Infrecuente; asociado a deficiencia de α1-antitripsina, tabaquismo o inyección de metilfenidato.
      (2). Afecta todo el lobulillo pulmonar.
      (3). Hallazgos:
         a. Radiotransparencia pulmonar generalizada.
         b. Vasos pequeños en regiones afectadas.
         c. Difuso o de predominio en los lóbulos inferiores.
   E. Enfisema paraseptal (Figura b):
      (1). Puede ser idiopático o estar asociado a tabaquismo.
      (2). Hallazgos
         a. Quistes focales con atenuación de aire.
         b. Pared delgada.
         c. Localización subpleural, en una sola capa.
2. Perfusión en mosaico (Figura c):
   (1). Áreas geográficas de diferente atenuación pulmonar (la región pulmonar radiotransparente presenta anomalías).
   (2). Representa disminución del flujo sanguíneo en regiones específicas.
   (3). El menor flujo sanguíneo genera menor atenuación.
   (4). Causas: enfermedad de las vías respiratorias (vasoconstricción refleja por hipoxia) o enfermedad vascular.

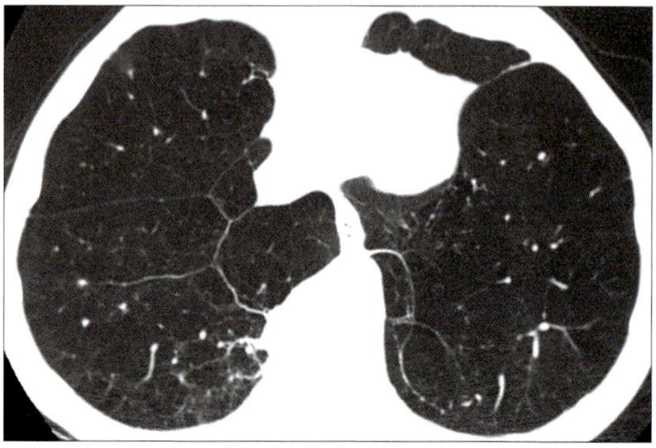

Figura a Enfisema panlobulillar: deficiencia de α1-antitripsina; radiotransparencia pulmonar difusa con vasos pequeños.

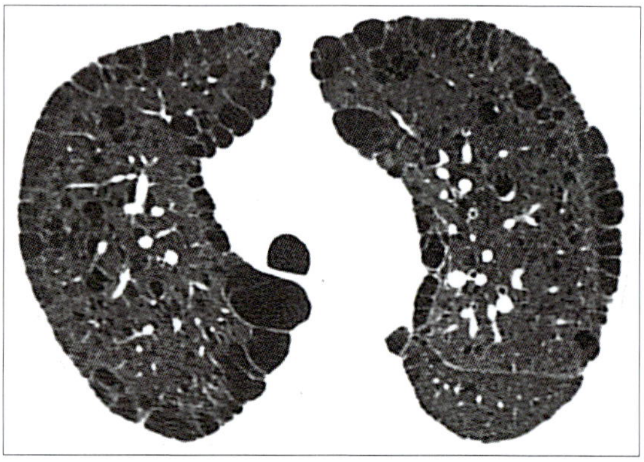

Figura b Enfisema paraseptal: capa única en la porción subpleural del pulmón; paredes delgadas; asociado a enfisema centrilobulillar.

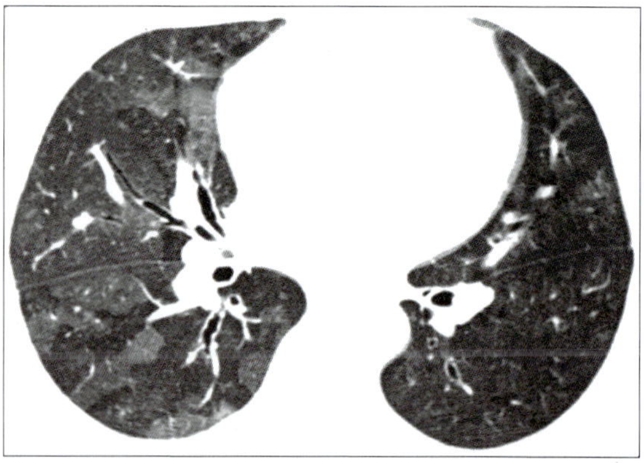

Figura c Perfusión en mosaico: bronquiolitis constrictiva; regiones geográficas de pulmón radiotransparente con bordes nítidos.

(5). Hallazgos de la perfusión en mosaico (que la distinguen de la opacidad en vidrio esmerilado):
  a. Patrón geográfico con bordes nítidos entre la porción pulmonar radiopaca y la radiotransparente.
  b. Vasos más pequeños en la porción pulmonar radiotransparente.
  c. Atrapamiento aéreo en la porción pulmonar radiotransparente en las imágenes en espiración.
  d. Estabilidad con el tiempo (la opacidad en vidrio esmerilado suele cambiar).
(6). Diagnósticos diferenciales (solo cuando la perfusión en mosaico es el hallazgo predominante):
  a. Bronquiolitis constrictiva (bronquiolitis obliterante).
  b. Asma.
  c. Neumonitis por hipersensibilidad.
  d. Enfermedades vasculares (principalmente enfermedad tromboembólica crónica).

3. El signo del queso de cerdo (Figura d):
  A. Refleja la combinación de obstrucción (enfermedad de las vías respiratorias) e infiltración (habitualmente enfermedad intersticial).
  B. Hallazgos (deben observarse todos en cantidades significativas):
    (1). Perfusión en mosaico (pulmón radiotransparente).
    (2). Opacidad en vidrio esmerilado (pulmón radiopaco).
    (3). Pulmón sano (atenuación intermedia).
  C. Diagnósticos diferenciales:
    (1). Neumonitis por hipersensibilidad (representa la gran mayoría de los casos).
    (2). Bronquiolitis respiratoria y/o neumonía intersticial descamativa (antecedentes de tabaquismo).
    (3). Infección viral (síntomas agudos).
    (4). Bronquiolitis folicular y/o neumonía intersticial linfoide (enfermedad del tejido conjuntivo o inmunodepresión).
    (5). Sarcoidosis (presencia habitual de nódulos).
    (6). Dos procesos diferentes (p. ej., asma y edema).

4. Enfermedad pulmonar quística (Figuras e, f):
  A. Infrecuente; los quistes pueden asemejarse a otros hallazgos con atenuación de aire (p. ej. panalización, bronquiectasia por tracción, enfisema).
  B. Hallazgos:
    (1). Lesión redondeada, con atenuación de aire.
    (2). >1 cm de diámetro (por definición).
    (3). Pared delgada.
  C. Algunos quistes constituyen un hallazgo normal.

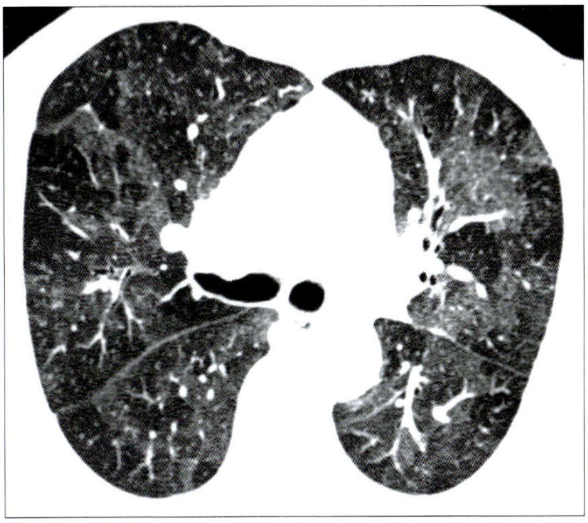

Figura d Signo del queso de cerdo: neumonitis por hipersensibilidad; opacidad en vidrio esmerilado y perfusión en mosaico significativas.

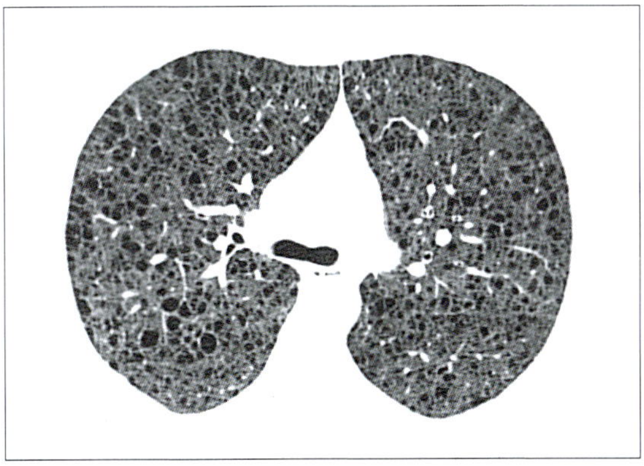

Figura e Linfangioleiomiomatosis: mujer joven; quistes redondeados difusos sin nódulos.

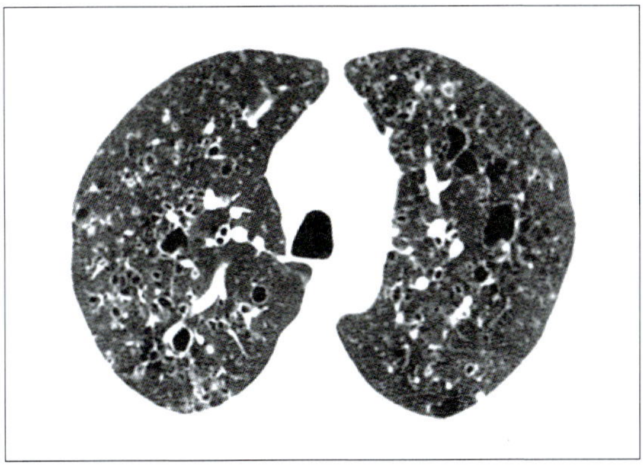

Figura f Histiocitosis de células de Langerhans: antecedentes de tabaquismo; quistes irregulares y nódulos.

D. Diagnósticos diferenciales:
- (1). Linfangioleiomiomatosis (quistes numerosos redondeados; comprometen todo el pulmón; habitualmente no se observan nódulos; afecta a mujeres en edad de procrear o pacientes con esclerosis tuberosa).
- (2). Histiocitosis de células de Langerhans (quistes numerosos irregulares; preservación de las bases pulmonares; presencia de nódulos; afecta a fumadores).
- (3). Neumonía intersticial linfoide (antecedentes de inmunodepresión o enfermedad del tejido conjuntivo).
- (4). Neumatoceles por infección previa (p. ej., por neumocistis).
- (5). Metástasis quísticas tratadas.
- (6). Síndrome de Birt-Hogg-Dubé (lóbulo inferior; adyacente a los vasos; lesiones cutáneas y otras manifestaciones).
- (7). Neurofibromatosis.
- (8). Papilomatosis.
- (9). Amiloidosis y enfermedad por depósito de cadenas ligeras (mieloma).

Puntos clave, diagnósticos diferenciales e imágenes características

1. Enfermedades de las grandes vías respiratorias:
   A. Hallazgos principales:
      (1). Dilatación de las vías respiratorias (índice broncoarterial entre 1 y 1,5: dudoso; >1,5: habitualmente anormal).
      (2). Aspecto irregular o sacular.
      (3). Engrosamiento de las paredes y tapones mucosos.
   B. Tres tipos de bronquiectasia inflamatoria:
      (1). Cilíndrica: leve, regular, y paredes bronquiales lisas.
      (2). Varicosa: más grave y duradera; áreas irregulares de dilatación mezcladas con áreas de estrechamiento.
      (3). Quística: grave; dilatación sacular; niveles hidroaéreos.
   C. El diagnóstico diferencial de bronquiectasia leve o moderada es muy amplio; algunas causas frecuentes son:
      (1). Infección aguda.
      (2). Infección crónica (p. ej., infección micobacteriana atípica: predominio en el lóbulo medio y la língula; presencia habitual de atelectasia) (Figura a).
      (3). Bronquitis crónica.
      (4). Asma.
      (5). Aspiración.
      (6). Cualquiera de las causas de bronquiectasia grave puede detectarse en un estadio más temprano.
   D. Diagnósticos diferenciales de bronquiectasia grave (quística):
      (1). Distribución en los lóbulos medio o superior:
         a. Fibrosis quística (bilateral y simétrica).
         b. Tuberculosis (habitualmente asimétrica).
         c. Aspergilosis broncopulmonar alérgica (pacientes con asma y fibrosis quística, localización central/parahiliar, tapones mucosos con alta atenuación >100 UH (Figura b).

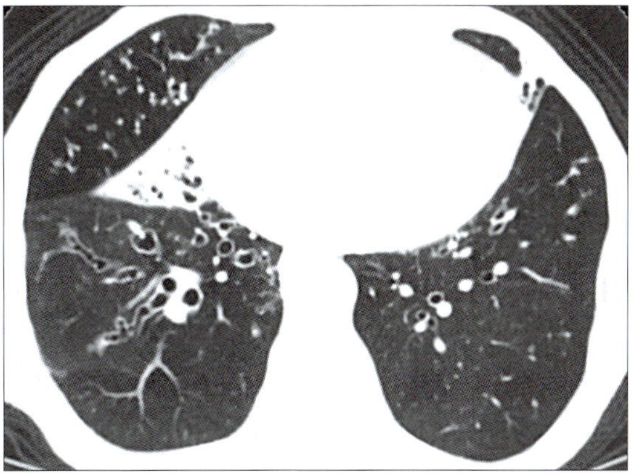

Figura a Infección micobacteriana atípica: bronquiectasia varicosa; colapso del lóbulo medio y de la língula.

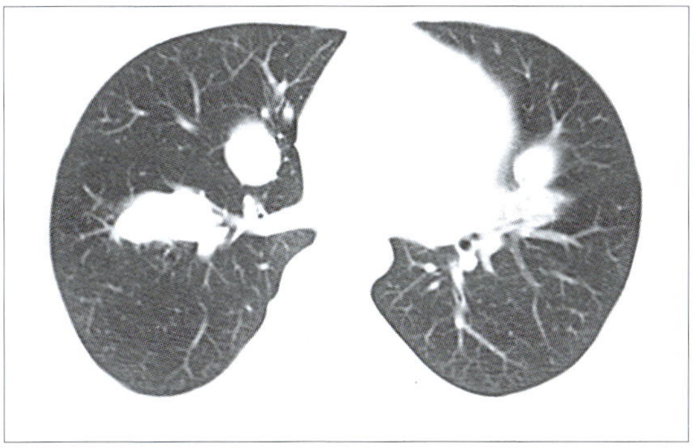

Figura b Aspergilosis broncopulmonar alérgica: bronquiectasia quística central/parahiliar.

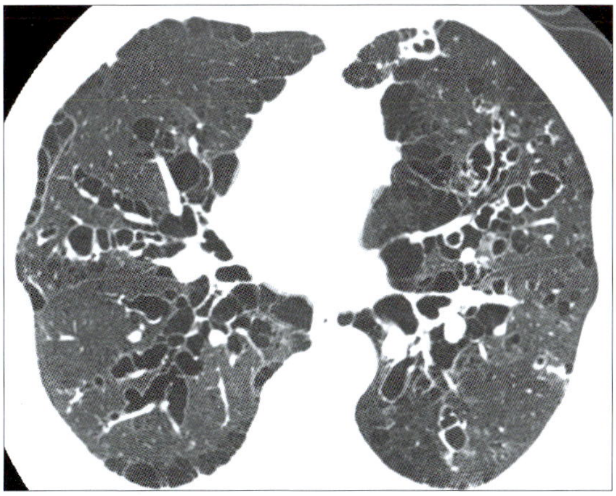

Figura c Traqueobroncomegalia: bronquiectasia quística con engrosamiento de las vías respiratorias o impactación mucoide de muy leves.

(2). Distribución en el lóbulo inferior:
a. Bronquiolitis constrictiva (solo cuando es grave y de largo tiempo de evolución; infección viral grave en la infancia como causa más frecuente).
b. Inmunodeficiencia (agammaglobulinemia, hipogammaglobulinemia e inmunodeficiencia común variable).
c. Discinesia ciliar primaria (enfermedad de los senos paranasales e infertilidad; *situs inversus* en el 50% de los casos).
d. Síndrome de Williams-Campbell o traqueobroncomegalia (anomalías del cartílago de las vías aéreas; ausencia habitual de engrosamiento significativo de las vías respiratorias o de tapones mucosos) (Figura c).

2. Enfermedad de las vías respiratorias pequeñas:
A. Hallazgos clave:
(1). Bronquiolectasia.
(2). Opacidades en árbol en brote.
(3). Nódulos centrilobulillares.
(4). Perfusión en mosaico y atrapamiento aéreo.
B. Bronquiolitis con nódulos centrilobulillares con opacidad en vidrio esmerilado (Figura d):
(1). Inflamación >> fibrosis.
(2). Diagnósticos diferenciales:
a. Neumonitis por hipersensibilidad (exposición en el 50% de los casos; principalmente contacto con aves y moho).
b. Bronquiolitis respiratoria (tabaquismo).
c. Bronquiolitis folicular (enfermedad del tejido conjuntivo o inmunodepresión).
d. Neumoconiosis (p. ej., siderosis).
e. Infecciones atípicas (más frecuentemente virales).
C. Bronquiolitis con nódulos centrilobulillares con atenuación de tejidos blandos (Figura e):
(1). Tapones mucosos bronquiolares con consolidación de los alvéolos peribronquiolares.
(2). Habitualmente en parches y heterogénea.
(3). Diagnósticos diferenciales:
a. Infecciones (síntomas agudos).
b. Aspiración (síntomas agudos o crónicos).
c. Adenocarcinoma mucinoso invasivo (síntomas crónicos).
D. Bronquiolitis con opacidades en árbol en brote
(1). Opacidades cilíndricas ramificadas con nódulos.
(2). Diagnósticos diferenciales:
a. Infección aguda.
b. Infección crónica (p. ej., infección micobacteriana atípica, fibrosis quística, discinesia ciliar primaria, inmunodeficiencia).
c. Aspiración.
d. Causas infrecuentes (panbronquiolitis, sarcoidosis).

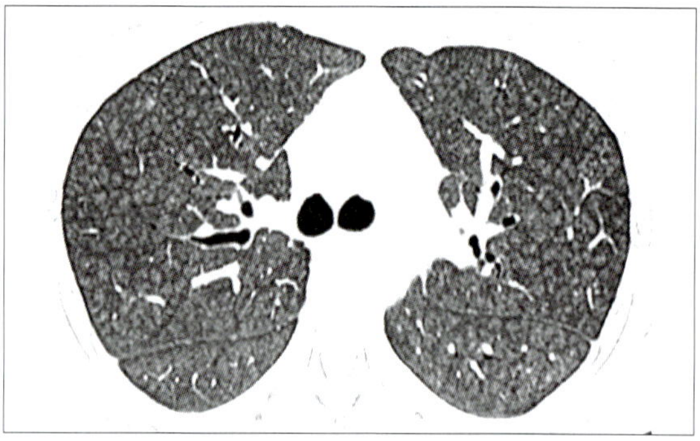

Figura d Bronquiolitis con nódulos centrilobulillares con opacidad en vidrio esmerilado asociada a neumonitis por hipersensibilidad: distribución difusa.

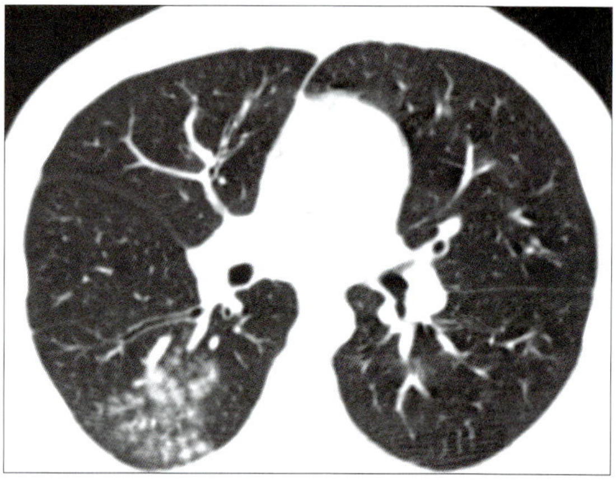

Figura e Bronquiolitis con nódulos centrilobulillares con atenuación de tejidos blandos asociada a infección: asimétrica; heterogénea.

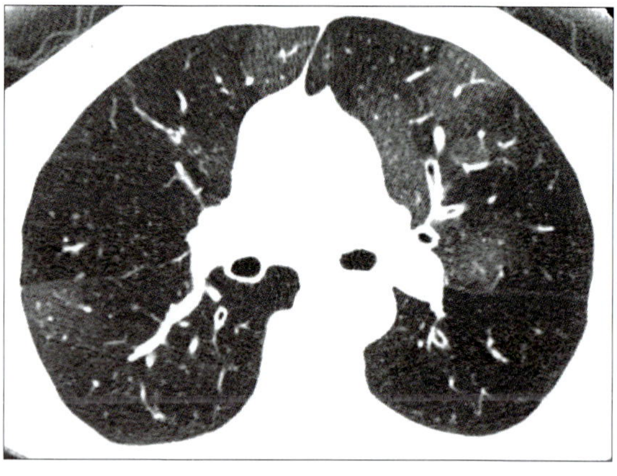

Figura f Bronquiolitis con perfusión en mosaico asociada a bronquiolitis constrictiva: bordes nítidos; vasos más pequeños en la porción radiotransparente del pulmón.

E. Bronquiolitis con perfusión en mosaico y/o atrapamiento aéreo (Figura f):
  (1). Estrechamiento u obstrucción bronquiolar con vasoconstricción refleja.
  (2). En presencia de otros hallazgos (p. ej., opacidades en árbol en brote), la perfusión en mosaico es inespecífica.
  (3). Diagnósticos diferenciales (si son hallazgos aislados):
    a. Bronquiolitis constrictiva (patrón de lesión con diversas causas: infección viral previa, enfermedad del tejido conjuntivo, fármacos, inhalación tóxica, enfermedad de injerto contra huésped, rechazo crónico de trasplante pulmonar).
    b. Asma.
    c. Neumonitis por hipersensibilidad.

Puntos clave, diagnósticos diferenciales e imágenes características

1. Hipertensión pulmonar (HP):
   A. Clasificación de Niza (Francia) (cinco grupos):
      (1). Grupo 1: hipertensión arterial pulmonar (HAP; HP debida a enfermedad arterial pulmonar).
      (2). Grupo 1': enfermedad pulmonar venooclusiva y/o hemangiomatosis capilar pulmonar.
      (3). Grupo 2: HP por enfermedad cardíaca izquierda.
      (4). Grupo 3: HP por neumopatías o hipoxia.
      (5). Grupo 4: HP tromboembólica crónica.
      (6). Grupo 5: HP con mecanismos poco claros y/o multifactoriales.
   B. Hallazgos de HP en la TCAR:
      (1). Dilatación de la arteria pulmonar principal (diámetro >3,3 cm o mayor que el de la aorta).
      (2). Dilatación del ventrículo o aurícula derechos y de la vena cava superior o inferior.
      (3). Perfusión en mosaico (región pulmonar radiotransparente, habitualmente periférica y no lobulillar).
      (4). Nódulos centrilobulillares (reflejan edema, hemorragia o granulomas de colesterol).
   C. Principales enfermedades que causan HP:
      (1). Enfermedad del parénquima pulmonar:
         a. Causas: enfisema y enfermedades pulmonares fibróticas > enfermedad de las vías respiratorias y enfermedad pulmonar quística.
         b. La enfermedad pulmonar se relaciona con la gravedad de la HP, si bien en casos de sarcoidosis y enfermedad del tejido conjuntivo puede haber superposición con enfermedad vascular.
         c. En este contexto, el diámetro de la arteria pulmonar es un signo menos preciso de HP.
      (2). HP tromboembólica crónica (Figura a):
         a. La TC con contraste no presenta sensibilidad.
         b. TCAR: perfusión en mosaico:
            i. Distribución periférica, no lobulillar.
            ii. Más pronunciada en la HP tromboembólica crónica que en otras causas de HP.
         c. HAP idiopática (Figura b):
            i. Diagnóstico de exclusión.
            ii. Mujeres jóvenes.
            iii. Dilatación de la arteria pulmonar en >90% de los casos.
            iv. Presencia frecuente de nódulos centrilobulillares.

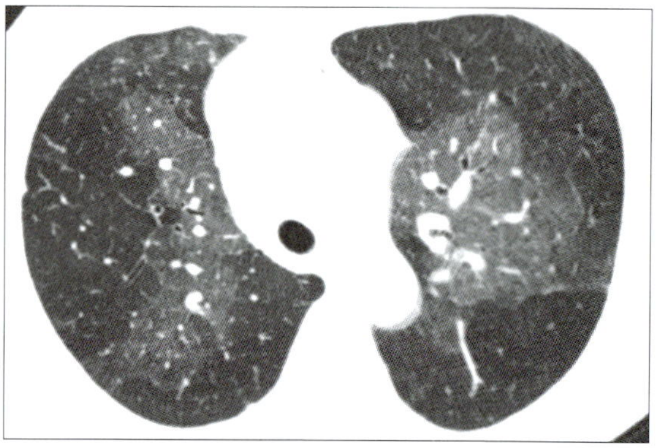

Figura a Hipertensión pulmonar tromboembólica crónica: perfusión en mosaico; grandes áreas periféricas de pulmón radiotransparente con vasos más pequeños.

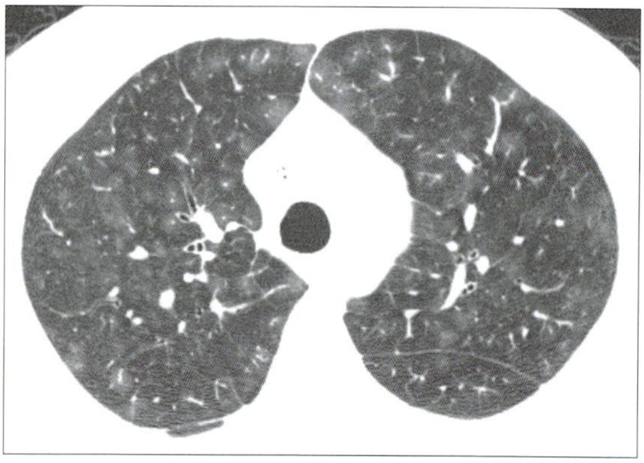

Figura b Hipertensión arterial pulmonar idiopática: los nódulos centrilobulillares reflejan edema, hemorragia o granulomas de colesterol.

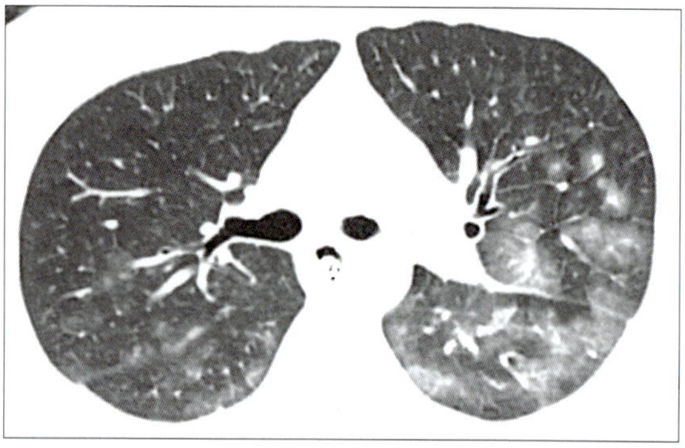

Figura c Superposición de enfermedad pulmonar venooclusiva y hemangiomatosis capilar: engrosamiento septal interlobulillar, nódulos centrilobulillares, opacidad en vidrio esmerilado por edema pulmonar agudo tratado con vasodilatadores.

d. Enfermedad pulmonar venooclusiva (EPVO) (Figura c):
   i. Obliteración de las vénulas pulmonares.
   ii. Puede agravarse con vasodilatadores.
   iii. Engrosamiento septal interlobulillar liso sin enfermedad cardíaca izquierda.
e. Hemangiomatosis capilar pulmonar:
   i. Superposición de hallazgos con EPVO.
   ii. Nódulos centrilobulillares característicos.
f. Existen muchas otras causas de HP que habitualmente no se evalúan con la TCAR.

2. Vasculitis:
A. Clasificada en función del diámetro del vaso afectado:
(1). Grandes vasos: arteritis de células gigantes, arteritis de Takayasu, enfermedad de Behçet.
(2). Vasos medianos: poliarteritis nudosa y enfermedad de Kawasaki (rara vez afecta arterias pulmonares o pulmones).
(3). Vasos pequeños: granulomatosis con poliangeítis, granulomatosis eosinofílica con poliangeítis y poliangeítis microscópica.
B. Enfermedades principales:
(1). Arteritis de células gigantes y de Takayasu:
   a. Edades típicas: >40 años (arteritis de células gigantes); <40 años (arteritis de Takayasu).
   b. Engrosamiento de la pared, estenosis y aneurismas de las grandes arterias torácicas (arterias sistémicas > arterias pulmonares).
   c. Perfusión en mosaico por estenosis arteriales pulmonares y menor flujo sanguíneo.
(2). Enfermedad de Behçet:
   a. Signos clínicos: úlceras bucales/genitales, uveítis, lesiones cutáneas.
   b. Aneurismas arteriales pulmonares y trombo con hemorragia.
   c. Trombosis venosa sistémica.
(3). Granulomatosis con poliangeítis (granulomatosis de Wegener) (Figura d):
   a. Vasculitis más frecuente con manifestaciones pulmonares.
   b. ANCA-C en >90% de los casos.
   c. TCAR:
      i. Nódulos/masas: tamaño variable pero pueden ser grandes, con frecuencia cavitados (representativos de infartos e inflamación).
      ii. Opacidad en vidrio esmerilado: focal o difusa (representativa de hemorragia pulmonar).
      iii. Consolidación: bilateral en parches (representativa de neumonía organizada).

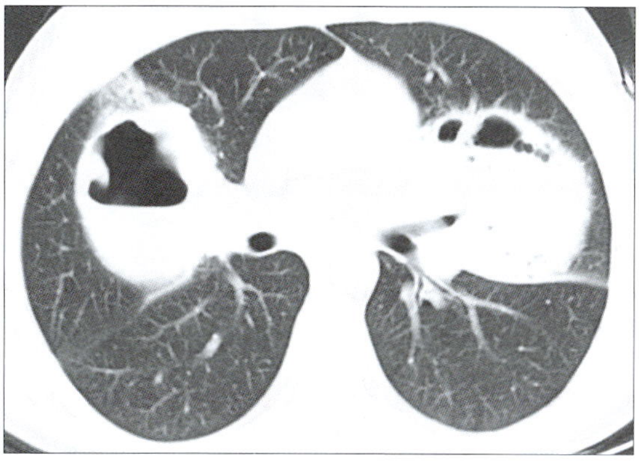

Figura d Granulomatosis con poliangeítis: grandes masas cavitadas.

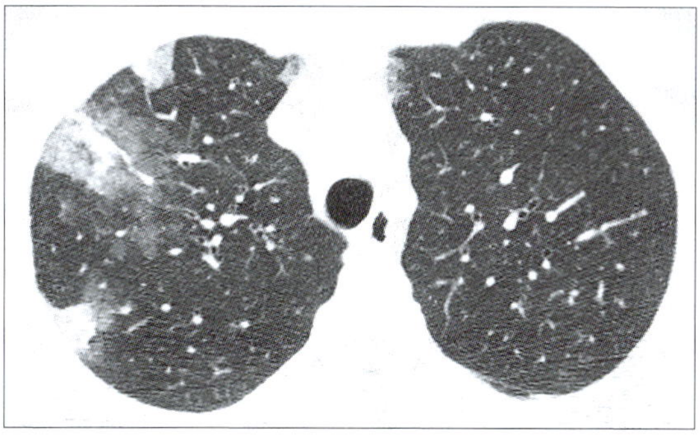

Figura e Granulomatosis eosinofílica con poliangeítis: zonas periféricas de opacidad en vidrio esmerilado y consolidación de distribución lobulillar.

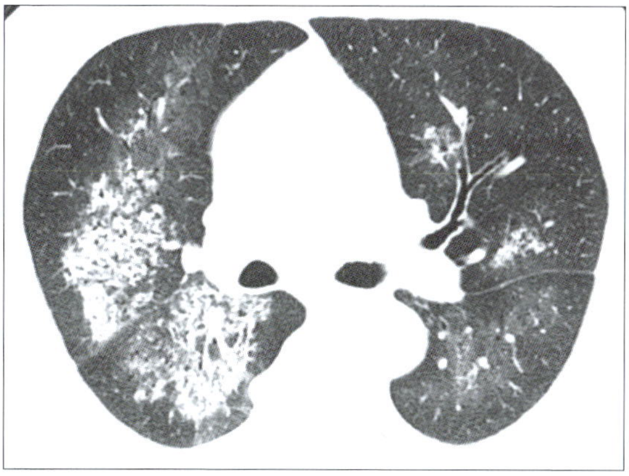

Figura f Poliangeítis microscópica: hemorragia alveolar, consolidación bilateral y opacidad en vidrio esmerilado.

(4). Granulomatosis eosinofílica con poliangeítis (Figura e):
  a. Asma, hipereosinofilia y vasculitis necrosante.
  b. TCAR:
    i. Opacidad en vidrio esmerilado y consolidación de distribución lobulillar (muy característico).
    ii. Otros hallazgos: nódulos/masas, engrosamiento de las vías aéreas y tapones mucosos.

(5). Poliangeítis microscópica (Figura f):
  a. Varones de mediana edad.
  b. Hemorragia pulmonar como manifestación más frecuente.

Puntos clave, diagnósticos diferenciales e imágenes características

1. Edema pulmonar hidrostático:
   A. Mecanismos:
      (1). Aumento de la presión hidrostática en las venas pulmonares (muy frecuentemente por hipertensión venosa pulmonar causada por enfermedad cardíaca izquierda o valvulopatía).
      (2). Disminución de la presión oncótica (infrecuente; p. ej., por descenso de albúmina).
   B. Edema intersticial: hallazgos de la TCAR (Figura a):
      (1). Engrosamiento septal interlobulillar liso, especialmente indicativo de edema.
      (2). Edema subpleural (líquido adyacente a las cisuras).
      (3). Engrosamiento intersticial peribronco-vascular.
      (4). Distribución generalmente bilateral y simétrica, pero no es infrecuente la asimetría.
      (5). Diagnósticos diferenciales:
         a. Diseminación tumoral linfática (cuando el engrosamiento septal interlobulillar es el hallazgo predominante).
         b. Enfermedad inflamatoria de las vías respiratorias (cuando el engrosamiento peribroncovascular es el hallazgo predominante).
   C. Edema alveolar: hallazgos de la TCAR (Figura b).
      (1). Opacidad en vidrio esmerilado (OVE) y consolidación.
      (2). Patrón en empedrado irregular (OVE + engrosamiento septal interlobulillar).
      (3). Nódulos centrilobulillares.
      (4). Distribución habitualmente simétrica; sin embargo, las siguientes son causas asimétricas de edema (Figura c):
         a. Posición del paciente.
         b. Enfisema asimétrico/enfermedad bullosa.
         c. Regurgitación mitral (edema en el lóbulo superior del pulmón derecho).
         d. Embolia pulmonar (el edema no afecta áreas con menor perfusión).
         e. Edema neurogénico (con frecuencia de predominio en el lóbulo superior).
      (5). Suele coexistir con edema intersticial.
      (6). Diagnósticos diferenciales: infección, lesión pulmonar aguda y hemorragia.
2. Edema por aumento de la permeabilidad sin daño alveolar difuso (DAD):
   A. Mecanismo: lesión del endotelio capilar.
   B. Infrecuente como anomalía aislada; la mayoría de los casos de edema por permeabilidad se asocian a DAD.

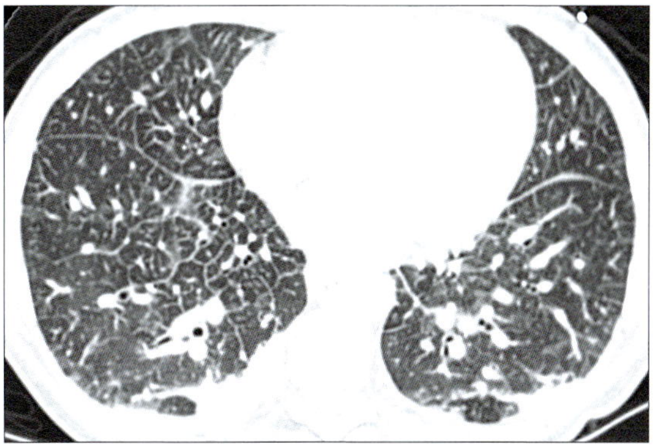

Figura a Edema pulmonar: engrosamiento intersticial, septal interlobulillar y peribroncovascular.

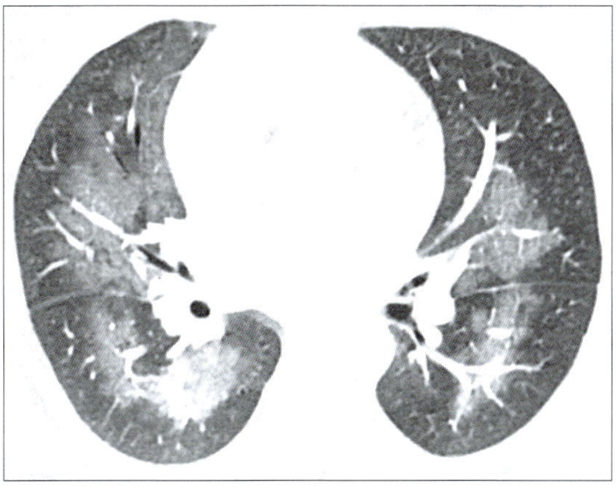

Figura b Edema pulmonar: alveolar; opacidad en vidrio esmerilado simétrica; distribución parahiliar.

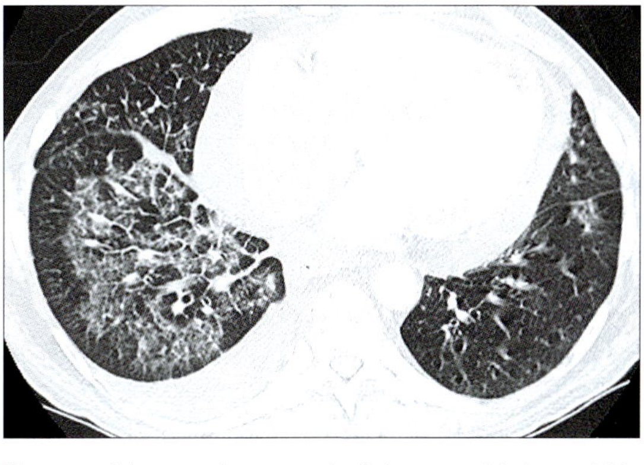

Figura c Edema pulmonar asimétrico: opacidad en vidrio esmerilado predominantemente del lado derecho, engrosamiento septal interlobulillar y derrame pleural.

C. Causas: fármacos, transfusión, síndrome de shock tóxico, embolia gaseosa, hantavirus.
D. TCAR: igual que en edema pulmonar hidrostático.
3. Edema por aumento de la permeabilidad con DAD:
A. Definiciones de los términos:
(1). DAD: diagnóstico histopatológico con lesión alveolar y capilar, edema por permeabilidad, hemorragia, necrosis y, en ocasiones, fibrosis.
(2). Lesión pulmonar aguda: síndrome clínico asociado a DAD.
(3). Síndrome de dificultad respiratoria aguda (SDRA): síndrome clínico con criterios específicos:
a. Inicio agudo.
b. Opacidades bilaterales en las radiografías de tórax.
c. Exclusión de insuficiencia cardíaca o sobrecarga hídrica como factores causales.
d. Descenso del cociente entre la presión parcial de oxígeno en sangre arterial y la fracción de oxígeno inspirado (Pao_2/Fio_2).
i. SDRA leve: $Pao_2/Fio_2 \leq 300$ mmHg pero >200 mmHg.
ii. SDRA moderado: $Pao_2/Fio_2 \leq 200$ mmHg pero >100 mmHg.
iii. SDRA grave: $Pao_2/Fio_2 \leq 100$ mmHg.
B. Causas frecuentes:
(1). Procesos sistémicos:
a. Sepsis y/o shock
b. Coagulación intravascular diseminada
c. Fármacos
d. Pancreatitis
e. Quemaduras
(2). Lesión pulmonar directa:
a. Neumonía o aspiración.
b. Traumatismo.
c. Inhalación de sustancias tóxicas.
d. Exacerbación de enfermedad pulmonar difusa.
C. Hallazgos de la TCAR (Figuras a-c):
(1). Consolidación y opacidad en vidrio esmerilado bilaterales y simétricas.
(2). Con frecuencia, gradiente de aumento de la opacidad desde la región anterior (normal) a la posterior (consolidación confluente) (Figura d).
3). La consolidación en parches en regiones no declives sugiere un proceso pulmonar superpuesto (p. ej., infección) o un componente de neumonía organizada.
(4). Pueden aparecer signos de fibrosis (bronquiectasia por tracción y reticulación irregular) de 1 a 3 semanas después de la lesión inicial (Figura e), si bien estos signos suelen ser reversibles.
(5). Con frecuencia persiste la fibrosis residual leve en la porción subpleural anterior del pulmón (Figura f).
D. Los diagnósticos diferenciales incluyen edema, infección y hemorragia.

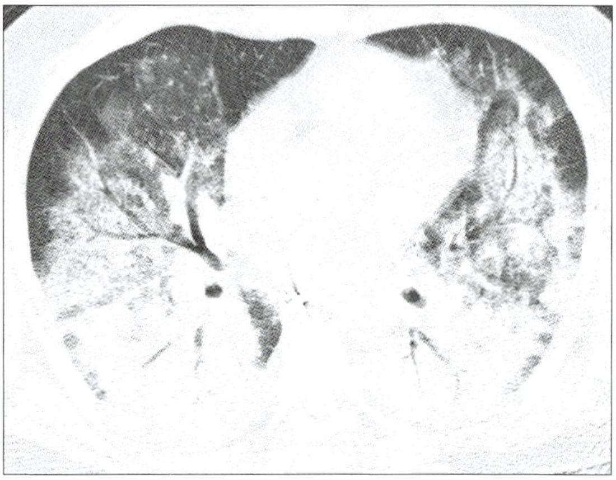

Figura d Lesión pulmonar aguda, 2 días después del inicio de los síntomas: gradiente de aumento de la opacidad en vidrio esmerilado y la consolidación de la región anterior a la posterior.

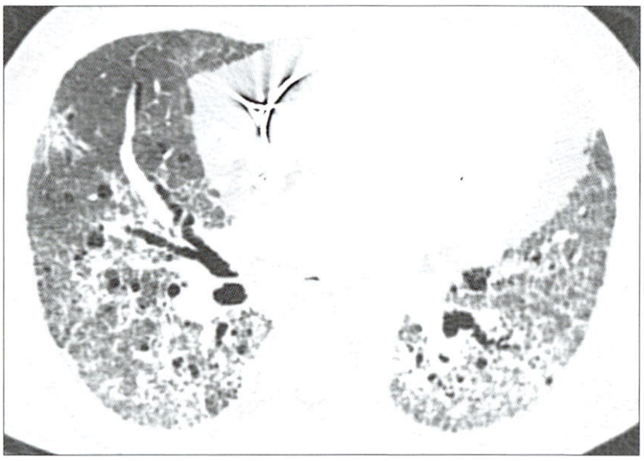

Figura e Lesión pulmonar aguda, 3 semanas después del inicio de los síntomas: aparición de bronquiectasia por tracción y reticulación irregular.

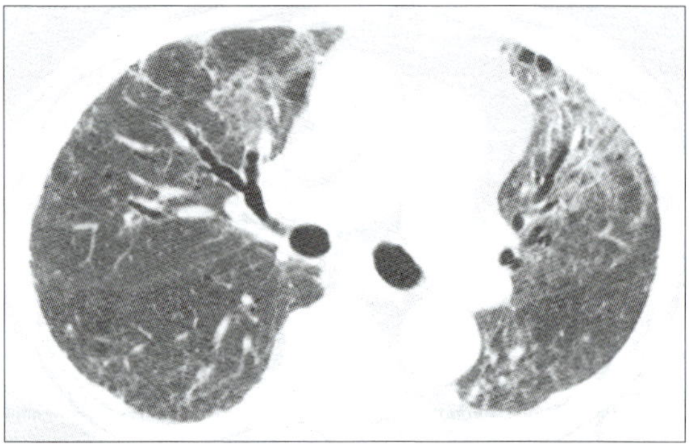

Figura f Lesión pulmonar aguda, 6 meses después del inicio de los síntomas: fibrosis residual en el segmento subpleural anterior del pulmón.

Puntos clave, diagnósticos diferenciales e imágenes características

1. Hallazgos clave:
   A. Patrones histopatológicos de lesión pulmonar con signos característicos.
   B. Cada patrón tiene su correlato en la TCAR.
   C. Cada patrón puede ser idiopático o estar asociado a diversas enfermedades o tipos de exposición.
2. Neumonía intersticial usual (NIU):
   A. Frecuente; 50% de los casos de neumonía intersticial.
   B. La mayoría de los pacientes > 50 años.
   C. La NIU idiopática es más frecuente; se denomina fibrosis pulmonar idiopática (FPI).
   D. Enfermedades asociadas:
      (1). Enfermedad del tejido conjuntivo (especialmente, artritis reumatoide).
      (2). Toxicidad por fármacos.
      (3). Asbestosis (presencia frecuente de placas pleurales).
      (4). Neumonitis por hipersensibilidad y sarcoidosis (habitualmente presentan signos en la TCAR que las diferencian de otras causas de NIU).
   E. Dos sistemas de clasificación usan los hallazgos de la TCAR y su distribución para determinar la probabilidad de NIU:
      (1). Criterios ATS/ERS/JRS/ALAT.
      (2). Criterios de la Sociedad Fleischner.
   F. Hallazgos de la TCAR que permiten un diagnóstico confiable de NIU (por lo general, no se requiere biopsia) (Figura a):
      (1). Patrón en panal de abeja.
      (2). Otros signos de fibrosis: reticulación irregular con o sin bronquiectasia por tracción.
      (3). Distribución subpleural/basal.
      (4). Ausencia de hallazgos que no son típicos de NIU (*v.* más adelante).
   G. Hallazgos de la TCAR que indican probabilidad intermedia de NIU (estos casos generalmente representan NIU) (Figura b):
      (1). Ausencia de panal de abeja.
      (2). Reticulación con o sin bronquiectasia por tracción.
      (3). Distribución subpleural/basal, variable o difusa.
      (4). Pueden observarse hallazgos que no son típicos en cantidades no significativas.
   H. Hallazgos de la TCAR que no son típicos de NIU e indicativos de otro diagnóstico (solo es necesaria la presencia de uno de ellos) (Figura c):
      (1). Distribución:
         a. Campos superior o medio del pulmón (cefalocaudal).
         b. Peribroncovascular (axial).

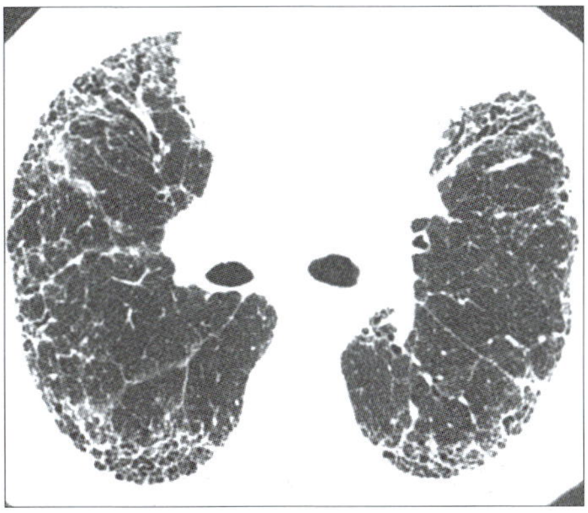

Figura a Alto grado de confianza en el diagnóstico de NIU: panal de abeja y reticulación; distribución periférica; sin hallazgos que no son característicos.

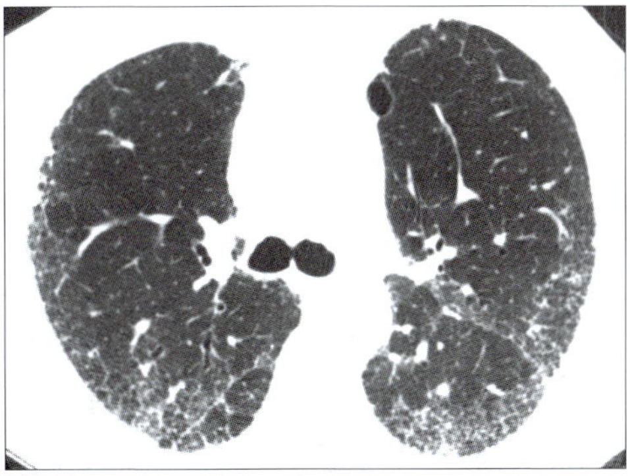

Figura b Grado de confianza intermedia en el diagnóstico de NIU: reticulación sin panal de abeja; distribución periférica.

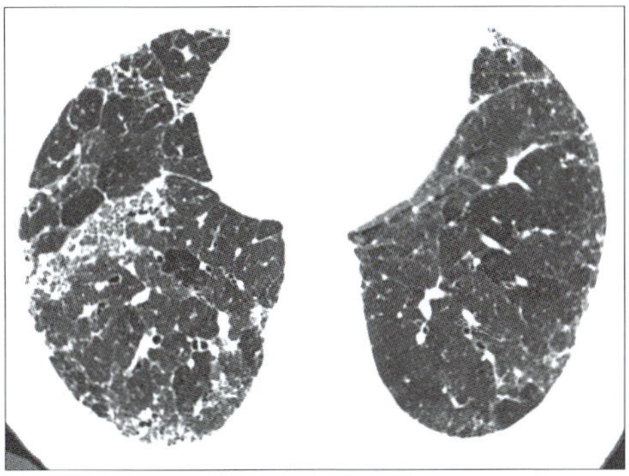

Figura c Bajo grado de confianza en el diagnóstico de NIU: fibrosis en parches con perfusión en mosaico (áreas geográficas de pulmón oscuro) en al menos tres lóbulos.

(2). Presencia de hallazgo que no es típico de NIU (perfusión en mosaico, atrapamiento aéreo, nódulos, opacidad en vidrio esmerilado, consolidación, quistes).

3. Neumonía intersticial no específica (NINE):
   A. Pico de edad entre 40 y 50 años.
   B. Menos frecuente que la NIU.
   C. Enfermedades asociadas:
      (1). Enfermedad del tejido conjuntivo.
      (2). Neumonitis por hipersensibilidad.
      (3). Toxicidad por fármacos.
      (4). NINE idiopática.
   D. Hallazgos en la TCAR:
      (1). NINE celular: opacidad en vidrio esmerilado (Figura d).
      (2). NINE fibrótica: reticulación y/o bronquiectasia por tracción (Figura e).
      (3). Panal de abeja muy infrecuente.
      (4). Distribución: generalmente subpleural y basal, pero en ocasiones puede ser peribroncovascular.
      (5). Preservación subpleural (muy indicativa de NINE).
   E. Con frecuencia se requiere biopsia para el diagnóstico, salvo si el paciente presenta enfermedad del tejido conjuntivo:
4. Neumonía intersticial descamativa:
   A. Pico de edad entre 30 y 40 años.
   B. Muy frecuentemente asociada a tabaquismo.
   C. Hallazgos de la TCAR:
      (1). Opacidad en vidrio esmerilado.
      (2). Radiotransparencias quísticas asociadas.
      (3). Distribución subpleural/basal.
      (4). Signos de fibrosis infrecuentes.
5. Neumonía organizada:
   A. Presentación subaguda o crónica.
   B. Puede observarse aislada o como un componente de otra enfermedad pulmonar difusa (p. ej., neumonitis por hipersensibilidad, aspiración, vasculitis, etc.).
   C. Causas de neumonía organizada: idiopática (50%), enfermedad del tejido conjuntivo, infección, fármacos, inhalación de sustancias tóxicas.
   D. Hallazgos de la TCAR (Figura f):
      (1). Consolidación > opacidad en vidrio esmerilado.
      (2). Focal, en parches, con frecuencia nodular o con aspecto de masa.
      (3). Distribución peribroncovascular y subpleural.
      (4). El signo del atolón (o del halo invertido) y el signo perilobulillar son particularmente indicativos del diagnóstico.

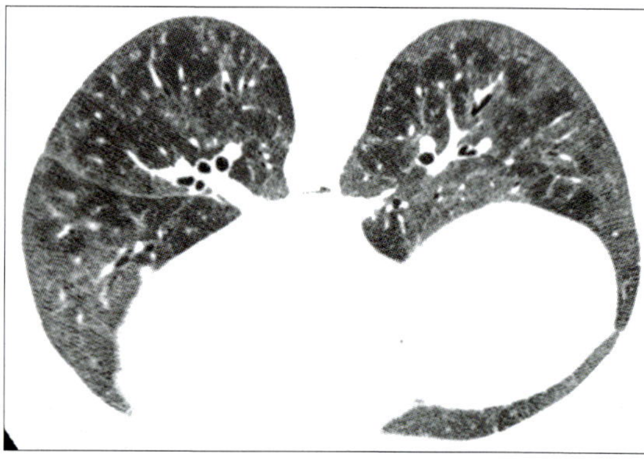

Figura d Neumonía intersticial no específica celular: opacidad en vidrio esmerilado aislada; distribución periférica y peribroncovascular; preservación subpleural.

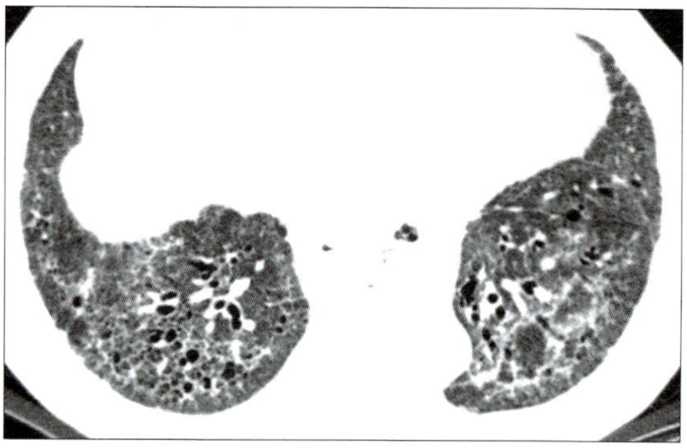

Figura e Neumonía intersticial no específica fibrótica: reticulación y bronquiectasia por tracción; preservación subpleural.

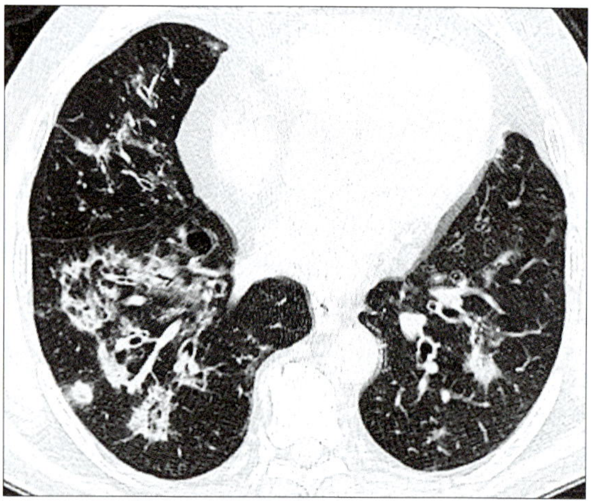

Figura f Neumonía organizada: consolidación peribroncovascular y subpleural con signos del atolón.

6. Neumonía intersticial linfoide (*v*. Capítulo 17).
7. Fibroelastosis pleuroparenquimatosa:
   A. Patrón de lesión recientemente descrito.
   B. Distribución apical de fibrosis y engrosamiento pleural.
   C. Hallazgos de la TCAR:
      (1). Consolidación apical/subpleural con distorsión de la arquitectura, reticulación, bronquiectasia por tracción y/o patrón en panal de abeja.
      (2). Engrosamiento pleural (con frecuencia, atenuación de grasa).

Puntos clave, diagnósticos diferenciales e imágenes características

1. Función de la TCAR en la enfermedad del tejido conjuntivo (ETC):
   A. Diagnóstico:
      (1). Factores clínicos y serológicos como criterios diagnósticos.
      (2). Función limitada de la TCAR, salvo en el contexto de sospecha de ETC sin criterios diagnósticos.
   B. Determinación del patrón de neumopatía presente:
      (1). En general no se realiza examen histopatológico para ETC establecida.
      (2). La TCAR es el principal método para determinar el patrón de lesión.
      (3). Importante para el tratamiento y el pronóstico.
   C. Seguimiento:
      (1). Las pruebas de función respiratoria (PFR) son muy útiles.
      (2). La TCAR es útil en caso de enfermedad incipiente o mixta (p. ej., intersticial y de las vías respiratorias).
2. Patrones de lesión en la ETC:
   A. Neumonía intersticial no específica (NINE) (Figura a):
      (1). Patrón más frecuente asociado a ETC.
      (2). Frecuente con todas las ETC salvo el lupus.
      (3). Hallazgos de la TCAR (tipos celular y fibrótica):
         a. Opacidad en vidrio esmerilado (OVE): celular.
         b. Reticulación o bronquiectasia por tracción: fibrótica (panalización infrecuente).
         c. Distribución subpleural/basal más frecuente.
         d. Preservación subpleural (especialmente indicativa del diagnóstico).
   B. Neumonía intersticial usual (NIU):
      (1). Muy frecuentemente asociado a artritis reumatoide.
      (2). Mismos hallazgos de la TCAR que los de la fibrosis pulmonar idiopática:
         a. Panalización y reticulación.
         b. Distribución subpleural/basal.
         c. Ausencia de hallazgos no característicos de NIU.
   C. Neumonía intersticial linfoide (NIL) (Figura b):
      (1). Muy frecuentemente asociado al síndrome de Sjögren y a artritis reumatoide.
      (2). Hallazgos de la TCAR:
         a. OVE (hallazgo inespecífico).
         b. Nódulos: centrilobulillares o perilinfáticos.
         c. Quistes (aislados o asociados a los hallazgos anteriores).

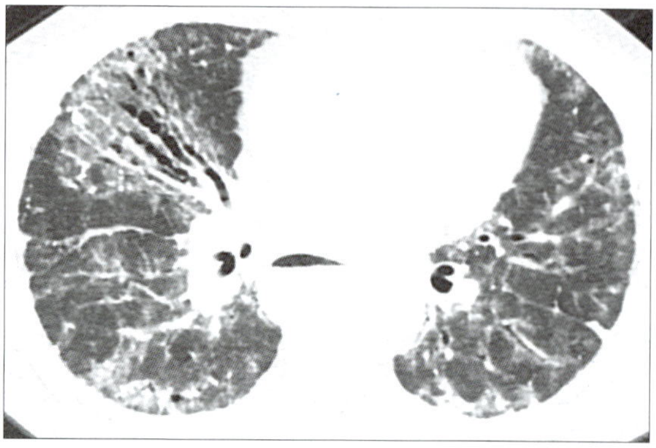

Figura a Neumonía intersticial no específica: esclerodermia, reticulación irregular, bronquiectasia por tracción, preservación subpleural.

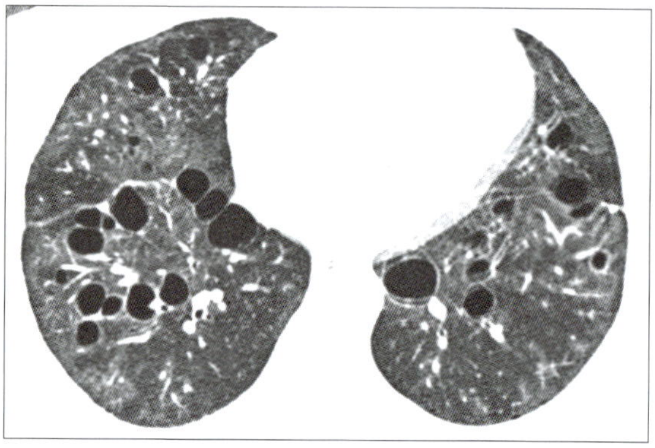

Figura b Neumonía intersticial linfoide: artritis reumatoide, opacidad en vidrio esmerilado y quistes.

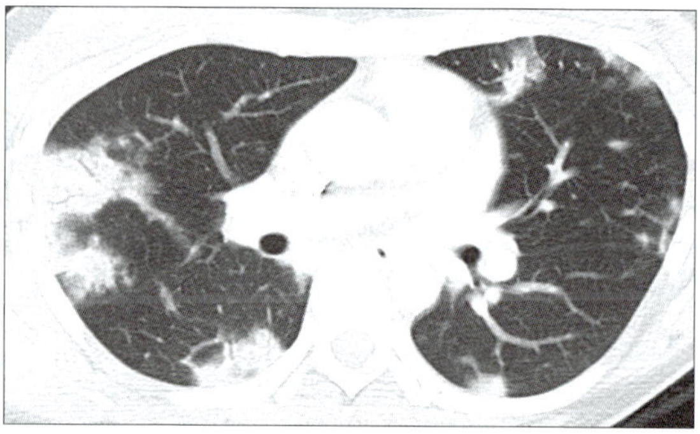

Figura c Neumonía organizada: lupus eritematoso sistémico; áreas focales en parches de consolidación.

D. Neumonía organizada (Figura c):
  (1). Muy frecuentemente asociado a síndromes de miositis.
  (2). Hallazgos de la TCAR:
    a. Consolidación > OVE.
    b. Con frecuencia nodular o con aspecto de masa.
    c. Distribución peribroncovascular y subpleural.
    d. Signo del atolón o del halo invertido (específico).
E. Edema pulmonar, hemorragia y daño alveolar difuso (DAD):
  (1). Presentación aguda.
  (2). Muy frecuentemente asociado a lupus.
  (3). Hallazgos de la TCAR: OVE bilateral y consolidación.
F. Enfermedad de las vías respiratorias (bronquiolitis constrictiva o bronquiectasia):
  (1). Muy frecuentemente asociado a artritis reumatoide, lupus y esclerodermia.
  (2). Hallazgos de la TCAR:
    a. Perfusión en mosaico y/o atrapamiento aéreo.
    b. Dilatación bronquial y engrosamiento de la pared.
G. Otros signos: hipertensión pulmonar, serositis, dilatación esofágica.

3. Enfermedades del tejido conjuntivo específicas:
H. Esclerodermia:
  (1). Manifestaciones clínicas: engrosamiento cutáneo, fenómeno de Raynaud y dismotilidad esofágica.
  (2). La neumopatía es parte de los criterios diagnósticos.
  (3). Patrones característicos:
    a. NINE > NIU.
    b. Hipertensión pulmonar (especialmente con síndrome CREST).
I. Artritis reumatoide (Figura d):
  (1). Manifestaciones clínicas: artritis de predominio en las manos; factor reumatoide positivo.
  (2). Patrones característicos:
    a. NIU y NINE (más frecuentes).
    b. NIL.
    c. Enfermedad de las vías respiratorias.
J. Lupus eritematoso sistémico (Figura e):
  (1). Manifestaciones clínicas muy variadas: exantema, artritis, serositis, compromiso renal, neurológico y hematológico.
  (2). Patrones característicos:
    a. Edema, hemorragia, DAD.
    b. Enfermedad de las vías respiratorias.
    c. Serositis.
K. Polimiositis (Figura f) y dermatomiositis:
  (1). Manifestaciones clínicas: debilidad muscular, artritis, alteraciones cutáneas, anticuerpos anti-Jo-1.

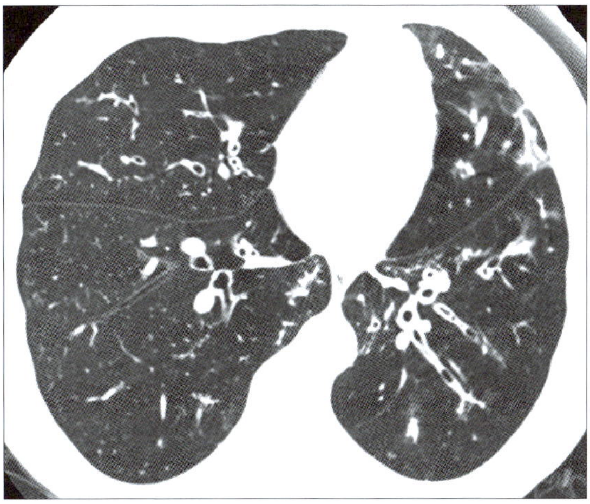

Figura d Artritis reumatoide: enfermedad de las vías respiratorias, bronquiectasia, engrosamiento de las vías respiratorias y tapones mucosos; perfusión en mosaico.

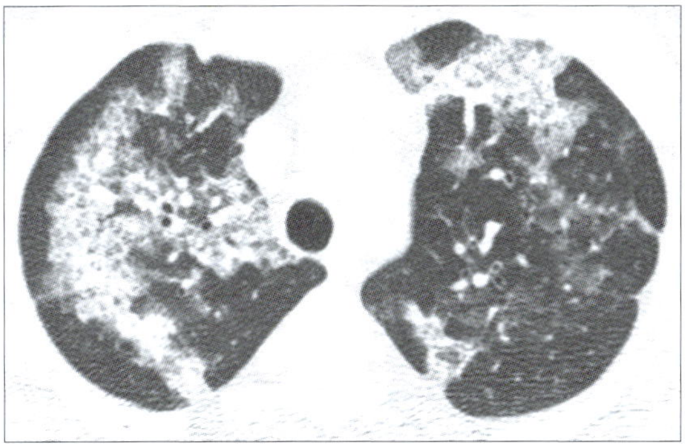

Figura e Lupus eritematoso sistémico: daño alveolar difuso, opacidad en vidrio esmerilado bilateral y consolidación.

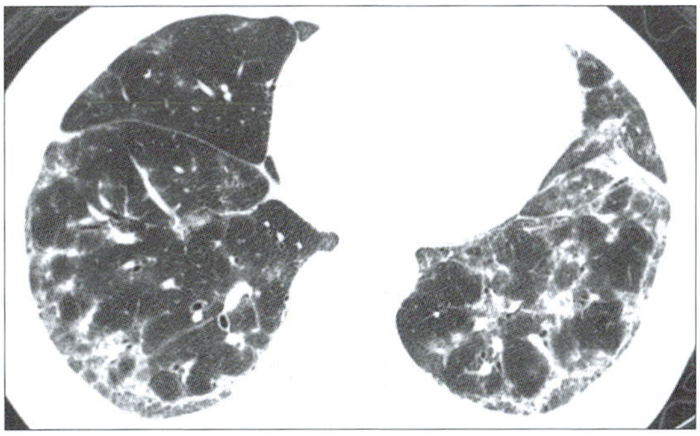

Figura f Polimiositis: superposición de neumonía intersticial no específica y neumonía organizada; opacidad en vidrio esmerilado subpleural con preservación subpleural; consolidación peribroncovascular.

(2). Patrones característicos:
a. NINE.
b. Neumonía organizada (con frecuencia superpuesta a NINE).
L. Síndrome de Sjögren:
(1). Manifestaciones clínicas: xeroftalmía y xerostomía, autoanticuerpos anti-SSA y anti-SSB.
(2). Patrones característicos:
a. NINE.
b. NIL (quistes, con frecuencia aislados).
c. Enfermedad de las vías respiratorias.

Puntos clave, diagnósticos diferenciales e imágenes características

1. Bronquiolitis respiratoria (BR) (Figura a):
   A. Reacción al humo inhalado alrededor de los bronquiolos.
   B. Se observa en el examen histopatológico de todos los fumadores.
   C. Similar a la neumonía intersticial descamativa (NID), aunque menos extendida.
   D. Suele observarse en pacientes asintomáticos, pero cuando se asocia a síntomas se denomina "bronquiolitis respiratoria asociada a enfermedad pulmonar intersticial".
   E. Hallazgos de la TCAR (superposición con NID, *v.* más adelante):
      (1). Nódulos centrilobulillares con opacidad en vidrio esmerilado.
      (2). Perfusión en mosaico o atrapamiento aéreo leves.
      (3). Distribución central y en los lóbulos superiores.
   E. Diagnósticos diferenciales (otras causas de nódulos centrilobulillares con opacidad en vidrio esmerilado):
      (1). Neumonitis por hipersensibilidad.
      (2). Bronquiolitis folicular.
      (3). Infecciones virales.
      (4). Vasculopatías (p. ej., hemorragia).
2. Neumonía intersticial descamativa (NID) (Figura b):
   A. Reacción más generalizada a la inhalación de humo.
   B. Se asocia a síntomas con más frecuencia que la BR.
   C. Hallazgos de la TCAR (superposición con BR, *v.* anteriormente):
      (1). Opacidad en vidrio esmerilado.
      (2). Radiotransparencias quísticas (pueden asemejarse a panalización pero con paredes más delgadas, formas irregulares y generalmente no se extienden a la porción subpleural del pulmón).
      (3). Distribución subpleural/basal.
      (4). Hasta el 25% de los pacientes presentan fibrosis (Figura c).
   D. Diagnósticos diferenciales:
      (1). Superposición significativa con el patrón de neumonía intersticial no específica por enfermedad del tejido conjuntivo, neumonitis por hipersensibilidad o fármacos.
      (2). FPI (las radiotransparencias quísticas pueden asemejarse a panal de abeja).

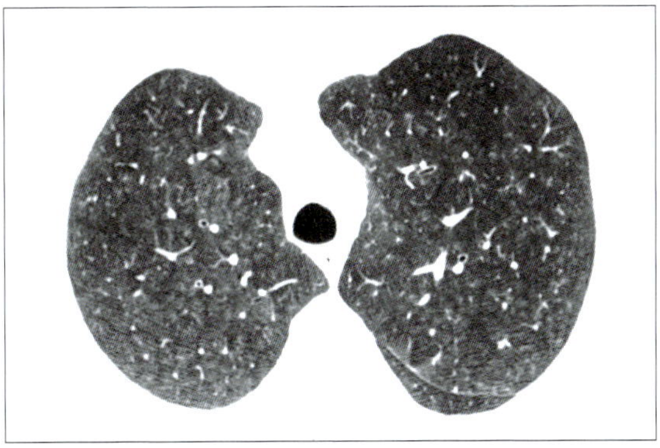

Figura a Bronquiolitis respiratoria: nódulos centrilobulillares con opacidad en vidrio esmerilado.

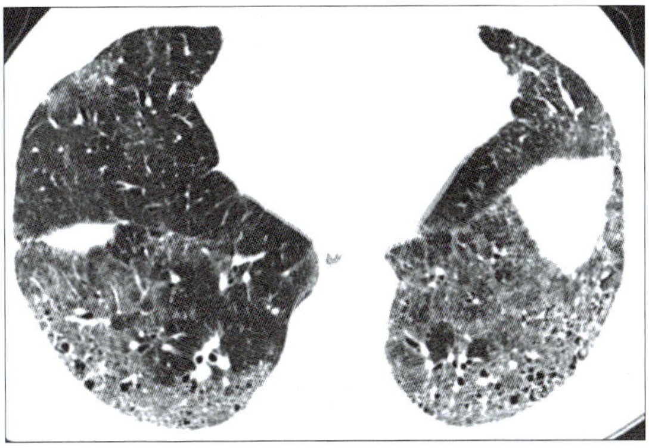

Figura b Neumonía intersticial descamativa: opacidad en vidrio esmerilado asociada a radiotransparencias quísticas.

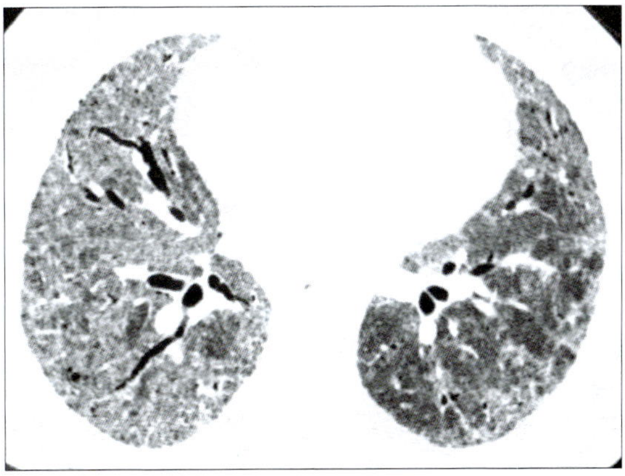

Figura c Neumonía intersticial descamativa: fibrosis con reticulación y bronquiectasia por tracción; todavía se aprecia opacidad en vidrio esmerilado significativa.

3. Enfisema:
   A. Destrucción del pulmón debida a inflamación crónica.
   B. Tres tipos:
      (1). Centrilobulillar:
         a. La forma más frecuente en fumadores.
         b. Hallazgos de la TCAR: radiotransparencias focales con densidad de aire sin paredes bien definidas en los segmentos central y superior del pulmón.
      (2). Paraseptal:
         a. Idiopático o asociado a tabaquismo.
         b. Hallazgos de la TCAR: quistes subpleurales de paredes delgadas con densidad de aire distribuidos en una sola capa.
      (3). Panlobulillar:
         a. Deficiencia de α_1-antritipsina o asociado a tabaquismo
         b. Hallazgos de la TCAR: radiotransparencia pulmonar difusa y vasos pequeños con predominio en lóbulos inferiores.
4. Histiocitosis de células de Langerhans (Figura d):
   A. En adultos, afecta principalmente a fumadores.
   B. Signos clínicos característicos:
      (1). Disnea.
      (2). Neumotórax.
      (3). Hallazgo incidental en pacientes asintomáticos.
   C. Hallazgos de la TCAR:
      (1). Nódulos: atenuación de tejidos blandos > opacidad en vidrio esmerilado; distribución centrilobulillar.
      (2). Nódulos cavitados, con paredes gruesas o delgadas.
      (3). Quistes (formas irregulares).
      (4). Distribución: preservación de las bases pulmonares.
   D. Diagnósticos diferenciales:
      (1). Linfangioleiomiomatosis (quistes redondos sin preservación de las bases pulmonares, ausencia habitual de nódulos, derrame pleural asociado).
      (2). Otras causas de enfermedad pulmonar quística (habitualmente menos quistes): neumonía intersticial linfoide, neumatoceles por infección previa, síndrome de Birt-Hogg-Dubé, papilomatosis.
5. Neumonía eosinofílica aguda:
   A. Afecta principalmente a fumadores.
   B. La mayoría de los pacientes modificaron su hábito tabáquico en el transcurso del mes previo a la aparición de los síntomas.
   C. Presentación aguda.
   D. Responde a los corticosteroides.
   E. Hallazgos de la TCAR:
      (1). Opacidad en vidrio esmerilado: distribución difusa o simétrica.
      (2). Engrosamiento septal interlobulillar liso.

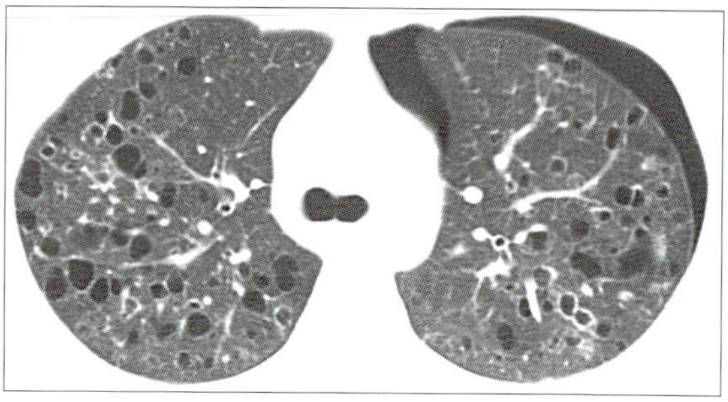

Figura d Histiocitosis de células de Langerhans: nódulos sólidos y quistes irregulares; neumotórax.

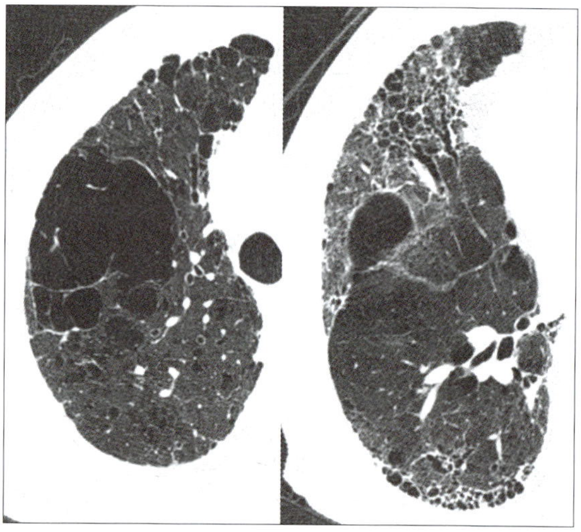

Figura e Fibrosis pulmonar asociada a enfisema: enfisema en el lóbulo superior (izquierda), fibrosis con patrón de NIU en el lóbulo inferior (derecha).

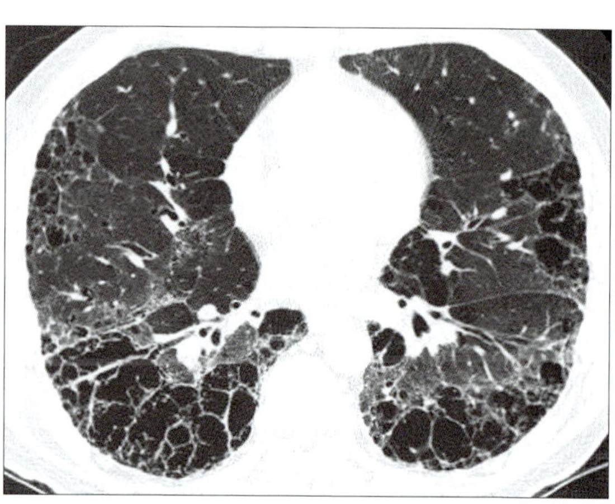

Figura f Neumonía intersticial descamativa: patrón simulador de FPI; radiotransparencias quísticas con paredes delgadas y formas irregulares; opacidad en vidrio esmerilado con fibrosis muy leve.

6. Fibrosis intersticial asociada a tabaquismo y agrandamiento del espacio aéreo con fibrosis:
   A. Hallazgo incidental de fibrosis en el examen histopatológico de fumadores.
   B. Posiblemente las secuelas de BR y NID.
   C. Hallazgos de la TCAR:
      (1). Con frecuencia normal.
      (2). Pueden observarse signos de BR y NID.
      (3). La opacidad en vidrio esmerilado frecuentemente representa fibrosis en este contexto.
7. Fibrosis pulmonar asociada a enfisema (Figura e)
   D. Dos componentes: enfisema y enfermedad pulmonar intersticial (más frecuentemente fibrosis pulmonar idiopática).
   E. Volúmenes pulmonares relativamente normales en las pruebas funcionales respiratorias.
   F. Mayor incidencia de hipertensión pulmonar.
8. Fibrosis pulmonar idiopática:
   A. 40% a 80% de los pacientes con FPI tienen antecedentes de tabaquismo
   B. El enfisema y las radiotransparencias quísticas de la NID (*v.* anteriormente) complican el diagnóstico de enfermedad pulmonar fibrótica y pueden confundirse con patrón en panal de abeja (Figura f).

Puntos clave, diagnósticos diferenciales e imágenes características

1. Información general:
   A. Trastorno idiopático sistémico mediado por el sistema inmunitario.
   B. Presencia de granulomas no caseificantes en uno o más órganos (tórax ≥90%).
   C. Más frecuente en pacientes <50 años, aunque también puede afectar a pacientes de más edad.
   D. Mayor incidencia en personas de ascendencia escandinava y afroamericanos.
   E. Mortalidad relativamente baja (de 1% a 5%) en comparación con otras enfermedades pulmonares difusas.
2. Sistema de estadificación:
   A. Basado en los hallazgos radiográficos (no la TCAR).
   B. Puede ser útil para predecir la probabilidad de regresión espontánea (60% a 90% de los pacientes en estadio I y solo 10% a 20% de los pacientes en estadio III).
   C. Estadios:
      (1). 0: normal.
      (2). I: solo linfadenopatía hiliar (LAH).
      (3). II: LAH + enfermedad pulmonar parenquimatosa.
      (4). III: solo enfermedad pulmonar parenquimatosa.
      (5). IV: fibrosis.
3. Hallazgos de la TCAR:
   A. Nódulos perilinfáticos (Figura a):
      (1). Localizaciones más características:
         a. Intersticio peribroncovascular parahiliar.
         b. Intersticio subpleural.
      (2). También puede afectar, en menor medida, las siguientes estructuras:
         a. Intersticio centrilobulillar.
         b. Tabiques interlobulillares.
      (3). Excepcionalmente, los nódulos parecen representar una distribución aleatoria, pero habitualmente hay indicios de que la distribución en realidad es perilinfática:
         a. Compromiso pulmonar heterogéneo.
         b. Proporcionalmente demasiados nódulos a lo largo de las cisuras y/o del intersticio peribroncovascular.
   B. Consolidación y masas (Figura b):
      (1). Granulomas confluentes.
      (2). Distribución en los lóbulos superiores y peribroncovascular.
      (3). Nódulos satélites alrededor de la consolidación/masas (signo de la galaxia).
   C. Opacidad en vidrio esmerilado (OVE) (Figura c):
      (1). Granulomas microscópicos.
      (2). Infrecuente como anomalía aislada.

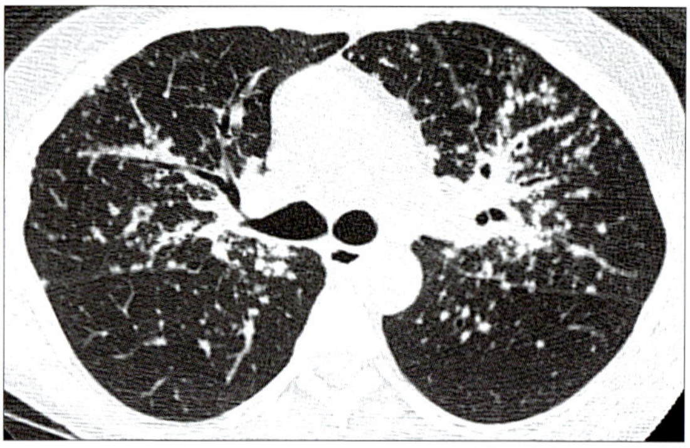

Figura a Sarcoidosis: nódulos perilinfáticos característicos; distribución peribroncovascular y subpleural.

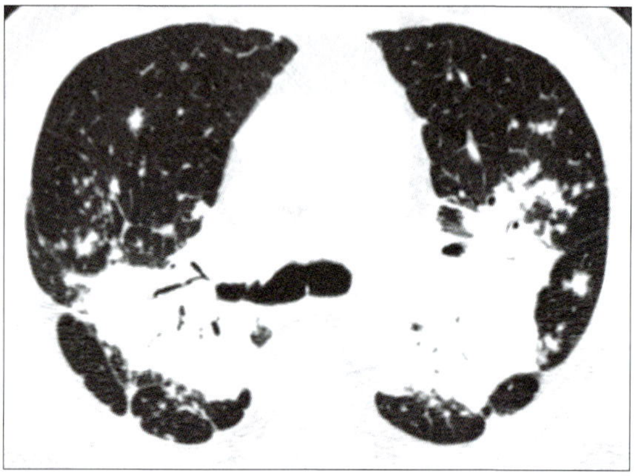

Figura b Sarcoidosis: conglomerados de granulomas redondeados y con aspecto de masa con nódulos más pequeños en la periferia (signo de la galaxia).

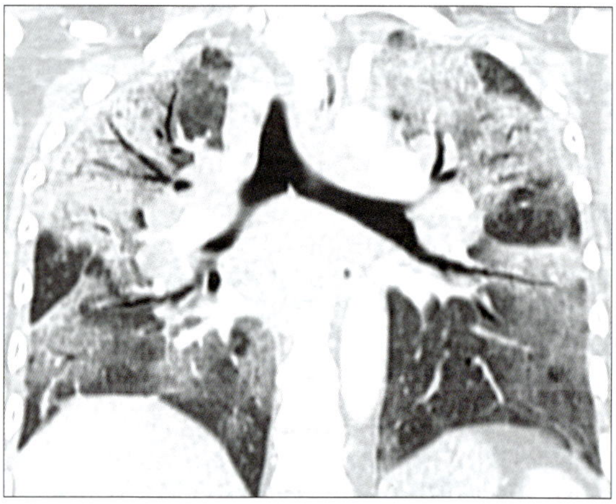

Figura c Sarcoidosis: imagen coronal; parches de consolidación y opacidad en vidrio esmerilado de predominio en los lóbulos superiores; síntomas crónicos.

(3). Incluso en presencia de OVE, suelen visualizarse nódulos.

D. Perfusión en mosaico y/o atrapamiento aéreo (Figura d):
(1). Reflejo de granulomas que obstruyen las vías respiratorias centrales o distales.
(2). Distribución lobulillar, segmentaria o lobular.
(3). Habitualmente asociados a nódulos.
(4). Pueden persistir tras el tratamiento de los nódulos.

E. Fibrosis (Figura e):
(1). Afecta al 20% de los pacientes.
(2). Asociada a mal pronóstico.
(3). Hallazgos clave de la TCAR: reticulación irregular, bronquiectasia por tracción y panal de abeja.
(4). Distribución en los lóbulos superiores y peribroncovascular.
(5). La fibrosis puede tener aspecto de masa, a semejanza de la fibrosis masiva progresiva.
(6). Hallazgos asociados: enfisema, quistes y micetoma.

F. Linfadenopatía (Figura f):
(1). Compromiso hiliar y mediastínico.
(2). Distribución simétrica característica.
(3). La calcificación de los ganglios no es infrecuente.
(4). La necrosis de los ganglios es infrecuente.

4. Diagnósticos diferenciales: basados en el hallazgo predominante de la sarcoidosis:

A. Nódulos perilinfáticos:
(1). Diseminación tumoral linfática (antecedentes de cáncer; habitualmente predomina el engrosamiento septal interlobulillar).
(2). Neumoconiosis (antecedentes de exposición; muchos nódulos centrilobulillares).
(3). Neumonía intersticial linfoide y amiloidosis (con antecedentes apropiados).

B. Consolidación (crónica):
(1). Neumonía organizada.
(2). Neumonía eosinofílica crónica.
(3). Adenocarcinoma mucinoso invasivo.
(4). Linfoma.
(5). Neumonía lipoidea

C. Fibrosis (distribución superior, peribron-covascular):
(1). Neumoconiosis.
(2). Tuberculosis o infección micótica previas.
(3). Neumonitis por hipersensibilidad (habitualmente en campo pulmonar medio).

D. Linfadenopatía (simétrica, hiliar/mediastínica):
(1). Neumoconiosis.
(2). Amiloidosis.
(3). Enfermedad de Castleman.
(4). Enfermedad metastásica (tumores gastrointestinales y genitourinarios, cáncer de pulmón, cáncer de mama, leucemia).

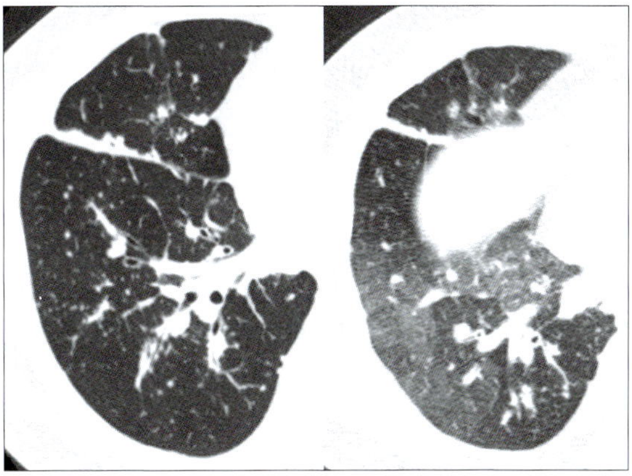

Figura d Sarcoidosis: nódulos peribroncovasculares y subpleurales en la TC en inspiración (izquierda) asociados a atrapamiento aéreo en la TC en espiración (derecha).

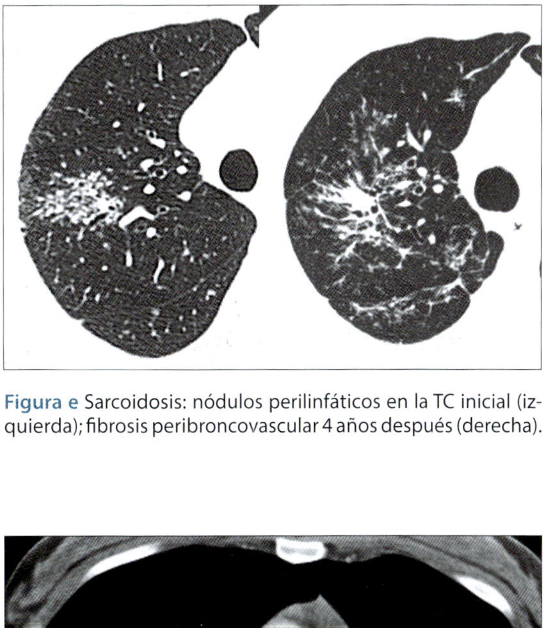

Figura e Sarcoidosis: nódulos perilinfáticos en la TC inicial (izquierda); fibrosis peribroncovascular 4 años después (derecha).

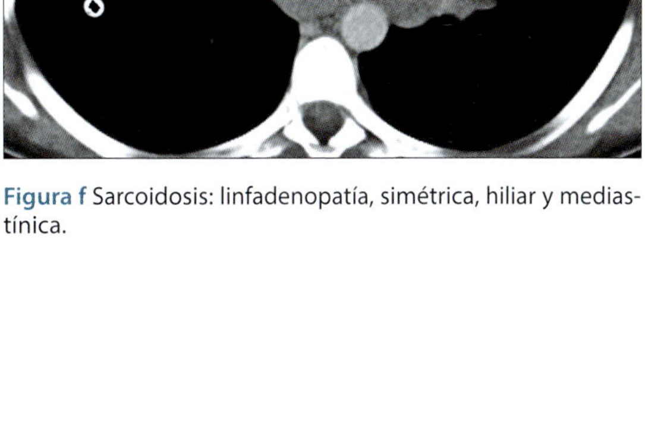

Figura f Sarcoidosis: linfadenopatía, simétrica, hiliar y mediastínica.

Puntos clave, diagnósticos diferenciales e imágenes características

1. Neumonitis por hipersensibilidad (NH):
   A. Respuesta inmunitaria exagerada a inhalación de antígenos orgánicos:
      (1). Más frecuentemente asociada a contacto con aves o moho.
      (2). Antígeno identificado solo en el 50% de los pacientes.
   B. Tres categorías:
      (1). Aguda: infrecuente; exposición a concentraciones altas de antígenos; inicio rápido de síntomas graves.
      (2). Subaguda: frecuente; síntomas similares a los de la NH aguda, pero menos graves; la exposición se extiende de semanas a meses.
      (3). Crónica: frecuente; exposición prolongada a niveles bajos de antígenos; presencia de fibrosis pulmonar.
   C. Hallazgos de la TCAR:
      (1). Opacidad en vidrio esmerilado (OVE):
         a. Puede observarse como hallazgo aislado, en cuyo caso es muy inespecífico.
         b. Suele asociarse a otras anomalías (nódulos, perfusión en mosaico, atrapamiento aéreo).
         c. Distribución en parches y bilateral.
         d. Predominio en campo pulmonar medio en algunos casos.
      (2). Nódulos centrilobulillares con OVE (Figura a):
         a. Distribución simétrica o difusa.
         b. Diagnóstico de NH con antecedentes de exposición.
         c. Diagnósticos diferenciales:
            i. Bronquiolitis respiratoria (fumadores).
            ii. Bronquiolitis folicular (enfermedad del tejido conjuntivo).
            iii. Infecciones atípicas.
            iv. Vasculopatías (p. ej., hemorragia).
      (3). Perfusión en mosaico y/o atrapamiento aéreo (Figura b):
         a. Hallazgo aislado o asociado a otros.
         b. TCAR: áreas lobulillares de menor atenuación pulmonar con bordes nítidos.
         c. Diagnósticos diferenciales (cuando es un hallazgo aislado):
            i. Asma.
            ii. Bronquiolitis constrictiva.
      (4). Signo del queso de cerdo (Figura c):
         a. Representa un trastorno mixto obstructivo e infiltrativo
         b. TCAR: tres densidades de pulmón (todas en cantidad significativa):
            i. OVE ii. Perfusión en mosaico/ atrapamiento aéreo.
            iii. Pulmón sano.

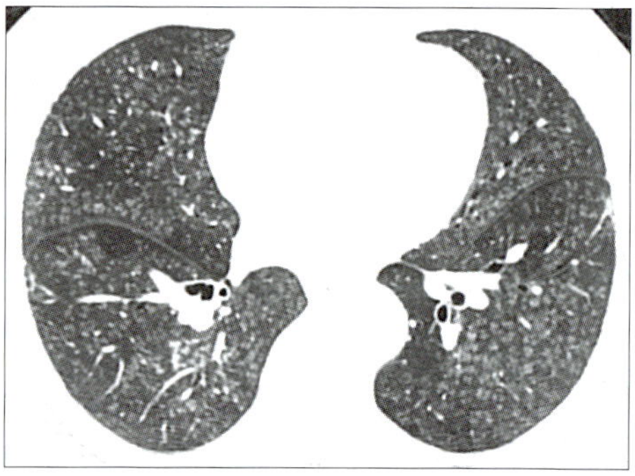

Figura a Neumonitis por hipersensibilidad: subaguda; nódulos centrilobulillares difusos con OVE.

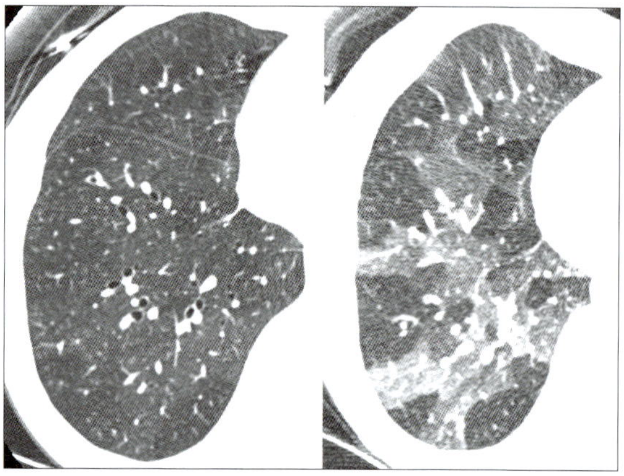

Figura b Neumonitis por hipersensibilidad: perfusión en mosaico aislada en inspiración (izquierda) y atrapamiento aéreo en espiración (derecha).

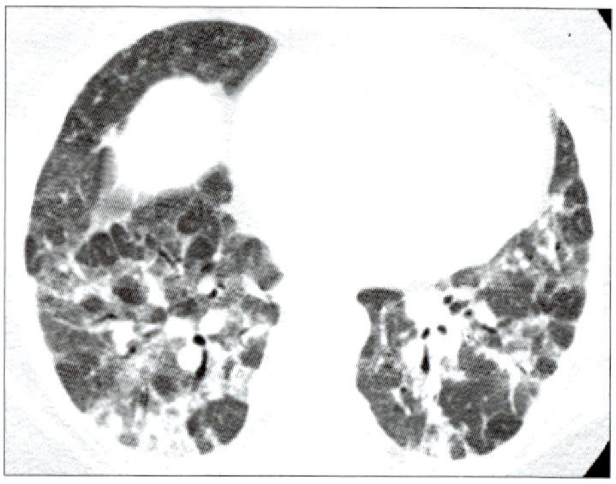

Figura c Neumonitis por hipersensibilidad: signo del queso de cerdo: áreas geográficas de opacidad en vidrio esmerilado, perfusión en mosaico y pulmón sano.

c. Importancia: la NH representa la mayoría de los casos con este patrón.

(5). Consolidación:
a. Con frecuencia representa neumonía organizada asociada a NH.
b. Hallazgo aislado infrecuente de la NH.
c. Generalmente leve y asociada a otros hallazgos.

(6). Fibrosis: NH crónica (Figura d):
a. TCAR: reticulación irregular, bronquiectasia por tracción y panal de abeja.
b. Frecuentemente asociada a otros hallazgos (nódulos, opacidad en vidrio esmerilado, perfusión en mosaico, atrapamiento aéreo).
c. Distribución:
i. Campos pulmonares medios; preservación de los ángulos costofrénicos.
ii. Sin predominio subpleural.

D. Enfermedades pulmonares eosinofílicas (idiopáticas):

(1). Eosinofilia pulmonar simple (síndrome de Löffler):
a. Presentación aguda; síntomas leves; regresión espontánea antes de transcurrido 1 mes.
b. Consolidación migratoria no segmentaria, con frecuencia periférica y en los lóbulos superiores.

(2). Neumonía eosinofílica aguda:
a. Presentación aguda; no recidiva.
b. La mayoría de los casos asociados a fumadores que cambian su hábito tabáquico.
c. Posible ausencia de eosinofilia periférica.
d. Muy buena respuesta a esteroides.
e. OVE extensa bilateral y/o consolidación con engrosamiento septal interlobulillar liso (se asemeja a edema).

(3). Neumonía eosinofílica crónica (Figura e):
a. Síntomas crónicos (varios meses).
b. Presencia habitual de eosinofilia periférica.
c. Muy buena respuesta a esteroides.
d. La consolidación es el hallazgo más característico de la TCAR.
e. La distribución periférica y en los lóbulos superiores es muy característica.

(4). Síndrome hipereosinofílico:
a. Evolución clínica de 6 meses.
b. Trastorno sistémico: compromiso del sistema nervioso central (SNC) y cardíaco más frecuente.
c. TCAR:
i. Edema pulmonar por cardiopatía.
ii. Nódulos por infiltración eosinofílica.

(5). Granulomatosis eosinofílica con poliangeítis (síndrome de Churg-Strauss) (Figura f):
a. Vasculitis sistémica: pulmones, SNC, piel.
b. Pacientes con asma o alergia.
c. TCAR: consolidación no segmentaria u OVE con frecuencia periférica y lobulillar.

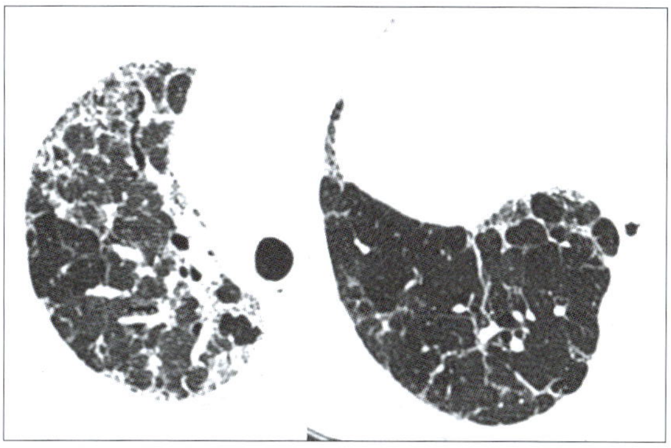

Figura d Neumonitis por hipersensibilidad: distribución característica, predominio de fibrosis en los lóbulos superiores (izquierda) con preservación de las bases (derecha).

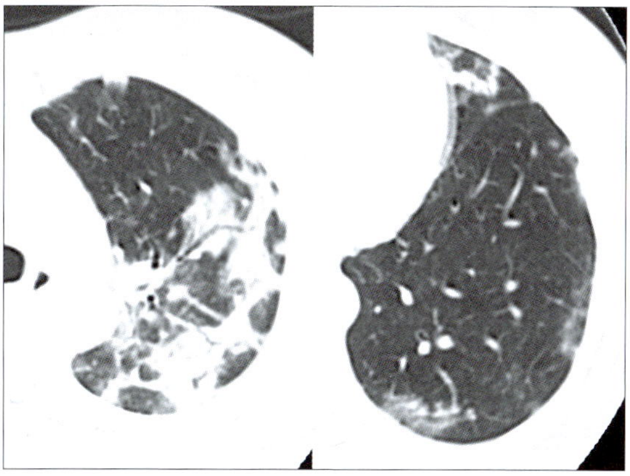

Figura e Neumonía eosinofílica crónica: parches de consolidación más significativa en los lóbulos superiores (izquierda) que en los inferiores (derecha).

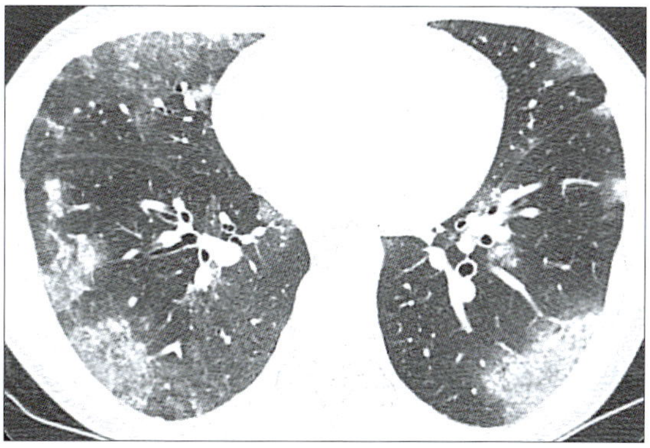

Figura f Granulomatosis eosinofílica con poliangeítis: áreas geográficas y periféricas de opacidad en vidrio esmerilado y consolidación.

Puntos clave, diagnósticos diferenciales e imágenes características

1. Infecciones bacterianas:
   A. Neumonía lobar:
      (1). Infección predominantemente en los espacios alveolares.
      (2). Gérmenes más frecuentes: Streptococcus, Haemophilus influenzae, Klebsiella y Moraxella catarrhalis.
      (3). Hallazgos de la TCAR:
         a. Consolidación delimitada por las cisuras.
         b. Broncogramas aéreos.
         c. Lóbulos únicos o múltiples, distribución no segmentaria.
   B. Bronconeumonía (Figura a):
      (1). Diseminación endobronquial de la infección.
      (2). Gérmenes más frecuentes: *S. aureus*, *P. aeruginosa*, *Klebsiella* y *E. coli*.
      (3). Hallazgos de la TCAR:
         a. Nódulos centrilobulillares con atenuación de tejidos blandos ± opacidades en árbol en brote.
         b. Engrosamiento de la pared de las vías respiratorias, tapones mucosos y dilatación.
         c. Consolidación.
         d. Distribución en parches, lobulillar o segmentaria.
      (4). Embolia séptica:
         a. Embolización de trombos infectados a los pulmones.
         b. Causas más frecuentes: endocarditis infecciosa y catéteres infectados.
         c. Hallazgos de la TCAR:
            i. Nódulos grandes y masas múltiples bilaterales.
            ii. Frecuente cavitación.
            iii. Signo del vaso nutricio.
2. Tuberculosis (TB):
   A. TB primaria: infección asociada a la exposición inicial (Figura b):
      (1). Presentación asintomática (frecuente):
         a. Habitualmente detectada como hallazgo incidental en las imágenes.
         b. TCAR: nódulo pequeño, con frecuencia calcificado ± ganglios linfáticos calcificados.
      (2). Presentación sintomática (infrecuente):
         a. Más frecuente en niños y pacientes inmunodeprimidos.
         b. TCAR: consolidación, nódulo y/o linfadenopatía.
   B. TB por reactivación: se presenta tras la diseminación de la TB desde el sitio inicial de la infección (Figura c):
      (1). Más frecuente en los lóbulos superiores.

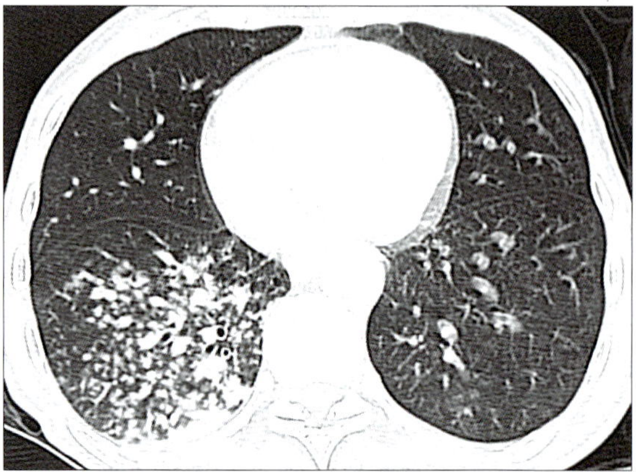

Figura a Bronconeumonía bacteriana: nódulos centrilobulillares agrupados y consolidación con distribución segmentaria.

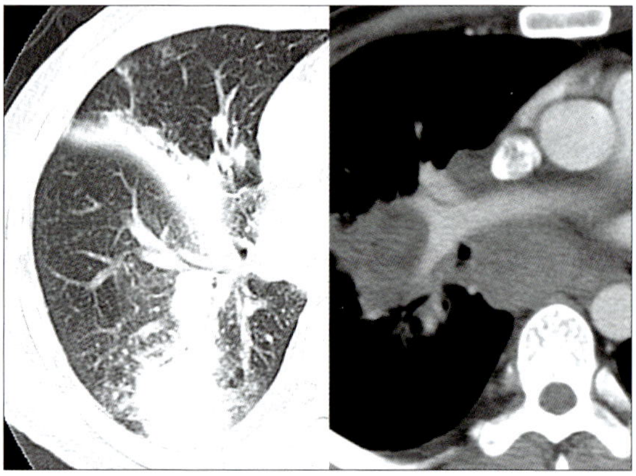

Figura b Tuberculosis primaria: consolidación en el campo pulmonar medio asociada a linfadenopatía necrótica.

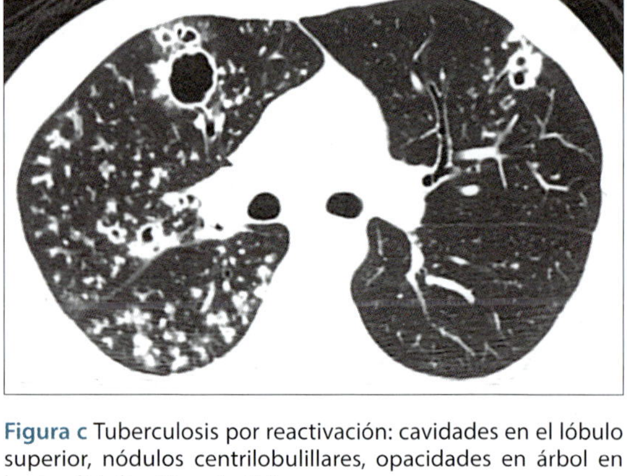

Figura c Tuberculosis por reactivación: cavidades en el lóbulo superior, nódulos centrilobulillares, opacidades en árbol en brote, distribución asimétrica.

(2). Consolidación con cavitación, nódulos centrilobulillares con atenuación de tejidos blandos y opacidades en árbol en brote.
(3). Derrames pleurales y/o engrosamiento pleural.
(4). Cicatrización pulmonar.
C. TB miliar: diseminación hematógena de la infección:
(1). Nódulos pequeños difusos.
(2). Distribución aleatoria en la TCAR.
3. Infección por micobacterias no tuberculosas (MNT):
A. Muchos gérmenes diferentes, de los cuales el más frecuente es el complejo *Mycobacterium avium-intracellulare*.
B. Forma más frecuente: enfermedad de predominio en las vías respiratorias:
(1). Mujeres de edad avanzada inmunocompetentes.
(2). Hallazgos de la TCAR:
a. Bronquiectasia, engrosamiento de las vías respiratorias y tapones mucosos, nódulos centrilobulillares, opacidades en árbol en brote.
b. Ausencia relativa de consolidación.
c. Predominio en el lóbulo medio y la língula.
C. Otras formas de infección por MNT son:
(1). Consolidación cavitada en el lóbulo superior que se asemeja a TB por reactivación (varones de edad avanzada inmunodeprimidos).
(2). Forma nodular (generalmente asintomática): parches bilaterales de grandes nódulos sólidos que se asemejan a infección micótica o a metástasis.
4. Infecciones micóticas:
A. Dos categorías principales de micosis que comparten hallazgos similares en la TCAR:
(1). Infecciones micóticas endémicas: coccidioidomicosis, histoplasmosis, blastomicosis (más frecuentes en pacientes inmunocompetentes).
(2). Otras infecciones micóticas: aspergilosis, mucormicosis, candidiasis, criptococosis (más frecuentes en pacientes inmunodeprimidos).
B. Principales patrones de infección micótica en la TCAR:
(1). Consolidación cavitada en los lóbulos superiores que se asemeja a TB por reactivación (más característico de infecciones micóticas endémicas o por *Aspergillus*).
(2). Nódulo pulmonar solitario y/o linfadenopatía (infecciones endémicas o por *Cryptococcus*).
(3). Bronconeumonía o neumonía lobar (muy inespecífico; puede apreciarse en la mayoría de las infecciones).
(4). Áreas multifocales de consolidación con aspecto nodular o de masa ± signo del halo (frecuente con infecciones micóticas no endémicas y por *Cryptococcus*) (Figura d).

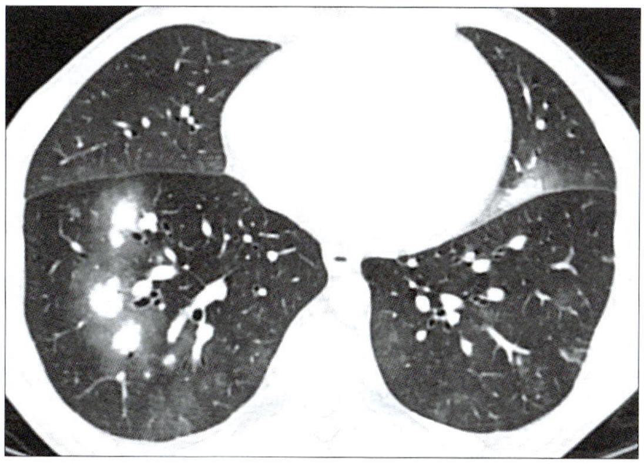

Figura d Aspergilosis: regiones nodulares múltiples de consolidación con halos de opacidad en vidrio esmerilado.

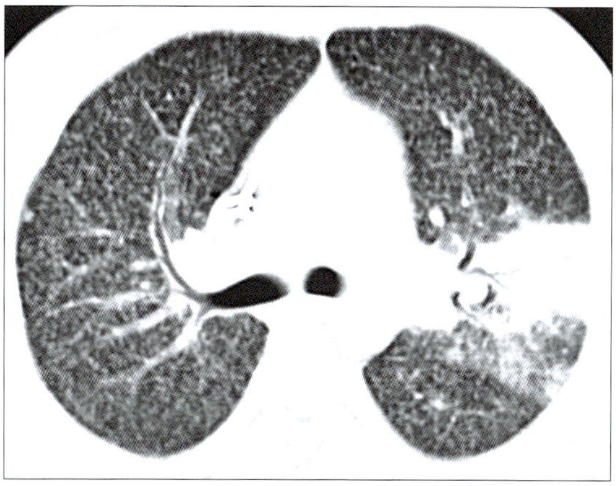

Figura e Coccidioidomicosis: consolidación en el lóbulo superior del pulmón izquierdo asociada a distribución aleatoria de nódulos pequeños.

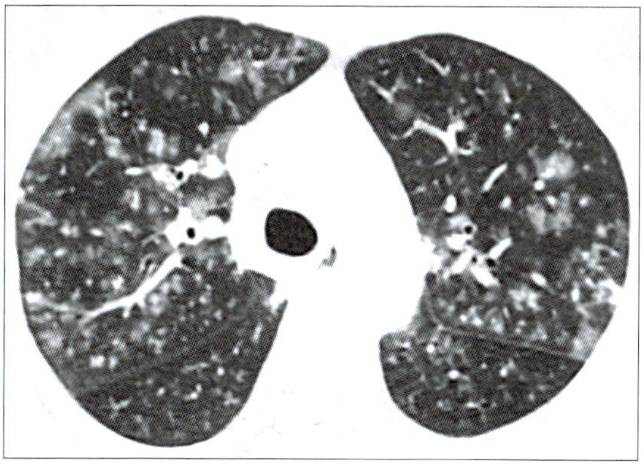

Figura f Neumonía viral: opacidad en vidrio esmerilado, nódulos centrilobulillares, distribución simétrica.

C. Distribución aleatoria de nódulos pequeños (más característico de infecciones micóticas endémicas o candidiasis) (Figura e).

5. Infecciones atípicas (infecciones bacterianas atípicas, infecciones virales y por *Pneumocystis jirovecii*).

A. Manifestaciones clínicas: presentación menos grave, síntomas sistémicos más frecuentes.

B. Hallazgos de la TCAR (Figura f):

(1). Distribución difusa o simétrica.

(2). Opacidad en vidrio esmerilado >> consolidación.

(3). Nódulos centrilobulillares e inflamación de las vías respiratorias (especialmente en infecciones virales).

(4). Los quistes son particularmente indicativos de infección por *Pneumocystis* en pacientes con VIH.

Puntos clave, diagnósticos diferenciales e imágenes características

1. Enfermedad pulmonar asociada a fármacos:
   A. Información general:
      (1). Muchos patrones posibles (enumerados más adelante), que pueden estar relacionados con fármacos o con otras causas.
      (2). Los antecedentes son fundamentales para un diagnóstico preciso.
      (3). Referencia: https://www.pneumotox.com.
      (4). Inicio de los síntomas muy variable, pero generalmente aparecen de semanas a meses después del consumo del fármaco .
   B. Edema pulmonar:
      (1). TCAR: engrosamiento septal interlobulillar bilateral, opacidad en vidrio esmerilado, consolidación.
      (2). Fármacos: cocaína, ácido acetilsalicílico, heroína, metotrexato, ciclofosfamida, carmustina.
   C. Hemorragia pulmonar:
      (1). TCAR: opacidad en vidrio esmerilado bilateral y/o consolidación.
      (2). Fármacos: anticoagulantes, ciclofosfamida, penicilamina.
   D. Daño alveolar difuso (Figura a):
      (1). TCAR: opacidad en vidrio esmerilado bilateral y consolidación.
      (2). Fármacos: carmustina, busulfán, ciclofosfamida, bleomicina, amiodarona, metotrexato, ácido acetilsalicílico, opiáceos, cocaína.
   E. Neumonía organizada (Figura b):
      (1). TCAR: áreas de consolidación bilaterales en parches con aspecto nodular o de masa; signo del halo invertido.
      (2). Fármacos: carmustina, bleomicina, doxorrubicina, ciclofosfamida, amiodarona, nitrofurantoína, cefalosporinas, tetraciclina, anfotericina B, sales de oro, fenitoína, sulfasalacina y cocaína.
   F. Neumonía intersticial no específica (Figura c):
      (1). TCAR: opacidad en vidrio esmerilado o reticulación irregular y bronquiectasia por tracción con distribución periférica y basal; la preservación subpleural es muy indicativa del diagnóstico.
      (2). Fármacos: bleomicina, busulfán, ciclofosfamida, metotrexato, amiodarona, nitrofurantoína, hidroclorotiazida, estatinas, fenitoína y oro.
   G. Neumonía intersticial usual:
      (1). TCAR: reticulación irregular, bronquiectasia por tracción y panal de abeja con distribución subpleural y basal.

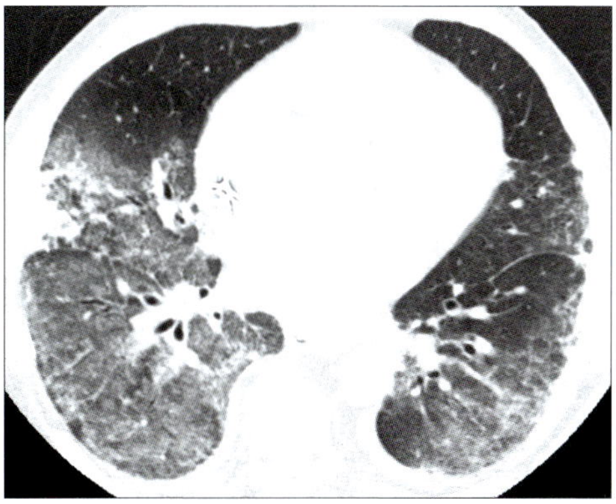

Figura a Doxorrubicina: daño alveolar difuso organizado, opacidad en vidrio esmerilado bilateral y áreas focales de consolidación.

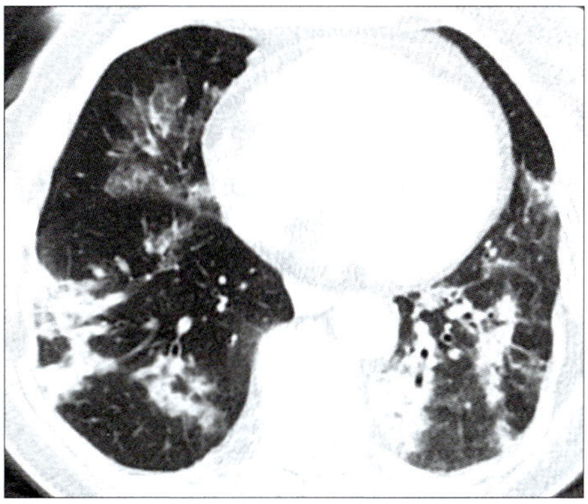

Figura b Sirolimus: neumonía organizada; parches de consolidación peribroncovascular y subpleural; signo del halo invertido.

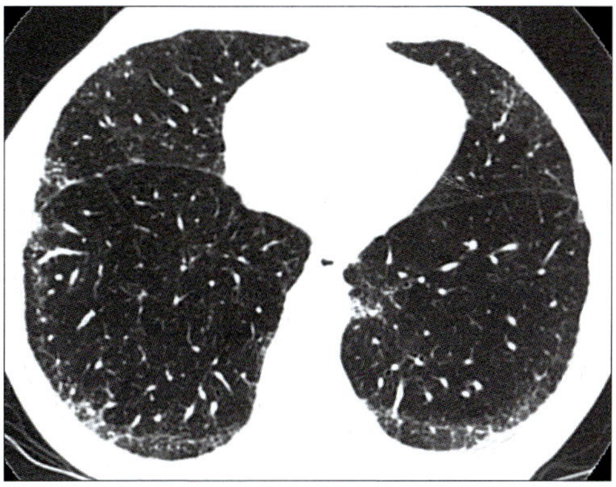

Figura c Bleomicina: neumonía intersticial no específica; reticulación irregular periférica con preservación subpleural.

(2). Fármacos: ciclofosfamida, clorambucilo, nitrofurantoína y pindolol.

H. Neumonía eosinofílica:

(1). TCAR: consolidación bilateral en parches que puede tener distribución periférica y en los lóbulos superiores.

(2). Fármacos: bleomicina, amiodarona, nitrofurantoína, antidepresivos, betabloqueantes, hidroclorotiazida, antiinflamatorios no esteroideos, fenitoína, sulfasalacina y cocaína.

I. Neumonitis por hipersensibilidad (Figura d):

(1). TCAR: opacidad en vidrio esmerilado, nódulos centrilobulillares, perfusión en mosaico, atrapamiento aéreo o fibrosis que no afecta las bases pulmonares.

(2). Fármacos: metotrexato, ciclofosfamida, mesalamina, fluoxetina, amitriptilina y paclitaxel.

J. Reacción sarcoidea:

(1). TCAR: nódulos perilinfáticos.

(2). Fármaco: interferón.

K. Vasculitis/hipertensión pulmonar:

(1). TCAR: opacidad en vidrio esmerilado bilateral; dilatación de las arterias pulmonares.

(2). Fármacos: fenfluramina, busulfán, metilfenidato y metadona.

L. Bronquiolitis constrictiva:

(1). TCAR: perfusión en mosaico, atrapamiento aéreo ± bronquiectasia.

(2). Fármaco: penicilamina.

2. Lesión pulmonar asociada a radioterapia:

A. Evolución con el tiempo:

(1). Al inicio: inflamación.

(2). Posteriormente: fibrosis (Figura e).

B. Distribución característica asociada a la radioterapia:

(1). Radioterapia mamaria: segmento anterior subpleural del pulmón.

(2). Radioterapia axilar/supraclavicular: vértice pulmonar

(3). Radioterapia cervical: biapical.

(4). Radioterapia por linfoma/esofágica: región paramediastínica.

C. Hallazgos de la TCAR:

(1). Etapa inflamatoria:

a. Consolidación y opacidad en vidrio esmerilado.

b. Localizada en el área tratada.

c. Con frecuencia bordes bien definidos.

(2). Etapa de fibrosis:

a. Pérdida de volumen y distorsión de la arquitectura.

b. Aparición de reticulación irregular y bronquiectasia por tracción.

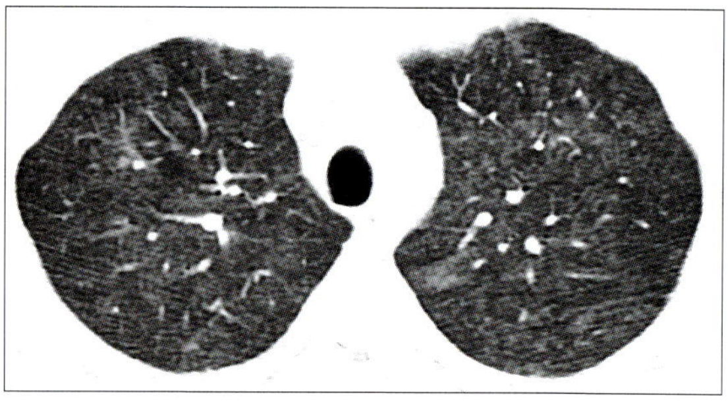

Figura d Nitrofurantoína: reacción similar a neumonitis por hipersensibilidad, opacidad en vidrio esmerilado y nódulos centrilobulillares.

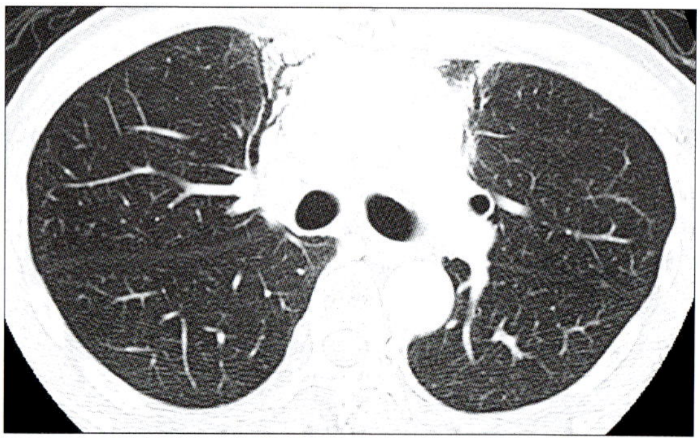

Figura e Fibrosis por radiación: fibrosis paramediastínica posterior a radioterapia por carcinoma tímico.

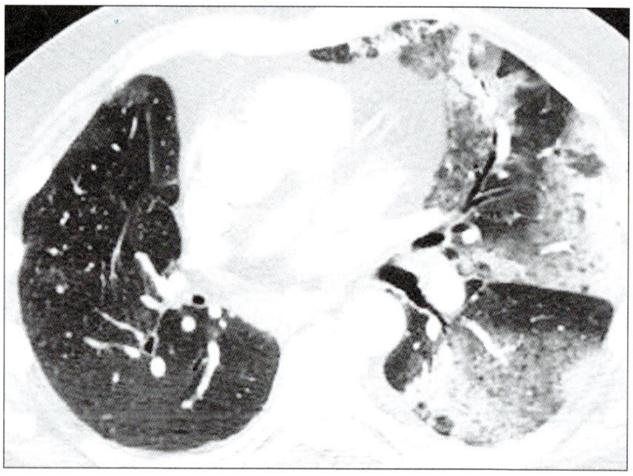

Figura f Neumonitis por radiación: opacidad en vidrio esmerilado extensa en el pulmón izquierdo y consolidación fuera del campo de radiación.

D. Pueden visualizarse anomalías fuera del campo de radiación:
   (1). Se asemejan a daño alveolar difuso, neumonía organizada o neumonía eosinofílica.
   (2). TCAR (Figura f):
      a. Opacidad en vidrio esmerilado y consolidación.
      b. Distribución variable: en parches o difusa.

Puntos clave, diagnósticos diferenciales e imágenes características

1. Enfermedad pulmonar por inhalación de polvo ambiental:
   A. Los hallazgos de la TCAR se superponen con los de otras enfermedades.
   B. Los antecedentes de exposición son fundamentales.
   C. Principales hallazgos en las imágenes:
      (1). Nódulos.
      (2). Fibrosis.
      (3). Linfadenopatía.
   D. Varios patrones característicos (enumerados a continuación) asociados a un tipo de polvo específico.
2. Patrón de silicosis:
   A. Exposición: fabricación de vidrio, limpieza con chorro de arena, minería, tallado y pulido de rocas, trabajo en canteras.
   B. Silicosis simple (Figura a):
      (1). Estadio inicial con nódulos pero sin fibrosis.
      (2). TCAR:
         a. Nódulos perilinfáticos (generalmente con muchos nódulos centrilobulillares).
         b. Nódulos simétricos con atenuación de tejidos blandos; pueden calcificarse.
         c. Linfadenopatía hiliar/mediastínica.
   C. Silicosis complicada (Figura b):
      (1). Aparición de fibrosis.
      (2). TCAR:
         a. Reticulación irregular y bronquiectasia por tracción.
         b. Distribución en los lóbulos superiores y peribroncovascular.
         c. Fibrosis masiva progresiva: masas consolidadas de fibrosis.
   D. Silicoproteinosis (Figura c):
      (1). Exposición aguda a grandes cantidades de polvo de sílice.
      (2). Se asemeja mucho a la proteinosis alveolar.
      (3). TCAR:
         a. Opacidad en vidrio esmerilado frecuentemente con engrosamiento septal interlobulillar (p. ej., patrón en empedrado irregular).
         b. Distribución bilateral simétrica.
   E. Diagnósticos diferenciales:
      (1). Otras neumoconiosis que pueden presentar este patrón: neumoconiosis de los mineros de carbón, talcosis, beriliosis.
      (2). Sarcoidosis y otras causas de nódulos perilinfáticos o fibrosis en los lóbulos superiores.
   F. Complicaciones:
      (1). Tuberculosis (la cavitación en una masa puede ser un signo indicativo).

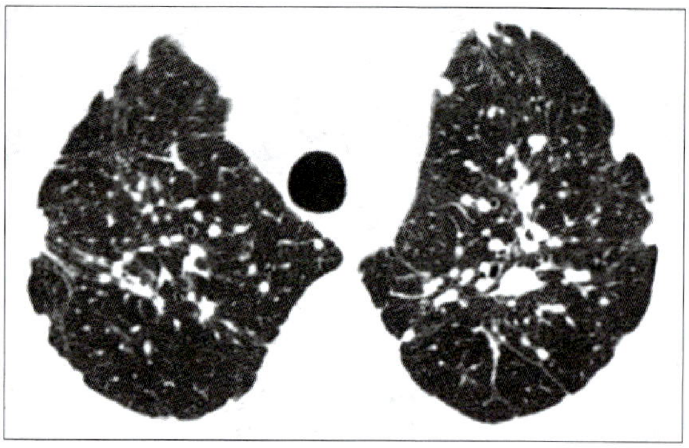

Figura a Silicosis simple: nódulos peribroncovasculares y subpleurales con distribución perilinfática.

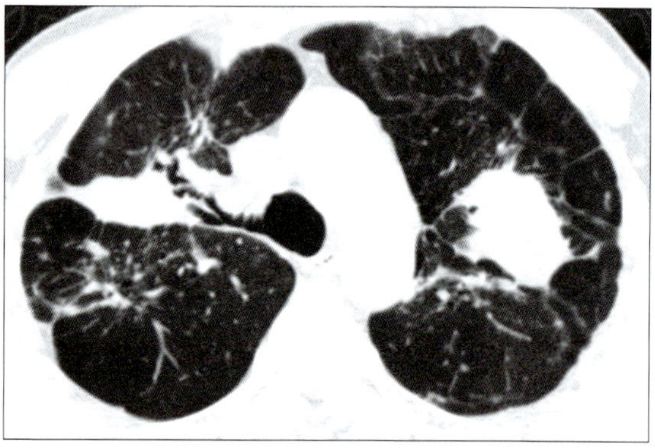

Figura b Silicosis complicada: masas redondas de fibrosis con pérdida de volumen, distorsión de la arquitectura y bronquiectasia.

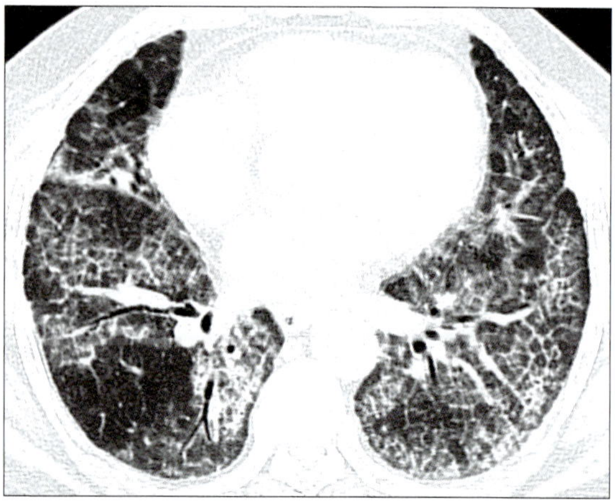

Figura c Silicoproteinosis: patrón en empedrado irregular bilateral (opacidad en vidrio esmerilado y engrosamiento septal interlobulillar).

(2). Carcinoma broncogénico primario (puede ser útil la TEP).

3. Patrón de asbestosis (Figura d):
   A. Exposiciones: minería, astilleros, construcción, fabricación de textiles, fabricación de forros de frenos y exposición a materiales aislantes.
   B. TCAR:
      (1). Enfermedad pleural:
         a. Derrame/s pleural/es: exudativo/s con engrosamiento y realce pleural.
         b. Placas pleurales.
      (2). Enfermedad pulmonar (asbestosis): generalmente patrón de neumonía intersticial usual (NIU):
         a. Fibrosis con panal de abeja.
         b. Distribución subpleural/basal.
         c. Los nódulos centrilobulillares pequeños (infrecuentes) pueden ayudar a diferenciarla de la fibrosis pulmonar idiopática.
   C. Diagnósticos diferenciales (otras causas de patrón de NIU):
      (1). Fibrosis pulmonar idiopática (habitualmente progresión más rápida de las anomalías que la asbestosis).
      (2). Enfermedad del tejido conjuntivo.
      (3). Fármacos.
   D. Complicaciones:
      (1). Carcinoma broncogénico primario (debe diferenciarse de la atelectasia redonda).
      (2). Mesotelioma.
4. Patrón de siderosis (Figura e):
   A. Exposición: principalmente actividades de soldadura.
   B. Depósito de óxido de hierro alrededor de las vías respiratorias.
   C. Ausencia relativa de reacción inmunitaria (no suele haber signos de fibrosis ni drenaje linfático).
   D. La mezcla de polvos que contiene óxido de hierro puede generar patrones mixtos.
   E. TCAR:
      (1). Los hallazgos se asemejan a neumonitis por hipersensibilidad subaguda.
      (2). Opacidad en vidrio esmerilado y/o nódulos centrilobulillares en vidrio esmerilado.
      (3). Perfusión en mosaico y/o atrapamiento aéreo (habitualmente leve).
      (4). Puede observarse fibrosis, especialmente con exposición a mezcla de polvos (generalmente se asemeja a neumonía intersticial no específica o a neumonía intersticial usual).
   F. Diagnósticos diferenciales:
      (1). Baritosis (bario) y estañosis (estaño).
      (2). Neumoconiosis por metales pesados: los hallazgos se superponen con los de siderosis; la fibrosis es más frecuente (Figura f).
      (3). Neumonitis por hipersensibilidad subaguda.
   G. Las complicaciones son infrecuentes pero incluyen el cáncer, especialmente si hay presencia de sílice.

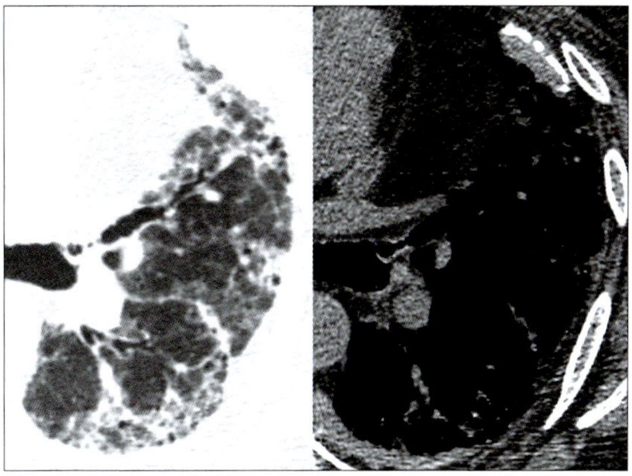

Figura d Asbestosis: fibrosis con panalización (izquierda) asociada a placas pleurales (derecha).

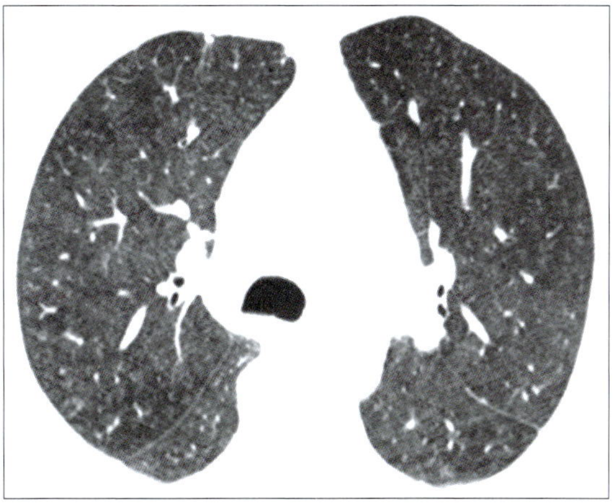

Figura e Siderosis: opacidad en vidrio esmerilado bilateral y nódulos centrilobulillares en vidrio esmerilado.

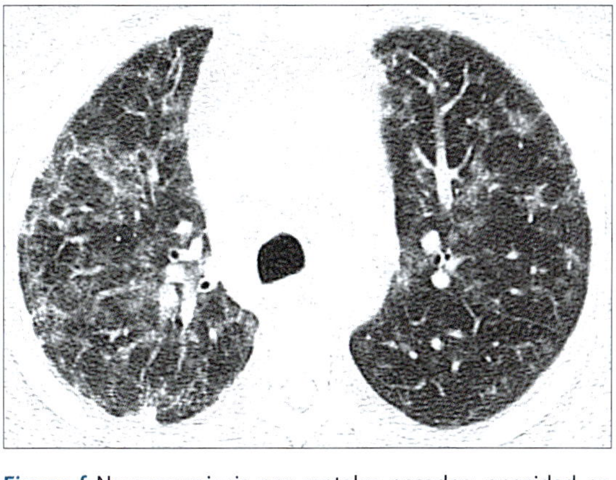

Figura f Neumoconiosis por metales pesados: opacidad en vidrio esmerilado y nódulos centrilobulillares en vidrio esmerilado con reticulación irregular.

Puntos clave, diagnósticos diferenciales e imágenes características

1. Mecanismos de diseminación de las neoplasias malignas:
   A. Hematógena: nódulos pequeños difusos con distribución aleatoria.
   B. Intravascular: vasos nodulares y dilatados.
   C. Linfática: engrosamiento septal interlobulillar liso o nodular.
   D. Endobronquial: nódulos centrilobulillares.
2. Neoplasias malignas específicas:
   A. Adenocarcinoma mucinoso invasivo (Figura a):
      (1). Antes denominado carcinoma bronquioloalveolar difuso.
      (2). Crecimiento lepídico y diseminación endobronquial.
      (3). Compromiso pulmonar multifocal o difuso.
      (4). Hallazgos de la TCAR:
         a. Consolidación y/u opacidad en vidrio esmerilado (semejante a neumonía).
         b. Nódulos centrilobulillares.
         c. Distribución focal, en parches o difusa.
      (5). Los diagnósticos diferenciales incluyen otras causas de consolidación crónica.
   B. Sarcoma de Kaposi (Figura b):
      (1). Asociado a infección por virus del herpes humano de tipo 8.
      (2). Más frecuente en pacientes con infección por el virus de inmunodeficiencia humana (VIH).
      (3). Hallazgos de la TCAR:
         a. Engrosamiento del intersticio peribroncovascular.
         b. Nódulos grandes, irregulares, con morfología "en llama".
         c. Engrosamiento septal interlobulillar.
         d. Derrames pleurales y linfadenopatía.
   C. Linfoma pulmonar:
      (1). Linfoma pulmonar primario (Figura c):
         a. Limitado al pulmón, sin diseminación extratorácica los 3 meses posteriores al diagnóstico.
         b. Maltoma:
            i. Representa la mayoría de los linfomas pulmonares primarios
            ii. Factores de riesgo: tabaquismo, enfermedad autoinmune o infección
            iii. Hallazgos de la TCAR
            iv. Nódulos solitarios o múltiples o áreas de consolidación
            v. Evolución prolongada, crecimiento lento
      (2). Linfoma difuso de células B grandes: menos frecuente que el maltoma.
   D. Linfoma pulmonar secundario:
      (1). Más frecuente que el primario.
      (2). Hallazgos similares a los del linfoma primario, pero también hay hallazgos extrapulmonares.

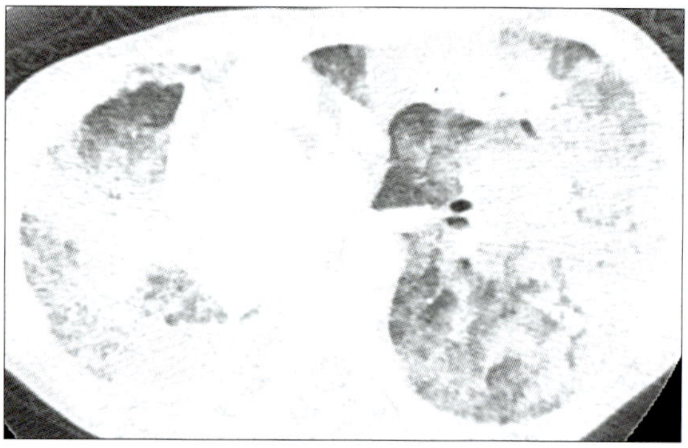

Figura a Adenocarcinoma mucinoso invasivo: consolidación y opacidades en vidrio esmerilado extensas y bilaterales; síntomas crónicos.

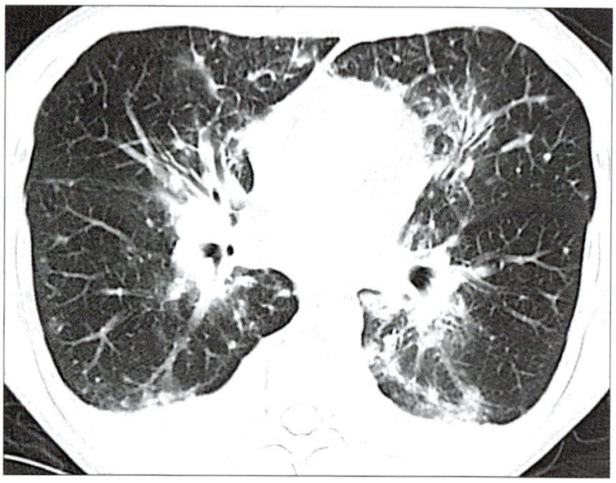

Figura b Sarcoma de Kaposi: engrosamiento intersticial peribroncovascular y nódulos pequeños.

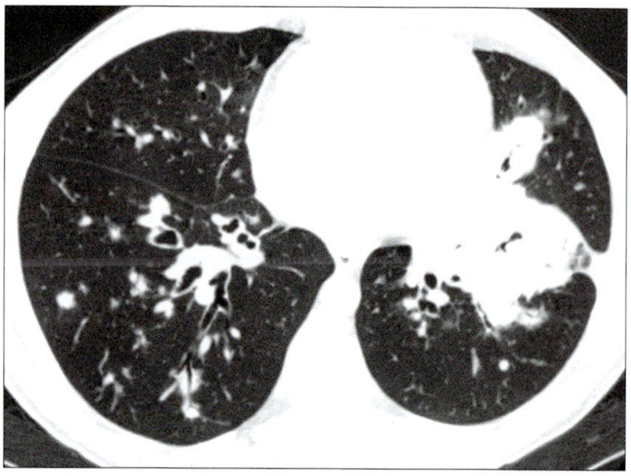

Figura c Linfoma pulmonar primario: consolidación y nódulos peribroncovasculares.

3. Enfermedades linfoproliferativas:
   A. Hiperplasia linfoide focal nodular (a veces llamada seudolinfoma):
      (1). Acumulación localizada de linfocitos no neoplásicos.
      (2). Con frecuencia asociada al síndrome de Sjögren.
      (3). Hallazgos de la TCAR:
         a. Nódulo solitario sólido (más frecuente).
         b. Consolidación o nódulos múltiples (infrecuente).
   B. Neumonía intersticial linfoide (NIL) y bronquiolitis folicular (BF) (Figura d):
      (1). Proliferación de linfocitos policlonales alrededor de las vías respiratorias pequeñas (BF) o en el intersticio (NIL).
      (2). Con frecuencia asociadas a inmunodepresión (VIH e inmunodeficiencia común variable) y a enfermedad del tejido conjuntivo.
      (3). Hallazgos de la TCAR:
         a. Nódulos centrilobulillares con opacidad en vidrio esmerilado (BF).
         b. Perfusión en mosaico o atrapamiento aéreo (leve).
         c. Opacidad en vidrio esmerilado y/o consolidación bilaterales.
         d. Nódulos perilinfáticos (NIL).
         e. Quistes.
   C. Enfermedad pulmonar asociada a IgG4 (Figura e):
      (1). Trastorno sistémico.
      (2). Infiltrados linfoplasmocitarios en diversos órganos.
      (3). TCAR: tres patrones principales de enfermedad:
         a. Uno o más nódulos o masas.
         b. Engrosamiento intersticial peribronco-vascular y engrosamiento septal interlobulillar.
         c. Hallazgos de una neumonía intersticial.
   D. Granulomatosis linfomatoide:
      (1). Infiltrado linfoide angiocéntrico.
      (2). Diferentes grados en función del examen histopatológico.
      (3). TCAR: nódulos bilaterales mal definidos con o sin cavitación.
4. Trastorno linfoproliferativo postrasplante (Figura f):
   A. Trasplante de órganos sólidos o de médula ósea.
   B. Espectro que abarca desde proliferación benigna hasta linfoma maligno.
   C. TCAR (se asemeja a linfoma):
      (1). Nódulos/masas pulmonares únicos o múltiples o consolidación.
      (2). Linfadenopatía habitualmente presente.
5. Leucemia: la infiltración pulmonar se aprecia en la TCAR principalmente como engrosamiento intersticial peribroncovascular y septal interlobulillar.

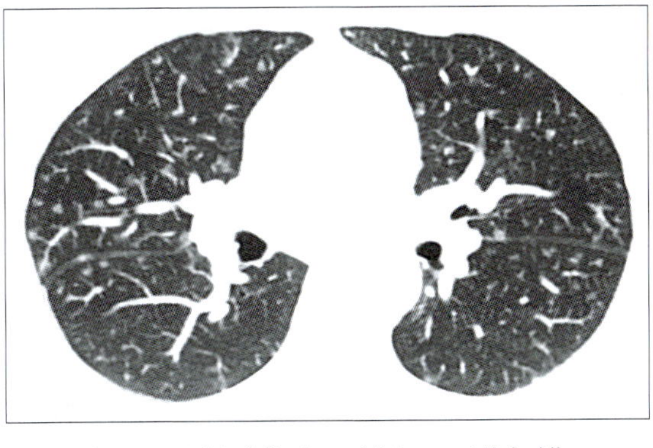

Figura d Bronquiolitis folicular: nódulos centrilobulillares con opacidad en vidrio esmerilado.

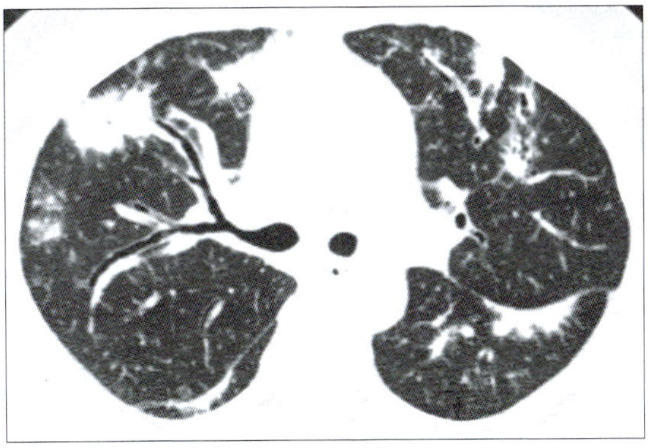

Figura e Enfermedad pulmonar asociada a IgG4: grandes nódulos sólidos peribroncovasculares y subpleurales.

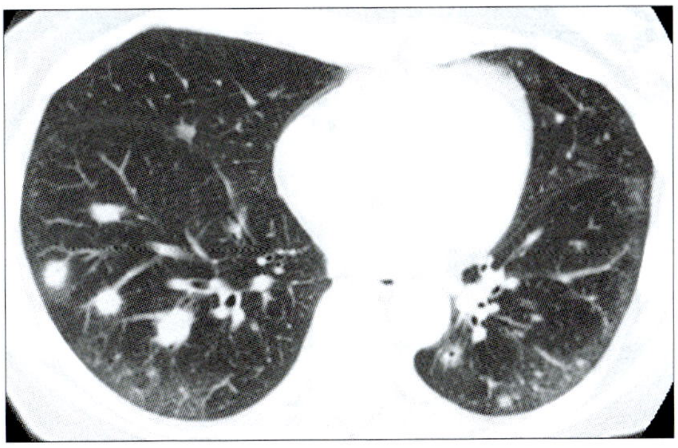

Figura f Trastorno linfoproliferativo postrasplante: nódulos sólidos peribroncovasculares diseminados.

Puntos clave, diagnósticos diferenciales e imágenes características

1. Proteinosis alveolar pulmonar (Figura a):
   A. Acúmulo de lipoproteínas en los alvéolos.
   B. Tres formas:
      (1). Idiopática (90% de los casos): autoanticuerpos contra el factor estimulante de colonias de granulocitos y macrófagos.
      (2). Congénita.
      (3). Secundaria (asociada a silicosis aguda, infecciones, cáncer).
   C. TCAR:
      (1). Patrón en empedrado irregular (opacidad en vidrio esmerilado y engrosamiento septal interlobulillar).
      (2). Distribución simétrica, muy geográfica.
2. Neumonía lipoidea (Figura b):
   A. Dos formas:
      (1). Endógena: distal a la vía respiratoria obstruida.
      (2). Exógena: aspiración de sustancias con contenido graso.
   B. TCAR (forma exógena):
      (1). Consolidación con atenuación compatible con grasa.
      (2). Opacidad en vidrio esmerilado ± empedrado irregular.
      (3). Distribución focal o en parches, bilateral; con frecuencia en regiones declives.
3. Amiloidosis (Figura c):
   A. Acumulación de proteínas extracelulares en distintos órganos (riñón, corazón, sistema nervioso, hígado).
   B. Dos subtipos:
      (1). Amiloidosis A: habitualmente asintomática; asociada a trastornos inflamatorios sistémicos.
      (2). Amiloidosis de cadenas ligeras: representa la mayoría de los casos sintomáticos; asociada a mieloma.
   C. Tres manifestaciones pulmonares en la TCAR:
      (1). Parenquimatosa focal: nódulos pulmonares únicos o múltiples aislados ± calcificación.
      (2). Parenquimatosa difusa:
         a. Pequeños nódulos con distribución perilinfática, con frecuencia calcificados.
         b. El compromiso extenso puede generar consolidación de alta densidad.
      (3). Traqueobronquial:
         a. Compromiso de la tráquea y los bronquios centrales.
         b. Engrosamiento de la pared de las vías respiratorias y calcificación.
4. Enfermedad por depósito de cadenas ligeras:
   A. Acumulación de cadenas ligeras no amiloides en diversos órganos.
   B. Comparte muchas características con la amiloidosis.

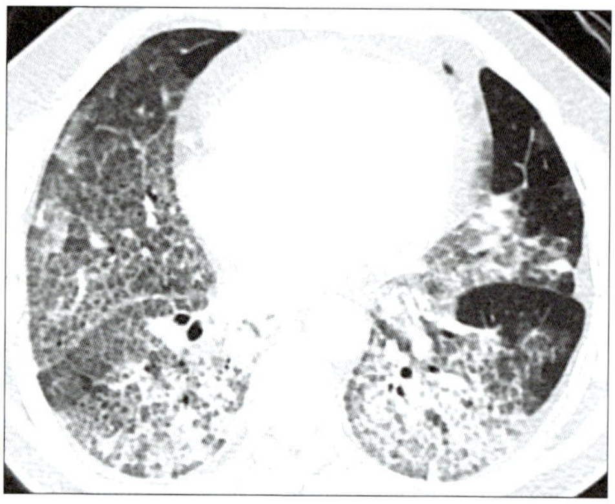

Figura a Proteinosis alveolar pulmonar: áreas geográficas bilaterales de empedrado irregular y consolidación leve.

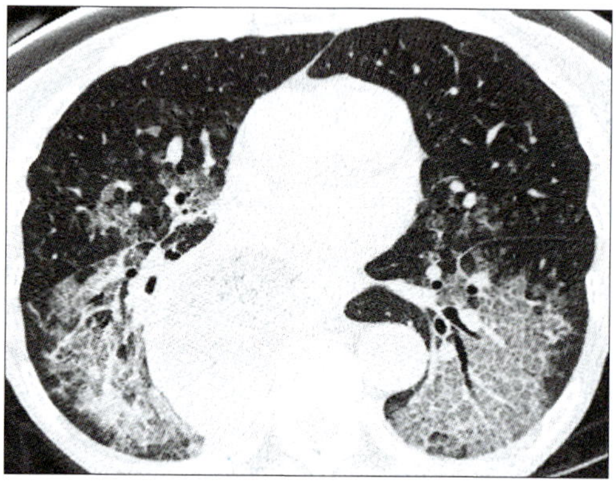

Figura b Neumonía lipoidea: patrón en empedrado irregular bilateral en regiones declives en la imagen de un paciente con acalasia.

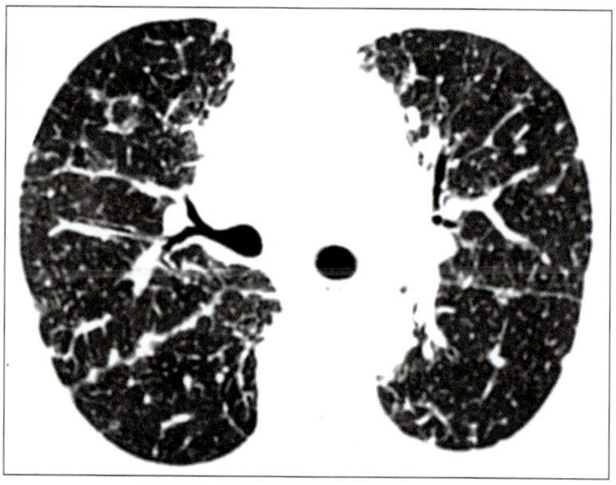

Figura c Amiloidosis: nódulos subpleurales y engrosamiento intersticial peribroncovascular.

C. Frecuentemente asociada a macroglobulinemia de Waldenström. TCAR: nódulos sólidos grandes únicos o múltiples asociados a quistes.
5. Microlitiasis alveolar pulmonar:
  A. Acúmulo de microlitos en los espacios alveolares.
  B. Esporádica o familiar.
  C. TCAR:
    (1). Micronódulos calcificados aislados.
    (2). Distribución perilinfática o centrilobulillar.
6. Enfermedad de Erdheim-Chester:
  A. Infiltración de distintos órganos por histiocitos no Langerhans.
  B. Órganos: huesos, sistema nervioso, corazón, riñones, sistema linfático.
  C. TCAR:
    (1). Engrosamiento septal interlobulillar liso.
    (2). Nódulos pequeños centrilobulillares o perilinfáticos.
    (3). Linfadenopatía hiliar/mediastínica.
7. Linfangioleiomiomatosis (Figura d):
  A. Neoplasia de bajo grado de malignidad.
  B. Proliferación de células epitelioides.
  C. Esporádica o asociada a esclerosis tuberosa.
  D. Presentación: disnea, neumotórax o como hallazgo incidental.
  E. TCAR:
    (1). Quistes pulmonares: forma redondeada regular.
    (2). Distribución: compromiso pulmonar uniforme.
    (3). No suelen observarse nódulos.
    (4). Angiomiolipomas en los riñones.
8. Síndrome de Birt-Hogg-Dubé (Figura e):
  A. Trastorno genético.
  B. Características:
    (1). Fibrofoliculomas cutáneos.
    (2). Tumores renales.
    (3). Quistes pulmonares.
  C. TCAR:
    (1). Quistes pulmonares de paredes delgadas y tamaño variable.
    (2). Distribución: bases pulmonares, subpleural y directamente adyacente a las arterias y venas pulmonares.
9. Síndrome de Hermansky-Pudlak:
  A. Trastorno genético.
  B. Características: albinismo, disfunción plaquetaria y fibrosis pulmonar.
  C. TCAR: fibrosis inespecífica, con frecuencia periférica.
10. Pequeños nódulos pulmonares meningoteliales:
  A. Habitualmente hallazgo incidental.
  B. TCAR: nódulos pequeños diseminados con bordes bien definidos, algunos de los cuales contienen radiotransparencias quísticas.
11. Osificación pulmonar (Figura f):
  A. Con frecuencia asociada a enfermedad pulmonar intersticial, pero también puede ser idiopática.
  B. TCAR: múltiples nódulos calcificados en la periferia del pulmón.

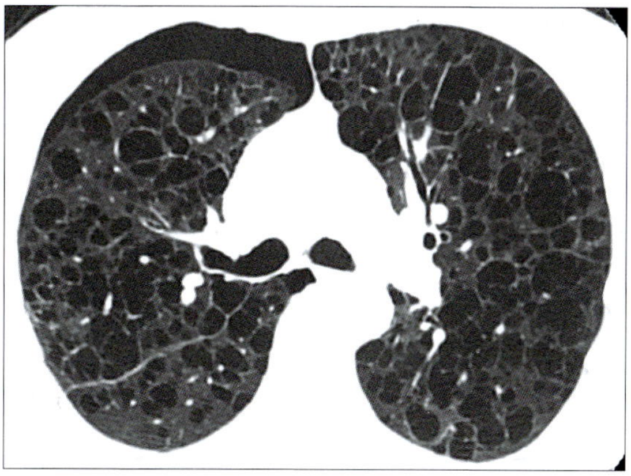

Figura d Linfangioleiomiomatosis: quistes redondos difusos con un neumotórax.

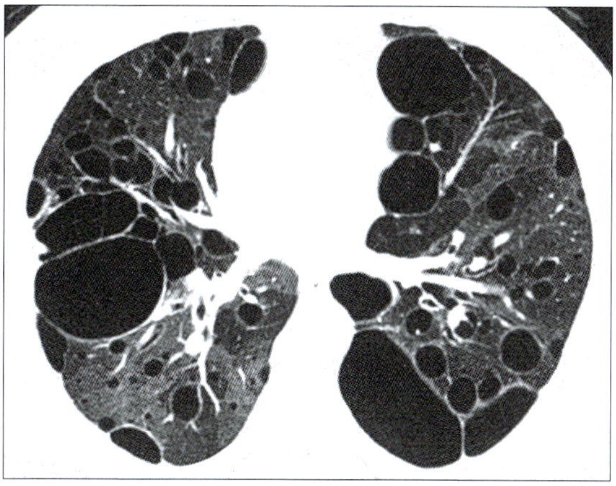

Figura e Síndrome de Birt-Hogg-Dubé: quistes subpleurales y perivasculares en las bases pulmonares.

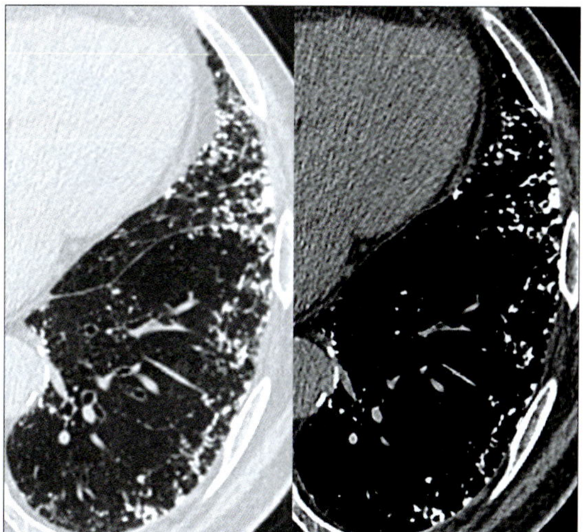

Figura f Osificación pulmonar: nódulos calcificados aislados de predominio subpleural.

Sección 1

Hallazgos en tomografía computarizada de alta resolución

1

Indicaciones, técnica, dosis de radiación y anatomía normal en la tomografía computarizada de alta resolución

Introducción

La tomografía computarizada de alta resolución (TCAR) es una técnica fundamental para la evaluación de enfermedad pulmonar difusa. Se emplea rutinariamente en todos los pacientes con neumopatías difusas y es un componente clave para su diagnóstico y seguimiento. Este capítulo introductorio tiene por objetivo abordar la información básica sobre la TCAR, incluidas las indicaciones, la técnica y las características anatómicas normales observadas en este tipo de estudio.

Indicaciones de la TCAR

Son varias las indicaciones de la TCAR en casos de enfermedad pulmonar difusa probable o confirmada (Tabla 1.1).

Tabla 1.1 Indicaciones de la TCAR

- Detección de enfermedad pulmonar difusa:
  - Detecta anomalías antes de que se detecten en otras pruebas (p. ej., radiografía de tórax)
  - Descarta ciertas enfermedades como causa de los síntomas
- Caracterización de enfermedad pulmonar difusa:
  - Permite identificar anomalías específicas
  - Permite formular diagnósticos diferenciales
  - Determina si puede haber anomalías reversibles o irreversibles
  - Ayuda a establecer el pronóstico
- Diagnóstico diferencial y guía para estudios complementarios:
  - Los hallazgos de la TCAR (junto con la información clínica) pueden ser suficientes para el diagnóstico
  - Los hallazgos de la TCAR pueden indicar el estudio apropiado (biopsia transbronquial o cirugía videotoracoscópica)
- Evaluación secuencial de las alteraciones con el paso del tiempo:
  - Respuesta al tratamiento
  - Evaluación de pacientes con síntomas nuevos

Detección de enfermedad pulmonar difusa

La TCAR es más sensible y específica que la mayoría de los estudios (como las radiografías de tórax y las pruebas funcionales respiratorias [PFR]) para diagnosticar enfermedad pulmonar difusa (Figura 1.1). Permite detectar anomalías en pacientes asintomáticos que presentan antecedentes de exposición a algún agente o enfermedad que cause alteraciones pulmonares difusas (p. ej., enfermedad del tejido conjuntivo) antes de que esas alteraciones se detecten en las PFR. Esa detección precoz permite establecer el diagnóstico y el tratamiento adecuados y prevenir así la progresión de la enfermedad pulmonar.

La TCAR también puede indicarse para descartar que ciertas neumopatías sean la causa de síntomas o de resultados anormales de las PFR. Por ejemplo, en el caso de pacientes con

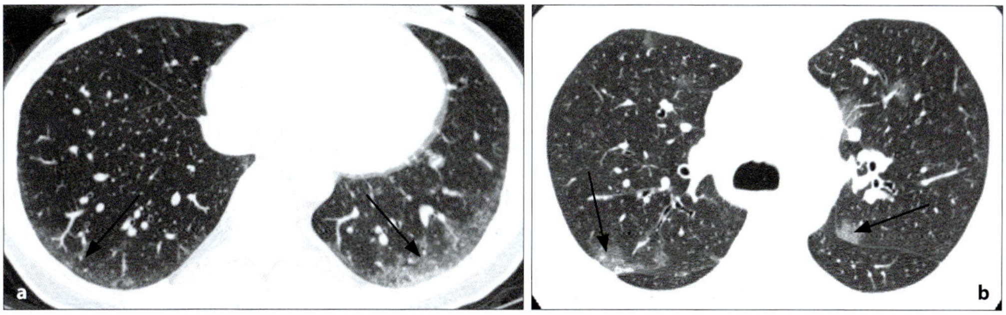

Figura 1.1 Detección de enfermedad pulmonar incipiente. La TCAR puede ser más sensible que otros estudios para detectar enfermedad pulmonar difusa. **a** Se observa opacidad en vidrio esmerilado subpleural leve (*flechas*) en la imagen de un paciente con neumonía intersticial inespecífica asociada a esclerodermia. El resultado de la radiografía de tórax y de las pruebas funcionales respiratorias es normal. **b** En la TCAR de un paciente con síndrome de inmunodeficiencia adquirida y radiografía de tórax normal, se visualiza opacidad en vidrio esmerilado en parches (*flechas*). La broncoscopia confirmó infección por *Pneumocystis jirovecii*.

hipertensión pulmonar, se puede obtener una TCAR para descartar enfisema y enfermedad pulmonar fibrótica como factores causales.

Caracterización de la enfermedad pulmonar difusa

La TCAR es sumamente útil para identificar hallazgos anómalos específicos, lo que permite caracterizar la enfermedad pulmonar como enfermedad intersticial, enfermedad asociada a las vías respiratorias o enfermedad alveolar (del espacio aéreo) (Figuras 1.2 y 1.3), así como formular un diagnóstico diferencial apropiado. Mediante la TCAR se puede determinar el tipo de anomalía presente y la distribución específica de las anomalías pulmonares, factores estos de gran importancia para el diagnóstico (*v.* Figura 1.3).

Los hallazgos de la TCAR pueden tener implicancias importantes para el tratamiento y el pronóstico. Si se observan signos de fibrosis en la TCAR, es menos probable que el paciente responda a la farmacoterapia y, en general, el pronóstico es peor. Los pacientes con hallazgos indicativos de enfermedad inflamatoria en la TCAR suelen recibir un tratamiento más intensivo porque estas alteraciones pulmonares pueden ser reversibles.

Diagnóstico diferencial y guía para técnicas diagnósticas complementarias

La TCAR es más específica que la radiografía de tórax, el examen físico y las PFR para diagnosticar y caracterizar las anomalías pulmonares que presentan los pacientes con enfermedad pulmonar difusa (Figura 1.4). Si bien algunos hallazgos de la TCAR sugieren la presencia de una determinada enfermedad, la mayoría requieren de diagnósticos diferenciales.

Por lo general, el diagnóstico de enfermedad pulmonar difusa se basa en un abordaje multidisciplinario, que incorpora la información clínica, los hallazgos de la TCAR y, en ocasiones, la histopatología. Muy pocas veces es suficiente uno solo de estos elementos para llegar a un diagnóstico definitivo, y suele requerirse la combinación de al menos dos para mantener un alto grado de precisión y fiabilidad diagnósticas. Cuando se interpreta la TCAR conjuntamente con la información clínica, la precisión y la especificidad del diagnóstico mejoran notablemente (Tabla 1.2). Los datos clínicos del paciente que son útiles para diagnosticar alteraciones pulmonares difusas son, entre otros, la edad, la duración de los síntomas, el antecedente de tabaquismo, las exposiciones (p. ej., por inhalación y ambiental), el estado inmunitario, los tratamientos farmacológicos, los trastornos sistémicos (como enfermedad del tejido conjuntivo) y los antecedentes familiares de enfermedad pulmonar difusa.

Tabla 1.2 Información clínica que puede ser útil para interpretar anomalías en la TCAR

- Edad
- Síntomas agudos o crónicos
- Tabaquismo
- Exposiciones (fármacos, polvo y antígenos orgánicos)
- Estado inmunitario
- Enfermedad del tejido conjuntivo
- Antecedentes familiares de enfermedad pulmonar difusa

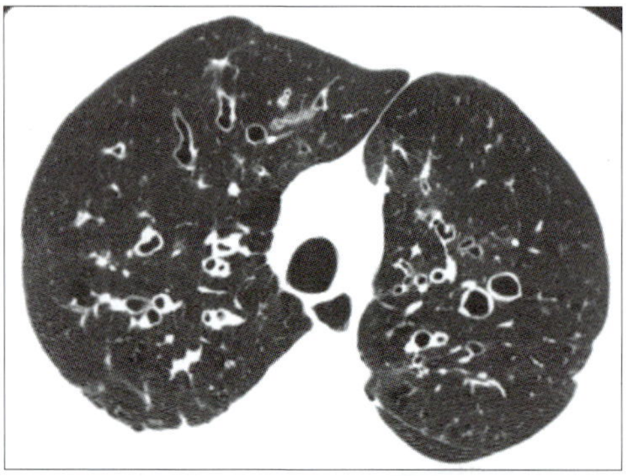

Figura 1.2 Caracterización de enfermedad pulmonar en la TCAR. La TCAR permite diagnosticar enfermedad de las vías respiratorias en la imagen de este paciente con síntomas crónicos. Permite evaluar de manera precisa tanto las anomalías agudas como las crónicas en pacientes con enfermedad de las vías respiratorias. En la TCAR de este paciente con fibrosis quística, se observan bronquiectasia, engrosamiento de las paredes de las vías respiratorias y ocupación luminal.

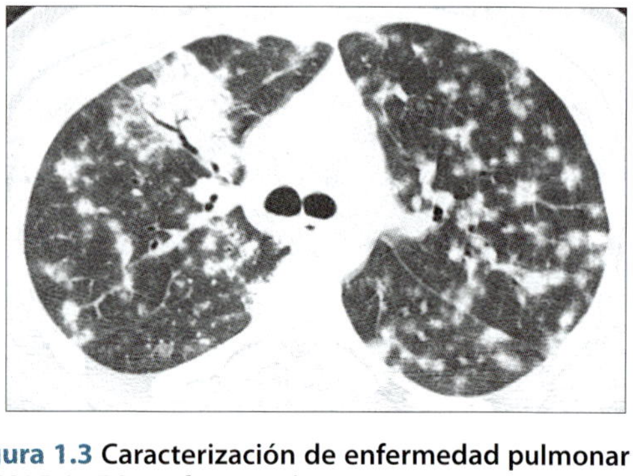

Figura 1.3 Caracterización de enfermedad pulmonar en la TCAR. La TCAR ofrece un diagnóstico preciso de enfermedad del espacio aéreo o alveolar difusa en el estudio de un paciente en el que se observa consolidación en parches y broncograma aéreo. En este ejemplo, se observan parches de áreas nodulares de consolidación peribroncovascular y subpleural en un caso de neumonía organizada.

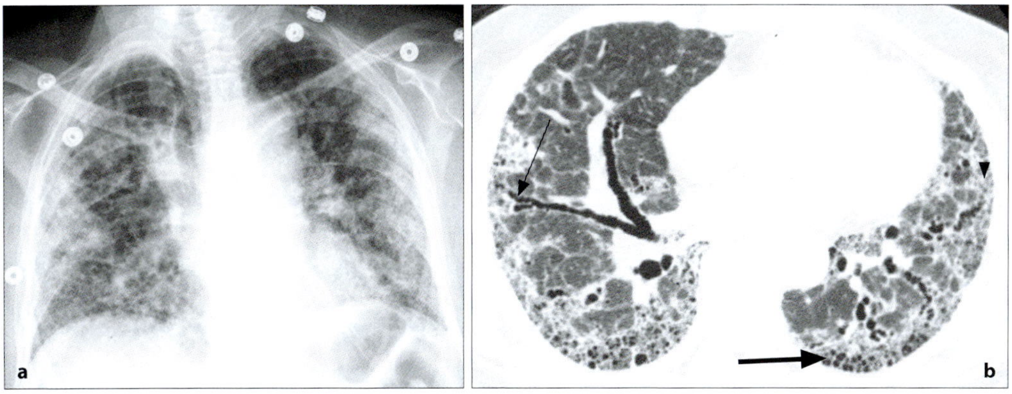

Figura 1.4 Especificidad de la TCAR. a En la radiografía de tórax de frente de un paciente con fibrosis pulmonar idiopática (FPI), se observan opacidades inespecíficas difusas. **b** La TCAR pone de manifiesto patrón en panal de abeja subpleural (*flecha gruesa*), bronquiectasia por tracción (*flecha fina*) y reticulación (*punta* de *flecha*), características de la neumonía intersticial usual. Al no existir enfermedades o exposiciones conocidas, estos hallazgos de la TCAR indicaron la presencia de fibrosis y se consideran diagnósticos de FPI.

En muchos casos, la combinación de los hallazgos de la TCAR y la información clínica permite predecir un diagnóstico específico con un alto grado de precisión (Figura 1.5). Por otro lado, cuando el patrón observado en la TCAR es inespecífico, los diagnósticos diferenciales sugeridos pueden servir de guía para otros estudios, como una biopsia pulmonar (Figura 1.6). Además, dado que el material de la biopsia pulmonar representa una muestra pequeña, en algunos casos es probable que los hallazgos histopatológicos no sean representativos de la alteración pulmonar general. En cambio, la TCAR permite realizar una evaluación general de la neumopatía presente (Figura 1.7).

Es frecuente practicar una biopsia pulmonar cuando la combinación de la información clínica y la TCAR no se considera suficiente para el diagnóstico. El material histológico obtenido en la biopsia transbronquial tiene limitaciones importantes, principalmente porque representa muestras muy pequeñas del pulmón. La biopsia transbronquial es muy útil para diagnosticar sarcoidosis, diseminación tumoral por vía linfática, infecciones y algunas otras afecciones que predominan a lo largo de las vías respiratorias (*v.* Figura 1.6). La criobiopsia pulmonar transbronquial es una técnica nueva que permite obtener muestras más grandes que las de las biopsias transbronquiales convencionales, y podría

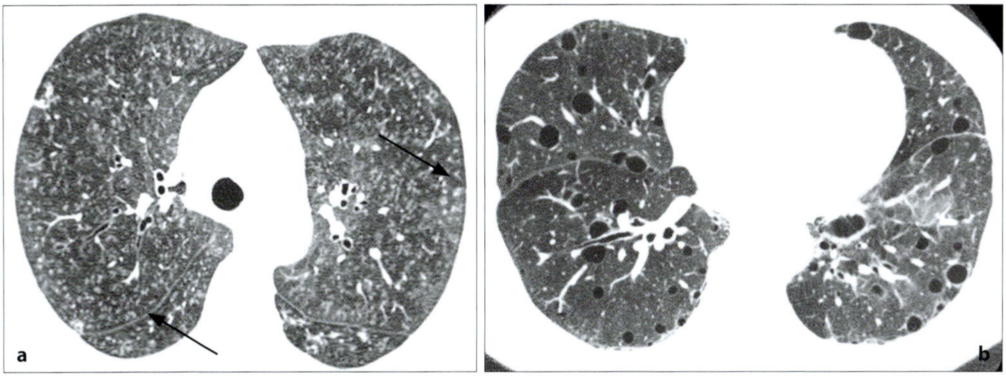

Figura 1.5 Correlación de los hallazgos de la TCAR con la información clínica. a En la TCAR se observan nódulos centrilobulillares mal definidos difusos (*flechas*). Sobre la base del patrón observado en la TCAR, existen varios diagnósticos posibles. Este paciente tiene síntomas crónicos y antecedentes de contacto frecuente con aves. Los hallazgos de la TCAR, conjuntamente con la información clínica, son muy indicativos de neumonitis por hipersensibilidad, y por lo general no se requiere una biopsia. **b** En la TCAR de un paciente con síndrome de Sjögren, se observan quistes pulmonares diseminados. Aunque este hallazgo es inespecífico, en pacientes con antecedentes de enfermedad del tejido conjuntivo, es muy indicativo de neumonía intersticial linfoide.

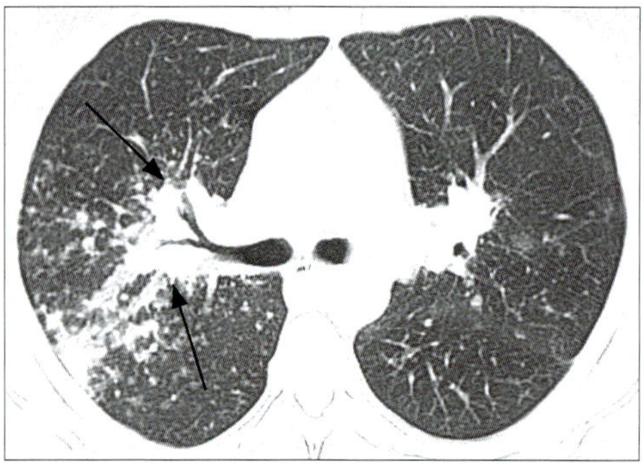

Figura 1.6 TCAR en el diagnóstico de sarcoidosis. En la TCAR se observan conglomerados de nódulos a lo largo de los haces broncovasculares centrales (*flechas*). Esta anomalía es característica de la sarcoidosis, pero también puede observarse en casos de silicosis u otras enfermedades. Dada la proximidad de los nódulos a las vías respiratorias, la técnica de elección para establecer el diagnóstico es una biopsia transbronquial.

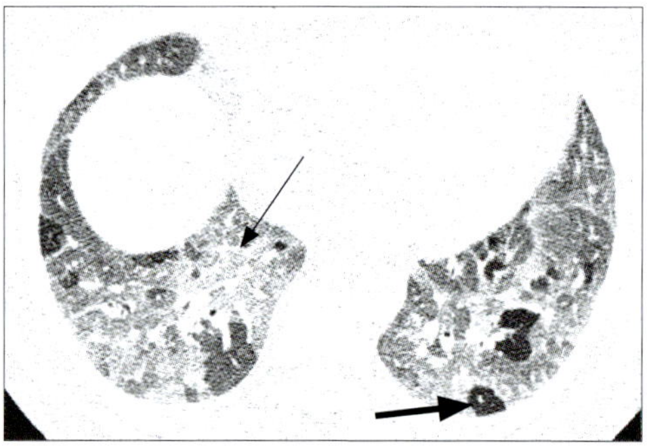

Figura 1.7 TCAR y biopsia en el diagnóstico de neumonitis por hipersensibilidad. La TCAR permite realizar una evaluación general de las alteraciones anatómicas, mientras que la biopsia representa una muestra pequeña de las anomalías pulmonares. En algunos casos, la biopsia de pequeños fragmentos de pulmón puede no ser representativa del patrón general presente. En este caso, la TCAR muestra una combinación de opacidad en vidrio esmerilado (*flecha fina*) y atrapamiento aéreo (*flecha gruesa*), que es muy indicativa de neumonitis por hipersensibilidad. En el estudio histopatológico, se observó neumonía intersticial inespecífica. En este caso, la imagen es más indicativa del diagnóstico correcto (neumonitis por hipersensibilidad).

representar una alternativa a las biopsias pulmonares quirúrgicas. De todos modos, las biopsias pulmonares quirúrgicas probablemente todavía presentan una ventaja considerable respecto del rendimiento diagnóstico; por otro lado, aún deben establecerse las indicaciones específicas para practicar una criobiopsia.

Las biopsias por cirugía videotoracoscópica (CVT) suelen ser las más precisas para diagnosticar enfermedad pulmonar difusa, porque permiten obtener muestras relativamente grandes de diferentes regiones pulmonares. Si en la TCAR se observa fibrosis inespecífica, habitualmente es preciso practicar una biopsia por CVT para establecer el diagnóstico. La TCAR puede contribuir a orientar al cirujano hacia los sitios más apropiados para practicar la biopsia. Sin embargo, debe reconocerse que incluso si se obtiene una biopsia por CVT, suele ser importante considerarla en conjunto con los hallazgos de la TCAR (*v.* Figura 1.7).

Evaluación secuencial de las anomalías pulmonares con el paso del tiempo

Las PFR suelen ser el método de elección para la evaluación seriada de los pacientes con enfermedad pulmonar difusa. Estas pruebas permiten evaluar con precisión la respuesta al tratamiento y la progresión de la enfermedad. La TCAR es una técnica complementaria que puede ofrecer una información que no brindan las PFR.

La TCAR es el principal método para el seguimiento de pacientes con enfermedad pulmonar en estadios iniciales que no puede detectarse con PFR. Después del tratamiento, la TCAR de control (Figura 1.8) es útil para determinar el grado relativo de inflamación y fibrosis y para observar la mejoría, si se presentara. Es además particularmente apropiada para evaluar la utilidad del tratamiento de pacientes que presentan opacidad en vidrio esmerilado; este hallazgo puede representar enfermedad inflamatoria reversible, fibrosis irreversible o una combinación de ambas. Además, las PFR pueden ser difíciles de interpretar cuando hay afectación de varios espacios (p.ej., enfermedad de las vías respiratorias, intersticial, vascular o pleural). En estos casos, la TCAR puede ser más precisa para distinguir los diversos componentes de la enfermedad y los cambios que se producen con el paso del tiempo.

La presencia de síntomas nuevos en un paciente con enfermedad pulmonar difusa puede deberse al empeoramiento de la enfermedad pulmonar o a un proceso superpuesto. La TCAR puede ser más útil que las PFR para hacer esta distinción. Además, puede emplearse para detectar complicaciones de una enfermedad pulmonar difusa, tal como una neoplasia maligna.

Técnicas de TCAR

La técnica básica de TCAR consiste en emplear cortes finos, imágenes en inspiración máxima y un algoritmo para reconstruir las imágenes de alta resolución. Para lograr una evaluación precisa de las anomalías pulmonares, es necesario obtener

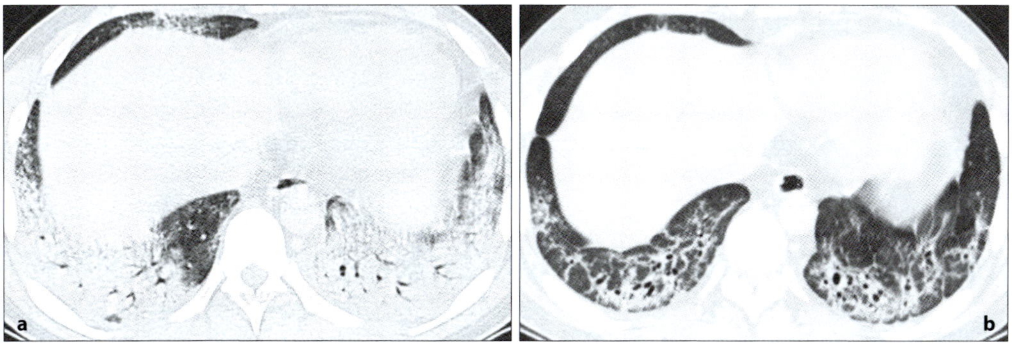

Figura 1.8 Evaluación secuencial de anomalías en la TCAR con el paso del tiempo. a En la TCAR se observa consolidación predominantemente subpleural y basal. **b** Después del tratamiento, la consolidación desapareció, pero se observó reticulación irregular y bronquiectasia por tracción, hallazgos indicativos de fibrosis. La TCAR permite distinguir los componentes reversibles e irreversibles después del tratamiento.

cortes finos (menores de 1,25 mm) (Tabla 1.3). Estos cortes se reconstruyen con un algoritmo de alta resolución (realce de bordes) para mejorar la caracterización de hallazgos anómalos. La rotación rápida del *gantry* es óptima para reducir los artefactos por movimiento. Existen muchos protocolos de TC que pueden emplearse para obtener imágenes de alta resolución a fin de diagnosticar enfermedad pulmonar difusa. Ningún protocolo es el "correcto", si bien hay varias técnicas específicas que son útiles. Prácticamente en todos los casos, las imágenes suelen obtenerse en decúbito supino y en inspiración máxima.

Imágenes axiales vs. imágenes volumétricas

Mediante el uso de los equipos de tomografía de corte simple, incapaces de obtener imágenes continuas (helicoidales), la TCAR se realizaba obteniendo imágenes axiales espaciadas a intervalos de 1-2 cm durante una fase de apnea (*v.* Tabla 1.3). Este método permitió observar las características anatómicas (y patológicas) del pulmón y demostró ser suficiente para diagnosticar enfermedades pulmonares difusas en la mayoría de los casos. Esta técnica emplea una dosis baja de radiación.

Con la tomografía helicoidal multidetector, es posible obtener imágenes volumétricas de cortes finos de todo el tórax con una respiración sostenida breve. La obtención de imágenes volumétricas potencia la detección de todas las anomalías presentes y permite reconstruir las imágenes en diferentes planos, con lo que se representa mejor la distribución de los hallazgos. Además, es necesario obtener imágenes torácicas volumétricas, si se desea cuantificar las anomalías pulmonares. Por estos motivos, muchos centros usan imágenes volumétricas con cortes finos en lugar de imágenes axiales espaciadas para los estudios de TCAR (*v.* Tabla 1.3). No obstante, y pese a que probablemente ofrezca alguna ventaja, no se ha comprobado que la obtención de imágenes volumétricas brinde una mayor precisión diagnóstica.

Tabla 1.3 Técnica de TCAR y ejemplos de protocolos posibles

- Técnica de TCAR:
  - Inspiración máxima
  - Cortes de 0,625 mm a 1,25 mm de espesor
  - Algoritmo de alta resolución (realce de bordes)
  - Alta velocidad de rotación del *gantry*
  - Ajuste fijo o automático del mA
- Protocolo axial (no helicoidal):
  - Posición en decúbito supino
  - Sin movimiento de la mesa de exploración
  - Inspiración máxima
  - Cortes adquiridos a intervalos de 1 cm
  - Imágenes en decúbito prono a intervalos de 1 a 2 cm (optativo)
- Protocolo de imágenes volumétricas:
  - Posición en decúbito supino
  - Inspiración máxima
  - Imágenes contiguas de todo el tórax
  - Imágenes reconstruidas a 0,625-1,25 mm
  - Imágenes en decúbito prono en niveles seleccionados o con adquisición volumétrica (optativo)
- Imágenes posespiratorias (estáticas):
  - Posición en decúbito supino
  - Al final de la espiración máxima
  - Niveles de adquisición: cayado aórtico, carina traqueal, por encima del diafragma
- Imágenes en espiración (dinámicas):
  - Imágenes secuenciales adquiridas durante la espiración forzada
  - Ocho imágenes secuenciales a intervalos de 0,5 s
  - Sin movimiento de la mesa de exploración
  - Niveles de adquisición: cayado aórtico, carina traqueal, por encima del diafragma
  - Alta velocidad de rotación del *gantry*
  - mA = 100 o menos

Las desventajas de la TCAR volumétrica son la mayor dosis de radiación y la obtención de imágenes algo más borrosas que las de los estudios por imágenes axiales. A medida que se comenzó a disponer de técnicas de reducción de la radiación, tales como la modulación (variable o automática) del miliamperaje (mA) y la reconstrucción iterativa, la adquisición de imágenes discontinuas para reducir la radiación cobró menos importancia. Además, algunos tomógrafos permiten la obtención rápida de verdaderas imágenes axiales (no helicoidales) del tórax completo.

Imágenes en decúbito prono

Las imágenes en decúbito prono pueden indicarse rutinariamente o para evaluar a determinados pacientes. Muchas enfermedades pulmonares intersticiales aparecen primero en las regiones subpleurales posteriores del pulmón. Esto es frecuente especialmente en los casos de neumonía intersticial usual, neumonía intersticial inespecífica y neumonía intersticial descamativa. En decúbito supino, las imágenes de los pacientes sanos pueden presentar mayor opacidad en la región subpleural posterior, lo que representa atelectasia en zonas declives (por gravedad).

La obtención de imágenes en decúbito prono es útil para diferenciar la enfermedad pulmonar intersticial en estadios iniciales de la opacidad normal en zonas declives (Figura 1.9). Cuando el paciente se encuentra en decúbito prono, la opacidad normal en zonas declives debería desaparecer, mientras que la enfermedad pulmonar intersticial incipiente persiste. Las imágenes en decúbito prono también pueden ayudar a identificar anomalías específicas en las zonas declives del pulmón, tal como el signo del panal de abeja. A medida que comenzó a ser más habitual la obtención de imágenes de tórax completo, las imágenes en decúbito prono comenzaron a reservarse en gran medida para resolver problemas observados en determinados pacientes con anomalías pulmonares leves de la región subpleural posterior, pero deberían adquirirse habitualmente para la evaluación inicial de pacientes con sospecha de enfermedad pulmonar difusa.

Imágenes en espiración

Las imágenes en espiración, obtenidas para detectar atrapamiento aéreo, son importantes en la evaluación inicial con TCAR de la mayoría de los pacientes y en el seguimiento de pacientes con enfermedad de las vías respiratorias o enfermedad pulmonar obstructiva crónica. Por ejemplo, la neumonitis por hipersensibilidad crónica puede simular el aspecto de neumonía intersticial usual y de fibrosis pulmonar idiopática en las imágenes en inspiración, pero el atrapamiento aéreo en las imágenes en espiración puede permitir distinguir estas enfermedades.

Las imágenes en espiración pueden obtenerse mediante una técnica posespiratoria estática o una técnica dinámica durante la espiración forzada (*v.* Tabla 1.3). Las imágenes posespiratorias estáticas se obtienen mediante la adquisición de imágenes individuales en determinados niveles al final de la espiración ("respire hondo, saque todo el aire y no respire"). La técnica dinámica en espiración (Figura 1.10) consiste en obtener múltiples imágenes seriadas (de seis a ocho) (con mA reducido) en el mismo sitio anatómico durante la espiración forzada (es decir, "respire hondo y saque el aire lo más rápido que pueda"). Toda la secuencia puede llevar de 4 a 6 segundos. La adquisición de imágenes dinámicas es una técnica más sensible para detectar atrapamiento aéreo que las técnicas posespiratorias estáticas.

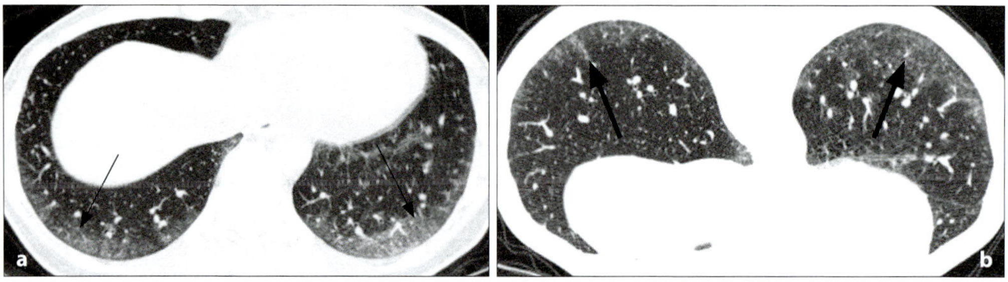

Figura 1.9 Utilidad de la TCAR en decúbito prono. **a** En la TCAR en decúbito supino, se observa leve opacidad en vidrio esmerilado que afecta la porción posterior del pulmón (*flechas finas*). Este hallazgo podría representar densidad normal en la porción declive o enfermedad pulmonar intersticial temprana. **b** En la TCAR en decúbito prono, se observa persistencia de estas anomalías (*flechas gruesas*). La imagen en decúbito prono confirma que este hallazgo representa enfermedad pulmonar intersticial temprana.

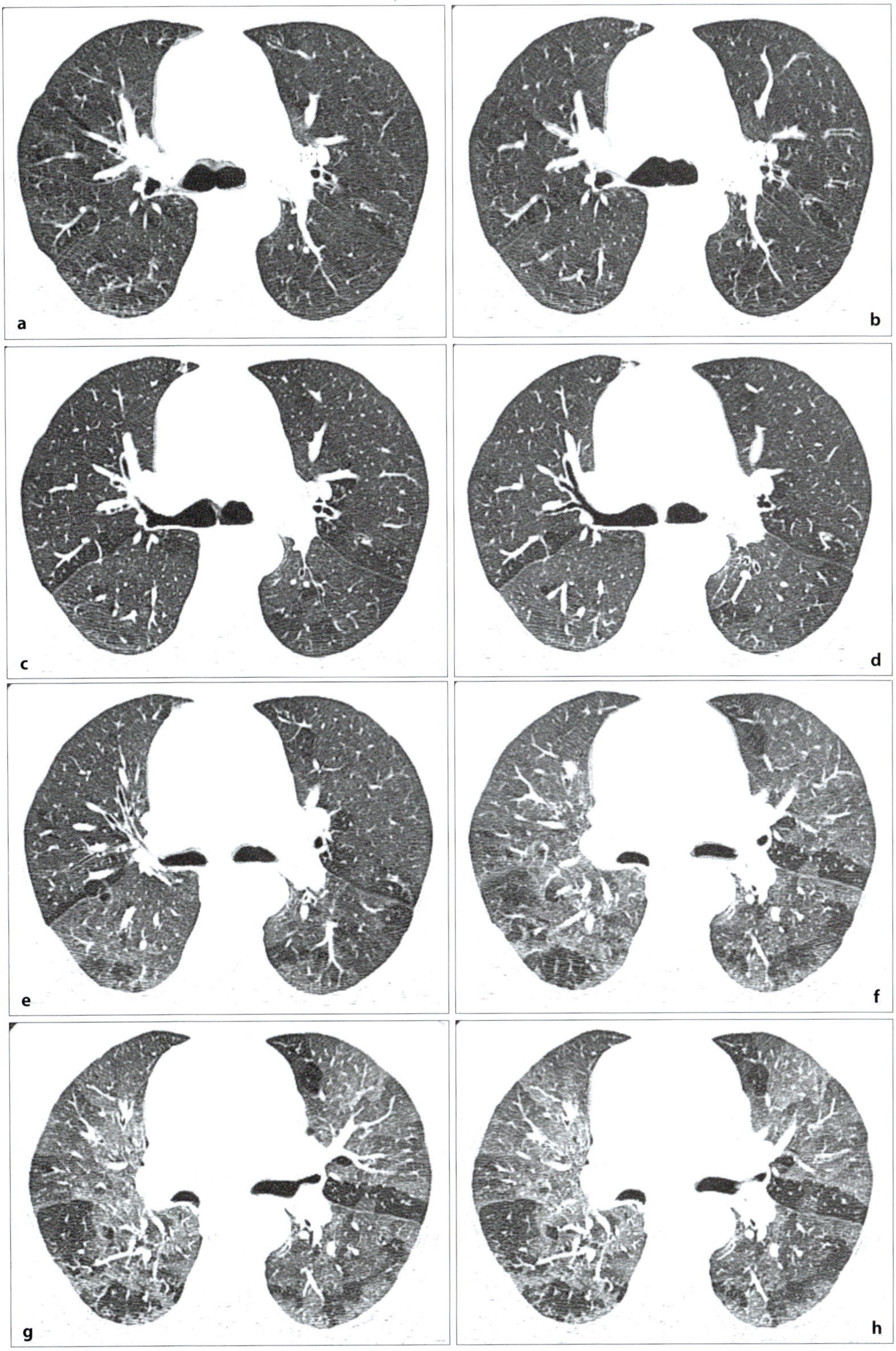

Figura 1.10 Imágenes dinámicas en espiración. Se obtuvieron ocho imágenes consecutivas (**a-h**) en el área de la carina traqueal durante la espiración forzada, usando miliamperaje reducido. La imagen **a** se obtiene al inicio de la espiración, y la imagen **h**, al final. Durante la espiración, hay varias regiones del pulmón que no cambian en cuanto a la atenuación y permanecen radiotransparentes. Este hallazgo representa atrapamiento aéreo en un caso de neumonitis por hipersensibilidad.

Las imágenes en espiración pueden obtenerse en tres niveles anatómicos: cayado aórtico, carina traqueal y por encima del diafragma. En ocasiones se eligen cinco niveles. Otra posibilidad es obtener imágenes volumétricas posespiratorias de todo el tórax, pero se requiere una mayor dosis de radiación.

TCAR y dosis de radiación

Todos estamos expuestos a radiación sin fines médicos, principalmente a radiación natural. La dosis de radiación natural anual que recibe una persona depende de diversos factores, pero, en promedio, es de alrededor de 2,5 milisieverts (mSv) por año.

A los fines de comparación, cabe señalar que la dosis de una radiografía posteroanterior de tórax es de aproximadamente 0,05 mSv. La dosis de una TC (Tabla 1.4) varía considerablemente en función del paciente, del tomógrafo y de los protocolos de TCAR. La dosis de radiación está directamente relacionada con el mA empleado, que puede variar de 100 a 400 mA para la mayoría de las TC de tórax. La disminución de la dosis de radiación se asocia a un aumento del ruido en la imagen y a una menor resolución, pero las imágenes por lo general siguen siendo adecuadas a los fines diagnósticos.

La TCAR que emplea un miliamperaje variable de alrededor de 100 mA, imágenes axiales y un intervalo de 10 mm entre cortes genera una dosis de radiación de alrededor de 0,7 mSv. Esta dosis se duplica si además se adquieren imágenes en decúbito prono.

La TCAR volumétrica multidetector genera una dosis de 4 mSv a 7 mSv si se usan 300 mA, pero la TCAR volumétrica con un miliamperaje reducido o modulado (automático) (p. ej., alrededor de 100 mA) produce imágenes adecuadas con una dosis de 1 a 2 mSv. La modulación automática de la corriente del tubo emplea una corriente del tubo ajustada en función de las diferencias de espesor y densidad en diferentes localizaciones del organismo. Esta técnica intenta producir niveles de ruido similar en todas las localizaciones anatómicas de las que se obtienen imágenes. Para una determinada dosis, las imágenes axiales son algo más nítidas que las adquiridas con la técnica helicoidal. Algunos tomógrafos permiten la adquisición rápida de imágenes axiales verdaderas de todo el tórax.

La TCAR con dosis bajas que emplea imágenes axiales espaciadas también puede realizarse con 40 mA, si bien aumenta el ruido y disminuye la resolución. Con esta técnica, la dosis puede estar en un rango de tan solo 0,02 mSv (con imágenes muy espaciadas) a 0,2 mSv (con imágenes obtenidas a intervalos de 2 cm, en decúbito supino y prono, y con imágenes dinámicas en espiración).

Existen otras técnicas de reducción de dosis. Como alternativa a la retroproyección filtrada (FBP, por sus siglas en inglés), han aparecido otros algoritmos, como la reconstrucción iterativa. Estas técnicas pueden reducir la dosis en hasta un 80% o más; sin embargo, la calidad de la imagen es considerablemente inferior que la obtenida con la FBP, lo que puede afectar la interpretación.

Por lo general, se puede formular un diagnóstico adecuado de enfermedad pulmonar difusa con diversas técnicas de TC, y si bien debería considerarse la posibilidad de reducir la dosis de radiación, en la evaluación inicial del paciente se debe privilegiar la obtención de imágenes representativas y de buena calidad en decúbito supino, en decúbito prono y en espiración.

Recomendaciones para realizar una TCAR

Teniendo en cuenta la calidad de las imágenes, la precisión diagnóstica y la dosis de radiación, nuestras recomendaciones para realizar una

Tabla 1.4 Comparación de las dosis de radiación entre las técnicas de diagnóstico por imágenes del tórax

Técnica	Dosis de radiación efectiva (mSv)
Radiación de fondo anual	2,5
Radiografía de tórax posteroanterior	0,05
TCAR axial espaciada en decúbito supino (intervalos de 10 mm)	0,7
TCAR axial espaciada en decúbito supino (intervalos de 20 mm)	0,35
TCAR axial espaciada con dosis bajas	0,02-0,2
TCAR helicoidal volumétrica en decúbito supino (300 mA)	4-7
TCAR helicoidal volumétrica en decúbito supino (100 mA)	1-2

Modificada de Mayo JR, Aldrich J, Muller NL. "Radiation exposure at chest CT: a statement of the Fleischner Society". Radiology 2003; 228: 15-21.

TCAR a un paciente con sospecha de enfermedad pulmonar difusa, asociada con síntomas significativos pero inespecíficos, serían las siguientes:

- Obtener imágenes volumétricas en decúbito supino, con técnicas de reducción de dosis, cortes finos y reconstrucción mediante un algoritmo de alta resolución.
- Obtener imágenes en decúbito prono, con imágenes axiales espaciadas o imágenes volumétricas (optativo).
- Obtener imágenes en espiración.

Para el seguimiento de pacientes con enfermedad o alteración ya conocida, las recomendaciones para la obtención de imágenes podrían variar.

Anatomía normal en la TCAR

El reconocimiento de anomalías en la TCAR se basa esencialmente en el conocimiento de las características anatómicas normales del pulmón (Tabla 1.5). Para interpretar una TCAR, es fundamental el conocimiento de la anatomía del lobulillo pulmonar secundario, o simplemente lobulillo pulmonar. Más adelante describiremos en detalle el lobulillo secundario, pero es importante comenzar por el principio.

Grandes bronquios y arterias

En la porción central del pulmón, los bronquios y las ramas de la arteria pulmonar están fuertemente asociados y se ramifican en paralelo. En la TCAR, las arterias pulmonares centrales, en un corte transversal, se observan habitualmente como opacidades redondas o elípticas, acompañadas por bronquios de paredes delgadas uniformes y de tamaño y forma similares. Cuando las imágenes se toman a lo largo del eje, los bronquios y los vasos deberían visualizarse como estructuras relativamente cilíndricas o mostrar un leve ahusamiento a medida que se ramifican, dependiendo de la longitud del segmento visible; el ahusamiento de un vaso o de un bronquio se observa más fácilmente cuando se visualiza un segmento largo.

Las paredes exteriores de las arterias pulmonares forman una interfase lisa y bien definida con la porción pulmonar circundante, ya sea que se visualicen en corte transversal o longitudinal. En personas sanas, el diámetro interno de un bronquio (la luz bronquial) respecto del de la arteria pulmonar adyacente es de aproximadamente 0,7. Esta medida se denomina <u>índice broncoarterial</u>. Un índice broncoarterial superior a 1 suele indicar dilatación bronquial (bronquiectasia), si bien los pacientes sanos de edad avanzada o las personas que viven en zonas de mucha altitud pueden tener un índice broncoarterial de más de 1.

Las paredes de los grandes bronquios, delimitadas por el pulmón de un lado y por el aire de la luz bronquial del otro, deberían tener aspecto liso y un grosor uniforme. En términos generales, la pared de un bronquio mide de 1/5 a 1/10 de su diámetro externo, y las paredes bronquiales en diferentes regiones del pulmón deberían tener un espesor similar. La luz de un bronquio no debería tener secreciones.

Los bronquios y las arterias pulmonares están rodeados por el intersticio peribroncovascular, que se extiende desde el hilio pulmonar hacia la periferia del pulmón.

Tabla 1.5 Aspectos normales en la TCAR

- Grandes arterias y bronquios:
  - Paredes externas de las arterias y los bronquios lisas y bien definidas
  - Paredes bronquiales de 1/5 a 1/10 del diámetro bronquial
  - Relación de la luz bronquial y la arteria adyacente (índice broncoarterial) de 0,7 en promedio
  - Paredes bronquiales similares en aspecto en diferentes regiones pulmonares
- Lobulillo pulmonar secundario:
  - Habitualmente de 1-2,5 cm de diámetro
  - Tabiques interlobulillares rara vez visibles; muy delgados
  - Arteria centrilobulillar visible a unos 5 mm de la superficie pleural (puntiforme o ramificada)
  - Bronquiolo centrilobulillar invisible
- Superficies pleurales:
  - Lisas y bien definidas; cisuras delgadas
  - Es normal observar algunas opacidades lineales o nodulares pequeñas

Intersticio peribroncovascular

El intersticio peribroncovascular, también conocido como intersticio axial, rodea la arteria pulmonar, los bronquios y los vasos linfáticos desde las regiones hiliares hacia la periferia del pulmón. Es invisible en personas sanas.

El intersticio peribroncovascular central o perihiliar suele verse afectado por enfermedades linfáticas, tales como sarcoidosis o diseminación linfática de neoplasias, o por alteraciones infiltrativas, como el edema pulmonar. Tales alteraciones pueden dar lugar a un engrosamiento liso, nodular o irregular del intersticio peribroncovascular.

Lobulillo pulmonar (lobulillo pulmonar secundario)

El lobulillo pulmonar secundario, o simplemente lobulillo pulmonar (Figura 1.11), es la unidad más pequeña del pulmón delimitada por

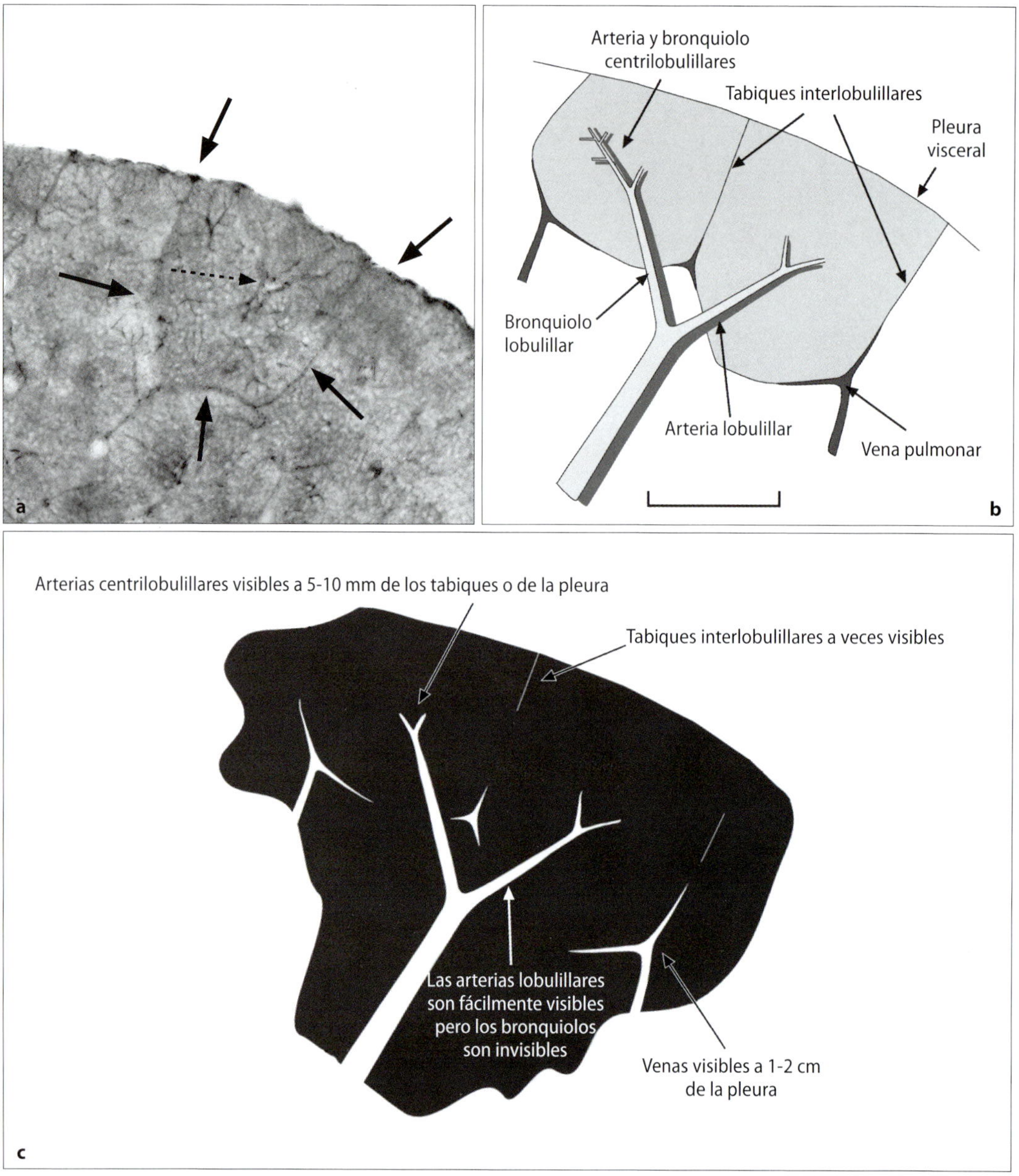

Figura 1.11 Lobulillos pulmonares (secundarios) normales. a Aspecto histológico de un lobulillo pulmonar sano en la superficie pleural. Los tabiques interlobulillares (*flechas gruesas*) bordean un lobulillo en la periferia del pulmón. El bronquiolo lobulillar ramificado (*flecha punteada*) se visualiza en la región centrilobulillar, aproximadamente a 5 mm de la superficie pleural. **b** Características anatómicas de los lobulillos pulmonares en la periferia del pulmón. Los lobulillos están bordeados por tabiques interlobulillares, contiguos al intersticio subpleural. El bronquiolo y la arteria lobulillares tienen ubicación centrilobulillar. Las venas se localizan dentro de los tabiques interlobulillares. **c** Visualización de las estructuras lobulillares en la TCAR. Se visualizan la arteria centrilobulillar y las ramas de las venas pulmonares. No se visualiza el bronquiolo centrilobulillar. Los tabiques interlobulillares no son visibles y cuando se visualizan son muy delgados.

tabiques de tejido conjuntivo. Muchas alteraciones patológicas se observan asociadas a componentes específicos del lobulillo secundario. Por lo general, los lobulillos pulmonares tienen forma poligonal y miden de 1 a 2,5 cm.

Tabiques interlobulillares

Los lobulillos pulmonares están delimitados por tabiques interlobulillares que contienen venas pulmonares y vasos linfáticos y forman una red en todo el pulmón. En la TCAR de personas sanas, solo se visualizan algunos tabiques interlobulillares, y aquellos que son visibles son muy delgados y poco perceptibles (Figuras 1.11 y 1.12). Ciertos procesos, como el edema pulmonar, pueden dar lugar a un engrosamiento de los tabiques interlobulillares fácilmente apreciable en una TCAR (Figura 1.13).

Estructuras centrilobulillares

Un lobulillo pulmonar se nutre de una arteria y un bronquiolo, localizados en el centro del lobulillo (la región centrilobulillar). La arteria lobulillar suele visualizarse en una TCAR como una estructura puntiforme o ramificada de 1 mm de diámetro o más. El bronquiolo lobulillar, si bien tiene un diámetro similar, no suele visualizarse porque la pared es demasiado delgada.

En la periferia del pulmón o en la zona adyacente a las cisuras, las regiones centrilobulillares (centros de los lobulillos pulmonares) y, por lo tanto, la arteria y el bronquiolo centrilobulillares se localizan aproximadamente a 0,5 cm de la superficie pleural. La arteria centrilobulillar suele ser el vaso pulmonar más periférico en la TCAR. El bronquiolo centrilobulillar y la arteria pulmonar, conjuntamente con las vías respiratorias y las arterias más grandes de la zona central del pulmón, están rodeados por la continuación distal del intersticio peribroncovascular. Por lo tanto, las enfermedades de las vías respiratorias pequeñas, las enfermedades vasculares y algunas enfermedades intersticiales con frecuencia presentan anomalías que afectan la región centrilobulillar (Figura 1.14).

Superficies pleurales, cisuras e intersticio subpleural

En la periferia del pulmón, los tabiques interlobulillares son contiguos al intersticio subpleural, situado por debajo de la pleura visceral y adyacente a las cisuras. Las cisuras y la superficie periférica de la pleura deberían visualizarse con un contorno liso y bien delineado, si bien pueden observarse algunas opacidades lineales perpendiculares a la pleura (tabiques interlobulillares) u opacidades nodulares (venas pulmonares o agregados linfoides). El engrosamiento de los tabiques interlobulillares por lo general se asocia con el engrosamiento del intersticio subpleural (y de las cisuras). También pueden visualizarse nódulos a lo largo de los tabiques interlobulillares. Las anomalías del intersticio subpleural pueden dar lugar al aspecto irregular o nodular de las cisuras o las superficies pleurales.

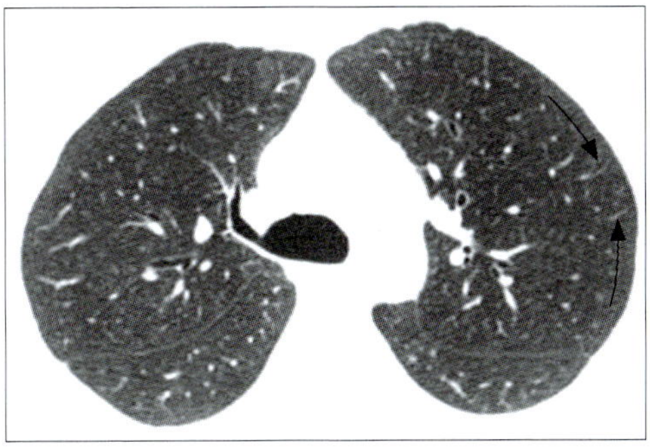

Figura 1.12 Tabiques interlobulillares normales. En la TCAR de personas sanas pueden apreciarse algunos tabiques interlobulillares (*flechas finas*), pero habitualmente no se visualizan. Los tabiques se visualizan fácilmente solo cuando están engrosados.

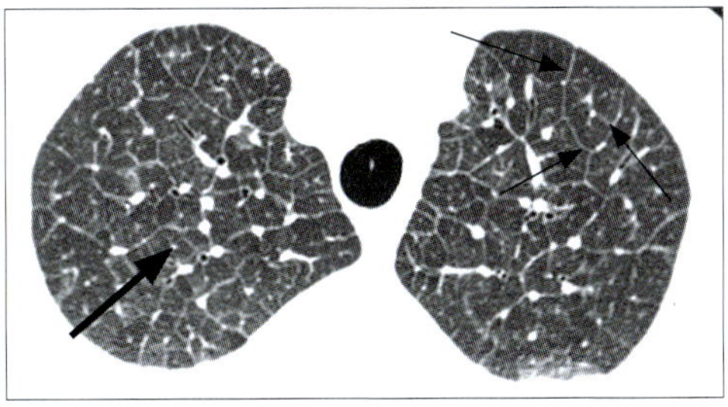

Figura 1.13 Engrosamiento septal interlobulillar. En la TCAR de un paciente con edema pulmonar, se observa engrosamiento de los tabiques interlobulillares (*flechas finas*). Hay una red de líneas interconectadas que delimitan estructuras poligonales de 1-2,5 cm de diámetro, que representan los lobulillos pulmonares. Obsérvense los pequeños puntos en el centro de algunos lobulillos (*flecha gruesa*), que representan las arterias centrilobulillares.

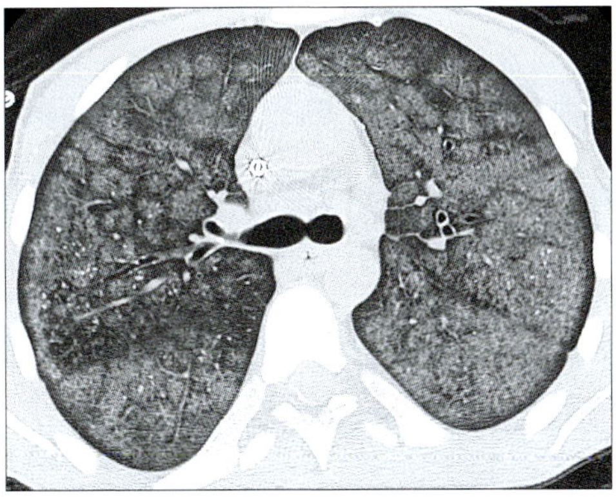

Figura 1.14 Enfermedad con afectación de la región centrilobulillar. Se observan áreas de opacidad en vidrio esmerilado que presentan formas similares a lobulillos pulmonares. En este caso, la periferia del lobulillo y los tabiques interlobulillares no están afectados. Las enfermedades de localización centrilobulillar suelen estar relacionadas con la arteria o el bronquiolo centrilobulillares. Este paciente tiene calcificación metastásica asociada a insuficiencia renal.

Intersticio intralobulillar

Una fina red de fibras de tejido conjuntivo intersticial se extiende por todo el pulmón, dentro de los lobulillos pulmonares, ocupando el espacio que se encuentra entre los tabiques interlobulillares y el intersticio peribroncovascular centrilobulillar. Esta red intersticial ha sido denominada intersticio intralobulillar. El intersticio intralobulillar por lo general no es visible pero puede engrosarse en casos de infiltración o fibrosis pulmonar.

Acceda al eBook para consultar la lista de bibliografía.
Consulte las indicaciones en la retiración de tapa.

2
Opacidades reticulares

Las opacidades reticulares visibles en una tomografía computarizada de alta resolución (TCAR) de pacientes con enfermedad pulmonar difusa indican una anomalía intersticial y pueden observarse en casos de enfermedades infiltrativas, enfermedad inflamatoria o fibrosis pulmonar. Se observan tres patrones específicos de reticulación: engrosamiento septal interlobulillar, panal de abeja y engrosamiento intersticial intralobulillar.

Engrosamiento septal interlobulillar

Este patrón se reconoce fácilmente en la TCAR y tiene diagnósticos diferenciales limitados.

Características en la TCAR

Los tabiques interlobulillares forman los bordes de los lobulillos pulmonares secundarios (*v.* Capítulo 1, "Indicaciones, técnica, dosis de radiación y anatomía normal en la tomografía computarizada de alta resolución"). Están formados por tejido conjuntivo y contienen venas pulmonares y vasos linfáticos. Tienen una longitud aproximada de 1-2 cm y su espesor normal es de 0,1 mm. Solo algunos tabiques interlobulillares muy delgados se visualizan en la TCAR de pacientes sanos.

El engrosamiento de los tabiques interlobulillares se caracteriza por la presencia de una red de líneas con forma de "tela de araña". Estas líneas con frecuencia pueden identificarse como tabiques interlobulillares engrosados porque delimitan los lobulillos pulmonares, que se reconocen debido a su tamaño característico (de 1-2,5 cm) y a su forma poligonal, y porque habitualmente se visualiza una arteria centrilobulillar como una opacidad puntiforme o ramificada en el centro del lobulillo (Figura 2.1). El engrosamiento septal interlobulillar suele asociarse a engrosamiento del intersticio subpleural, que se reconoce generalmente como "engrosamiento de las cisuras", y a engrosamiento del intersticio peribroncovascular, visible como "*cuffing* peribronquial" (engrosamiento de las paredes bronquiales).

Cuando el engrosamiento septal interlobulillar es considerable, los tabiques engrosados pueden tener un contorno liso (muy frecuentemente), nodular o irregular. Este aspecto determina en gran medida los diagnósticos diferenciales (Figuras 2.1 y 2.2 a-c, Tabla 2.1).

Engrosamiento septal interlobulillar liso

El engrosamiento septal interlobulillar liso se caracteriza por la presencia de múltiples tabiques engrosados (que se visualizan fácilmente), de contorno liso y, por lo demás, de aspecto normal (*v.* Figuras 2.1 y 2.2 a). Casi siempre es una manifestación de edema pulmonar o de diseminación linfática de algunos tumores, pero en ocasiones se observan causas infrecuentes de este patrón (*v.* Tabla 2.1). El compromiso simétrico de ambos pulmones es más indicativo de edema, en tanto que el compromiso asimétrico, unilateral o localizado sugiere diseminación tumoral por vía linfática. Además, la mayoría de los pacientes que presentan diseminación tumoral linfática tienen cáncer confirmado u otros hallazgos que sugieren ese diagnóstico. En distintas enfermedades, el engrosamiento septal liso puede ser el reflejo de edema septal o de infiltración septal (p. ej., por un tumor).

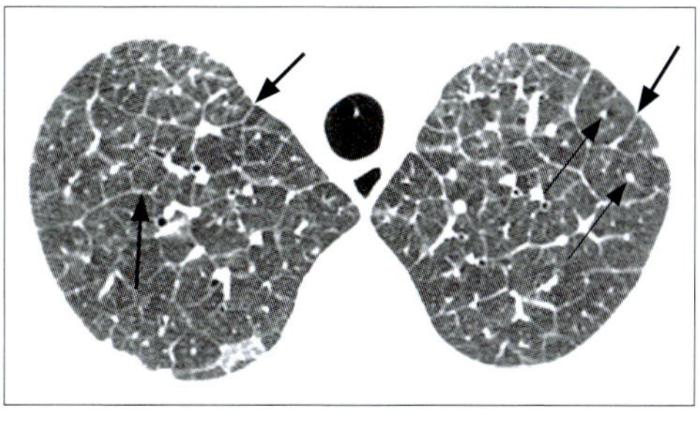

Figura 2.1 Engrosamiento septal interlobulillar liso asociado a edema pulmonar. Las opacidades lineales de 1-2 cm de longitud (*flechas gruesas*) forman una reticulación que delimita los lobulillos pulmonares poligonales. Las opacidades puntiformes (*flechas finas*) dentro de los lobulillos representan arterias centrilobulillares. Algunas pequeñas opacidades nodulares a lo largo de los tabiques engrosados representan venas pulmonares.

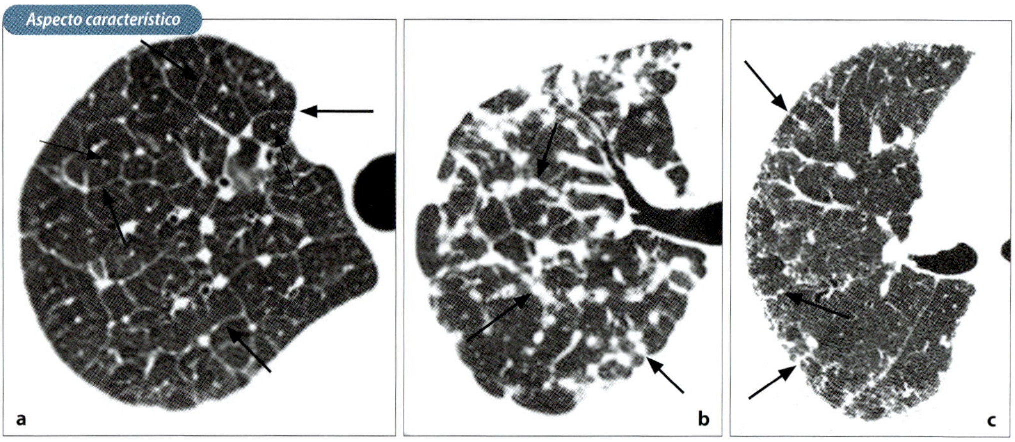

Figura 2.2 Engrosamiento septal interlobulillar: aspecto característico. Cuando el engrosamiento septal interlobulillar es la anomalía predominante en la TCAR, el diagnóstico diferencial depende de las características morfológicas del engrosamiento septal. **a Engrosamiento septal interlobulillar liso.** Los tabiques engrosados tienen contorno liso y grosor uniforme. Este aspecto corresponde muy probablemente a edema pulmonar o linfangitis carcinomatosa. En este caso, se trata de edema pulmonar intersticial. **b Engrosamiento septal interlobulillar nodular.** Se visualizan múltiples nódulos nítidos dentro de los tabiques engrosados (*flechas gruesas*). También se visualiza engrosamiento septal liso. Este aspecto corresponde muy probablemente a sarcoidosis o linfangitis carcinomatosa. Esta imagen representa diseminación tumoral por vía linfática. **c** Engrosamiento septal interlobulillar irregular. Los tabiques presentan engrosamiento irregular (*flechas gruesas*). Este aspecto suele representar enfermedad pulmonar fibrótica. En este caso, se trata de fibrosis pulmonar idiopática.

Tabla 2.1 Diagnósticos diferenciales de engrosamiento septal interlobulillar como anomalía predominante

Características morfológicas del engrosamiento septal	Diagnósticos diferenciales
Liso	• Edema pulmonar • Linfangitis carcinomatosa • Enfermedad linfoproliferativa • Amiloidosis (infrecuente) • Enfermedad pulmonar venooclusiva (infrecuente) • Linfangiomatosis (infrecuente) • Enfermedad de Erdheim-Chester (infrecuente)
Nodular	• Sarcoidosis • Linfangitis carcinomatosa • Enfermedad linfoproliferativa • Amiloidosis (infrecuente)
Irregular	• Enfermedad pulmonar fibrótica

Engrosamiento septal interlobulillar nodular

En pacientes sanos, pueden observarse algunos pequeños "nódulos" septales, que indican la presencia de ramas venosas pulmonares. Se considera que hay engrosamiento septal interlobulillar nodular cuando se visualizan múltiples nódulos nítidos dentro de los tabiques interlobulillares. Es muy frecuente observar engrosamiento septal interlobulillar nodular en las imágenes de pacientes con sarcoidosis o con diseminación de un tumor por vía linfática, lo que indica concentración de granulomas o nódulos tumorales a lo largo de los vasos linfáticos, respectivamente (*v.* Figura 2.2 b, Tabla 2.1). En los casos de sarcoidosis, casi siempre se visualizan nódulos también en otros sitios, como las regiones peribroncovasculares y las regiones centrilobulillares o subpleurales, con predominio de anomalías en los lóbulos superiores. En los casos de diseminación tumoral por vía linfática, es más frecuente el engrosamiento septal interlobulillar liso que el nodular, pero pueden verse los dos patrones combinados. El engrosamiento septal interlobulillar nodular es un componente de la distribución nodular perilinfática (*v.* Capítulo 3, "Enfermedad pulmonar nodular").

Engrosamiento septal interlobulillar irregular

El engrosamiento septal interlobulillar irregular suele indicar fibrosis pulmonar. La distorsión de la arquitectura asociada a fibrosis da a los tabiques un aspecto irregular (dentado o angulado) (*v.* Figura 2.2 c, Tabla 2.1). Se puede visualizar engrosamiento septal irregular en presencia de cualquier causa de enfermedad pulmonar fibrótica, pero para formular los diagnósticos diferenciales son más útiles otros hallazgos, como el patrón en panal de abeja y la bronquiectasia por tracción.

Importancia del engrosamiento septal interlobulillar

Por lo general, el engrosamiento de algunos tabiques interlobulillares es un hallazgo inespecífico presente en una amplia variedad de enfermedades pulmonares difusas. A los fines del diagnóstico diferencial, no debería tenerse en cuenta el engrosamiento de los tabiques a menos que represente una anomalía predominante (Figura 2.3).

Patrón en panal de abeja

El patrón en panal de abeja representa fibrosis pulmonar intersticial con destrucción y dilatación de los espacios aéreos periféricos. Es relativamente frecuente y, en la mayoría de los casos, se reconoce con facilidad en la TCAR.

Características en la TCAR

El patrón en panal de abeja es un hallazgo específico de fibrosis pulmonar en la TCAR; si este patrón se visualiza como un hallazgo bien definido, es patognomónico de fibrosis pulmonar. Sin embargo, en los estudios de pacientes con alteraciones tempranas o mínimas, puede haber desacuerdo considerable, incluso entre los especialistas, respecto de la presencia o ausencia del patrón en panal de abeja. Por lo tanto, para llegar a un diagnóstico confiable de este patrón, debe haber una serie de hallazgos presentes en la TCAR (Tabla 2.2, Figuras 2.4 a 2.8):

- Se deben visualizar agujeros negros. Los quistes en panal de abeja están llenos de aire y deben ser negros en las imágenes con ventana pulmonar. Deben tener la misma atenuación que el aire en los bronquios.
- No deben visualizarse estructuras anatómicas dentro de los quistes. En el interior de los quistes en panal de abeja no se observan vasos, bronquios ni tabiques. Los quistes son agujeros negros vacíos.
- Los quistes tienen una pared gruesa fácilmente reconocible. Esta pared debería visualizarse sin problema. Este hallazgo permite distinguir el patrón en panal de abeja del enfisema o de áreas de atrapamiento aéreo subpleural.
- La mayoría de los quistes tienen de 3 a 10 mm de diámetro. Algunos pueden ser más grandes o más pequeños.
- La región subpleural del pulmón debe estar afectada. A menos que se visualicen radiotransparencias en la región subpleural inmediata, no se puede diagnosticar con certeza un patrón en panal de abeja. La bronquiectasia por tracción y la enfermedad pulmonar quística pueden tener un aspecto similar en una localización más central.

Tabla 2.2 Características de patrón en panal de abeja en la TCAR

- Los quistes son de localización subpleural.
- Los quistes suelen tener de 3 a 10 mm de diámetro.
- Los quistes tienen paredes gruesas, fácilmente visibles.
- Los quistes se presentan agrupados o en una capa y comparten las paredes (en enfermedad avanzada se observan varias capas).
- Los quistes son de atenuación de aire (negros).
- Los quistes están vacíos; no contienen "estructuras anatómicas"; son agujeros negros.
- Los quistes no se ramifican.
- Están asociados a otros signos de fibrosis (bronquiectasia por tracción y reticulación).

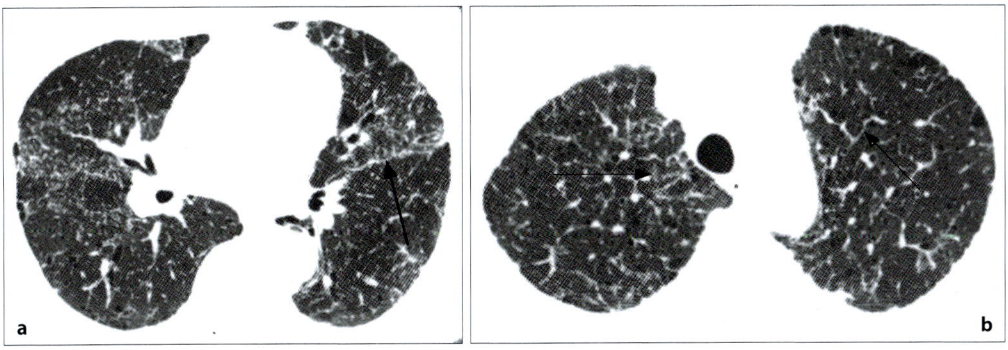

Figura 2.3 Engrosamiento septal interlobulillar como hallazgo irrelevante. **a** En esta TCAR de un paciente con amiloidosis, se observan nódulos perilinfáticos con distribución en parches y predominio a lo largo de las cisuras (*flecha gruesa*). **b** En un nivel superior, la TCAR pone de manifiesto un engrosamiento septal interlobulillar (*flechas finas*). El engrosamiento septal no debería tenerse en cuenta en lo que respecta al diagnóstico diferencial a menos que sea el hallazgo predominante.

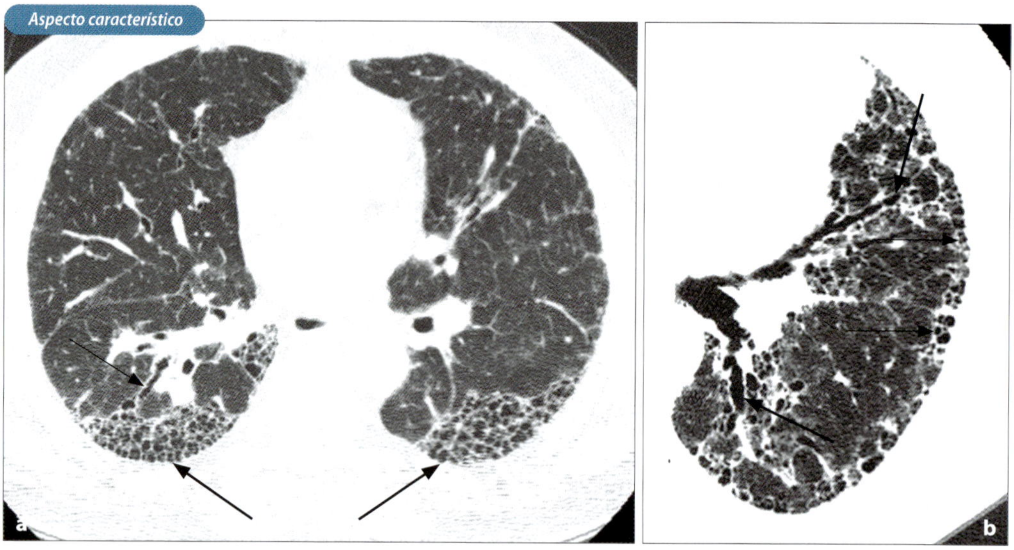

Figura 2.4 Panal de abeja: aspecto característico en la TCAR de dos pacientes con neumonía intersticial usual y fibrosis pulmonar idiopática. **a** En la TCAR se observa panalización avanzada. Obsérvese que los quistes varían de aproximadamente 3 mm a menos de 1 cm de diámetro, son de atenuación de aire (negros), tienen paredes relativamente gruesas, afectan la porción subpleural del pulmón, comparten paredes y se apilan en varias capas (*flechas gruesas*). Hay bronquiectasia por tracción asociada en el lóbulo inferior del pulmón derecho (*flecha fina*). **b** La TCAR de un paciente con fibrosis pulmonar idiopática pone de manifiesto panal de abeja (*flechas finas*) y bronquiectasia por tracción (*flechas gruesas*). Los quistes en panal de abeja aparecen en grupos y capas en la porción subpleural del pulmón.

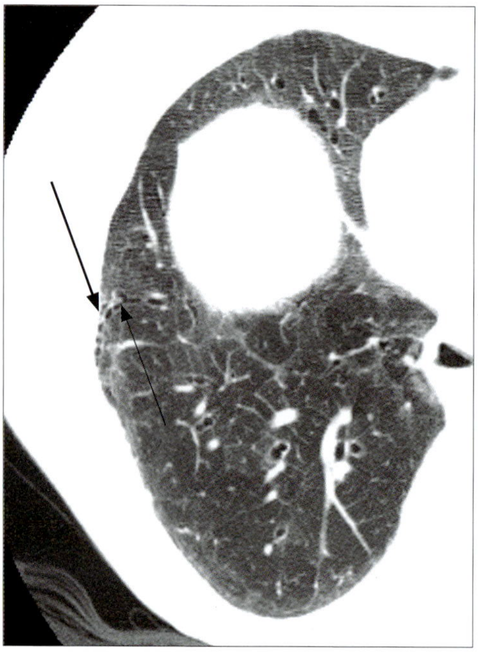

Figura 2.5 Panalización incipiente en una sola capa. Se observa patrón en panal de abeja incipiente en la TCAR de un paciente con enfermedad mixta del tejido conjuntivo. Obsérvense al menos tres quistes subpleurales adyacentes de atenuación de aire con paredes bien definidas (*flecha gruesa*) asociados a bronquiectasia por tracción leve (*flecha fina*).

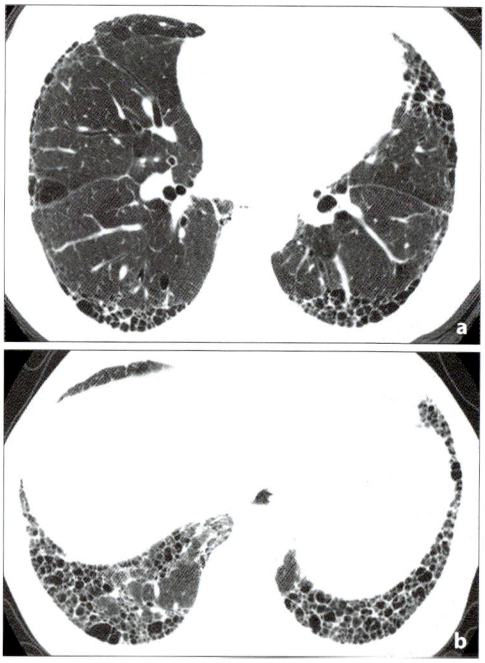

Figura 2.6 TCAR de un patrón bien definido de neumonía intersticial usual. Las imágenes de la zona media del pulmón (**a**) y de las bases pulmonares (**b**) ponen de manifiesto fibrosis subpleural y basal con panalización considerable. No se observan opacidad en vidrio esmerilado, perfusión en mosaico ni nódulos difusos.

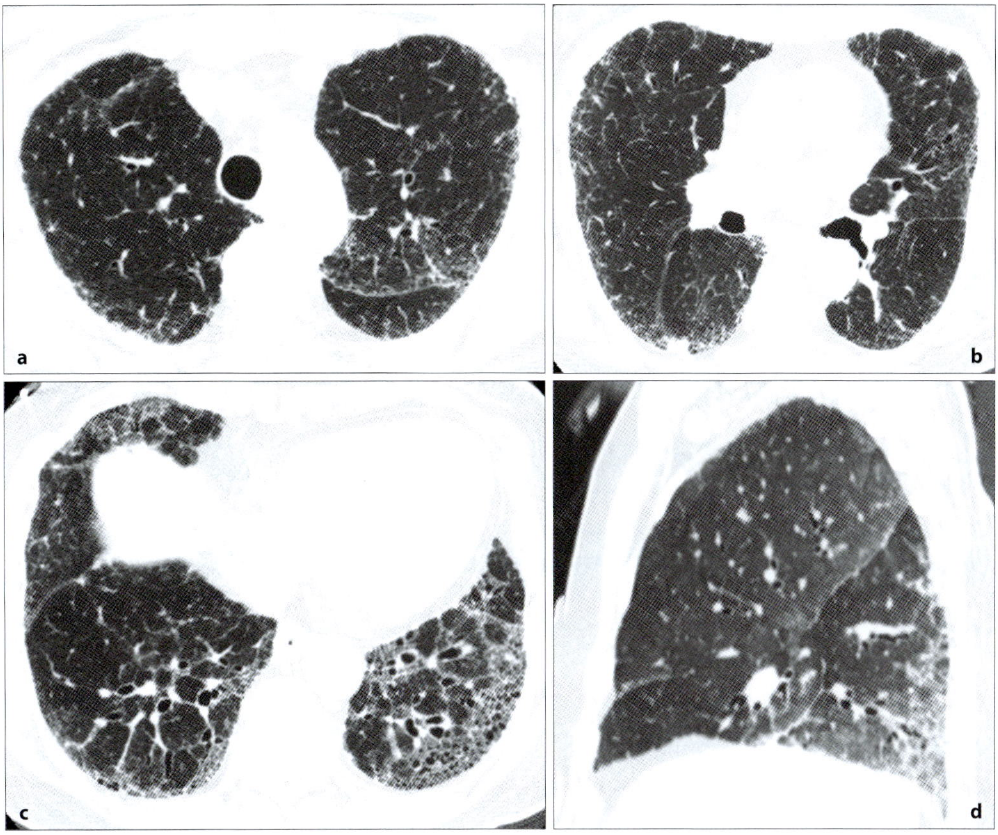

Figura 2.7 TCAR de un patrón bien definido de neumonía intersticial usual asociado a fibrosis pulmonar idiopática. En la TCAR de las regiones pulmonares superior (**a**) y media (**b**), se observan reticulación y engrosamiento septal interlobulillar irregular como anomalías predominantes. La imagen de las bases pulmonares (**c**) evidencia fibrosis subpleural y basal con panalización considerable. Las anomalías predominan en las bases pulmonares. **d** En la reconstrucción sagital, se observa predominio de anomalías en las bases y en la región posterior del pulmón, incluidos los ángulos costofrénicos.

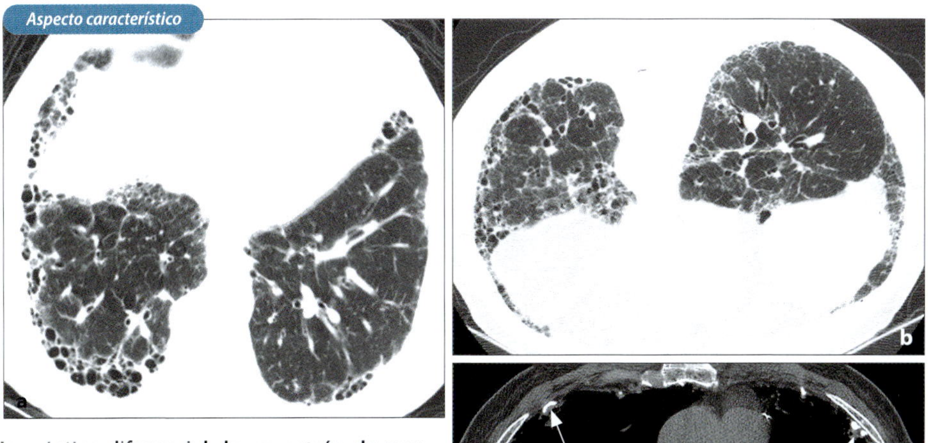

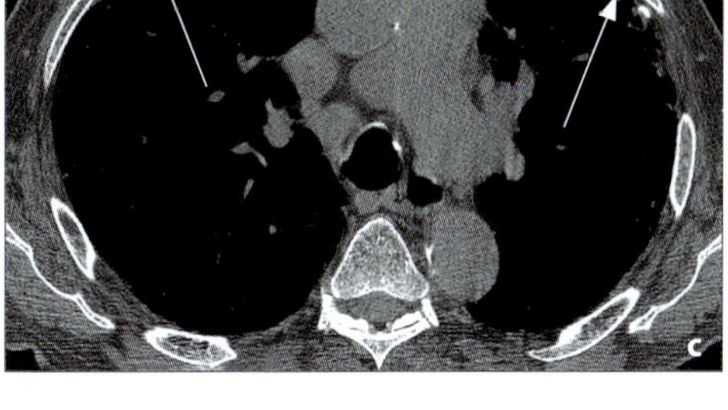

Figura 2.8 Diagnóstico diferencial de un patrón de neumonía intersticial usual. a En la imagen de un paciente con enfermedad pulmonar intersticial asociada a artritis reumatoide se observa un patrón característico de neumonía intersticial usual asociado a fibrosis de predominio subpleural y basal y panalización. **b-c** En la imagen de un paciente con asbestosis, se observa un patrón de neumonía intersticial usual asociado a enfermedad pulmonar, que es indistinguible de una fibrosis pulmonar idiopática. Obsérvense las placas pleurales (**c**, *flechas*) del paciente con asbestosis.

- Deben visualizarse quistes subpleurales en una capa o agrupados. El panal de abeja en estadios iniciales puede visualizarse en una sola capa subpleural o como un grupo aislado de quistes subpleurales. Los quistes adyacentes comparten paredes, y la presencia de tres quistes en hilera suele emplearse como hallazgo mínimo para diagnosticar el patrón en panal de abeja; un solo quiste subpleural o algunos quistes dispersos no constituyen un hallazgo suficiente para formular el diagnóstico. Téngase en cuenta que el patrón en panal de abeja subpleural puede extenderse de forma adyacente a las cisuras.
- La presencia de varias capas de quistes es un hallazgo característico de los casos avanzados, pero no es necesario para el diagnóstico del patrón en panal de abeja. En los pacientes con enfermedad avanzada, el aspecto de quistes apilados que comparten las paredes es lo que da nombre a este hallazgo.
- Los quistes del patrón en panal de abeja no se ramifican. Las estructuras quísticas ramificadas, incluso en la región subpleural del pulmón, probablemente representan bronquiectasia por tracción (descrita más adelante).
- Hay signos asociados de fibrosis en las mismas regiones pulmonares. Estos hallazgos incluyen bronquiectasia por tracción, reticulación irregular y pérdida de volumen. Si los quistes no se asocian a otros hallazgos de fibrosis, pueden representar enfisema o enfermedad pulmonar quística.

Importancia del patrón en panal de abeja asociado al patrón de neumonía intersticial usual

El patrón en panal de abeja suele asociarse al patrón histológico conocido como neumonía intersticial usual (NIU), y en algunos casos, el panal de abeja puede ser un hallazgo diagnóstico de este patrón. Sin embargo, varias enfermedades pueden manifestarse con patrón en panal de abeja en la TCAR (Tabla 2.3).

La presencia del patrón en panal de abeja, por sí sola, no es suficiente para diagnosticar con certeza el llamado patrón de NIU (es decir, una combinación de anomalías en la TCAR que predicen la presencia de NIU). En los casos de NIU, los signos de fibrosis, incluido el panal de abeja, por lo general son de predominio subpleural, posterior y en las bases pulmonares, y casi siempre se observa compromiso de los ángulos costofrénicos posteriores (Figura 2.7, Tabla 2.4).

Tabla 2.3 Diagnósticos diferenciales de patrón en panal de abeja en la TCAR

- Fibrosis pulmonar idiopática
- Enfermedad del tejido conjuntivo
- Fibrosis asociada a fármacos
- Asbestosis
- Neumonitis por hipersensibilidad
- Sarcoidosis
- Neumonía intersticial inespecífica (panalización leve)
- Neumoconiosis, con exclusión de la asbestosis
- Fibrosis asociada a síndrome de dificultad respiratoria aguda

Tabla 2.4 Hallazgos de la TCAR muy indicativos de patrón de neumonía intersticial usual (NIU) (todos son necesarios)

- Panalización (considerable)
- Signos indicativos de fibrosis (reticulación irregular y bronquiectasia por tracción)
- Distribución predominantemente subpleural y basal
- Ausencia de predominio en la región superior o media o peribroncovascular
- Ausencia de opacidad en vidrio esmerilado extensa
- Ausencia de consolidación segmentaria o lobular
- Ausencia de quistes bilaterales separados (apartados de la panalización)
- Ausencia de perfusión en mosaico o atrapamiento aéreo considerables (bilateral: 3 lóbulos)
- Ausencia de micronódulos profusos

Además, no debe haber signos que sugieran otro diagnóstico, como regiones aisladas de opacidad en vidrio esmerilado (visualizadas en zonas en las que no se observan hallazgos de fibrosis), perfusión en mosaico, atrapamiento aéreo, consolidación segmentaria o lobular y pequeños nódulos. El diagnóstico preciso de NIU en la TCAR es particularmente importante para diagnosticar pacientes con fibrosis pulmonar idiopática (FPI; *v.* Capítulo 9, "Las neumonías intersticiales"). Para encontrar un análisis detallado de este tema, *v.* el artículo de Raghu y cols., incluido en bibliografía complementaria de este capítulo.

Si están presentes todos los signos enumerados en la Tabla 2.4, se puede formular un diagnóstico de NIU con alto grado de confianza (*v.* Figuras 2.6 y 2.7). En estos casos típicos, hay una correlación estrecha entre los patrones de la TCAR y los anatomopatológicos, y rara vez se realiza una biopsia pulmonar. Téngase en cuenta que NIU no hace referencia a una enfermedad, sino a un patrón histológico con un correlato en la TCAR (es decir, el patrón de NIU).

La presencia de un patrón de NIU evidente limita los diagnósticos diferenciales del patrón en panal de abeja (Tabla 2.5) a cuatro enfermedades

Tabla 2.5 Diagnósticos diferenciales de causas frecuentes de patrón de NIU en la TCAR

- Fibrosis pulmonar idiopática
- Enfermedad del tejido conjuntivo (artritis reumatoide, muy frecuente)
- Fibrosis asociada a fármacos
- Asbestosis

o procesos patológicos: FPI, enfermedad del tejido conjuntivo, fibrosis asociada a fármacos y asbestosis. La causa más frecuente es la FPI.

Debe pensarse en la FPI como NIU idiopática. La NIU asociada a enfermedad del tejido conjuntivo, fibrosis por fármacos y asbestosis puede no diferenciarse de la FPI en la TCAR (*v.* Figura 2.8), pero suele haber indicios clínicos que sugieren el diagnóstico correcto. La enfermedad del tejido conjuntivo puede estar asociada a síntomas articulares, astenia muscular, exantemas o resultados anormales de los análisis de sangre. Los pacientes con fibrosis asociada a fármacos tienen antecedentes de tratamiento con algún fármaco que se asocia a la enfermedad como la ciclofosfamida, el clorambucilo, la nitrofurantoína y el pindolol. Los pacientes con asbestosis suelen tener antecedentes claros de exposición y al menos el 90% presenta engrosamiento pleural asociado o placas visibles en la TCAR.

Si en la TCAR se observa el aspecto característico del patrón de NIU y no existen antecedentes o manifestaciones clínicas que indiquen la posibilidad de los últimos tres diagnósticos mencionados, el diagnóstico de sospecha es FPI. Como ese diagnóstico se basa principalmente en el aspecto de la TCAR, es muy importante ser cauto a la hora de clasificar a un paciente como paciente con patrón de NIU.

Importancia del patrón en panal de abeja: diagnósticos alternativos

Si en la TCAR se visualiza patrón en panal de abeja, los antecedentes clínicos, la distribución de los signos de fibrosis y la presencia de otros hallazgos pueden indicar que el diagnóstico no es NIU.

La neumonitis por hipersensibilidad crónica puede estar asociada a antecedentes de exposición a antígenos ambientales orgánicos (p. ej., hongos, aves como mascotas), aunque hasta el 50% de los pacientes con neumonitis por hipersensibilidad (NH) no presentan antecedentes claros de exposición. La NH por lo general tiene predominio en los campos pulmonares medios e inferiores, con preservación de los ángulos costofrénicos, pero también puede predominar en los lóbulos superiores. Con frecuencia se observan anomalías difusas o centrales en el plano axial, sin el predominio subpleural característico de la NIU (Figura 2.9). En otras palabras, la NH crónica puede generar predominio de fibrosis en las regiones peribroncovasculares o puede afectar todo el corte transversal del pulmón en la TCAR. Además, la presencia de opacidad en vidrio esmerilado o de nódulos centrilobulillares en las áreas sin fibrosis, así como la perfusión en mosaico o el atrapamiento aéreo (Figura 2.10), también sugiere NH. No es frecuente que la NIU presente opacidad en vidrio esmerilado como una anomalía aislada, sino que habitualmente se visualiza opacidad en vidrio esmerilado asociada a NIU en regiones del pulmón que además presentan signos de fibrosis (patrón en panal de abeja, reticulación y bronquiectasia por tracción).

La neumonía intersticial inespecífica (NII), idiopática o asociada a enfermedad del tejido conjuntivo o tratamiento farmacológico, puede presentar signos de fibrosis de distribución similar a la de la NIU, con predominio periférico y basal. Si bien en los estudios de un bajo porcentaje de pacientes con NII fibrótica se observa patrón en panal de abeja, la extensión de este hallazgo es mínima y predominan otros signos de fibrosis, como reticulación y bronquiectasia por tracción (Figura 2.11). Además, la NII suele presentar áreas aisladas de opacidad en vidrio esmerilado y preservación relativa de la región subpleural inmediata del pulmón, hallazgos que no suelen observarse en la NIU.

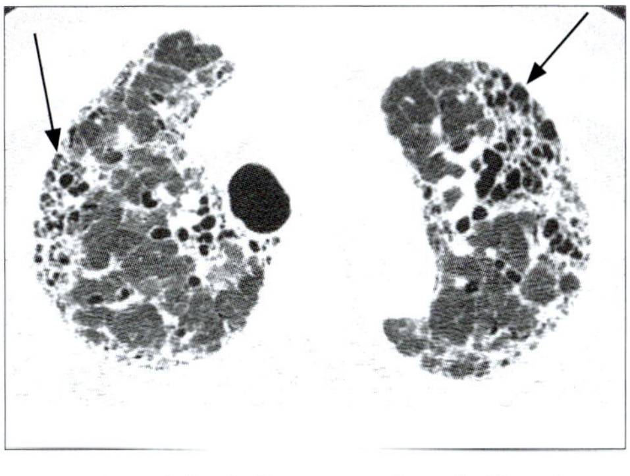

Figura 2.9 Panal de abeja con parches de fibrosis asociado a neumonitis por hipersensibilidad. Si bien se observa el patrón en panal de abeja (*flechas*), la distribución de la fibrosis es parcheada y afecta la porción central del pulmón. No predomina en la región pulmonar subpleural, como sería característico en un caso de neumonía intersticial usual, y afecta los lóbulos superiores, lo que también es inusual. El diagnóstico de la biopsia pulmonar fue neumonitis por hipersensibilidad.

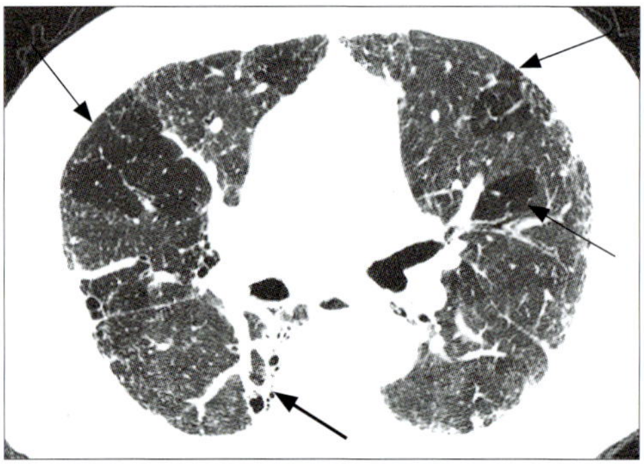

Figura 2.10 Patrón en panal de abeja asociado a perfusión en mosaico en un caso de neumonitis por hipersensibilidad. Se observa panalización leve en el lóbulo inferior del pulmón derecho (*flecha gruesa*), pero con perfusión en mosaico asociada considerable (*flechas finas*). Esta combinación de hallazgos es muy indicativa de neumonitis por hipersensibilidad.

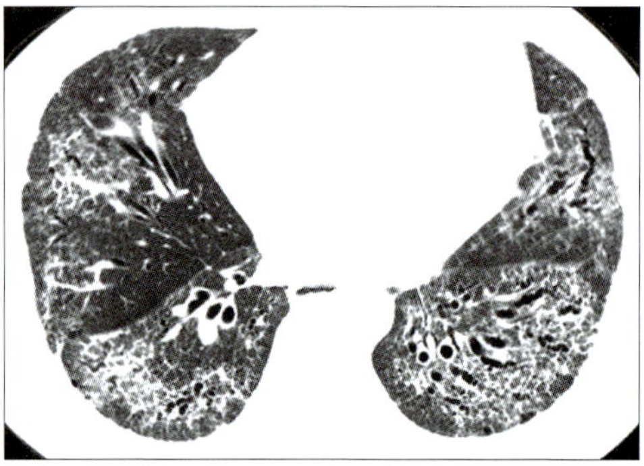

Figura 2.11 Fibrosis grave asociada a neumonía intersticial inespecífica. Se observa reticulación extensa, líneas intralobulillares y bronquiectasia por tracción en las bases pulmonares con panalización muy leve. Si bien es posible que esta imagen represente fibrosis pulmonar idiopática, la ausencia relativa del patrón en panal de abeja y la preservación relativa de la porción subpleural del pulmón favorecen el diagnóstico de neumonía intersticial inespecífica.

La sarcoidosis presenta una distribución de la fibrosis con predominio peribroncovascular central y en los lóbulos superiores. En ocasiones, se observa patrón en panal de abeja. Los pacientes con sarcoidosis suelen ser más jóvenes que los que presentan FPI.

Las neumoconiosis, tal como la silicosis, pueden presentar una distribución similar a la de la sarcoidosis, con predominio peribroncovascular y en los lóbulos superiores. A diferencia de la NIU, las neumoconiosis suelen presentar fibrosis masiva progresiva, que se manifiesta como lesiones similares a masas. Desde una perspectiva clínica, estos pacientes suelen tener claros antecedentes identificables de exposición.

La fibrosis asociada a síndrome de dificultad respiratoria aguda (SDRA) afecta la región subpleural del pulmón, pero habitualmente tiene predominio en las porciones anterior y media. Debería haber antecedentes de una enfermedad aguda grave, si bien también podrían estar presentes en caso de exacerbación aguda de la FPI.

Téngase en cuenta que la FPI puede presentar hallazgos atípicos en las imágenes, por lo que incluso en los casos en que la TCAR no cumpla criterios estrictos para diagnosticar un patrón claro de NIU, con frecuencia se incluye la FPI en el diagnóstico diferencial (Figura 2.12). Aunque frecuentemente se realiza una biopsia cuando los hallazgos no son característicos de NIU, este método también tiene limitaciones diagnósticas. Debido a posibles errores en la toma de la muestra, las características histopatológicas no siempre son representativas de la enfermedad presente. Si se toma una muestra de una región que no es representativa, los hallazgos de NIU pueden no deberse a FPI o a las otras causas de un patrón de NIU (Tabla 2.6).

Dificultades para reconocer el patrón en panal de abeja

El enfisema paraseptal (EPS) puede asemejarse al patrón en panal de abeja por su localización subpleural, pero presenta varias características distintivas (Tabla 2.7, Figura 2.13). El EPS siempre se dispone en una capa y suele asociarse a enfisema centrilobulillar; el patrón en panal de abeja puede disponerse en varias capas. Las radiotransparencias del EPS suelen ser más extensas que los quistes del patrón en panal de abeja y llegan a tener varios centímetros de diámetro; además pueden asociarse a bullas grandes. A diferencia del EPS, el patrón en panal de abeja suele asociarse a otros signos de fibrosis, como bronquiectasia por tracción, reticulación irregular y pérdida de volumen. El patrón en panal de abeja habitualmente tiene predominio en el lóbulo inferior, mientras que el EPS suele observarse en los lóbulos superiores. No obstante, debe recordarse que el EPS y el patrón en panal de abeja pueden coexistir. En ese caso, se pueden apreciar radiotransparencias en forma de burbujas desde el vértice pulmonar hasta la base.

La reticulación en la porción subpleural del pulmón puede parecer formar el borde de quistes redondos que semejan el patrón en panal de abeja; no obstante, la densidad de la porción central de estas radiotransparencias no es la de atenuación de aire (es decir, no es negra) y puede contener vasos visibles (Figura 2.14).

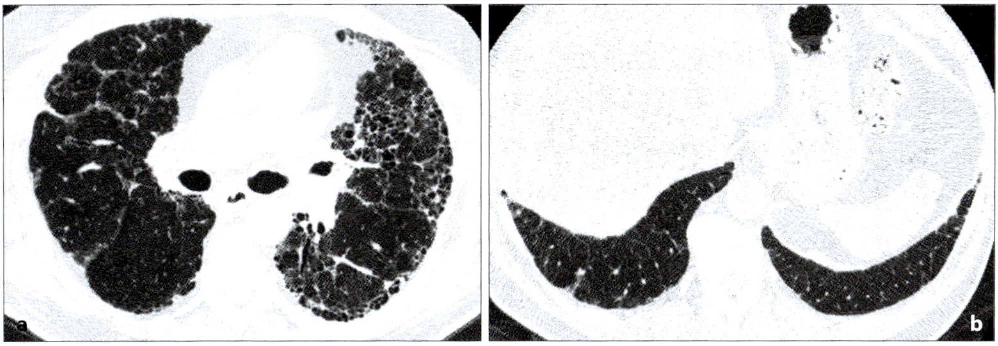

Figura 2.12 Distribución atípica de neumonía intersticial usual en la fibrosis pulmonar idiopática (FPI). TCAR de un paciente con FPI que presenta hallazgos inusuales que no son diagnósticos de un patrón de neumonía intersticial usual. **a** Si bien se observa patrón en panal de abeja, la enfermedad se distribuye en parches, es asimétrica y no es de fuerte predominio subpleural. **b** La preservación de los ángulos costofrénicos posteriores que se observa en este caso también es inusual en casos de FPI. Aunque el aspecto en la TCAR sea atípico, la FPI suele incluirse en el diagnóstico diferencial.

Tabla 2.6 Características atípicas de neumonía intersticial usual en pacientes con patrón en panal de abeja

Característica en la TCAR	Probables diagnósticos alternativos
Opacidad en vidrio esmerilado fuera de las áreas de fibrosis	Neumonía intersticial inespecífica, neumonitis por hipersensibilidad
Perfusión en mosaico/atrapamiento aéreo	Neumonitis por hipersensibilidad
Nódulos centrilobulillares	Neumonitis por hipersensibilidad
Nódulos perilinfáticos	Sarcoidosis, neumoconiosis
Fibrosis subpleural con panalización muy leve, con preservación subpleural	Neumonía intersticial inespecífica
Distribución de anomalías en el lóbulo superior	Sarcoidosis, neumoconiosis, neumonitis por hipersensibilidad
Predominio peribroncovascular parahiliar	Neumonía intersticial inespecífica, neumonitis por hipersensibilidad, sarcoidosis, neumoconiosis
Distribución de hallazgos en el lóbulo inferior, sin predominio en región subpleural	Neumonitis por hipersensibilidad

Tabla 2.7 Comparación de las características del enfisema paraseptal y del patrón en panal de abeja

	Enfisema paraseptal	Panal de abeja
Capas	Siempre una capa	Una o más capas
Espesor de la pared	Muy delgada	Gruesa
Hallazgos asociados	± Enfisema centrilobulillar	Bronquiectasia por tracción, reticulación irregular
Distribución	Lóbulos superiores	Lóbulos inferiores
Extensión	Grande	Pequeña
Volumen pulmonar general	Aumentado	Reducido
Reticulación o bronquiectasia por tracción asociadas	Ausente	Presente

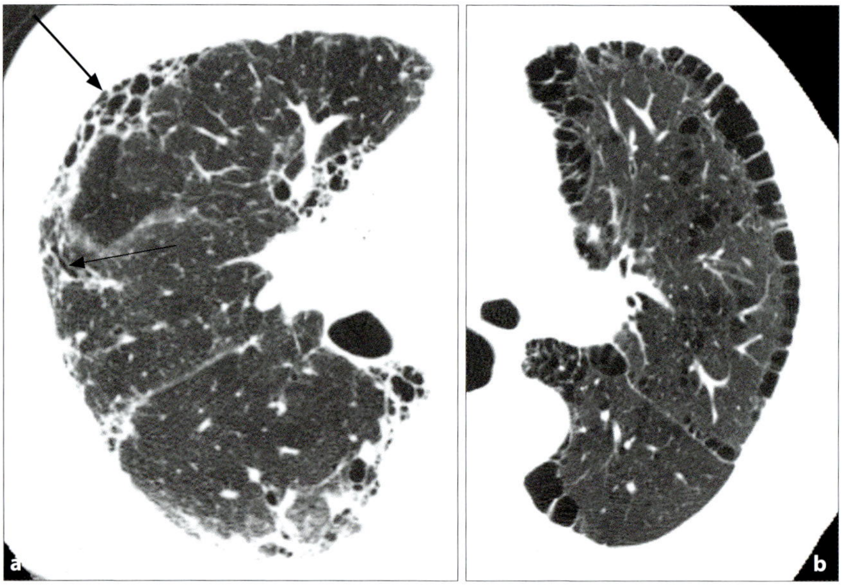

Figura 2.13 Enfisema paraseptal vs. panal de abeja. Comparación del patrón en panal de abeja (**a**) y enfisema paraseptal (**b**). Las dos anomalías son subpleurales. Los quistes en panal de abeja (**a**, *flecha fina*) están agrupados y apilados en varias capas, tienen paredes relativamente gruesas y se asocian a reticulación y bronquiectasia por tracción (**a**, *flecha gruesa*). El enfisema paraseptal (**b**, *punta de flecha*) se presenta en una capa, genera quistes más grandes, tiene paredes muy delgadas y se asocia a enfisema centrilobulillar más que a signos de fibrosis.

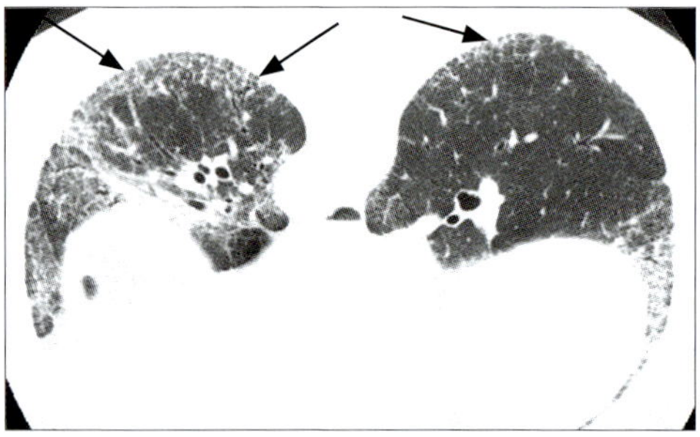

Figura 2.14 Reticulación subpleural similar a panal de abeja. Se visualizan opacidades reticulares (líneas intralobulillares) en la porción subpleural del pulmón en la imagen de un paciente con neumonía intersticial inespecífica. Las áreas de reticulación parecen delinear varias estructuras redondas (*flechas*). Sin embargo, se diferencian del panal de abeja porque no son de atenuación de aire (no son negras).

Para formular un diagnóstico confiable, el panal de abeja debe afectar la porción subpleural del pulmón. Si una anomalía quística no afecta la porción subpleural, probablemente represente otro hallazgo, como enfisema, bronquiectasia, bronquiectasia por tracción (Figura 2.15) o enfermedad pulmonar quística.

Las enfermedades pulmonares quísticas primarias, especialmente la neumonía intersticial linfoide, excepcionalmente tienen predominio subpleural (Figura 2.16). En esos casos, los quistes se asemejan mucho al patrón en panal de abeja. Los pacientes con neumonía intersticial linfoide suelen tener antecedentes de enfermedad del tejido conjuntivo o inmunodepresión (p. ej., inmunodeficiencia común variable). Además, la ausencia de otros signos de fibrosis en las mismas regiones en que aparecen los quistes puede ser un indicio de ausencia de patrón en panal de abeja.

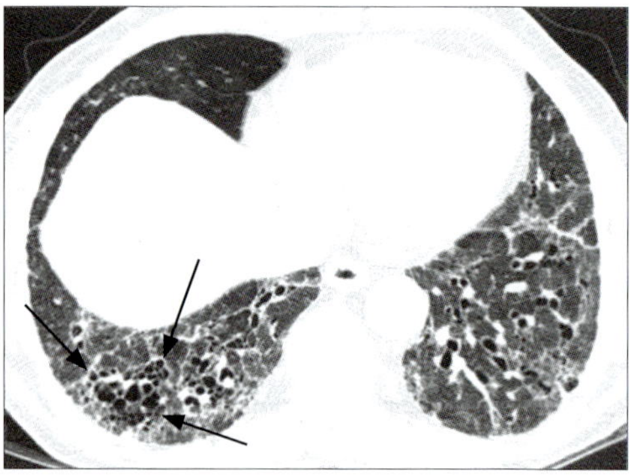

Figura 2.15 Bronquiectasia por tracción similar a panal de abeja. Se observan grupos de estructuras redondas con densidad de aire en las bases pulmonares (*flechas*) que se asemejan al patrón en panal de abeja. Sin embargo, no afectan la región subpleural del pulmón. Estas estructuras representan áreas de bronquiectasia por tracción en la imagen de un paciente con neumonía intersticial inespecífica.

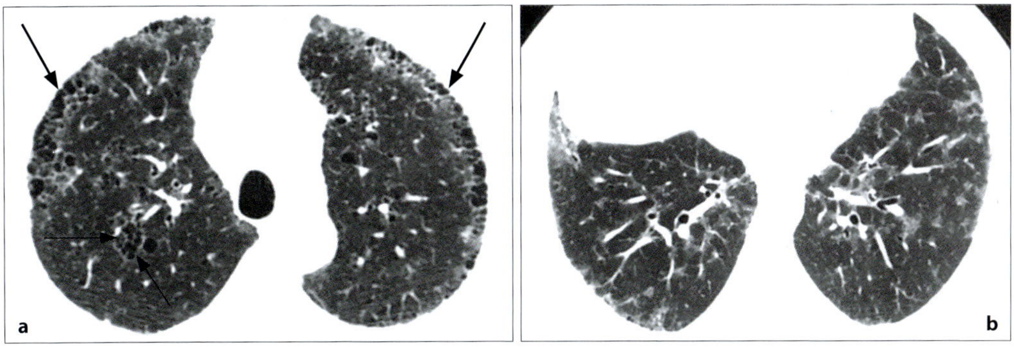

Figura 2.16 Enfermedad pulmonar quística subpleural similar a panal de abeja. a En la TCAR de un paciente con artritis reumatoide y neumonía intersticial linfoide se observan quistes subpleurales (*flechas gruesas*) que se parecen mucho a un patrón en panal de abeja. Se diferencian de este patrón por la ausencia de otros signos de fibrosis y por la presencia de quistes en las regiones pulmonares más centrales (*flechas finas*). **b** En la imagen de las bases pulmonares, se aprecia opacidad en vidrio esmerilado sin signos de fibrosis.

Engrosamiento intersticial intralobulillar

El engrosamiento intersticial intralobulillar (EII) (engrosamiento de la red de fibras intersticiales del interior de los lobulillos pulmonares) puede presentarse aisladamente o junto con engrosamiento septal interlobulillar o patrón en panal de abeja.

El EII se manifiesta como una red de opacidades dentro de los lobulillos pulmonares, que forman un patrón reticular en el que las líneas (denominadas líneas intralobulillares) están separadas por unos milímetros. El EII puede observarse asociado a enfermedades infiltrativas, como el edema pulmonar (Figura 2.17), enfermedades inflamatorias que causan engrosamiento intersticial (como la NII) o a fibrosis pulmonar (Figuras 2.10, 2.11, 2.14, 2.18 y 2.19 a).

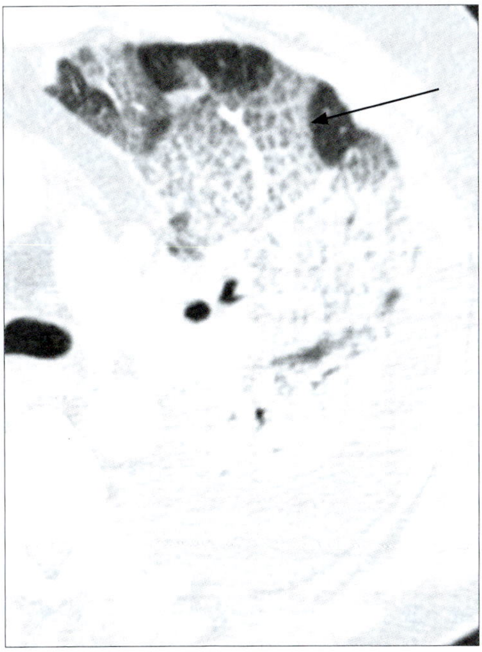

Figura 2.17 Engrosamiento intersticial intralobulillar. TCAR de un paciente con edema pulmonar. Una fina red de líneas (*flecha*) representa engrosamiento intersticial intralobulillar (*líneas intralobulillares*) dentro de áreas de opacidad en vidrio esmerilado.

Características en la TCAR

Las líneas intralobulillares pueden ser gruesas o delgadas y pueden estar asociadas o no a distorsión de la arquitectura pulmonar subyacente. Si el EII se asocia al patrón en panal de abeja, puede suponerse la presencia de fibrosis. En este caso, es la presencia del patrón en panal de abeja el hallazgo más importante para el

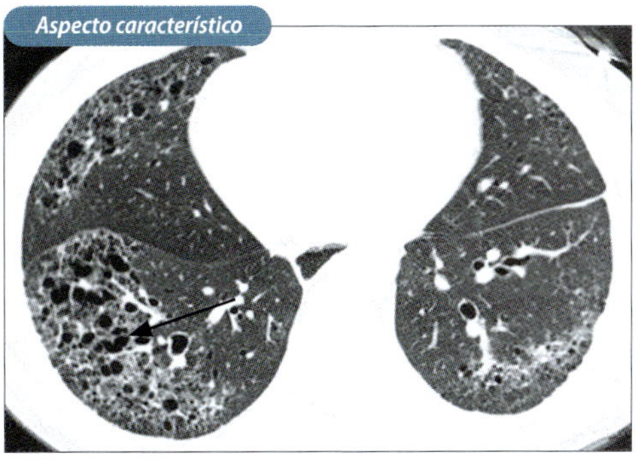

Figura 2.18 Engrosamiento intersticial intralobulillar (líneas intralobulillares): aspecto característico. En la TCAR de este paciente con esclerodermia se observa una distribución periférica de reticulación fina (líneas intralobulillares) asociada a bronquiectasia por tracción (*flecha*). Hay preservación relativa de la región subpleural y no se observa panal de abeja. Este aspecto es muy característico de neumonía intersticial inespecífica.

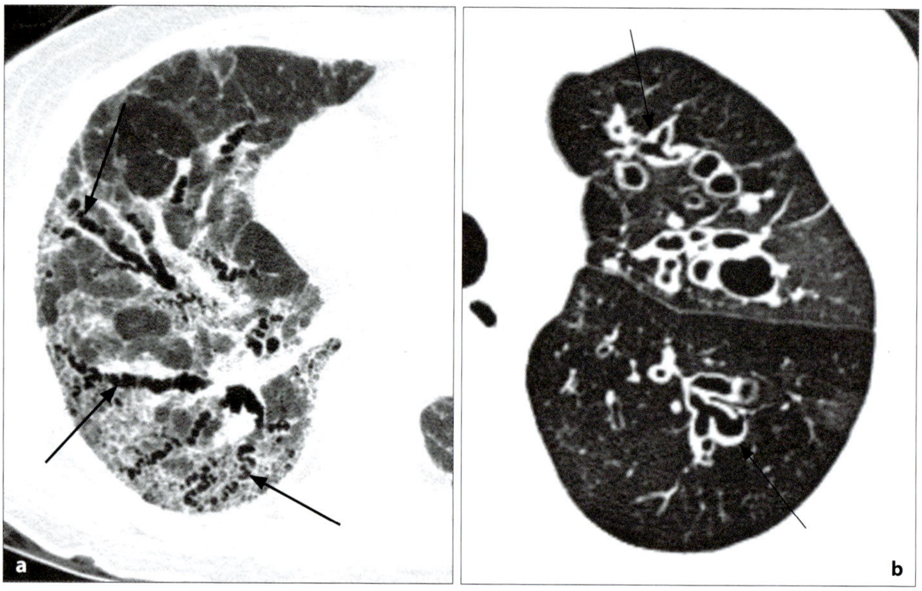

Figura 2.19 Bronquiectasia por tracción vs. bronquiectasia inflamatoria. **a** El patrón reticular fino representa engrosamiento intersticial intralobulillar (líneas intralobulillares) por fibrosis pulmonar. Se observa bronquiectasia por tracción, y los bronquios tienen aspecto irregular y "en sacacorchos" (*flechas gruesas*). Existe enfermedad pulmonar asociada. **b** En la bronquiectasia inflamatoria (enfermedad de las vías respiratorias) se observa engrosamiento importante de las paredes de las vías respiratorias, dilatación (*flechas finas*) e impactación mucoide sin signos de fibrosis.

diagnóstico diferencial. Otro hallazgo útil que sugiere la presencia de fibrosis cuando se visualiza EII es la denominada bronquiectasia por tracción (*v.* Figuras 2.11, 2.18 y 2.19 a). Por otro lado, si el EII está asociado a opacidad en vidrio esmerilado (*v.* Figura 2.17) y no hay bronquiectasia por tracción, debe considerarse una enfermedad infiltrativa o inflamatoria como la opción más probable.

Engrosamiento intersticial intralobulillar con bronquiectasia por tracción

La bronquiectasia por tracción es un signo específico de fibrosis. Los bronquios no presentan una anomalía intrínseca, pero están dilatados a causa de la tracción provocada en sus paredes por la fibrosis pulmonar adyacente. En la bronquiectasia por tracción, los bronquios tienen forma irregular y distorsionada y aspecto en "sacacorchos" (*v.* Figuras 2.11, 2.18 y 2.19 a). La bronquiectasia por tracción puede diferenciarse de la bronquiectasia inflamatoria por la ausencia de impactación de moco y engrosamiento de las paredes, así como por su asociación con EII (*v.* Figura 2.19 a-b). Cuando se visualiza bronquiectasia por tracción, se debe hacer un examen minucioso para detectar la presencia de patrón en panal de abeja. Si este último signo también está presente, debe usarse para formular los diagnósticos diferenciales.

La bronquiectasia por tracción puede observarse asociada a cualquier enfermedad pulmonar fibrótica y es menos específica que el patrón en panal de abeja en lo que respecta al diagnóstico diferencial. Cuando una bronquiectasia por tracción considerable no está asociada al patrón en panal de abeja, el diagnóstico de NIU es menos probable, y debería considerarse la probabilidad de otras alteraciones, como sarcoidosis, NH y NII (*v.* Figuras 2.11, 2.18 y 2.19 a). Si la anomalía predominante en la TCAR de un paciente con enfermedad del tejido conjuntivo es reticulación con bronquiectasia por tracción, por lo general debe formularse un diagnóstico de enfermedad pulmonar intersticial asociada a enfermedades del tejido conjuntivo. De lo contrario, se suele practicar una biopsia para realizar el diagnóstico.

Engrosamiento intersticial intralobulillar con opacidad en vidrio esmerilado

Con frecuencia es mejor abordar los diagnósticos diferenciales de este patrón considerando los de la opacidad en vidrio esmerilado y los síntomas asociados (*v.* Capítulo 4, "Aumento de la atenuación pulmonar: opacidad en vidrio esmerilado y consolidación"). Los síntomas agudos en presencia de opacidad en vidrio esmerilado y EII son indicativos de edema pulmonar (*v.* Figura 2.17), infección, daño alveolar difuso o hemorragia. Los síntomas crónicos son más indicativos de NH o NII. Habitualmente, es necesario practicar una biopsia para diagnosticar a los pacientes con síntomas crónicos, a menos que haya antecedentes de enfermedad del tejido conjuntivo.

En pocas ocasiones, la NIU está asociada a EII y opacidad en vidrio esmerilado como hallazgos predominantes, sin que se visualicen patrón en panal de abeja ni bronquiectasia por tracción. En ese caso, estas alteraciones representan fibrosis por debajo del límite de resolución de la TCAR.

Engrosamiento intersticial intralobulillar como anomalía aislada

Cuando el hallazgo predominante es la reticulación irregular y no se observan patrón en panal de abeja, bronquiectasia por tracción ni opacidad en vidrio esmerilado como hallazgos significativos, el aspecto es inespecífico. Puede representar NIU y FPI (Figura 2.20), NII, NH, sarcoidosis u otras enfermedades fibróticas, infiltrativas o inflamatorias. En estos casos, se debe practicar una biopsia.

Reticulación inespecífica o irregular

Por lo general, si no se pueden caracterizar las opacidades reticulares como signos de engrosamiento septal interlobulillar, panal de abeja o EII (líneas intralobulillares), la anomalía presente se puede describir con términos inespecíficos: "reticulación", "reticulación irregular" o "patrón reticular". Aunque suele asociarse a fibrosis pulmonar, la reticulación inespecífica también se observa asociada a diversas enfermedades inflamatorias.

El diagnóstico diferencial debe abordarse de manera similar al del EII y debe basarse en la presencia o ausencia de bronquiectasia por tracción u opacidad en vidrio esmerilado (Figuras 2.21 y 2.22).

Abordaje general del diagnóstico de una posible enfermedad fibrótica pulmonar

Al evaluar una TCAR de un paciente con enfermedad pulmonar difusa, es importante como primera medida realizar una inspección minuciosa de hallazgos de fibrosis. La presencia de fibrosis tiene implicancias significativas en cuanto al diagnóstico, el pronóstico y la posible respuesta al tratamiento. En ciertas enfermedades, como la FPI, la presencia de fibrosis suele ser predominante, mientras que en otras, como la neumonía intersticial descamativa, por lo general la fibrosis es leve o inexistente. Independientemente del diagnóstico específico, los pacientes con fibrosis significativa en la TCAR suelen tener peor pronóstico y tienen menos probabilidad de responder favorablemente al tratamiento.

Para determinar los diagnósticos diferenciales de enfermedad pulmonar fibrótica en la TCAR, es importante tener en cuenta ciertos factores, como la presencia del patrón en panal de abeja, la distribución de las anomalías y la presencia de hallazgos asociados, como el atrapamiento aéreo.

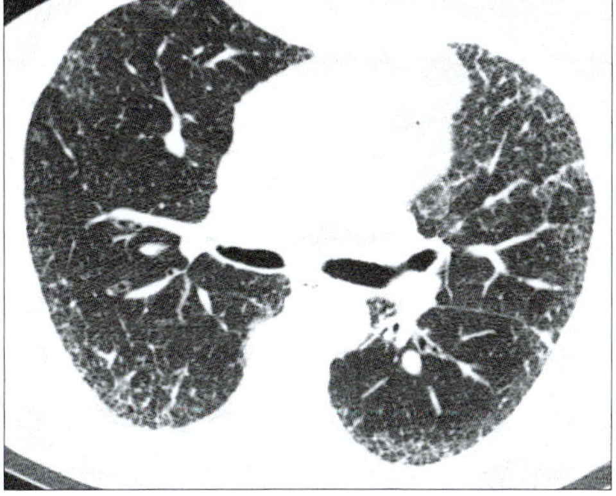

Figura 2.20 Líneas intralobulillares como hallazgo predominante. Se observa reticulación subpleural leve sin otros signos de fibrosis. Esta anomalía es inespecífica respecto del diagnóstico, pero la distribución subpleural sugiere la presencia de alguna neumonía intersticial. El diagnóstico de la biopsia pulmonar fue neumonía intersticial usual secundaria a fibrosis pulmonar idiopática.

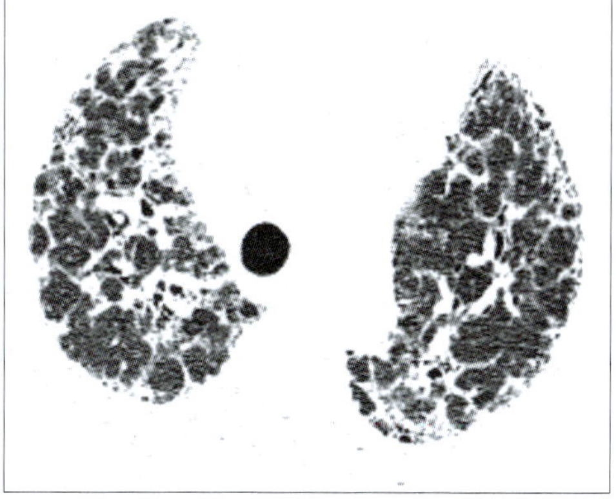

Figura 2.21 Reticulación como hallazgo predominante. Se observa reticulación con engrosamiento septal interlobulillar irregular asociada a bronquiectasia por tracción leve. El diagnóstico de este paciente fue neumonitis por hipersensibilidad. Sería poco habitual que en caso de neumonía intersticial usual se observaran anomalías tan extensas sin panalización.

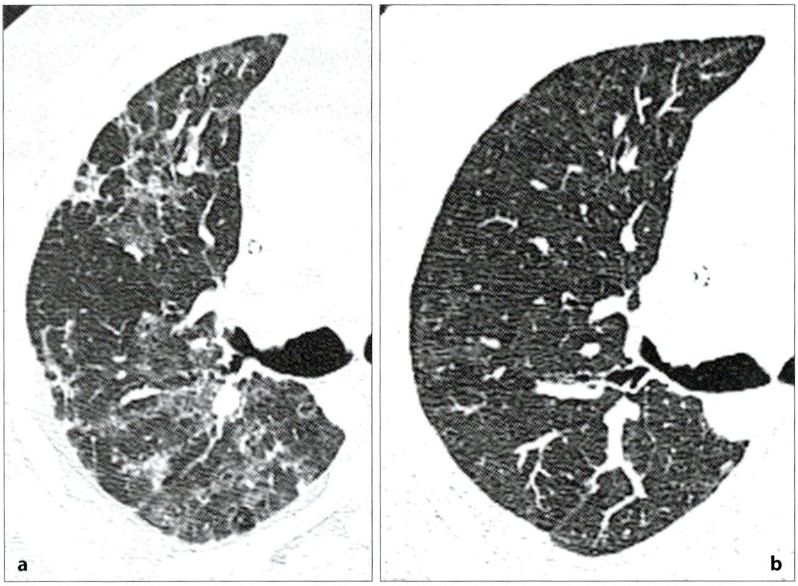

Figura 2.22 Reticulación asociada a opacidad en vidrio esmerilado. Se presenta una TCAR realizada en el mismo nivel anatómico, tres meses después. **a** La TCAR inicial pone de manifiesto reticulación irregular y opacidad en vidrio esmerilado en un paciente con toxicidad pulmonar por bleomicina. **b** En la TCAR de seguimiento después del tratamiento se observa la desaparición casi total de las anomalías previas. Aunque la reticulación irregular con frecuencia representa fibrosis, en algunos casos puede representar inflamación, particularmente si el patrón en panal de abeja y la bronquiectasia por tracción asociados no están presentes.

Hallazgos de fibrosis en la TCAR

Diversos hallazgos en la TCAR podrían indicar la presencia de fibrosis. Los más importantes son el patrón en panal de abeja, la bronquiectasia por tracción, el engrosamiento septal interlobulillar irregular y el EII (Figura 2.23). El hallazgo más específico es el patrón en panal de abeja, cuya presencia permite formular un diagnóstico confiable de un proceso fibrosante (*v.* Figura 2.4). La bronquiectasia por tracción suele indicar la presencia de fibrosis, particularmente si está asociada a reticulación (*v.* Figura 2.11). No obstante, en algunos casos en los que se observa opacidad en vidrio esmerilado, la bronquiectasia por tracción puede ser transitoria y desaparecer con el tratamiento. El engrosamiento irregular de los tabiques y el EII tienen una especificidad moderada para diagnosticar la presencia de fibrosis, pero en algunos casos estos signos pueden representar infiltración o inflamación y pueden mejorar o desaparecer con el tratamiento. La opacidad en vidrio esmerilado es un hallazgo inespecífico que refleja la presencia de anomalías por debajo del límite de resolución de la TCAR y en algunos casos puede ser una manifestación de enfermedad pulmonar fibrótica.

Análisis paso a paso: preguntas clave

Paso 1: ¿hay signos de fibrosis?

Esta es la primera pregunta que debe plantearse. La presencia de fibrosis es importante en lo que se refiere al diagnóstico, el pronóstico y la posible respuesta al tratamiento. Se debe buscar minuciosamente cualquier signo de fibrosis, especialmente patrón en panal de abeja, bronquiectasia por tracción y reticulación (Figuras 2.23 y 2.24 a-b).

Paso 2: ¿se observa patrón en panal de abeja?

Se deben evaluar minuciosamente las imágenes para detectar la presencia de patrón en panal de abeja (Figura 2.25). Es un hallazgo muy específico de fibrosis y suele asociarse a un patrón de NIU y FPI. Si se observa panalización, determine la presencia de "patrón de NIU".

Paso 3: ¿cuál es la distribución cefalocaudal de las anomalías?

Existen muchas formas de clasificar la distribución de una enfermedad pulmonar difusa. Ciertas enfermedades suelen afectar los lóbulos superiores, mientras que otras predominan

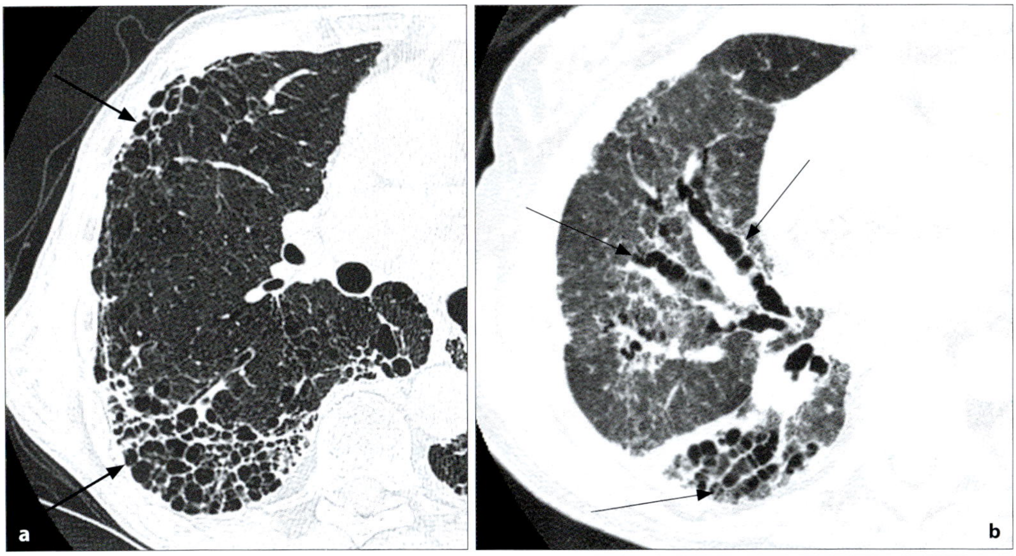

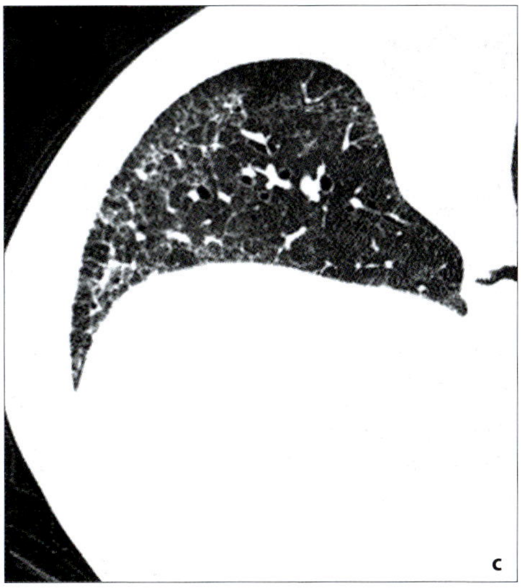

Figura 2.23 Signos de fibrosis en la TCAR. a Patrón en panal de abeja. Se manifiesta por quistes subpleurales apilados con paredes relativamente gruesas (*flechas gruesas*). Este es un hallazgo de fibrosis muy específico y suele observarse asociado a otros hallazgos, como bronquiectasia por tracción. **b Bronquiectasia por tracción.** La dilatación bronquial asociada a fibrosis es irregular y "en sacacorchos" (*flechas finas*), y no se observan signos de inflamación de las vías respiratorias, como engrosamiento de la pared bronquial. Este es también un hallazgo muy específico de fibrosis. **c Reticulación.** Las líneas intralobulillares (que se observan en este caso) sugieren fibrosis, pero pueden ser una manifestación de enfermedad inflamatoria o infiltrativa, especialmente en los casos de neumonía intersticial inespecífica.

en los campos medios o inferiores del pulmón (Tabla 2.8). El predominio en el lóbulo superior es característico de sarcoidosis o infección granulomatosa previa, tales como tuberculosis, neumoconiosis, fibrosis por radiación, fibroelastosis pleuroparenquimatosa y espondilitis anquilosante. El predominio en el lóbulo inferior es característico de FPI, enfermedad del tejido conjuntivo, asbestosis y aspiración crónica. La NH crónica y la fibrosis asociada a fármacos pueden predominar en la región superior, media o inferior del pulmón o pueden ser difusas.

Debe prestarse particular atención a los ángulos costofrénicos. Por lo general, las neumonías intersticiales idiopáticas, como la NIU, la NII y la neumonía intersticial descamativa, afectan los ángulos costofrénicos posteriores. La fibrosis por SDRA suele ser de distribución subpleural y anterior. En la mayoría de las demás enfermedades, se observa una preservación de la región más inferior de los ángulos costofrénicos (Figura 2.26). Esto es particularmente útil para diferenciar la NH crónica de las neumonías intersticiales, dado que la NH suele tener predominio en los campos pulmonares medios e inferiores, pero los ángulos costofrénicos están preservados.

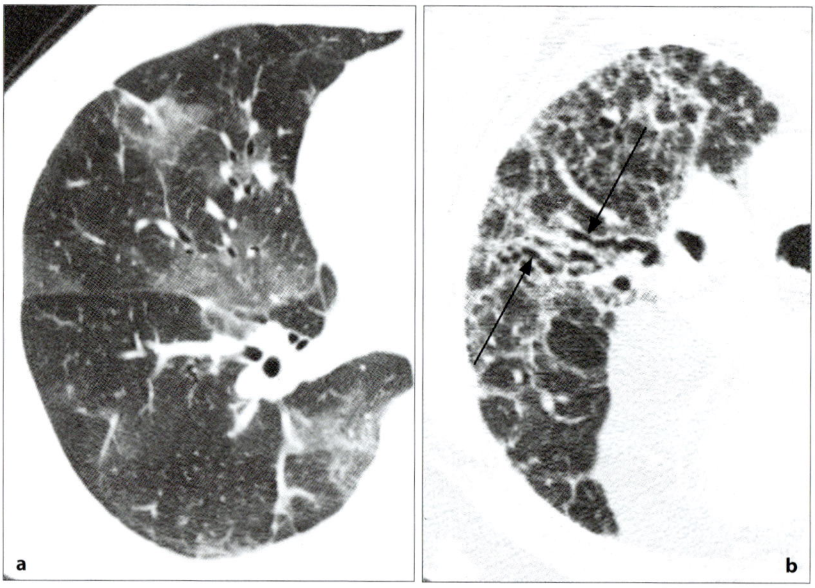

Figura 2.24. **Abordaje de la fibrosis: paso 1. ¿Hay signos de fibrosis? a Opacidad en vidrio esmerilado como único hallazgo; ausencia de fibrosis.** En la TCAR de un paciente con neumonitis por hipersensibilidad subaguda, se observa opacidad en vidrio esmerilado sin signos de fibrosis. Estas alteraciones representaban inflamación y desaparecieron tras el tratamiento. **b Signos de fibrosis grave.** En la TCAR en decúbito prono de un paciente con neumonitis por hipersensibilidad crónica, se observa bronquiectasia por tracción (*flechas*) y reticulación. Estos hallazgos representan fibrosis, y no hubo respuesta al tratamiento.

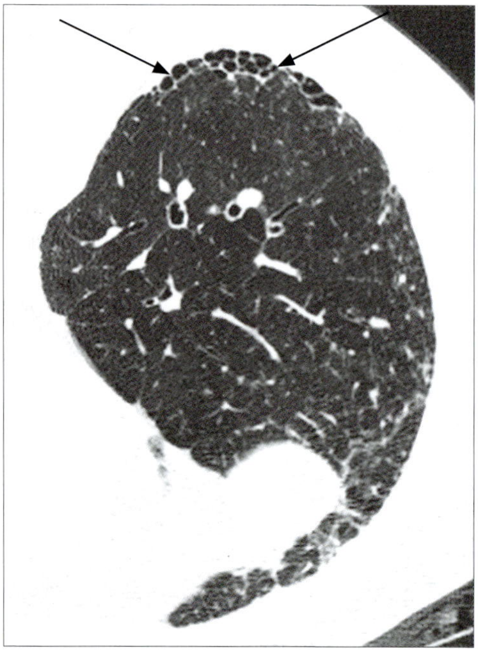

Figura 2.25 **Abordaje de la fibrosis: paso 2. ¿Se observa patrón en panal de abeja?** En la TCAR en decúbito prono de un paciente con fibrosis pulmonar idiopática se observa panalización subpleural (*flechas*). Si bien este hallazgo puede encontrarse en estudios de pacientes con diferentes enfermedades, su presencia sugiere un patrón de neumonía intersticial usual y representa fibrosis irreversible.

Tabla 2.8 Diagnósticos diferenciales de fibrosis según la distribución cefalocaudal de los hallazgos en la TCAR

Predominio en el lóbulo superior	Predominio en el lóbulo inferior
• Sarcoidosis • Tuberculosis previa • Micosis previa • Fibrosis por radiación (p. ej., tratamiento de cáncer de cabeza y cuello) • Neumoconiosis (silicosis, neumoconiosis de los mineros de carbón, beriliosis, talcosis) • Fibroelastosis pleuroparenquimatosa • Espondilitis anquilosante	• Fibrosis pulmonar idiopática • Enfermedad del tejido conjuntivo • Fibrosis por fármacos • Asbestosis • Neumonitis por hipersensibilidad • Aspiración crónica

Paso 4: ¿cuál es la distribución axial (transversal) de las anomalías?

La distribución transversal de las anomalías (Figura 2.27) también puede ser útil (Tabla 2.9). Saber si una enfermedad tiene un fuerte predominio periférico o si afecta las regiones más centrales o peribroncovasculares del pulmón puede servir para orientar el diagnóstico diferencial. Las neumonías intersticiales suelen tener una distribución predominantemente periférica. Téngase en cuenta que la región subpleural incluye el intersticio inmediatamente adyacente a las cisuras.

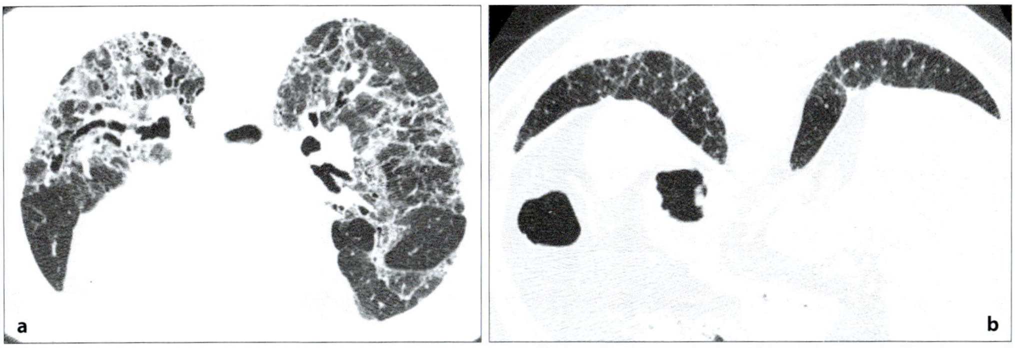

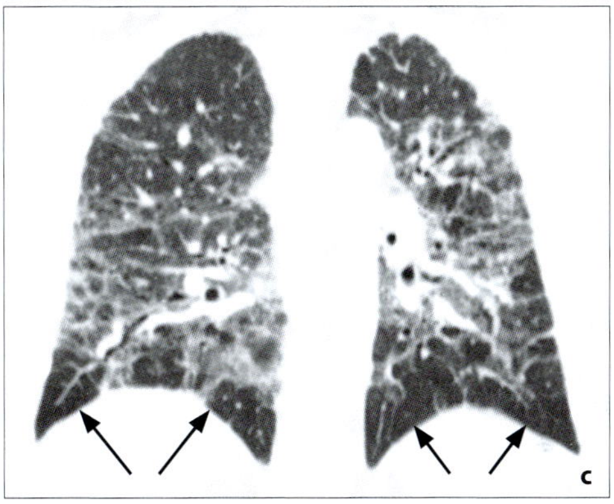

Figura 2.26 Abordaje de la fibrosis: paso 3. ¿Cuál es la distribución cefalocaudal? En la TCAR en decúbito prono de la región media e inferior del pulmón (**a**), de los ángulos costofrénicos (**b**) y en una reconstrucción coronal (**c**) de un paciente con neumonitis por hipersensibilidad, se observa predominio en las regiones media e inferior del pulmón con preservación de los ángulos costofrénicos (**c**, *flechas*). Esa preservación de los ángulos costofrénicos es muy poco habitual en los casos de neumonía intersticial usual y de neumonía intersticial inespecífica y sugiere la presencia de otra causa de fibrosis.

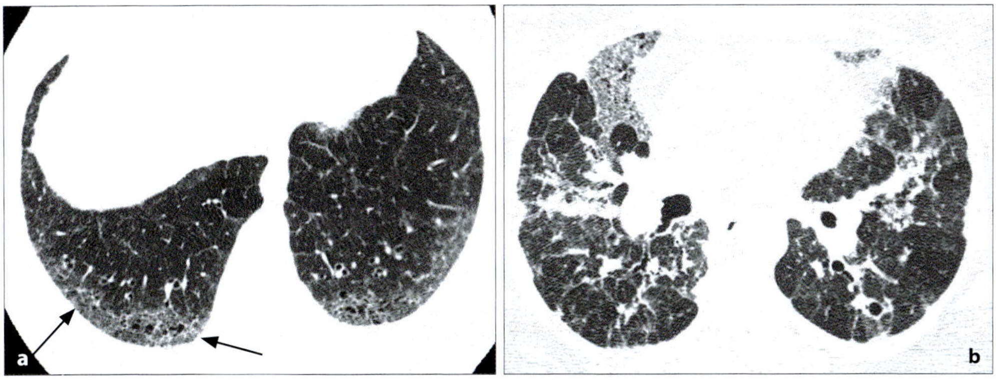

Figura 2.27 Abordaje de la fibrosis: paso 4. ¿Cuál es la distribución axial? a Distribución periférica en la neumonía intersticial inespecífica. En la TCAR, se observa marcada distribución periférica (*flechas*) de opacidad en vidrio esmerilado, reticulación irregular y bronquiectasia por tracción. Esta distribución de los hallazgos es muy indicativa de neumonía intersticial: neumonía intersticial usual, neumonía intersticial inespecífica o neumonía intersticial descamativa. **b Distribución difusa de neumonitis por hipersensibilidad.** A diferencia de la neumonía intersticial usual, inespecífica o descamativa, otras enfermedades pulmonares fibróticas suelen presentar una distribución central o difusa de los hallazgos. En el estudio de este paciente con neumonitis por hipersensibilidad, se observan áreas de fibrosis tanto periféricas como centrales.

Tabla 2.9 Diagnósticos diferenciales según la distribución axial de los hallazgos

Predominio subpleural	Distribución difusa o central
▪ Fibrosis pulmonar idiopática ▪ Enfermedad del tejido conjuntivo ▪ Fibrosis por fármacos ▪ Asbestosis ▪ Fibrosis asociada a síndrome de dificultad respiratoria aguda	▪ Sarcoidosis ▪ Neumoconiosis ▪ Neumonitis por hipersensibilidad ▪ Aspiración crónica ▪ Tuberculosis o micosis previas

Otras enfermedades suelen presentar una distribución central o difusa. La NII por lo general no compromete la región subpleural inmediata del pulmón.

Paso 5: ¿existen hallazgos asociados significativos que contribuyan a establecer el diagnóstico?

La presencia de hallazgos asociados puede ser importante para el diagnóstico. Los más significativos son la perfusión en mosaico, el atrapamiento aéreo y los nódulos. La combinación de fibrosis y perfusión en mosaico o atrapamiento aéreo considerables sugiere la presencia de NH (Figura 2.28). Si un paciente tiene nódulos perilinfáticos y fibrosis, es probable que tenga sarcoidosis. Obsérvese que para que estos hallazgos asociados tengan utilidad diagnóstica deben ser de una extensión considerable. Por ejemplo, no es raro observar atrapamiento aéreo leve en el caso de una persona con FPI (Figura 2.29). Solo se considera que la presencia de atrapamiento aéreo es útil para diagnosticar NH si es moderado o grave.

Paso 6: ¿es la fibrosis la anomalía predominante?

Ante la presencia de fibrosis, es importante determinar si la alteración pulmonar es predominantemente fibrótica (Figura 2.30). Por ejemplo, la FPI es mayormente una enfermedad fibrótica. Si se observan áreas aisladas de opacidad en vidrio esmerilado, consolidación o nódulos, hallazgos

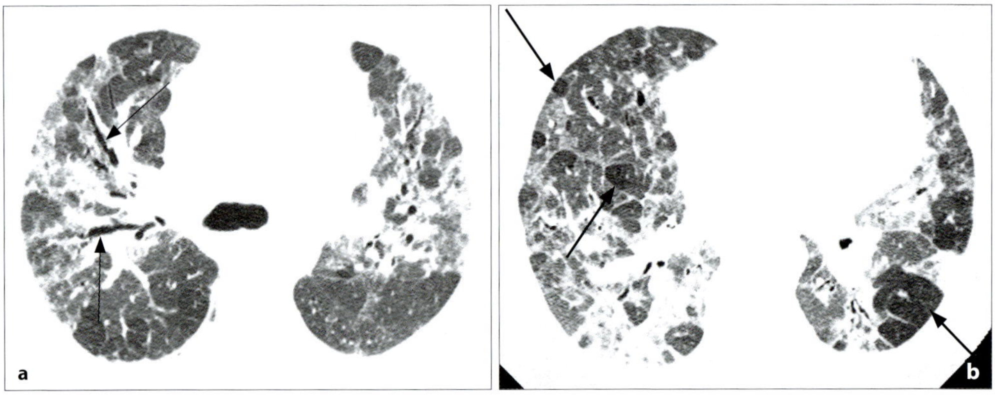

Figura 2.28 Abordaje de la fibrosis: paso 5. ¿Hay hallazgos asociados? Otros hallazgos asociados a fibrosis pueden ser útiles para el diagnóstico. La combinación de fibrosis y considerable perfusión en mosaico y atrapamiento aéreo es muy indicativa de neumonitis por hipersensibilidad. Obsérvense los parches de reticulación irregular y bronquiectasia por tracción (**a**, *flechas finas*) asociados a regiones extensas de atrapamiento aéreo en las imágenes en espiración (**b**, *flechas gruesas*).

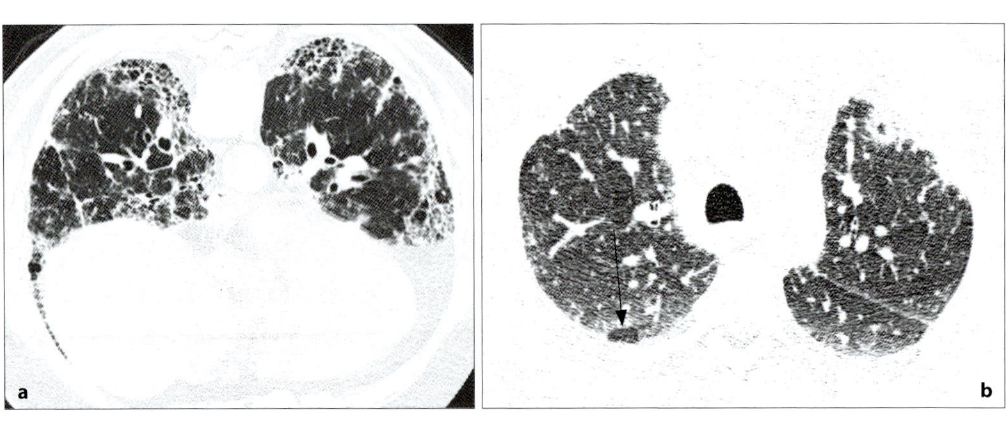

Figura 2.29 Abordaje de la fibrosis: paso 5. ¿Hay hallazgos asociados? En la imagen de un paciente con fibrosis pulmonar idiopática, en la cual se observa atrapamiento aéreo muy leve. Para que este hallazgo sea útil para el diagnóstico, debe haber otros hallazgos asociados a fibrosis que representen una parte significativa de la imagen. En el estudio de este paciente con fibrosis pulmonar idiopática, se observa fibrosis periférica con patrón en panal de abeja en los lóbulos inferiores, hallazgo este que es típico de un patrón de neumonía intersticial usual. El atrapamiento aéreo mínimo en el lóbulo superior del pulmón derecho (**b**, *flecha*) no debería tenerse en cuenta porque no es una anomalía significativa.

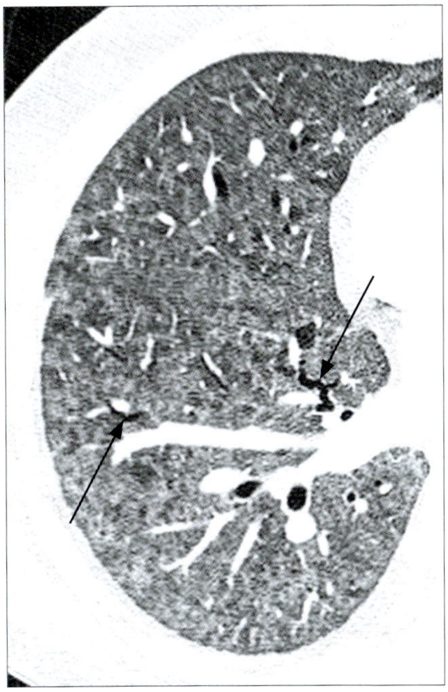

Figura 2.30 Abordaje de la fibrosis: paso 6. ¿Es la fibrosis la anomalía predominante? TCAR en la que se observa opacidad en vidrio esmerilado extensa y bronquiectasia por tracción mínima (*flechas*). Si bien hay fibrosis, es un componente muy pequeño de la enfermedad. El mayor componente de la alteración probablemente sea inflamatorio y reversible.

estos que no suelen indicar fibrosis, es probable que haya inflamación activa y probablemente se justifique un abordaje diagnóstico y terapéutico más agresivo.

Paso 7: ¿se dispone de información clínica útil?

La información clínica básica es fundamental para poner los hallazgos de la TCAR en contexto (Tabla 2.10). La edad influye para definir qué enfermedad es más probable. Por ejemplo, la FPI es infrecuente en menores de 50 años, pero en personas mayores de esa edad es una de las causas más comunes de fibrosis pulmonar. La toxicidad por fármacos, la asbestosis y otras neumoconiosis también se observan con más frecuencia en

Tabla 2.10 Información clínica y diagnósticos asociados más probables con presencia de fibrosis

Edad > 50 años	Fibrosis pulmonar idiopática, toxicidad por fármacos, asbestosis, neumoconiosis, neumonitis por hipersensibilidad
Edad < 50 años	Sarcoidosis, enfermedad del tejido conjuntivo, neumonitis por hipersensibilidad
Tabaquismo	Fibrosis pulmonar idiopática, neumonía intersticial descamativa
Exposición a polvo	Silicosis, neumoconiosis de los mineros de carbón, talcosis y otras neumoconiosis
Exposición a antígenos orgánicos	Neumonitis por hipersensibilidad
Enfermedad del tejido conjuntivo	Neumonía intersticial inespecífica y neumonía intersticial usual

pacientes mayores de 50 años. La sarcoidosis y la enfermedad del tejido conjuntivo habitualmente se presentan en pacientes menores de 50 años. El rango etario de los pacientes con NH es amplio.

La fibrosis presente en un fumador se debe con mucha frecuencia a NIU o a neumonía intersticial descamativa. La exposición a polvo o a antígenos orgánicos se asocia a neumoconiosis o a NH, respectivamente. La enfermedad del tejido conjuntivo se asocia con gran frecuencia a NII, pero en los estudios de esos pacientes también puede observarse un patrón de NIU. La fibrosis inducida por fármacos se observa en pacientes con antecedentes farmacológicos asociados. Las clases de medicamentos que con más frecuencia producen fibrosis son los quimioterápicos, los medicamentos para tratar cardiopatías y los antibióticos.

3
Enfermedad pulmonar nodular

Introducción

Las enfermedades pulmonares difusas que se manifiestan con nódulos pequeños (menos de 1 cm de diámetro) representan una amplia gama de entidades comprendidas en muy diferentes categorías. La tomografía computarizada de alta resolución (TCAR) se usa generalmente para sugerir un diagnóstico diferencial concreto y orientar la evaluación diagnóstica posterior. En algunos casos, la TCAR permite diagnosticar una enfermedad específica.

La evaluación de un paciente con enfermedad pulmonar nodular mediante TCAR se basa en la identificación de diversos hallazgos y patrones: la distribución cefalocaudal de los nódulos, su aspecto y atenuación y su distribución específica en relación con las estructuras pulmonares.

Distribución cefalocaudal de los nódulos

Considerar la distribución cefalocaudal de los nódulos es útil para establecer los diagnósticos diferenciales de enfermedad pulmonar nodular (Tabla 3.1). Ciertas enfermedades, como la sarcoidosis y otras enfermedades granulomatosas, suelen predominar en los lóbulos superiores (Figura 3.1), mientras que otras, como las metástasis hematógenas, tienden a tener predominio en los lóbulos inferiores (Figura 3.2). Sin embargo, la distribución cefalocaudal de los nódulos no es suficiente por sí sola para establecer el diagnóstico, por lo que debería combinarse con otros hallazgos. Existe superposición entre la distribución nodular presente en distintas enfermedades y diferencias entre los pacientes con la misma enfermedad.

Aspecto y atenuación de los nódulos

El aspecto de los nódulos puede ayudar a determinar si son de origen intersticial o alveolar (de espacio aéreo) (Tabla 3.2; Figura 3.3). Los nódulos intersticiales habitualmente tienen bordes bien definidos y presentan atenuación de partes blandas. Un ejemplo son las metástasis hematógenas; los nódulos de pacientes con metástasis suelen tener bordes nítidos, incluso si son nódulos pequeños. Los nódulos alveolares (o de espacio aéreo) generalmente presentan bordes mal definidos. Por ejemplo, la diseminación endobronquial de una infección (bronconeumonía) es el resultado de una infección de las vías respiratorias, y a medida que la infección se disemina desde la vía aérea y compromete los alvéolos adyacentes, el borde principal de la opacidad nodular resultante no se distinguirá debido al compromiso alveolar heterogéneo. Los nódulos alveolares pueden presentar atenuación de partes blandas u opacidad en vidrio esmerilado (OVE). Los nódulos alveolares con atenuación de partes blandas son

Tabla 3.1 Diagnósticos diferenciales de los nódulos en función de la distribución cefalocaudal

Nódulos con predominio en el lóbulo superior	▪ Sarcoidosis ▪ Neumoconiosis (p. ej., silicosis, neumoconiosis de los mineros de carbón, beriliosis) ▪ Histiocitosis de células de Langerhans ▪ Bronquiolitis respiratoria ▪ Tuberculosis miliar
Nódulos con predominio en el lóbulo inferior	▪ Metástasis hematógenas
Variables (nódulos con predominio en el lóbulo superior o inferior)	▪ Linfangitis carcinomatosa ▪ Neumonitis por hipersensibilidad ▪ Diseminación endobronquial de infección ▪ Adenocarcinoma mucinoso invasivo ▪ Tuberculosis miliar ▪ Micosis miliar ▪ Bronquiolitis folicular

característicos de la infección bacteriana, mientras que los nódulos con OVE pueden deberse a infecciones atípicas o enfermedad inflamatoria.

Si se considera solo el aspecto de los nódulos para determinar los diagnósticos diferenciales, sin tener en cuenta otros hallazgos, la precisión es limitada; existen muchas excepciones a la regla. Por ejemplo, la neumonitis por hipersensibilidad es predominantemente una enfermedad pulmonar intersticial, pero se caracteriza por la presencia de nódulos muy mal definidos. Además, muchas enfermedades tienen componentes tanto intersticiales como alveolares.

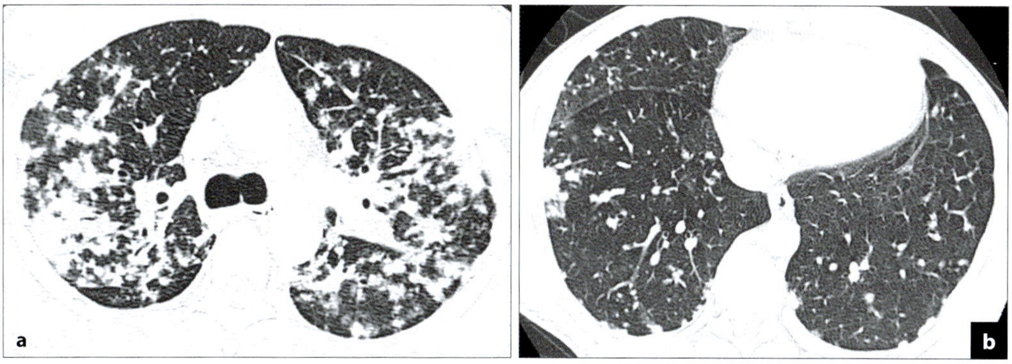

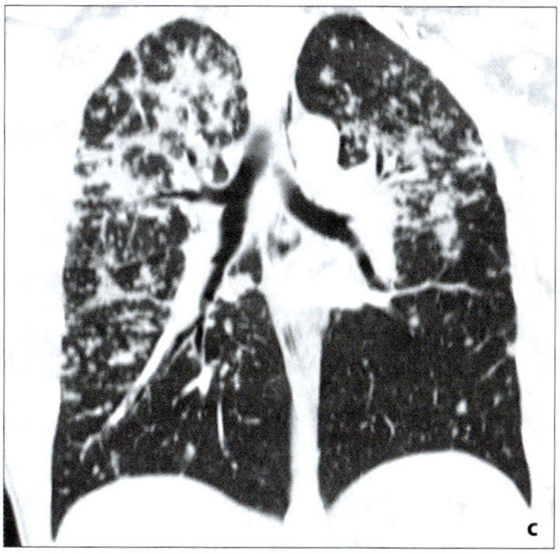

Figura 3.1 Predominio de nódulos en lóbulo superior asociado a sarcoidosis. a-b En la TCAR de un paciente con sarcoidosis, se observa que los nódulos son más numerosos y más grandes en el lóbulo superior (**a**) que en el inferior (**b**). **c** En una reconstrucción coronal, se aprecia el predominio marcado de la sarcoidosis en el lóbulo superior.

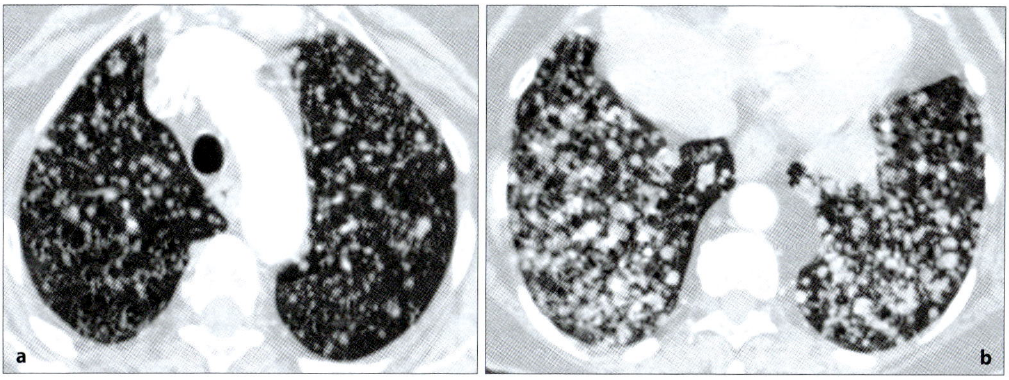

Figura 3.2 Predominio de nódulos en lóbulo inferior asociado a neoplasia metastásica. a-b TCAR de un paciente con diseminación hematógena de cáncer de tiroides a los pulmones. Obsérvese el predominio marcado en el lóbulo inferior con respecto al tamaño y la cantidad de los nódulos (**b**) en comparación con una tomografía de la región de los lóbulos superiores (**a**). Esto refleja la diferencia de irrigación sanguínea en lóbulos inferiores y superiores.

Tabla 3.2 Diagnósticos diferenciales de los nódulos en función del aspecto

Bordes bien definidos	▪ Sarcoidosis ▪ Metástasis ▪ Infecciones miliares ▪ Amiloidosis
Bordes mal definidos	▪ Neumonitis por hipersensibilidad ▪ Bronquiolitis respiratoria ▪ Bronquiolitis folicular ▪ Infecciones ▪ Adenocarcinoma mucinoso invasivo (carcinoma bronquioloalveolar) ▪ Aspiración ▪ Edema pulmonar ▪ Hemorragia pulmonar ▪ Hipertensión arterial pulmonar ▪ Calcificación metastásica
Bordes bien definidos o mal definidos	▪ Histiocitosis de células de Langerhans ▪ Neumonía intersticial linfoide ▪ Neumoconiosis

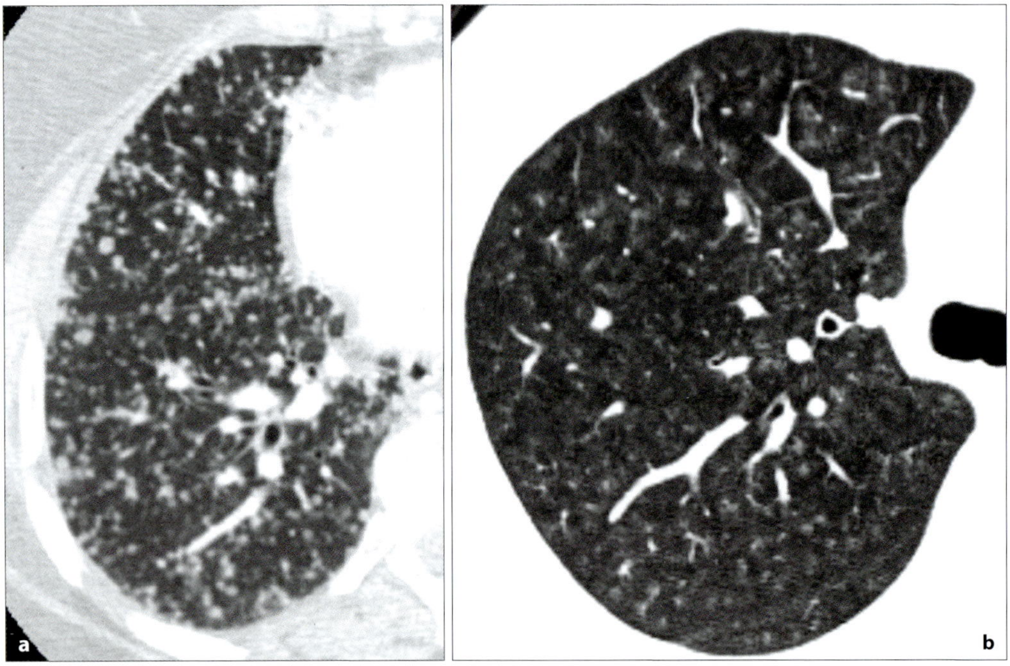

Figura 3.3 Aspectos de diferentes tipos de nódulos intersticiales y alveolares en la TCAR. a Las metástasis hematógenas que afectan el intersticio pulmonar son nítidas. **b** Los nódulos con opacidad en vidrio esmerilado asociados a neumonía viral, con compromiso variable de los alvéolos, son borrosos y presentan bordes mal definidos.

Distribución de los nódulos en relación con las estructuras pulmonares

El método preferido para evaluar la enfermedad pulmonar nodular difusa en la TCAR es determinar la distribución específica de los nódulos en relación con las estructuras pulmonares. Esta estrategia permite limitar los diagnósticos diferenciales y conocer la fisiopatología de la diseminación de la enfermedad. Cuando se combina con la información clínica, la distribución cefalocaudal de los nódulos y su aspecto, puede permitir diagnosticar una enfermedad específica. Cuando ello no es posible, los diagnósticos diferenciales suelen ser limitados, y la TCAR puede ser útil para orientar la indicación de pruebas complementarias.

En la TCAR, los pequeños nódulos pueden tener distribución perilinfática, aleatoria o centrilobulillar. Es fundamental reconocer una de estas tres distribuciones para interpretar la TCAR de pacientes con enfermedad pulmonar nodular. La TCAR tiene una precisión del 90% al 95% para determinar el patrón presente y el diagnóstico diferencial correcto.

Nódulos perilinfáticos

Las enfermedades que presentan una distribución perilinfática de los nódulos se caracterizan por el compromiso del sistema linfático pulmonar o por la diseminación linfática. Por ejemplo, la sarcoidosis se caracteriza por la presencia de conglomerados de granulomas a lo largo de los vasos linfáticos. Por otro lado, la silicosis y la neumoconiosis de los mineros de carbón son causadas por la inhalación de polvo, que se elimina a través de los conductos linfáticos.

Los linfáticos pulmonares predominan en cuatro sitios específicos: el intersticio peribroncovascular parahiliar, el intersticio subpleural, los tabiques interlobulillares y el intersticio peribroncovascular centrilobulillar. En la TCAR de pacientes con enfermedades perilinfáticas, habitualmente se observan nódulos que predominan o se encuentran exclusivamente en uno o más de estos cuatro sitios (Figura 3.4).

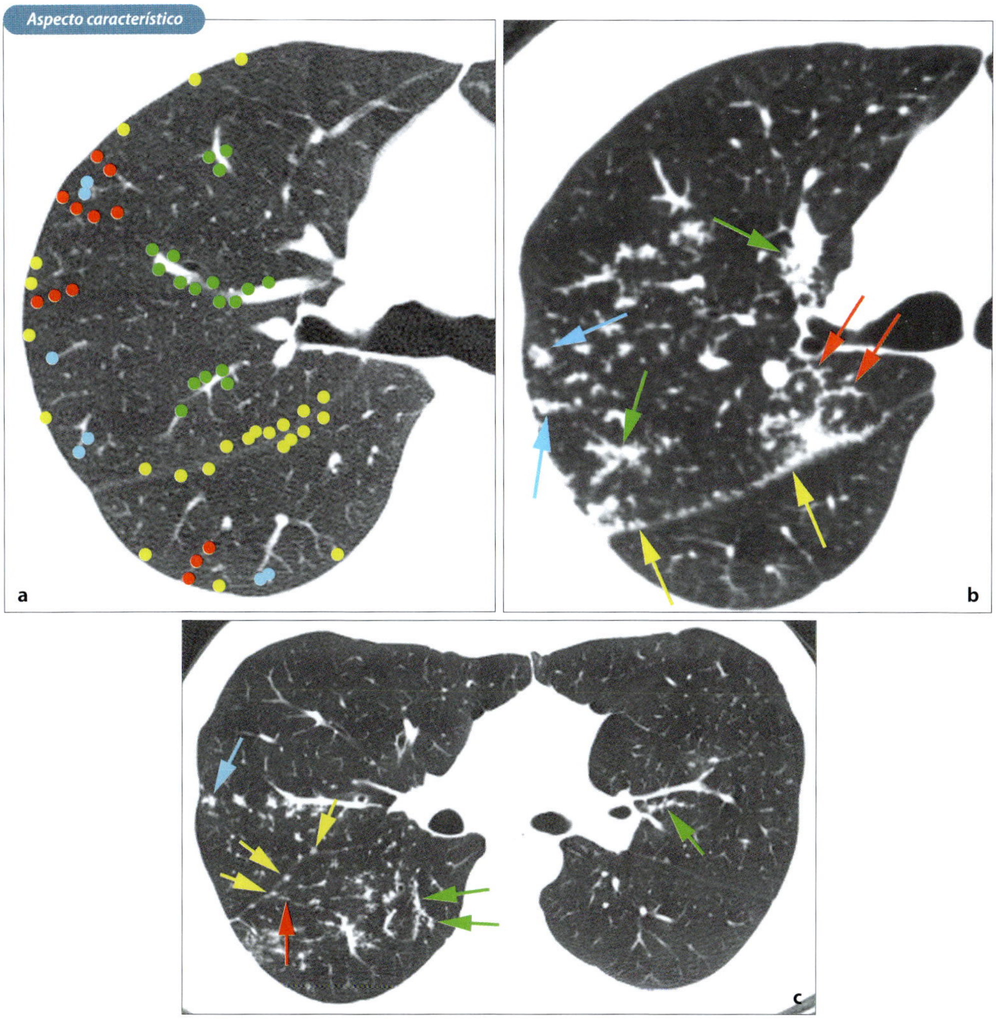

Figura 3.4. Nódulos perilinfáticos: aspectos característicos. **a** En el patrón perilinfático, los nódulos predominan a lo largo del intersticio peribroncovascular (*puntos verdes*), en el intersticio subpleural (*puntos amarillos*), en las regiones centrilobulillares (*puntos azules*) y en los tabiques interlobulillares (*puntos rojos*). Cuando se observa un patrón perilinfático, la distribución de los nódulos suele ser en parches. La distribución específica de los nódulos perilinfáticos varía en distintas enfermedades y en diferentes pacientes. **b-c** Nódulos perilinfáticos en dos casos de sarcoidosis. Al igual que en **a**, se observa que los nódulos afectan los intersticios peribroncovascular (*flechas verdes*), subpleural (*flechas amarillas*), centrilobulillar (*flechas azules*) y septal interlobulillar (*flechas rojas*). El aspecto general es de compromiso pulmonar en parches, con algunas regiones pulmonares de aspecto anómalo y otras de aspecto normal.

Los nódulos peribroncovasculares se observan en la adyacencia de los grandes bronquios y vasos de las regiones centrales del pulmón (*v.* Figura 3.4 a, puntos blancos con bordes negros). Pueden dar a las paredes de los bronquios y las arterias un aspecto nodular o pueden tener aspecto de nódulos agrupados adyacentes a los bronquios. Los nódulos subpleurales, o grupos de nódulos que forman "placas" o masas, se observan inmediatamente por debajo de las superficies pleurales y adyacentes a las cisuras interlobulillares (*v.* Figura 3.4 a, puntos blancos). Los nódulos septales interlobulillares dan a los tabiques un aspecto de "collar de perlas", como se observa en el engrosamiento septal interlobulillar nodular (*v.* Figura 3.4 a, puntos negros), descrito en el Capítulo 2, "Opacidades reticulares". Los nódulos peribroncovasculares centrilobulillares se visualizan a lo largo de las pequeñas vías respiratorias y los pequeños vasos en el centro de los lobulillos pulmonares. Dan a la arteria centrilobulillar un aspecto nudoso o se visualizan como un grupo centrilobulillar de nódulos pequeños (*v.* Figura 3.4 a, asteriscos).

En los lobulillos pulmonares individuales, las enfermedades perilinfáticas pueden presentar tanto nódulos septales interlobulillares como centrilobulillares.

No es necesario que todas estas regiones estén afectadas en los estudios de pacientes con patrón perilinfático para establecer el diagnóstico; la combinación de dos de las cuatro regiones posibles suele ser suficiente. En general, dado que los nódulos se encuentran únicamente en estas localizaciones, la distribución nodular perilinfática con frecuencia aparece en parches: algunas regiones pulmonares tienen aspecto anómalo y otras, aspecto normal (*v.* Figura 3.4 a).

Las enfermedades que con más frecuencia presentan distribución perilinfática de los nódulos son la sarcoidosis (Figuras 3.4 b-c y 3.5 a-d), la diseminación tumoral por vía linfática y algunas neumoconiosis, como la silicosis, la neumoconiosis de los mineros de carbón, la beriliosis, la talcosis y la neumoconiosis por exposición a tierras raras (Tabla 3.3). La neumonía intersticial linfoide y la amiloidosis son causas infrecuentes de distribución nodular perilinfática.

La distribución específica de los nódulos y las regiones afectadas varía entre las distintas enfermedades asociadas con este patrón y entre diferentes pacientes con la misma enfermedad. Estas diferencias se analizan más adelante.

Los hallazgos de la TCAR, considerados conjuntamente con la información clínica, pueden ayudar a diferenciar las diversas causas de la presencia de nódulos perilinfáticos.

Sarcoidosis

La sarcoidosis es, sin duda, la enfermedad más frecuente de esta categoría (*v.* Capítulo 12, "Sarcoidosis"). En la TCAR, los nódulos suelen predominar en las regiones subpleural y peribroncovascular parahiliar (Figuras 3.4 b-c y 3.5 a-d). Los nódulos habitualmente tienen bordes nítidos, presentan atenuación de partes blandas y se visualizan fácilmente cuando apenas tienen unos milímetros de diámetro.

La TCAR puede poner de manifiesto algunos nódulos, conglomerados de nódulos o grandes masas parahiliares formadas por múltiples nódulos confluentes con distribución peribroncovascular (*v.* Figura 3.5 c). Pueden visualizarse imágenes bronquiales con densidad de aire (broncogramas aéreos) en el interior de grandes masas, en cuya adyacencia suelen visualizarse nódulos pequeños individuales; se denominan nódulos satélites, y la imagen de una gran masa con nódulos satélites se ha dado en llamar el signo de la galaxia de la sarcoidosis (*v.* Figura 3.5 c). También son frecuentes los nódulos subpleurales, que se observan en la periferia pulmonar o en la adyacencia de las cisuras. Pueden observarse como nódulos individuales o agrupados o como placas o masas subpleurales. Los nódulos septales interlobulillares y los nódulos peribroncovasculares centrilobulillares son menos frecuentes (*v.* Figura 3.5 b, d), pero en ocasiones son un signo predominante (*v.* Figura 3.5 d). Puede haber adenopatía hiliar y mediastínica asociadas, pero no es necesaria su presencia para establecer el diagnóstico cuando hay anomalías pulmonares características.

La sarcoidosis suele presentar predominio de nódulos en el lóbulo superior, si bien no siempre es así. Las anomalías bilaterales son características, pero la asimetría no es infrecuente.

Los pacientes con sarcoidosis suelen ser más jóvenes que los que presentan otras causas de nódulos perilinfáticos.

Por lo general, los pacientes con nódulos grandes son relativamente asintomáticos, por lo que puede haber discrepancia entre el aspecto en la TCAR y la gravedad de los síntomas. La incidencia de sarcoidosis varía entre distintas regiones geográficas: es mucho menos frecuente en países cercanos al ecuador y en Asia que en Estados Unidos.

Si se sospecha la presencia de sarcoidosis en la TCAR, con frecuencia la siguiente prueba

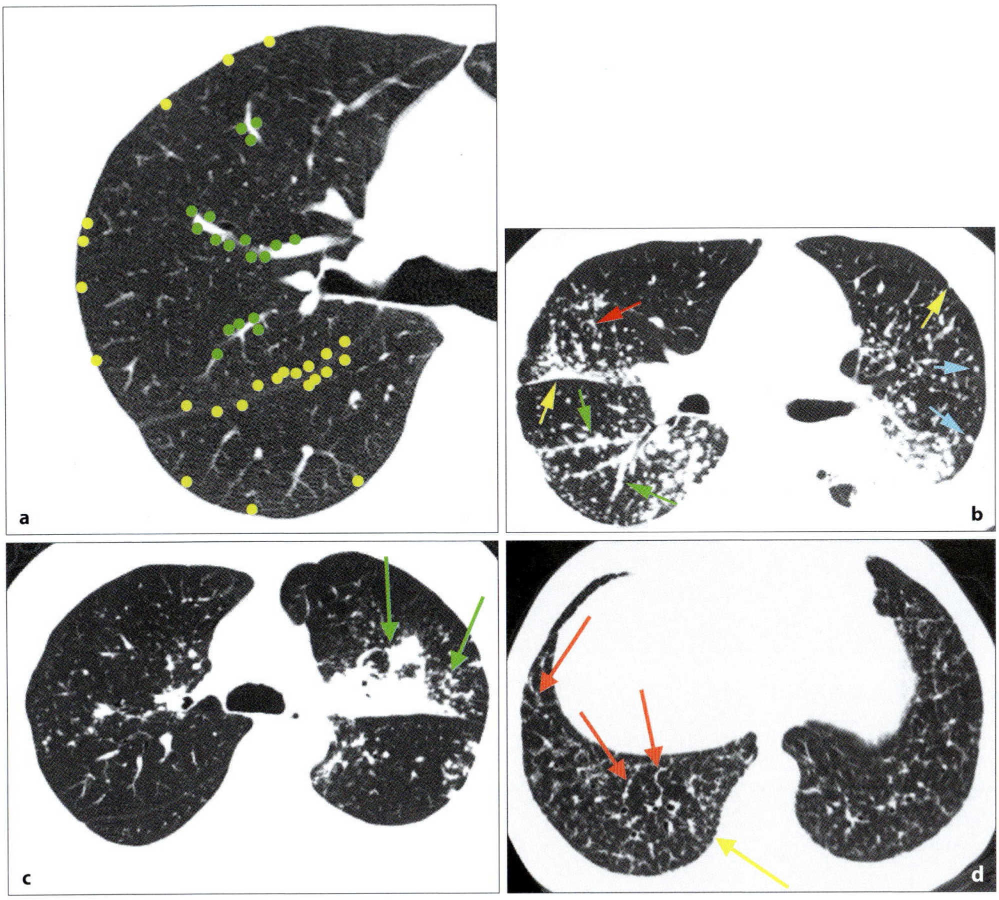

Figura 3.5 Nódulos perilinfáticos asociados a sarcoidosis. **a** Distribución perilinfática característica en un caso de sarcoidosis. En las imágenes de pacientes con sarcoidosis, los nódulos generalmente predominan a lo largo del intersticio peribroncovascular (*puntos verdes*) y del intersticio subpleural (*puntos amarillos*), pero también pueden visualizarse nódulos centrilobulillares y septales. **b** En un patrón perilinfático típico de un paciente con sarcoidosis, se observan nódulos agrupados en parches que predominan a lo largo de los haces broncovasculares centrales (*flechas verdes*) y las regiones subpleurales (*flechas amarillas*). Obsérvese que también se observan algunos nódulos peribroncovasculares centrilobulillares (*flechas azules*) y nódulos septales (*flecha roja*). Se visualiza un conglomerado de nódulos en el pulmón izquierdo. **c** "Signo de la galaxia" en la TC asociado a sarcoidosis. En la TCAR de otro paciente, se observa un conglomerado parahiliar similar a una masa conformada por nódulos confluentes en el lóbulo superior izquierdo. La masa representa nódulos peribroncovasculares profusos. Se visualizan nódulos "satélites" de menor tamaño en la periferia (*flechas*) de la masa confluente. Este aspecto es muy frecuente en las regiones parahiliares y ha sido denominado "signo de la galaxia". Este signo puede observarse en otras enfermedades, como silicosis y talcosis. En estudios de pacientes con sarcoidosis, puede observarse, como en este caso, asimetría. **d** Nódulos septales interlobulillares asociados a sarcoidosis. En la TCAR de un paciente con sarcoidosis, se observan numerosos nódulos a lo largo de los tabiques interlobulillares (*flecha amarilla*). También se aprecian numerosos nódulos subpleurales (*flechas rojas*).

Tabla 3.3 Diagnósticos diferenciales de nódulos perilinfáticos

- Sarcoidosis (frecuente)
- Linfangitis carcinomatosa o linfoma/leucemia
- Algunas neumoconiosis (p.ej., silicosis, neumoconiosis de los mineros de carbón, beriliosis, talcosis, neumoconiosis por tierras raras)
- Neumonía intersticial linfoide (infrecuente)
- Amiloidosis (infrecuente)

diagnóstica es una biopsia transbronquial. Como los nódulos suelen estar localizados dentro del intersticio peribroncovascular, la biopsia transbronquial tiene un alto rendimiento diagnóstico. La biopsia de ganglios linfáticos hiliares o mediastínicos guiada por ecografía endobronquial es otra opción con buen rendimiento diagnóstico.

Diseminación tumoral por vía linfática

En la TCAR, la diseminación linfática de un tumor, sea que se trate de un carcinoma o un linfoma, suele generar engrosamiento liso del intersticio, incluidos los tabiques interlobulillares, el intersticio peribroncovascular y el intersticio subpleural (*v.* Capítulos 2, "Opacidades reticulares" y 17, "Enfermedades neoplásicas y linfoproliferativas"). En presencia de nódulos, lo que se observa en la minoría de los casos, los nódulos también predominan a lo largo de los tabiques interlobulillares (Figura 3.6), el intersticio peribroncovascular parahiliar y las regiones subpleurales. Puede observarse una combinación de engrosamiento intersticial liso y nódulos; este aspecto no es frecuente en los casos de sarcoidosis. Puede haber adenopatía hiliar y mediastínica asociada. También puede observarse derrame pleural, un hallazgo infrecuente en la sarcoidosis.

En la diseminación tumoral por vía linfática, los nódulos tienen bordes nítidos y presentan atenuación de partes blandas. La distribución general es variable. Puede haber predominio en lóbulo superior o inferior, y los nódulos pueden ser unilaterales o bilaterales.

Los pacientes con diseminación tumoral por vía linfática habitualmente tienen antecedentes de cáncer, son personas de mayor edad y son más sintomáticos (disneicos) que los pacientes con sarcoidosis. Al igual que la sarcoidosis, la diseminación tumoral por vía linfática puede diagnosticarse con frecuencia mediante una biopsia transbronquial o una biopsia de ganglios linfáticos guiada por ecografía endobronquial.

Silicosis y neumoconiosis de los mineros de carbón

Ante la presencia de nódulos, los antecedentes son importantes para sugerir el diagnóstico de silicosis o neumoconiosis de los mineros de carbón (*v.* Capítulo 16, "Neumoconiosis"). Los pacientes con silicosis o neumoconiosis de los mineros de carbón tienen antecedentes significativos de exposición prolongada en actividades como la minería, trabajos en canteras, tallado y pulido de rocas o abrasión con chorro de arena. En la TCAR, estas dos enfermedades presentan aspecto similar, si bien los pacientes se exponen a diferentes partículas de polvo y las características histológicas son distintas.

La silicosis y la neumoconiosis de los mineros de carbón frecuentemente se asocian a nódulos centrilobulillares (que reflejan el depósito de polvo y fibrosis alrededor de las pequeñas vías respiratorias y afectan los vasos linfáticos) y nódulos septales interlobulillares o subpleurales debidos a la eliminación del polvo por vía linfática (Figura 3.7 a-b). La presencia de nódulos centrilobulillares es más frecuente en pacientes con estas neumoconiosis que en los que presentan otras causas de nódulos perilinfáticos.

Se pueden observar grandes masas en las regiones parahiliares, que habitualmente representan conglomerados de nódulos en los casos de neumoconiosis de los mineros de carbón o masas formadas por nódulos confluentes y fibrosis (fibrosis masiva progresiva) en los casos de silicosis (*v.* Figura 3.7 b). A medida que se forman estas masas, con frecuencia parece disminuir la cantidad de nódulos pulmonares. Es frecuente encontrar nódulos satélites, y pueden verse áreas de enfisema en la periferia del pulmón.

Tanto en los casos de silicosis como en los de neumoconiosis de los mineros de carbón, es característico el predominio marcado en lóbulo superior, y los nódulos habitualmente son más numerosos en la región pulmonar posterior. Las anomalías suelen ser simétricas. Los nódulos habitualmente tienen unos milímetros de diámetro, presentan atenuación de partes blandas y tienen bordes más nítidos en los casos de silicosis que en los de neumoconiosis de los mineros de carbón.

Enfermedades infrecuentes

Los hallazgos representativos de las diversas causas de la presencia de nódulos perilinfáticos se superponen considerablemente en la TCAR. Es muy importante considerar los antecedentes para sugerir una de las causas infrecuentes de los nódulos que presentan esta distribución. Se debe considerar la posibilidad de neumonía intersticial linfoide en pacientes con enfermedad del tejido conjuntivo o inmunosupresión (p. ej., infección por el virus de inmunodeficiencia humana e inmunodeficiencia común variable; *v.* Capítulos 9, "Las neumonías intersticiales", y 17, "Enfermedades neoplásicas y linfoproliferativas"). El aspecto de la neumonía intersticial linfoide en la TCAR es variable, pero habitualmente se observa alguna combinación de nódulos subpleurales, septales interlobulillares y centrilobulillares (Figura 3.8). La amiloidosis puede asociarse a mieloma múltiple o puede ser idiopática (*v.* Capítulo 18, "Enfermedades raras"). Es muy característica la presencia de nódulos subpleurales y septales.

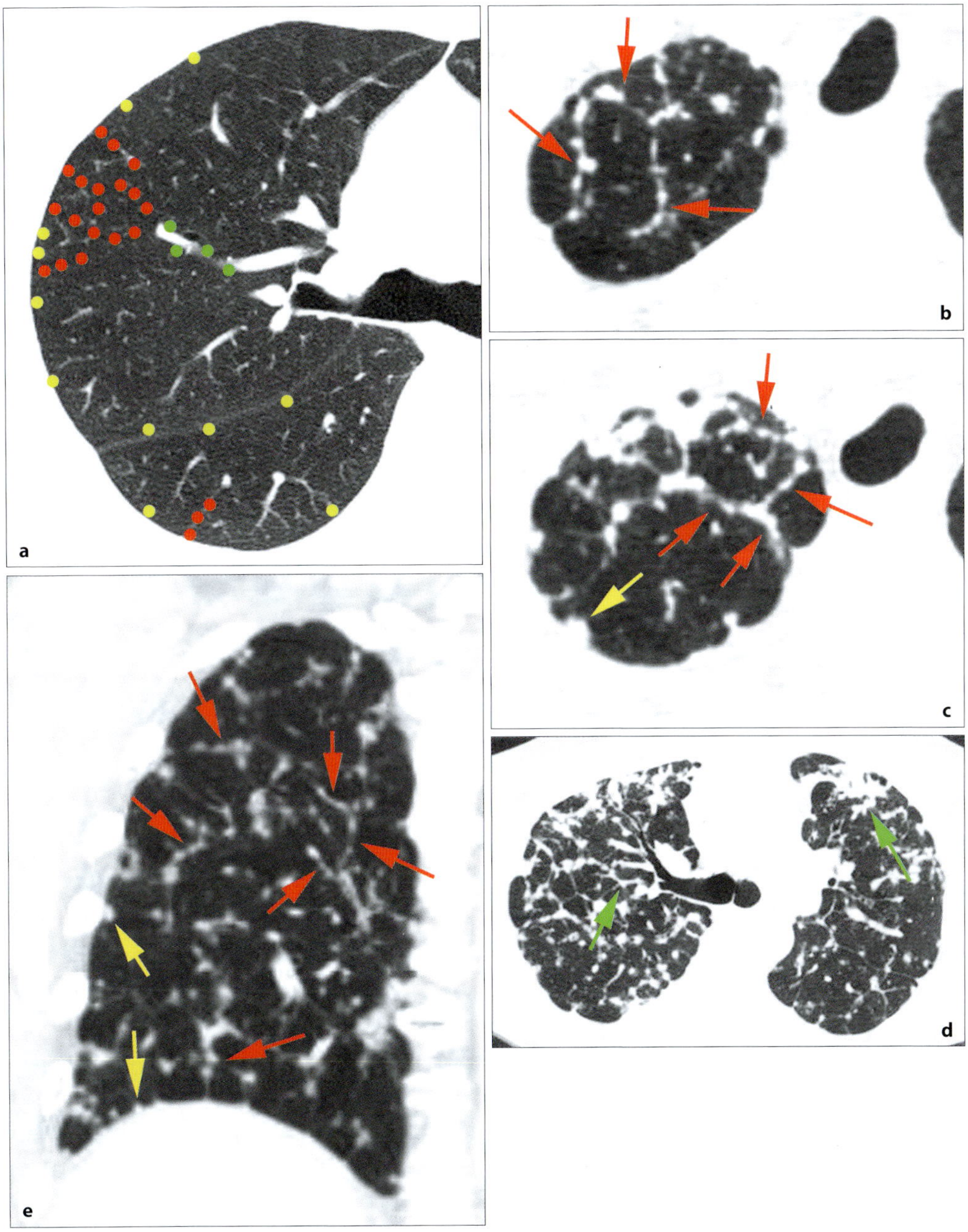

Figura 3.6 Nódulos perilinfáticos asociados a diseminación tumoral por vía linfática. **a** En los casos de diseminación de una neoplasia por vía linfática, los nódulos perilinfáticos suelen predominar a lo largo de los tabiques interlobulillares (*puntos rojos*), en el intersticio peribroncovascular parahiliar (*puntos verdes*) y en las regiones subpleurales (*puntos amarillos*). La anomalía puede ser difusa o en parches. **b-d** Cáncer de colon con linfangitis carcinomatosa. Se observa engrosamiento septal interlobulillar nodular extenso (*flechas rojas*) en toda la extensión de ambos pulmones. Además, se observan algunos nódulos subpleurales (*flecha amarilla*, **c**). Si bien la linfangitis carcinomatosa con frecuencia predomina a lo largo de los tabiques interlobulillares, también puede afectar los vasos linfáticos peribroncovasculares (*flechas verdes*, **d**). **e** En la reconstrucción coronal del mismo paciente que en **b-d**, se observa engrosamiento septal interlobulillar nodular (*flechas rojas*) y nódulos subpleurales (*flechas amarillas*).

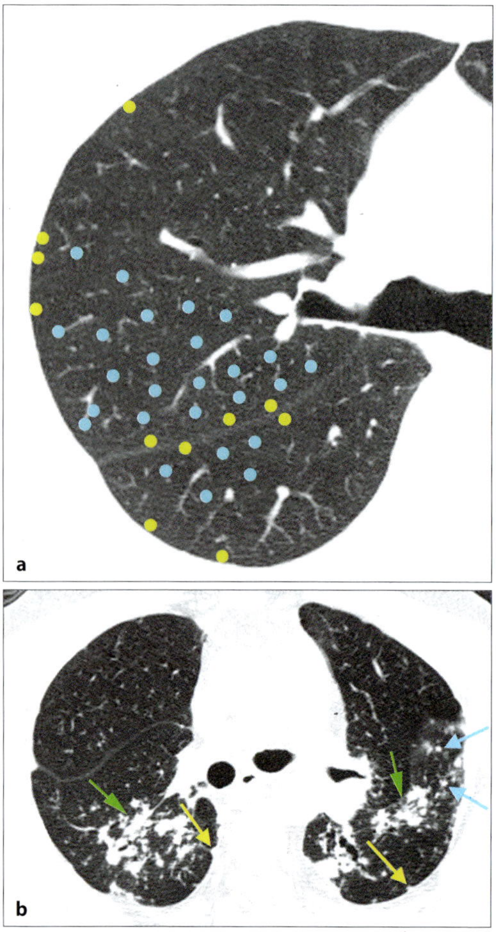

Figura 3.7 Nódulos perilinfáticos asociados a silicosis. a En los casos de silicosis, los nódulos habitualmente predominan en las regiones centrilobulillar (*puntos azules*) y subpleural (*puntos amarillos*). Es frecuente el predominio en la región pulmonar posterior. **b** En la TCAR de un paciente con silicosis, se observan nódulos en las regiones subpleurales (*flechas amarillas*) y las regiones centrilobulillares (*flechas azules*). También se visualizan nódulos peribroncovasculares (*flechas verdes*).

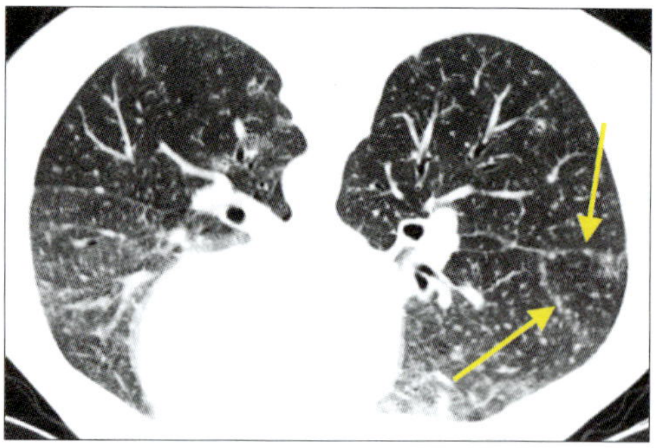

Figura 3.8 Nódulos perilinfáticos asociados a neumonía intersticial linfoide. En la TCAR en decúbito prono de un paciente con infección por virus de inmunodeficiencia humana, se observan pequeños nódulos con distribución en parches. Obsérvese el predominio de nódulos en el intersticio subpleural (*flechas amarillas*), que refleja una distribución perilinfática de la enfermedad.

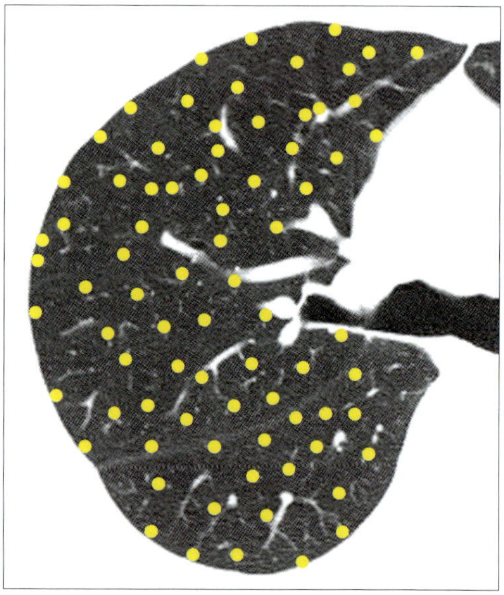

Figura 3.9 Nódulos aleatorios. Los nódulos son difusos y presentan una distribución homogénea. Obsérvese que hay nódulos subpleurales (*puntos*), pero no hay predominio de nódulos en esta región.

Nódulos aleatorios

Los nódulos aleatorios no tienen una distribución específica con respecto a las estructuras pulmonares o a los lóbulos del pulmón (Figura 3.9). Generalmente presentan una distribución difusa, uniforme y homogénea; aparecen en cualquier localización y en todas ellas. No están agrupados ni concentrados en la adyacencia de ninguna estructura pulmonar específica.

Al igual que en las imágenes de pacientes con patrón perilinfático, en las de aquellos que presentan distribución aleatoria se observan nódulos subpleurales, pero no se observa predominio de los nódulos en esa localización, lo que es frecuente en las enfermedades perilinfáticas. En general, los nódulos aleatorios presentan distribución difusa y uniforme, mientras que los perilinfáticos suelen tener distribución en parches. Los nódulos aleatorios habitualmente presentan atenuación de partes blandas, bordes nítidos y son fácilmente visibles cuando apenas tienen unos milímetros de diámetro. En el momento del diagnóstico, pueden ser más pequeños (de 1 a 2 mm) que los nódulos presentes en las imágenes de pacientes con sarcoidosis.

El patrón aleatorio es muy frecuente en los casos de enfermedades que se diseminan por vía hemática (Figura 3.10). Como el flujo sanguíneo pulmonar es relativamente homogéneo, pero es mayor en la base del pulmón, es lógico que los procesos que se diseminan por este medio presenten distribución difusa o se manifiesten con predominio basal en lo que respecta al tamaño y el número de nódulos. La tuberculosis (TBC) miliar es una excepción; en algunos pacientes, la TBC miliar predomina en los lóbulos superiores porque el bacilo de la TBC crece mejor en presencia de alta tensión de oxígeno (que se encuentra en los lóbulos superiores).

Los diagnósticos diferenciales de nódulos aleatorios (Tabla 3.4) incluyen principalmente infección miliar por bacilo de la TBC o por otras micobacterias, micosis miliar (p. ej., histoplasmosis y coccidioidomicosis; *v.* Capítulo 14, "Infecciones pulmonares") y diseminación hematógena del cáncer.

En ocasiones, las enfermedades que habitualmente producen un patrón perilinfático (p. ej., sarcoidosis) presentan distribución aleatoria cuando los nódulos son muy numerosos. Sin embargo, generalmente hay indicios para llegar al diagnóstico correcto. Por ejemplo, un examen minucioso puede poner de manifiesto una cantidad proporcionalmente muy grande de nódulos a lo largo de las cisuras o dentro del intersticio peribroncovascular (Figura 3.11). Además, en la TCAR de algunos pacientes con metástasis se pueden observar signos tanto de patrón aleatorio como de patrón perilinfático, probablemente debido a la presencia de ambos tipos de diseminación.

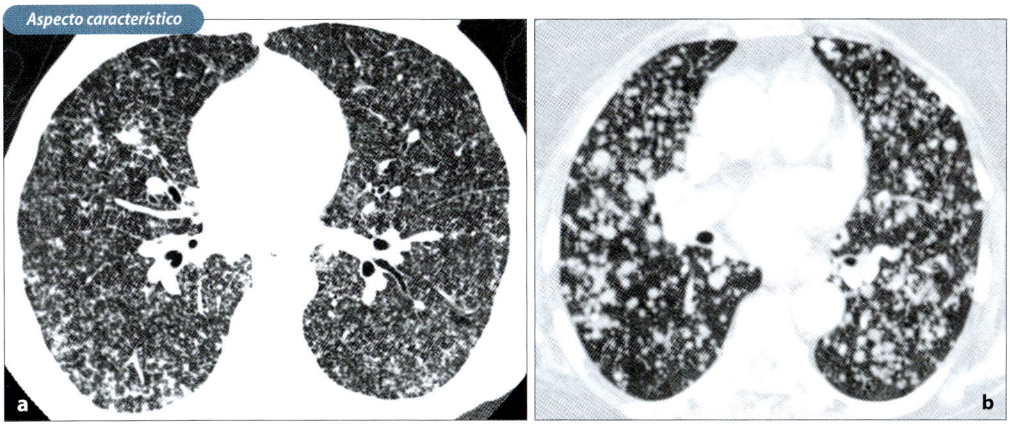

Figura 3.10 Nódulos aleatorios: aspecto característico. a-b Dos ejemplos de distribución aleatoria de nódulos pulmonares en la TCAR de un paciente con TBC miliar (**a**) y otro paciente con diseminación hematógena de metástasis (**b**). Obsérvese la distribución difusa y uniforme de los nódulos con afectación de las superficies pleurales.

Tabla 3.4 Diagnósticos diferenciales de nódulos aleatorios

- Tuberculosis miliar
- Micosis miliar
- Metástasis hematógenas
- Procesos perilinfáticos (en ocasiones tienen distribución aleatoria)

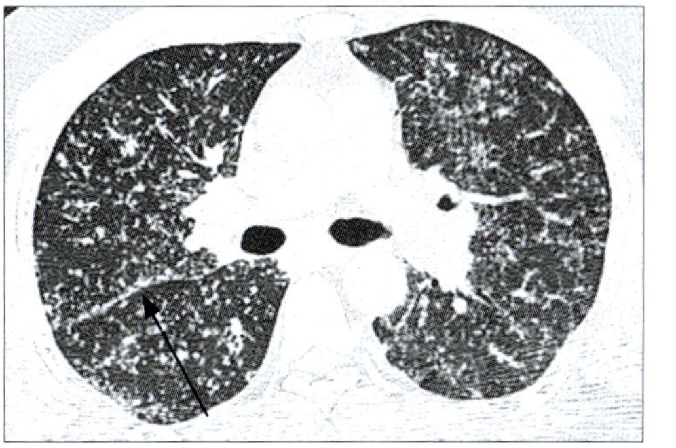

Figura 3.11 Nódulos perilinfáticos que simulan una distribución aleatoria en un caso de sarcoidosis. En el examen inicial, los nódulos parecen tener una distribución aleatoria difusa. Sin embargo, obsérvese el predominio de los nódulos a lo largo de la cisura mayor (*flecha*), un hallazgo que en este caso sugiere distribución perilinfática.

El tamaño de los nódulos puede ser útil para determinar el diagnóstico más probable. Los nódulos muy pequeños, de unos milímetros de diámetro, suelen deberse a TBC miliar, mientras que los de mayor diámetro con más frecuencia se deben a cáncer. No obstante, existe una superposición considerable en cuanto al tamaño de los nódulos que producen estas enfermedades. La TBC miliar puede producir nódulos de más de 5 mm de diámetro.

Los antecedentes también son importantes para el diagnóstico diferencial de este tipo de patrón. Si el paciente tiene antecedentes de cáncer, este patrón es habitualmente diagnóstico de diseminación tumoral hematógena. Si se presentan signos de infección (fiebre y leucocitosis), es probable que el diagnóstico sea TBC miliar o micosis. Pero se debe tener en cuenta que la TBC miliar puede asociarse a muy pocos síntomas en pacientes ancianos o debilitados. El resultado de la biopsia transbronquial de pacientes con infección miliar o neoplasia con frecuencia es positivo.

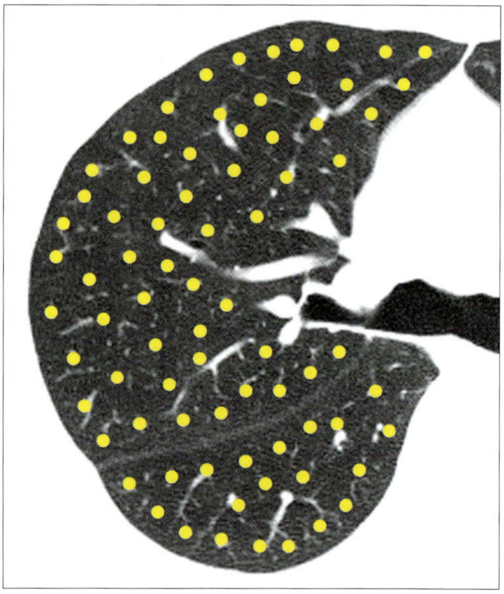

Figura 3.12 Nódulos centrilobulillares. Los nódulos afectan las regiones centrilobulillares y los nódulos más periféricos se encuentran a 5-10 mm de las superficies pleurales; no se observan nódulos subpleurales. Además, el espacio entre los nódulos es uniforme. En los pacientes que presentan nódulos centrilobulillares (puntos), la distribución general puede ser difusa (como en este ejemplo) o en parches.

Nódulos centrilobulillares

Los nódulos centrilobulillares se asocian a enfermedades que afectan principalmente el bronquiolo, la arteria o los vasos linfáticos centrilobulillares. Los diagnósticos diferenciales de nódulos centrilobulillares son muy amplios y abarcan una gran variedad de diferentes factores etiológicos y distintas categorías de enfermedades. No obstante, la causa más frecuente de la presencia de nódulos centrilobulillares es la enfermedad de las vías respiratorias pequeñas.

Los nódulos centrilobulillares se asocian a diversos hallazgos en la TCAR que los diferencia de otros patrones, como la preservación del intersticio subpleural y un espaciamiento similar entre nódulos adyacentes (Figura 3.12).

Como el centro de la mayoría de los lobulillos pulmonares más periféricos se encuentra a 5-10 mm de las superficies pleurales, los nódulos más periféricos que se observan con este patrón se encuentran generalmente a 5 mm de la superficie pleural o de las cisuras. En la distribución centrilobulillar, por lo general no hay nódulos subpleurales (Figura 3.13), si bien un nódulo centrilobulillar grande puede alcanzar la superficie pleural o bien el proceso patológico puede afectar todo el lobulillo (Figura 3.14). En el lobulillo, se pueden observar nódulos centrilobulillares (o un grupo de nódulos) que rodean la arteria centrilobulillar pero que no afectan los tabiques interlobulillares.

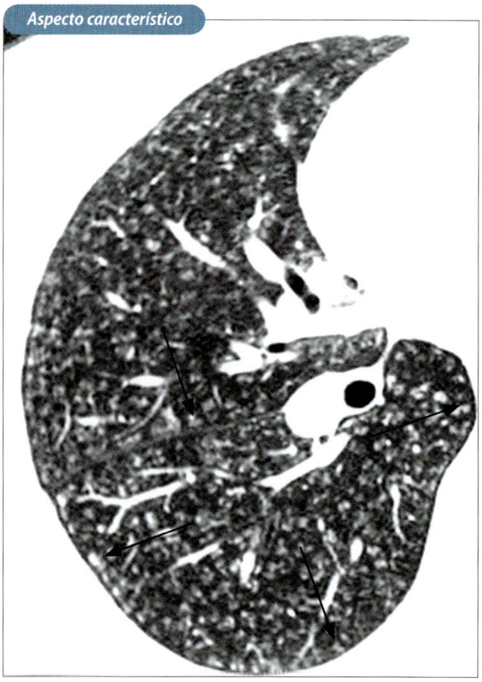

Figura 3.13 Nódulos centrilobulillares: aspecto característico. En la TCAR de un paciente con neumonitis por hipersensibilidad subaguda se observan nódulos difusos. Obsérvese la preservación del intersticio subpleural en la porción pulmonar periférica y a lo largo de la cisura; la mayoría de los nódulos periféricos se encuentran a unos 5 mm de la superficie pleural (*flechas*). No aparecen nódulos en la superficie pleural. Los nódulos presentan un espaciamiento uniforme.

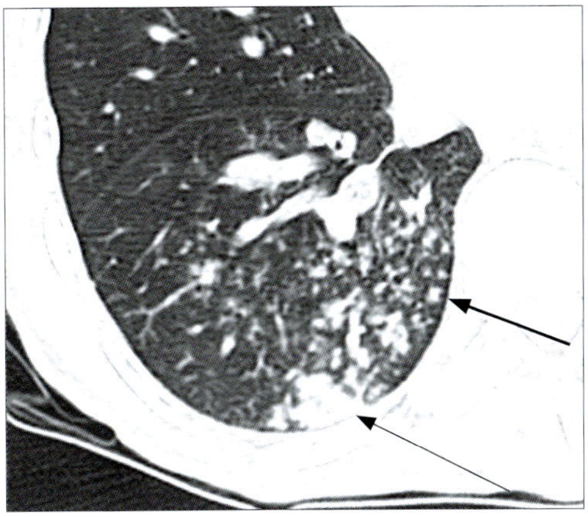

Figura 3.14 Nódulos centrilobulillares asociados a bronconeumonía bacteriana. Se visualizan nódulos centrilobulillares en el lóbulo inferior del pulmón derecho. Los centros de los nódulos se encuentran a unos 5 mm de la superficie pleural (*flecha gruesa*). En las regiones más afectadas, se observa compromiso de todo el lobulillo pulmonar (*flecha fina*).

Como todos los lobulillos pulmonares tienen prácticamente el mismo tamaño, sus centros (y cualquier nódulo centrilobulillar presente) se encuentran a la misma distancia uno de otro. En otras palabras, los nódulos centrilobulillares aparecen con un espaciamiento uniforme en la TCAR y por ello, a primera vista, pueden simular un patrón aleatorio.

Los diagnósticos diferenciales de nódulos centrilobulillares varían en función de la presencia de otros hallazgos: su atenuación (si presentan OVE o atenuación homogénea de partes blandas), su distribución general (difusa, simétrica o en parches) y su asociación con el hallazgo de árbol en brote.

Nódulos centrilobulillares con opacidad en vidrio esmerilado

Los nódulos centrilobulillares con OVE pueden ser secundarios a enfermedad de las vías respiratorias o a enfermedad vascular (Tabla 3.5). La causa más probable es la enfermedad de las vías respiratorias. Los nódulos centrilobulillares con este aspecto habitualmente reflejan procesos que producen inflamación peribronquiolar, infiltración o fibrosis sin consolidación densa ni obliteración de los alvéolos. Las causas más frecuentes de la presencia de nódulos centrilobulillares con OVE son neumonitis por hipersensibilidad, bronquiolitis respiratoria e infección (particularmente viral). Otras causas menos frecuentes son bronquiolitis folicular, neumoconiosis (p. ej., siderosis)

Tabla 3.5 Diagnósticos diferenciales de nódulos centrilobulillares con opacidad en vidrio esmerilado

Enfermedades de las vías respiratorias	▪ Neumonitis por hipersensibilidad ▪ Bronquiolitis respiratoria (BR o BR-EPI) ▪ Infección atípica/viral ▪ Bronquiolitis folicular ▪ Histiocitosis de células de Langerhans ▪ Neumoconiosis (p. ej., neumoconiosis de los mineros de carbón, siderosis) ▪ Infección (más frecuentemente neumonía atípica/viral)
Enfermedades vasculares	▪ Edema pulmonar ▪ Hemorragia pulmonar ▪ Hipertensión arterial pulmonar ▪ Calcificación metastásica

BR-EPI: bronquiolitis respiratoria asociada a enfermedad pulmonar intersticial.

y vasculopatías (edema, hemorragia, hipertensión pulmonar, calcificación metastásica).

La neumonitis por hipersensibilidad es una reacción alérgica a la inhalación de antígenos orgánicos, que provoca inflamación peribronquiolar y granulomas mal definidos (*v.* Capítulo 13, "Neumonitis por hipersensibilidad y enfermedad pulmonar eosinofílica"). Es una de las enfermedades que con más frecuencia se manifiesta con nódulos centrilobulillares con OVE (Figura 3.15). Es extremadamente importante considerar los antecedentes para diagnosticar nódulos difusos con OVE. La combinación de una exposición identificable a un antígeno orgánico y una TCAR en la que se observan nódulos centrilobulillares difusos con OVE suele considerarse patognomónica de neumonitis por hipersensibilidad, y en este caso, por lo general, no es necesario practicar una biopsia. A veces se recurre al lavado broncoalveolar, ya que la presencia de linfocitosis puede aumentar aún más la confianza en el diagnóstico de neumonitis por hipersensibilidad. Si no se puede identificar exposición a un antígeno orgánico, probablemente deban indicarse otros estudios diagnósticos. Los pacientes con neumonitis por hipersensibilidad suelen presentar síntomas subagudos o crónicos.

La bronquiolitis respiratoria o bronquiolitis respiratoria asociada a enfermedad pulmonar intersticial es el diagnóstico más probable cuando se visualizan nódulos difusos con OVE en el estudio de un paciente con antecedentes de tabaquismo (Figura 3.16; *v.* Capítulo 11, "Enfermedad pulmonar asociada al tabaquismo"). La bronquiolitis respiratoria es una bronquiolitis inflamatoria presente en el patrón histopatológico de

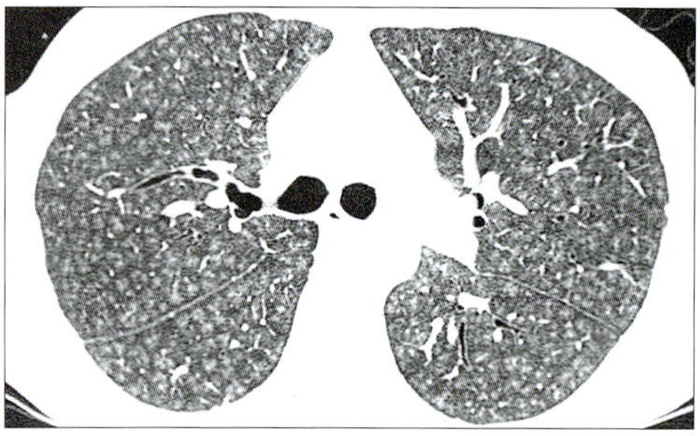

Figura 3.15 Neumonitis por hipersensibilidad subaguda con nódulos centrilobulillares con opacidad en vidrio esmerilado. Se visualizan nódulos centrilobulillares difusos con opacidad en vidrio esmerilado. Hay preservación del intersticio subpleural en la periferia pulmonar y en la adyacencia de las cisuras. En presencia de una exposición identificable, tal como el contacto con aves de compañía, este patrón es diagnóstico de neumonitis por hipersensibilidad. En los demás casos, habitualmente es necesario practicar una biopsia pulmonar para formular el diagnóstico.

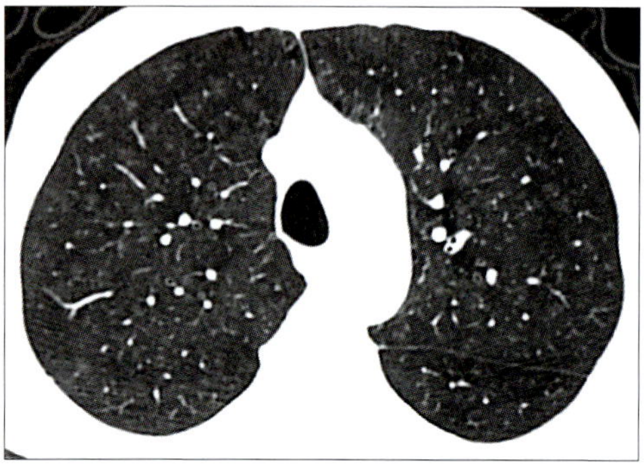

Figura 3.16 Bronquiolitis respiratoria asociada a enfermedad pulmonar intersticial con nódulos centrilobulillares con opacidad en vidrio esmerilado. En la TCAR, se observan nódulos centrilobulillares muy borrosos con opacidad en vidrio esmerilado y preservación del intersticio subpleural. El estudio corresponde a un paciente fumador con disnea leve.

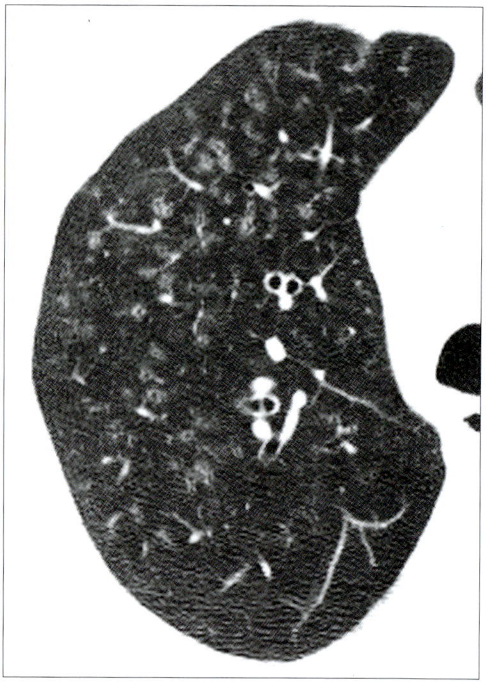

Figura 3.17 Bronquiolitis folicular con nódulos centrilobulillares. En la TCAR se observan nódulos centrilobulillares con opacidad en vidrio esmerilado. Muchos de los nódulos están asociados a alteraciones de las vías respiratorias. El resultado de la biopsia fue bronquiolitis folicular.

casi todos los fumadores. La bronquiolitis respiratoria asociada a enfermedad pulmonar intersticial es una bronquiolitis respiratoria asociada a síntomas, tal como la disnea. La histiocitosis de células de Langerhans en un fumador puede en ocasiones manifestarse con nódulos con OVE. Los síntomas de estas enfermedades relacionadas con el tabaquismo habitualmente son subagudos o crónicos.

La infección aguda puede provocar bronquiolitis e inflamación peribronquiolar, que se manifiesta en la TCAR con nódulos difusos con OVE. Los nódulos con esta atenuación aparecen muy frecuentemente en las infecciones virales. Las infecciones bacterianas, micobacterianas y micóticas también pueden manifestarse con nódulos con OVE; sin embargo, es más característica la presencia de nódulos con atenuación de partes blandas. Los síntomas agudos son característicos de las infecciones virales, mientras que la mayoría de las demás causas de nódulos con OVE se manifiestan con síntomas subagudos o crónicos. Los nódulos pueden ser difusos en los casos de infección viral, o en parches y asimétricos en los casos de infección bacteriana, micobacteriana y micótica.

La bronquiolitis folicular, una bronquiolitis inflamatoria asociada a folículos linfoides, puede manifestarse con nódulos difusos con OVE (Figura 3.17; *v.* Capítulos 10, "Enfermedades del tejido conjuntivo", y 17, "Enfermedades neoplásicas y linfoproliferativas"). Por lo general, los pacientes tienen antecedentes de enfermedad del tejido conjuntivo o inmunosupresión. En algunos pacientes, la bronquiolitis folicular es la única manifestación de neumonía intersticial linfoide.

Las neumoconiosis pueden manifestarse con nódulos centrilobulillares con OVE, que indican depósito peribronquiolar del polvo inhalado o fibrosis peribronquiolar leve (*v.* Capítulo 16, "Neumoconiosis"). Las neumoconiosis que se manifiestan habitualmente con nódulos en vidrio esmerilado como anomalía predominante suelen ser las que no son muy fibrogénicas, como la neumoconiosis de los mineros de carbón y la siderosis. Desde luego, en estos casos son importantes los antecedentes de exposición.

Las alteraciones vasculares y las enfermedades que afectan los vasos centrilobulillares pueden producir nódulos centrilobulillares con OVE; esas enfermedades y alteraciones son el edema pulmonar, la hemorragia pulmonar (Figura 3.18), la calcificación metastásica (calcificación que se produce a lo largo de los vasos pequeños de pacientes con concentraciones séricas anormales de fosfato y calcio) y la hipertensión arterial pulmonar (*v.* Capítulo 7, "Enfermedades pulmonares vasculares y hemorragia pulmonar"). No se sabe con precisión cuál es la causa de la presencia de nódulos centrilobulillares asociados a hipertensión pulmonar, pero es muy probable que sea secundaria a edema perivascular o a hemorragia o sus residuos. Estas causas vasculares deben considerarse en el contexto clínico apropiado o cuando existen otros hallazgos en la TCAR que apoyen el diagnóstico (p. ej., engrosamiento septal interlobulillar, derrames pleurales, dilatación de la arteria pulmonar).

El adenocarcinoma mucinoso invasivo de pulmón (anteriormente denominado carcinoma bronquioloalveolar difuso; *v.* Capítulo 17, "Enfermedades neoplásicas y linfoproliferativas") puede producir nódulos con OVE, pero es más frecuente que los nódulos presenten atenuación de partes blandas. Los nódulos no suelen tener distribución difusa sino en parches; algunos pueden ser grandes, y puede aparecer una combinación de nódulos con OVE y con densidad de partes blandas.

Las causas más probables de la presencia de síntomas crónicos y nódulos difusos con OVE son neumonitis por hipersensibilidad, bronquiolitis respiratoria y bronquiolitis folicular. Si el paciente presenta síntomas agudos y nódulos difusos con OVE, se debe considerar la posibilidad de neumonía atípica (viral), edema pulmonar y hemorragia pulmonar (*v.* Capítulos 8, "Edema pulmonar, lesión pulmonar aguda, daño alveolar difuso y el síndrome de dificultad respiratoria aguda", y 14, "Infecciones pulmonares"). En ocasiones, la neumonitis por hipersensibilidad puede manifestarse con síntomas agudos.

Nódulos centrilobulillares con atenuación de partes blandas

Los nódulos centrilobulillares con atenuación homogénea de partes blandas se asocian a inflamación o infiltración con consolidación de alvéolos pulmonares o fibrosis peribronquiolar densa (Figura 3.19). Puede haber ocupación o impactación bronquiolar. A medida que la enfermedad avanza, puede afectar todo el lobulillo.

Los diagnósticos diferenciales de nódulos centrilobulillares con atenuación de partes blandas incluyen procesos asociados a diseminación endobronquial, tales como bronconeumonía, aspiración y tumor (adenocarcinoma mucinoso invasivo) (Tabla 3.6; Figura 3.20).

La bronconeumonía secundaria a infección bacteriana, infección micobacteriana (TBC y micobacteriosis atípica), micosis o, en ocasiones, infecciones virales es la causa más frecuente de esta anomalía (*v.* Capítulo 14, "Infecciones pulmonares"). Los síntomas suelen ser agudos, y los nódulos son focales, multifocales o con distribución en parches, más que difusos.

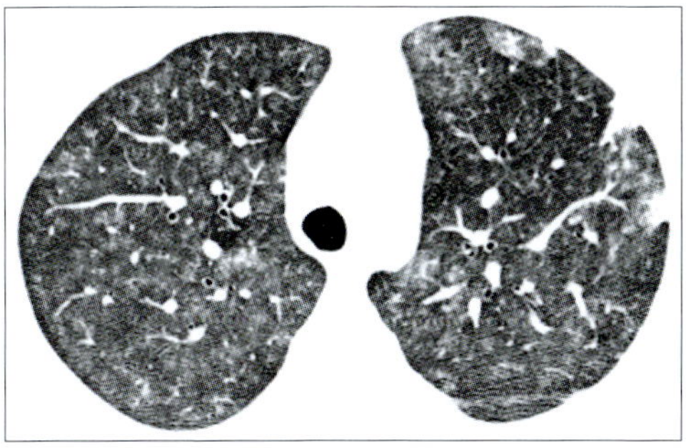

Figura 3.18 Hemorragia pulmonar en la TCAR de un paciente con lupus eritematoso sistémico y hemoptisis. En la TCAR se observan nódulos centrilobulillares difusos simétricos con opacidad en vidrio esmerilado. Si bien este patrón es inespecífico, puede apreciarse en casos de enfermedades vasculares que provocan hemorragia o edema.

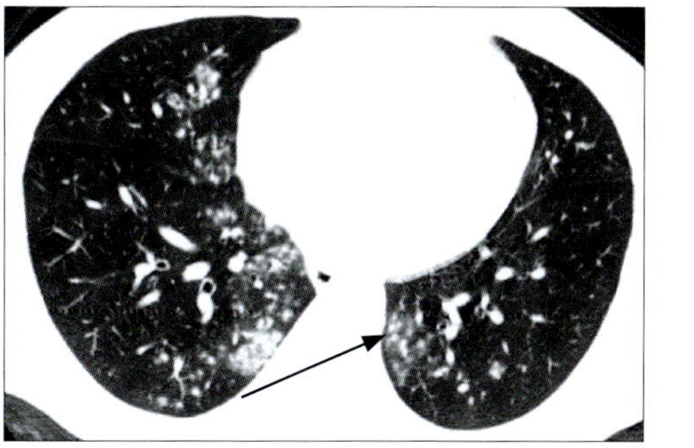

Figura 3.19 Diseminación endobronquial de infección en la bronconeumonía bacteriana. En la TCAR, se observan nódulos centrilobulillares asimétricos con atenuación de partes blandas y distribución en parches. Obsérvese que los nódulos no afectan las regiones subpleurales (*flecha*).

Tabla 3.6 Diagnósticos diferenciales de nódulos centrilobulillares con atenuación de partes blandas

- Diseminación endobronquial de infección (bacteriana, micobacteriana, micótica, viral)
- Diseminación tumoral endobronquial (adenocarcinoma mucinoso invasivo)
- Aspiración
- Histiocitosis de células de Langerhans
- Edema pulmonar
- Hemorragia pulmonar

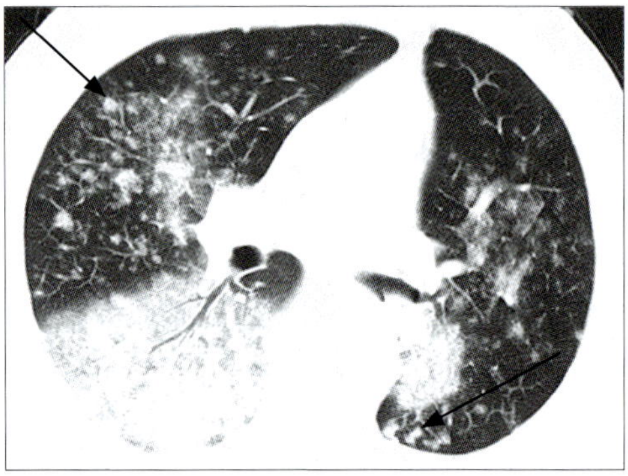

Figura 3.20 Adenocarcinoma mucinoso invasivo de pulmón. Se observa consolidación en parches extensa y nódulos centrilobulillares con atenuación de partes blandas (*flechas*). Los nódulos presentan espaciamiento uniforme y no afectan el intersticio subpleural. Esto refleja diseminación tumoral endobronquial. También se visualizan algunos nódulos centrilobulillares con opacidad en vidrio esmerilado.

El carcinoma mucinoso invasivo puede producir nódulos multifocales o en parches, asociados a veces a áreas más extensas de consolidación o de OVE. Puede haber nódulos múltiples y compromiso de ambos pulmones.

La histiocitosis de células de Langerhans puede asociarse a nódulos centrilobulillares cuando la enfermedad está en fase inicial. Los nódulos representan acumulación peribronquiolar de células de Langerhans, otras células inflamatorias o fibrosis peribronquiolar (*v.* Capítulo 11, "Enfermedad pulmonar asociada al tabaquismo"). La distribución de la enfermedad en el lóbulo superior, la cavitación de los nódulos o la presencia de quistes pueden sugerir este diagnóstico. En los pacientes adultos, la enfermedad está asociada principalmente a tabaquismo.

Las vasculopatías pueden producir nódulos centrilobulillares con OVE o con atenuación de partes blandas, en función de la gravedad del compromiso alveolar. El edema pulmonar y la hemorragia pulmonar son las vasculopatías que con más frecuencia se manifiestan con nódulos de atenuación de partes blandas.

Distribución de los nódulos centrilobulillares para el diagnóstico diferencial: difusa, simétrica y en parches

La distribución general de los nódulos centrilobulillares debe usarse conjuntamente con su atenuación para formular un diagnóstico diferencial (Tabla 3.7).

Por lo general, se observa distribución difusa y simétrica de los nódulos centrilobulillares en casos de neumonía por hipersensibilidad, bronquiolitis respiratoria o bronquiolitis respiratoria asociada a enfermedad pulmonar intersticial, bronquiolitis folicular, infecciones atípicas, neumoconiosis, edema pulmonar y otras alteraciones vasculares.

Se puede observar una distribución simétrica de los nódulos con predominio en campos medios o superiores del pulmón en los casos de neumonitis por hipersensibilidad, bronquiolitis respiratoria, histiocitosis de células de Langerhans, neumoconiosis (p. ej., neumoconiosis de los mineros de carbón, silicosis y siderosis) y calcificación metastásica.

Los nódulos en parches o multifocales son un hallazgo más frecuente en los casos de diseminación endobronquial de infección (bacteriana, micobacteriana y micótica), adenocarcinoma mucinoso invasivo, aspiración e histiocitosis de células de Langerhans. Estos nódulos suelen ser asimétricos.

Tabla 3.7 Diagnósticos diferenciales de nódulos centrilobulillares en función de la distribución general

Distribución difusa	• Neumonitis por hipersensibilidad • Bronquiolitis respiratoria (BR o BR-EPI) • Bronquiolitis folicular • Infecciones atípicas/virales • Neumoconiosis • Edema pulmonar • Hemorragia pulmonar • Hipertensión arterial pulmonar
Predominio en campos pulmonares superiores o medios	• Neumonitis por hipersensibilidad • Bronquiolitis respiratoria (BR o BR-EPI) • Histiocitosis de células de Langerhans • Neumoconiosis • Calcificación metastásica
Distribución en parches	• Infección endobronquial (bacteriana, micobacteriana, micótica) • Adenocarcinoma mucinoso invasivo • Aspiración • Histiocitosis de células de Langerhans

BR-EPI: bronquiolitis respiratoria asociada a enfermedad pulmonar intersticial.

Árbol en brote

Cuando se observan opacidades en "árbol en brote", tienen una localización centrilobulillar. Pueden estar asociadas a nódulos centrilobulillares (*v.* Capítulo 14, "Infecciones pulmonares"). En una TCAR, el patrón de árbol en brote se caracteriza por la presencia de opacidades ramificadas, de 1-2 mm de grosor y 1-2 cm de longitud, a menudo asociadas con nódulos pequeños en los extremos de las ramas o a lo largo de ellas. El hallazgo de patrón de árbol en brote en la TCAR suele deberse a la dilatación y la ocupación de los bronquiolos centrilobulillares con pus o moco (las ramas), asociadas con pequeñas regiones de inflamación peribronquiolar o fibrosis (los brotes). Este patrón tiene un aspecto característico, semejante a un árbol que comienza a florecer (Figura 3.21 a-e).

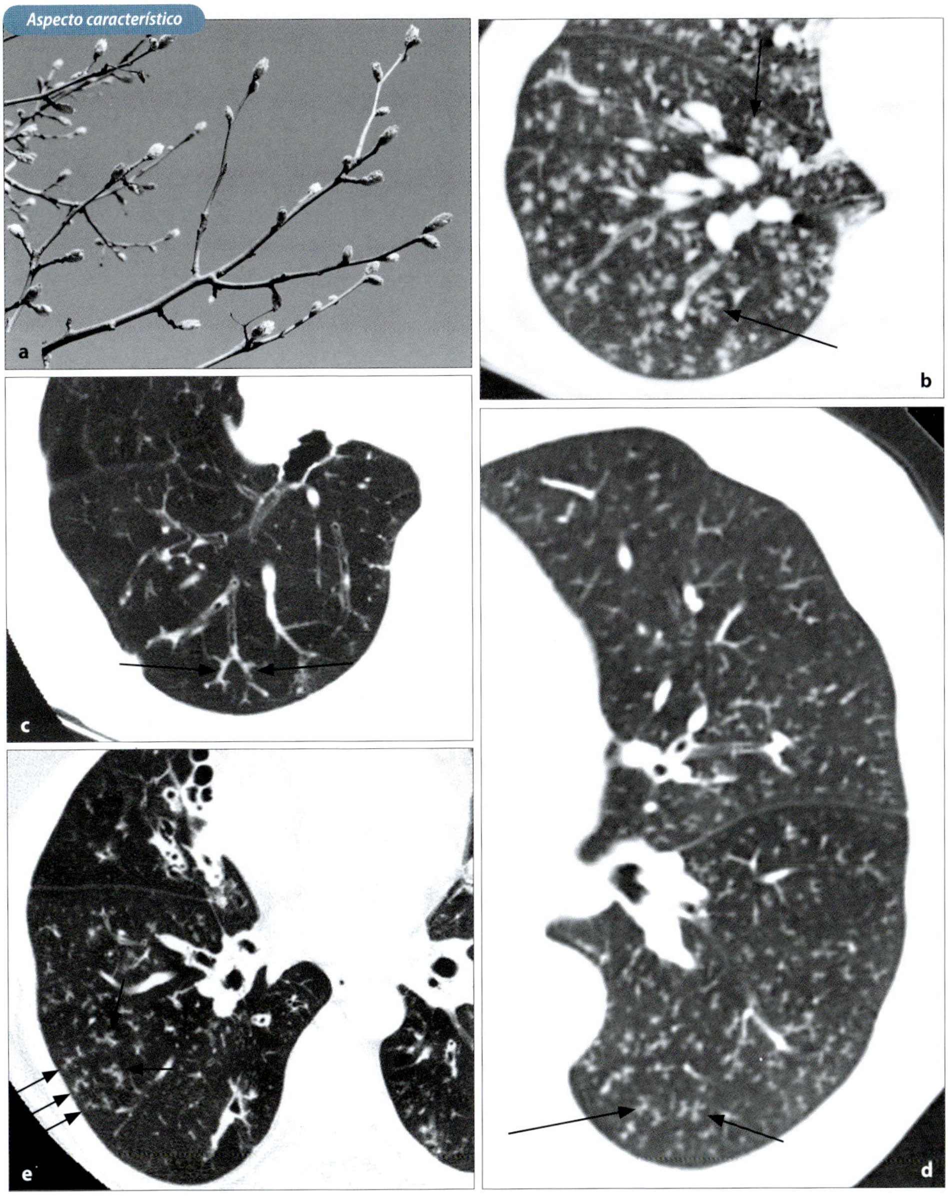

Figura 3.21 Patrón de árbol en brote: aspectos característicos. **a** El patrón de árbol en brote se asemeja a las ramas de un árbol con sus brotes. **b** En la TC, el signo del árbol en brote tiene el aspecto de una opacidad ramificada centrilobulillar con nódulos en los extremos de las ramas. Este signo refleja la presencia de dilatación y ocupación de las pequeñas vías respiratorias distales (*flechas*) y es muy específico de infección endobronquial. Como se observa en la imagen de este paciente con neumonía, puede asociarse a nódulos centrilobulillares. **c** Patrón de árbol en brote (*flechas*) en la TCAR de un paciente con infección crónica de las vías respiratorias. Obsérvese el engrosamiento de la pared bronquial asociado. **d** Múltiples opacidades con patrón de árbol en brote (*flechas*) en la región pulmonar declive asociadas a aspiración. **e** Patrón de árbol en brote (*flechas*) asociado a bronquiectasia e infección crónica.

El hallazgo de árbol en brote es importante por su especificidad; casi siempre se debe a infección o aspiración con compromiso de las vías respiratorias pequeñas periféricas (Tabla 3.8). De hecho, en la TCAR de un paciente con enfermedad pulmonar, solamente es necesario visualizar un buen ejemplo de "árbol en brote" para estar seguro de la presencia de infección o aspiración. El patrón de árbol en brote no es un hallazgo específico en cuanto al tipo de infección, pero las infecciones más frecuentes son las bacterianas o las micobacterianas. Según cuál sea la causa o la duración de la infección, también puede haber bronquiectasia o engrosamiento de la pared bronquial (Figuras 3.21 c-e y 3.22).

Tabla 3.8 Diagnósticos diferenciales de patrón de árbol en brote y de imágenes que simulan este patrón

Infecciones	▪ Infección bacteriana ▪ Infección micobacteriana ▪ Infección micótica ▪ Infección viral
Variantes infecciosas	▪ Fibrosis quística ▪ Trastornos ciliares ▪ Inmunodeficiencia ▪ Panbronquiolitis ▪ Aspergilosis broncopulmonar alérgica
Enfermedades bronquiolares no infecciosas	▪ Adenocarcinoma mucinoso invasivo ▪ Bronquiolitis folicular ▪ Aspiración
Alteraciones vasculares	▪ Talcosis ▪ Metástasis intravasculares
Enfermedad perilinfática	▪ Sarcoidosis

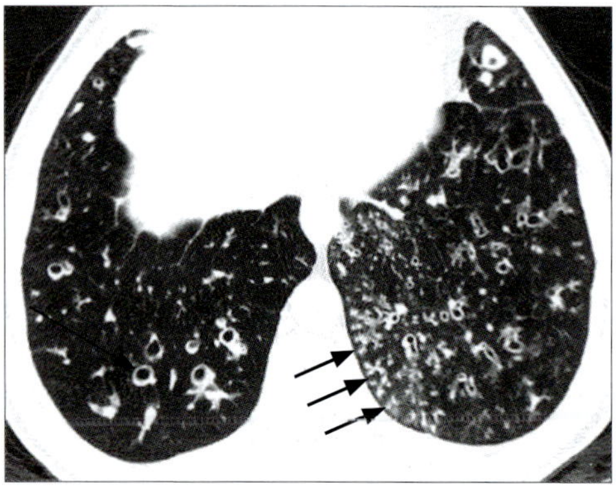

Figura 3.22 Discinesia ciliar primaria con patrón de árbol en brote. Se observa inflamación importante de las grandes vías respiratorias, manifestada por bronquiectasia y engrosamiento de la pared bronquial (*flecha fina*). La infección crónica y la mucoestasis en las vías respiratorias distales se manifiesta principalmente con opacidades con patrón de árbol en brote (*flechas gruesas*).

Dado que ante el hallazgo de patrón de árbol en brote suele interpretarse que hay infección o aspiración, es fundamental describir este signo solo si se tiene la certeza de su presencia. Es un hallazgo que no debe sobreinterpretarse.

Existen varias causas no infecciosas de patrón de árbol en brote asociado a anomalías bronquiolares, pero son relativamente infrecuentes, y los hallazgos a menudo son atípicos. Estas causas son diseminación endobronquial de adenocarcinoma mucinoso invasivo, bronquiolitis folicular (habitualmente en pacientes con enfermedad del tejido conjuntivo), impactación mucoide en casos de asma y aspergilosis broncopulmonar alérgica, y panbronquiolitis.

En ocasiones, una anomalía vascular centrilobulillar puede asemejarse al patrón de árbol en brote. Como ejemplos, pueden citarse la talcosis por inyección de comprimidos triturados (Figura 3.23), en la que se presenta fibrosis a lo largo de los vasos pequeños, y las metástasis intravasculares con nódulos tumorales en los vasos pequeños.

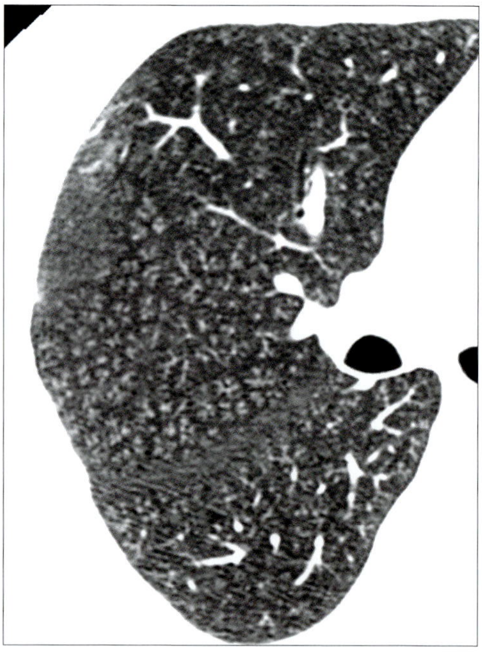

Figura 3.23 Talcosis, una causa vascular de nódulos centrilobulillares. En la TCAR del pulmón derecho de un fisicoculturista que se inyectó comprimidos de esteroides triturados, se observan opacidades ramificadas que se asemejan al signo del árbol en brote. El proceso es difuso. Esta distribución es muy poco frecuente en una infección endobronquial. Obsérvese la preservación de las cisuras y del intersticio subpleural periférico. La talcosis genera depósitos de mineral y fibrosis a lo largo de las pequeñas arterias centrilobulillares.

Los procesos perilinfáticos como la sarcoidosis se asocian a veces a pequeños grupos de nódulos de localización centrilobulillar. Como los nódulos se visualizan en la adyacencia de la arteria centrilobulillar ramificada, el aspecto puede ser similar al del patrón de árbol en brote. No obstante, con frecuencia hay nódulos en otros sitios, como las regiones subpleural y peribroncovascular parahiliar, lo que permite formular un diagnóstico correcto (Figura 3.24).

La TCAR puede servir para orientar la siguiente prueba diagnóstica que debe realizarse a pacientes con nódulos centrilobulillares. Si se observan nódulos centrilobulillares en parches con atenuación de partes blandas o patrón de árbol en brote, con frecuencia se puede llegar al diagnóstico con un análisis de esputo o una broncoscopia con lavado broncoalveolar; la infección es una causa muy frecuente de estos hallazgos.

La evaluación complementaria de pacientes con nódulos con OVE y síntomas agudos suele ser clínica. En ocasiones, se puede realizar una broncoscopia para diagnosticar una presunta infección. El análisis de esputo de pacientes con nódulos centrilobulillares con OVE habitualmente no es útil. Para el diagnóstico definitivo de pacientes con síntomas crónicos y nódulos con OVE, por lo general es necesario practicar una biopsia por cirugía videotoracoscópica.

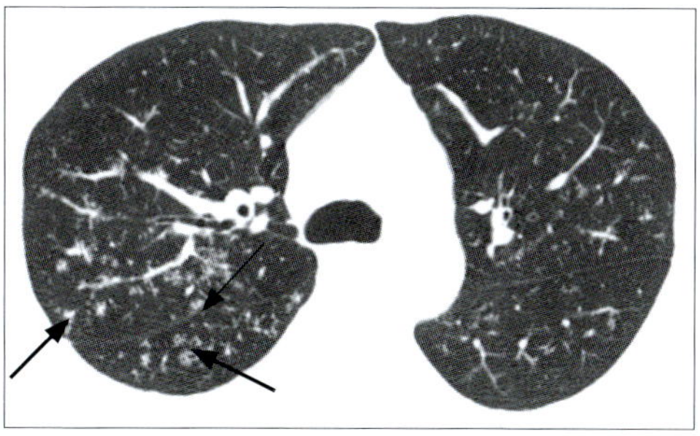

Figura 3.24 Nódulos perilinfáticos que semejan un patrón centrilobulillar. Los grupos de nódulos peribroncovasculares centrilobulillares (*flechas gruesas*) en la TCAR de un paciente con sarcoidosis se asemejan al signo de árbol en brote. Sin embargo, las enfermedades perilinfáticas, como la sarcoidosis, también se manifiestan con nódulos en otras localizaciones, como el intersticio subpleural (*flecha fina*) y el intersticio peribroncovascular parahiliar.

Abordaje diagnóstico de enfermedad pulmonar nodular

La capacidad de diferenciar los tres patrones nodulares en la TCAR permite formular un diagnóstico diferencial apropiado y específico. En la Figura 3.25 a-d y la Tabla 3.9 se comparan las características de las tres diferentes distribuciones de los nódulos. En la Figura 3.26 se muestra un algoritmo simple para evaluar los nódulos en la TCAR.

Tabla 3.9 Características de los nódulos en función de su distribución con respecto a estructuras pulmonares y al lobulillo pulmonar secundario

Características	Distribución		
	Perilinfática	Aleatoria	Centrilobulillar
Fisiopatología	Compromiso linfático primario o drenaje linfático	Diseminación hematógena	Enfermedad bronquiolar, de los vasos pequeños o linfática
Localizaciones de los nódulos	Peribroncovascular, subpleural, septal interlobulillar, centrilobulillar	Sin distribución específica	Solo centrilobulillar
Características	En parches, agrupados	Difusos, uniformes	Separados de la pleura y de las cisuras, espaciamiento uniforme, difusos o en parches
Presencia de nódulos subpleurales	Sí	Sí	No
Enfermedades frecuentes	Sarcoidosis, linfangitis carcinomatosa	Tuberculosis miliar o micosis, metástasis	Infección endobronquial o tumor, neumonitis por hipersensibilidad, bronquiolitis respiratoria, edema

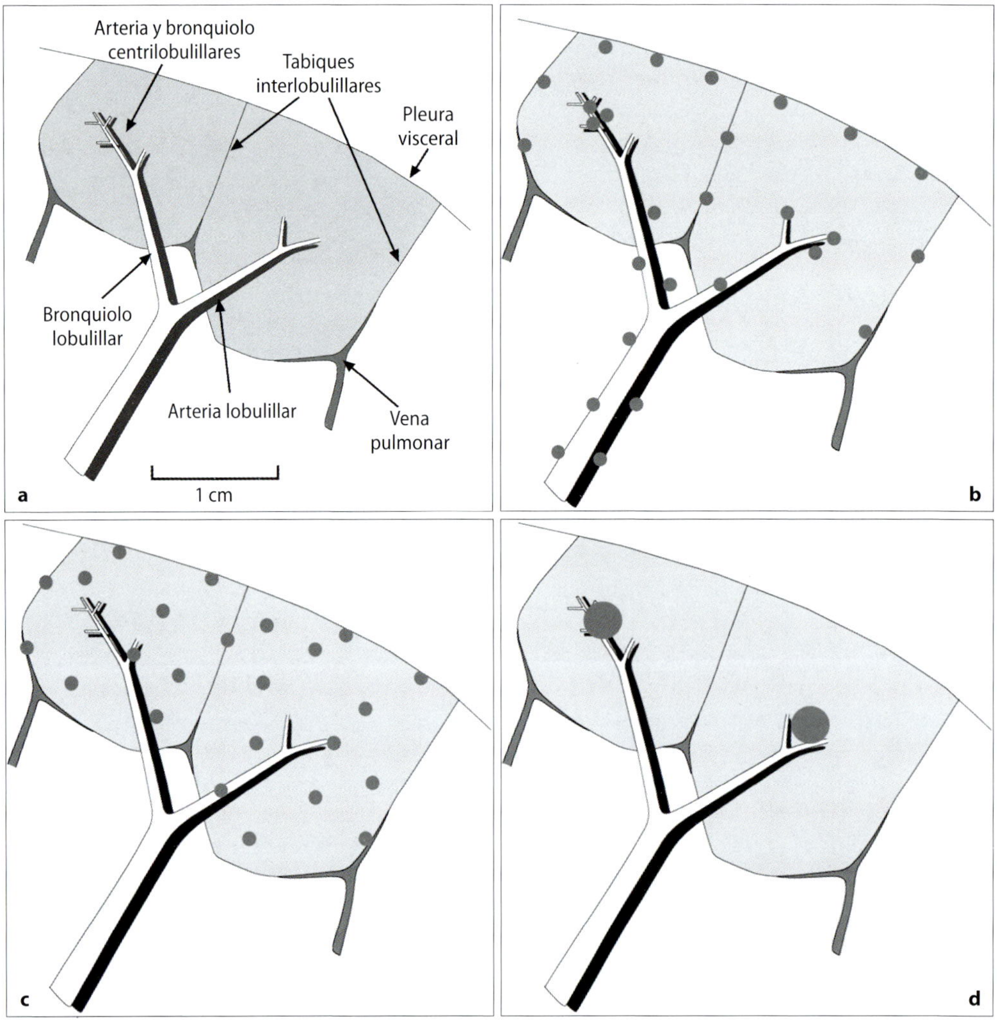

Figura 3.25 Comparación de la distribución de los nódulos en el lobulillo pulmonar secundario. **a** Características anatómicas normales del lobulillo pulmonar secundario. **b** Los nódulos perilinfáticos afectan el lobulillo subpleural, los tabiques interlobulillares y la región peribroncovascular centrilobulillar. **c** Los nódulos aleatorios afectan los tabiques y las superficies pleurales, pero no tienen una distribución específica con respecto al lobulillo pulmonar. **d** Se observan nódulos centrilobulillares solo en el centro del lobulillo.

A continuación se enumeran algunas cuestiones que es importante tener presentes para identificar los patrones nodulares:

1. Los nódulos subpleurales se presentan asociados tanto a patrones perilinfáticos como aleatorios, pero no deben aparecer en los estudios de pacientes con nódulos centrilobulillares. Si no está clara la distribución, se debe prestar atención a las cisuras y al intersticio subpleural periférico para determinar si hay nódulos en estos sitios.
2. Una distribución nodular difusa es característica de un patrón aleatorio, mientras que una distribución en parches es característica de nódulos perilinfáticos. Los nódulos centrilobulillares pueden tener distribución difusa o en parches según cuál sea la causa. Por ejemplo, la neumonitis por hipersensibilidad suele tener una distribución difusa y la diseminación endobronquial de infección habitualmente tiene distribución en parches.
3. Cuando se observan nódulos centrilobulillares, se debe hacer un examen minucioso para detectar la presencia de patrón de árbol en brote. La presencia de este patrón sugiere una alta probabilidad de infección o aspiración. Si no se observa el "árbol en brote", el diagnóstico diferencial depende de la atenuación y la distribución de los nódulos. Los síntomas también pueden contribuir a formular el diagnóstico.

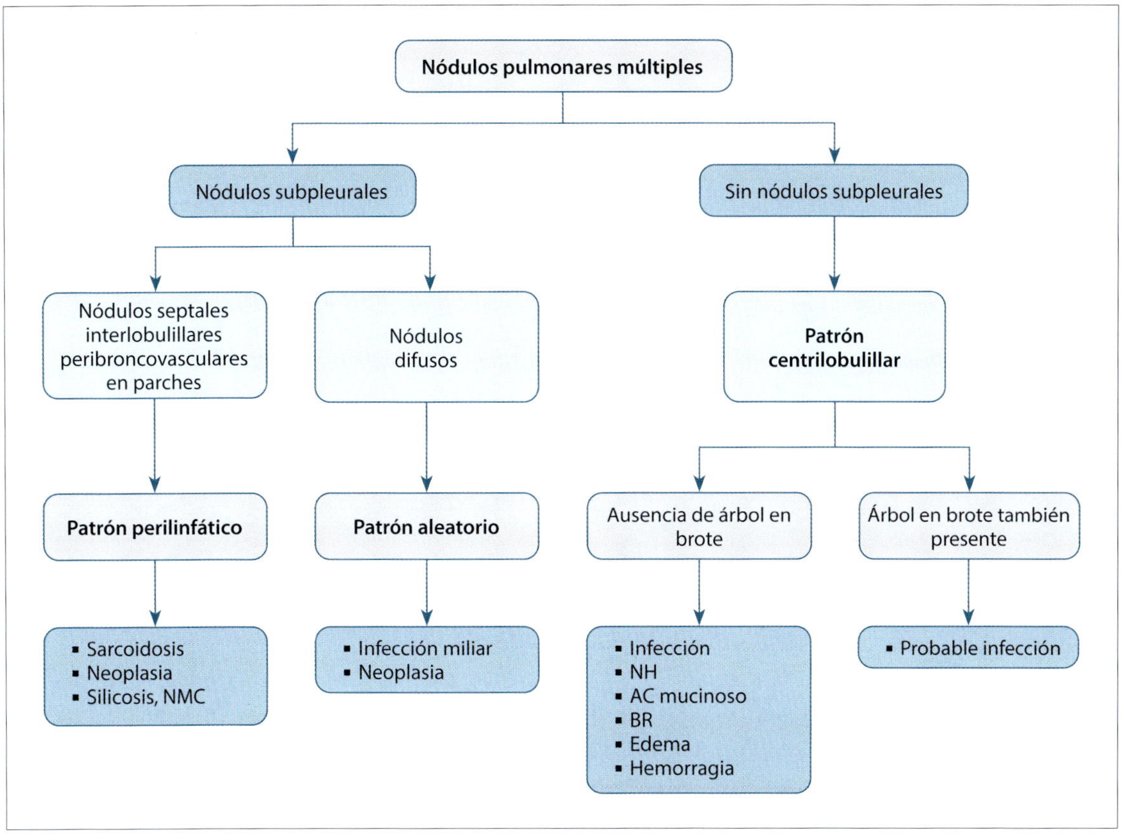

Figura 3.26 Algoritmo para determinar la distribución de pequeños nódulos en la TCAR. NMC: neumoconiosis de los mineros de carbón; NH: neumonitis por hipersensibilidad; AC: adenocarcinoma; BR: bronquiolitis respiratoria.

Acceda al eBook para consultar la lista de bibliografía.
Consulte las indicaciones en la retiración de tapa.

4

Aumento de la atenuación pulmonar: opacidad en vidrio esmerilado y consolidación

Introducción

Las anomalías caracterizadas por el aumento de la opacidad pulmonar se dividen en dos categorías generales en función de su atenuación: opacidad en vidrio esmerilado (OVE) y consolidación. Cada uno de estos hallazgos suele ser inespecífico y tiene una larga lista de diagnósticos diferenciales. La información clínica, especialmente la duración de los síntomas, puede limitar el diagnóstico cuando cualquiera de estos dos hallazgos está presente.

Opacidad en vidrio esmerilado

En la tomografía computarizada de alta resolución (TCAR), la OVE se caracteriza por la presencia de regiones borrosas de aumento de la opacidad pulmonar (atenuación) que no impide visualizar la vasculatura subyacente (Figura 4.1). La OVE representa la presencia de alteraciones por debajo del nivel de resolución de la TCAR. Puede reflejar la presencia de enfermedades de relleno del espacio aéreo (alveolar), enfermedades intersticiales con engrosamiento de la pared alveolar o una combinación de ambas, y puede ser una manifestación de infiltración pulmonar, inflamación activa o fibrosis (Figura 4.2). La OVE también puede ser causada por atelectasia.

Los diagnósticos diferenciales de OVE son amplios y abarcan diversas enfermedades de distintas categorías. La duración de los síntomas (es decir, si son agudos o crónicos) es importante para limitar el diagnóstico diferencial inicial (Tabla 4.1). Por lo general, se considera que los síntomas son agudos si duran entre horas y unas semanas y crónicos si están presentes durante seis semanas o más tiempo.

Opacidad en vidrio esmerilado asociada a síntomas agudos

Si un paciente presenta síntomas agudos, las causas más frecuentes de OVE son infección, en particular infecciones atípicas como la neumonía viral, infección por *Pneumocystis jirovecii* e infecciones bacterianas atípicas (p. ej., por *Legionella*, *Mycoplasma pneumoniae* y *Chlamydophila pneumoniae*); edema pulmonar, ya sea hidrostático o por aumento de la permeabilidad; lesión pulmonar aguda (el síndrome clínico asociado a daño alveolar difuso en el examen histopatológico); hemorragia pulmonar; y aspiración (*v.* Tabla 4.1). Otras causas son la presentación aguda de neumonitis por hipersensibilidad y la neumonía eosinofílica aguda.

En el contexto de un paciente con síntomas agudos es difícil distinguir entre las diferentes causas de OVE en función de su aspecto. La distribución específica de OVE (difusa, simétrica, en parches, nodular o focal) no es de gran utilidad para limitar los diagnósticos diferenciales (Figura 4.3). Incluso procesos como el edema pulmonar, que habitualmente tienen distribución simétrica o difusa, pueden producir opacidades en parches, focales o nodulares en algunos casos (Figura 4.4).

Para sugerir un diagnóstico específico de un paciente con síntomas agudos y OVE es muy importante tener en cuenta los antecedentes (p. ej., inmunodepresión o síndrome de inmunodeficiencia adquirida [sida], exposiciones, enfermedad cardíaca conocida) y los síntomas presentes (p. ej., fiebre, producción de esputo, hemoptisis).

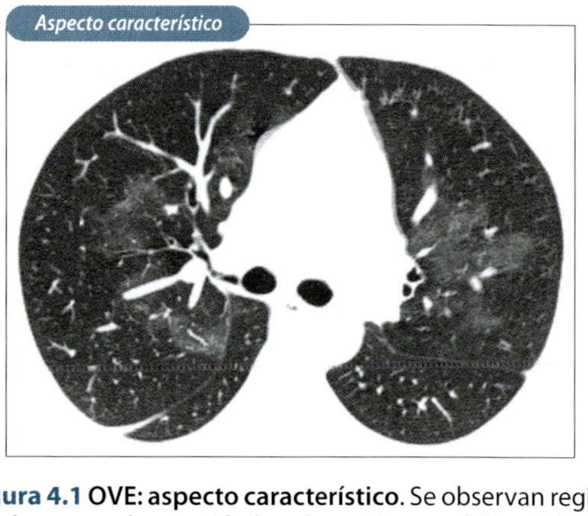

Figura 4.1 OVE: aspecto característico. Se observan regiones borrosas de opacidad en la región parahiliar del pulmón en la TCAR de un paciente con hemorragia pulmonar aguda secundaria a granulomatosis con poliangitis. Los vasos son bien visibles en la zonas de opacidad; este hallazgo define la OVE.

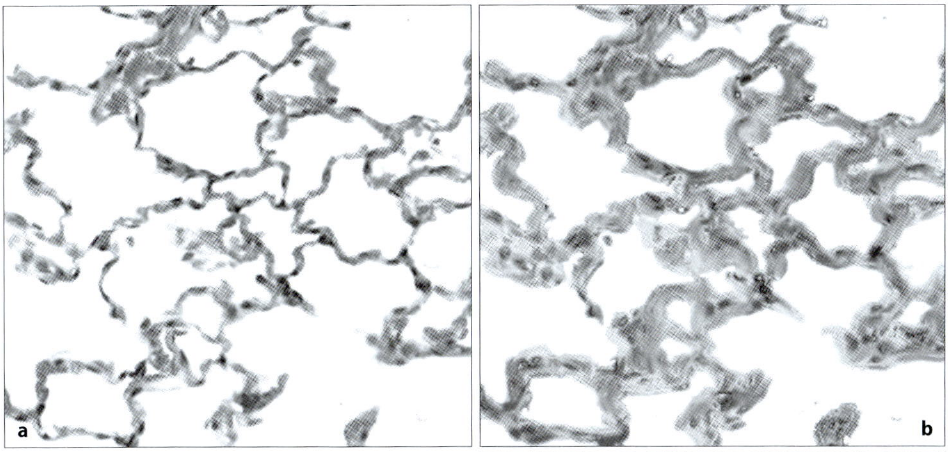

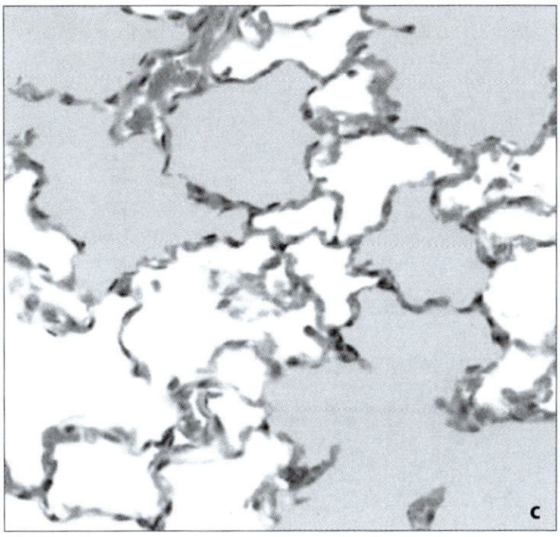

Figura 4.2 Causas de OVE. a Alvéolos normales. b Engrosamiento de la pared alveolar en un caso de enfermedad intersticial. El aumento de tejido dentro del volumen examinado produce OVE. c Enfermedad alveolar, con algunos alvéolos llenos de líquido. Esto genera aumento de la atenuación, pero dado que algunos alvéolos siguen aireados, no aparece consolidación. (*v.* Figura a color en *eBook*).

Tabla 4.1 Diagnósticos diferenciales de opacidad en vidrio esmerilado en función de la duración de los síntomas

Agudos	Crónicos
▪ Infección (generalmente atípica) ▪ Edema ▪ Lesión pulmonar aguda ▪ Hemorragia ▪ Aspiración ▪ Neumonitis por hipersensibilidad (aguda) ▪ Neumonía eosinofílica aguda	▪ Neumonitis por hipersensibilidad ▪ Neumonía intersticial inespecífica ▪ Neumonía intersticial descamativa/bronquiolitis respiratoria ▪ Neumonía intersticial linfoide/bronquiolitis folicular ▪ Adenocarcinoma mucinoso invasivo ▪ Neumonía organizada ▪ Neumonía eosinofílica ▪ Sarcoidosis ▪ Neumonía lipoidea ▪ Proteinosis alveolar

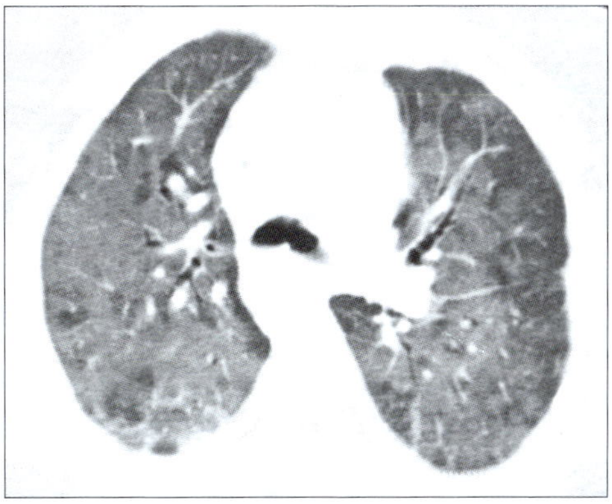

Figura 4.3 Reacción medicamentosa aguda con edema pulmonar y OVE difusa. Los diagnósticos diferenciales de OVE son amplios. Si el paciente tiene síntomas agudos, la distribución de la OVE no es de mucha utilidad para diferenciar entre las diversas causas posibles. El diagnóstico con frecuencia lo determinan los antecedentes, como en el caso de este paciente con toxicidad por fármacos tras un tratamiento de linfoma.

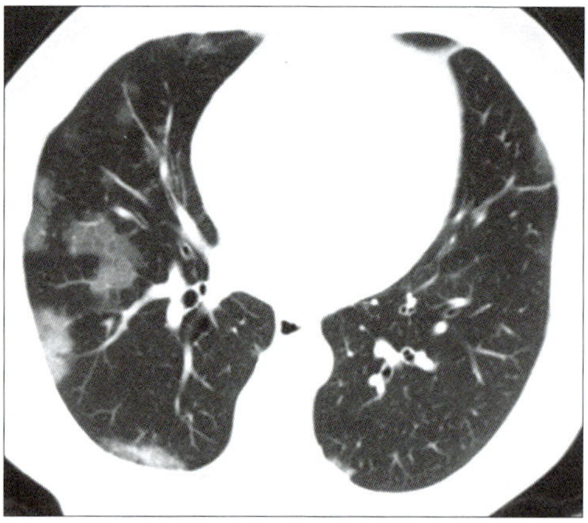

Figura 4.4 Edema pulmonar agudo con OVE en parches. La distribución de la OVE no es de particular utilidad diagnóstica en el contexto de síntomas agudos. Incluso los procesos que son característicamente difusos o simétricos, como el edema pulmonar, pueden manifestarse en ocasiones con anomalías en parches o focales.

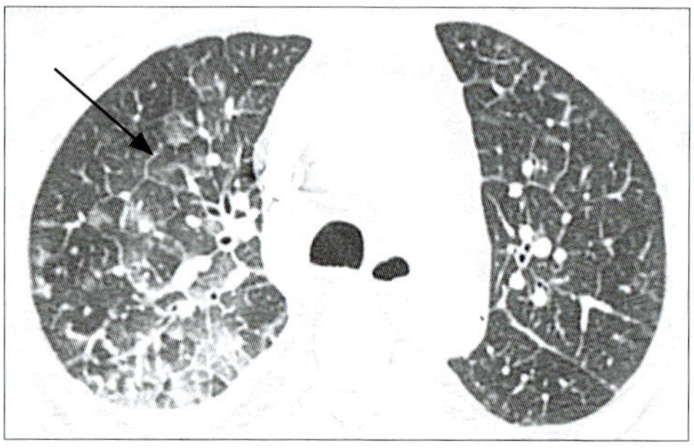

Figura 4.5 Edema pulmonar con una combinación de OVE y engrosamiento septal interlobulillar. En el contexto de un paciente con síntomas agudos, la OVE es un hallazgo inespecífico, pero cuando se observa engrosamiento septal interlobulillar (*flecha*) como hallazgo asociado significativo, el edema pulmonar es la causa más probable.

Un hallazgo de la TCAR que puede ser de utilidad diagnóstica es la presencia de engrosamiento septal interlobulillar liso. Cuando este hallazgo es evidente y se asocia a OVE, el diagnóstico más probable es edema pulmonar (Figura 4.5). La presencia de quistes pulmonares asociados a OVE hace pensar en infección por *Pneumocystis jirovecii*.

Opacidad en vidrio esmerilado asociada a síntomas crónicos

Cuando la OVE se asocia a síntomas crónicos, los diagnósticos diferenciales no solo son diferentes sino que son más amplios. Entre las causas posibles, se encuentran las siguientes: neumonitis por hipersensibilidad, neumonía intersticial inespecífica, neumonía intersticial descamativa y bronquiolitis respiratoria, neumonía intersticial linfoide y bronquiolitis folicular, adenocarcinoma mucinoso invasivo, neumonía organizada, neumonía eosinofílica, sarcoidosis, neumonía lipoidea y proteinosis alveolar. Diversos hallazgos son útiles para limitar los diagnósticos diferenciales (Tabla 4.2).

Distribución de la opacidad en vidrio esmerilado

La distribución periférica de la OVE es característica de la neumonía intersticial inespecífica y la neumonía intersticial descamativa; sin embargo, la neumonía eosinofílica y la neumonía organizada también pueden presentar este aspecto (Figura 4.6). La preservación subpleural asociada a OVE periférica es muy indicativa de neumonía intersticial inespecífica (Figura 4.7).

Tabla 4.2 Opacidad en vidrio esmerilado con síntomas crónicos. Uso de hallazgos asociados que sugieran algún diagnóstico específico

Hallazgo asociado en la TCAR	Diagnósticos probables
Fibrosis (panalización, bronquiectasia por tracción, reticulación irregular)	Neumonía intersticial inespecífica, neumonitis por hipersensibilidad, neumonía intersticial usual
Distribución periférica	Neumonía intersticial inespecífica, neumonía intersticial descamativa
Distribución periférica con preservación del intersticio subpleural inmediato	Neumonía intersticial inespecífica
Distribución geográfica y en parches	Neumonitis por hipersensibilidad, neumonía intersticial inespecífica
Perfusión en mosaico o atrapamiento aéreo considerables	Neumonitis por hipersensibilidad
Nódulos centrilobulillares	Neumonitis por hipersensibilidad, bronquiolitis respiratoria/ neumonía intersticial descamativa, bronquiolitis folicular/ neumonía intersticial linfoide, adenocarcinoma mucinoso invasivo
Engrosamiento septal interlobulillar	Proteinosis alveolar, adenocarcinoma mucinoso invasivo, neumonía lipoidea

La distribución en parches y geográfica de la OVE con afectación significativa de la región central del pulmón es indicativa de neumonitis por hipersensibilidad (Figura 4.8), bronquiolitis respiratoria, neumonía intersticial linfoide y bronquiolitis folicular, neumonía organizada, sarcoidosis y proteinosis alveolar.

La mayoría de las causas de OVE asociada a síntomas crónicos presentan distribución bilateral. En casos de adenocarcinoma pulmonar mucinoso invasivo o neumonía lipoidea, puede apreciarse OVE con distribución unilateral o muy asimétrica.

Perfusión en mosaico o atrapamiento aéreo asociados a opacidad en vidrio esmerilado

Si la OVE está asociada a perfusión en mosaico o atrapamiento aéreo considerables (compromiso de varios lobulillos en tres o más lóbulos), el diagnóstico de neumonitis por hipersensibilidad es muy probable (Figura 4.9). En casos de neumonitis por hipersensibilidad (Figura 4.10), bronquiolitis respiratoria, bronquiolitis folicular y adenocarcinoma mucinoso invasivo, puede apreciarse OVE asociada a nódulos centrilobulillares.

Patrón en empedrado irregular

La combinación de OVE y engrosamiento septal interlobulillar liso en las mismas regiones del pulmón se denomina "patrón en empedrado irregular". Si bien en un principio se describió como un hallazgo característico de la TCAR asociado a proteinosis alveolar pulmonar (Figura 4.11), se trata de un hallazgo inespecífico y puede observarse en cualquier enfermedad que genere OVE. En el contexto de pacientes con síntomas agudos, los diagnósticos diferenciales son idénticos a los de OVE como único hallazgo y abarcan edema, infecciones atípicas (Figura 4.12), daño alveolar difuso, hemorragia, neumonitis por hipersensibilidad aguda y neumonía eosinofílica aguda. Si el paciente presenta síntomas crónicos, la lista de diagnósticos probables es la misma que la de OVE, pero se debe considerar la posibilidad de proteinosis alveolar, que en otros casos es muy infrecuente (*v.* Figura 4.11).

Fibrosis asociada a opacidad en vidrio esmerilado

Si el paciente presenta síntomas crónicos, la OVE puede reflejar uno de dos procesos muy diferentes: enfermedad infiltrativa o inflamatoria activa, o bien fibrosis pulmonar microscópica. Si la OVE no está asociada a hallazgos de fibrosis en la TCAR, tales como bronquiectasia por

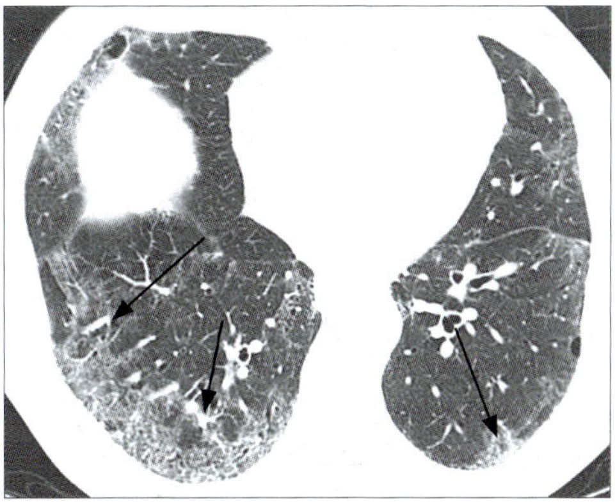

Figura 4.6 Neumonía intersticial descamativa con una distribución periférica de OVE. En el contexto de un paciente con síntomas crónicos, la OVE con distribución periférica (*flechas*) es indicativa de una neumonía intersticial (neumonía intersticial inespecífica, neumonía intersticial descamativa o neumonía intersticial usual). Esta TCAR corresponde a un paciente fumador con neumonía intersticial descamativa.

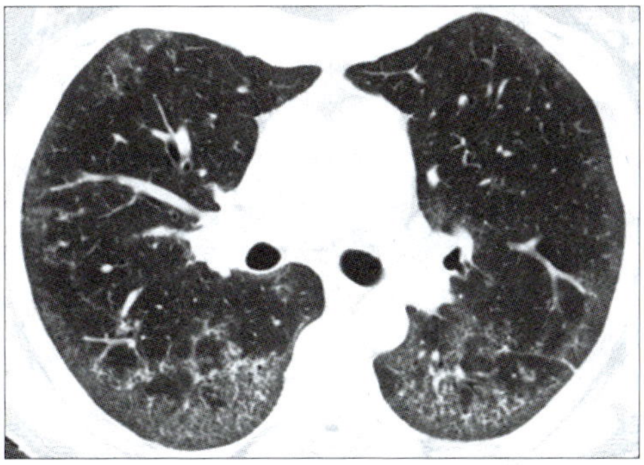

Figura 4.7 Neumonía intersticial inespecífica con distribución periférica de OVE y preservación subpleural. En la TCAR de este paciente con neumonía intersticial inespecífica, la OVE es de predominio periférico pero la región pulmonar subpleural inmediata está relativamente preservada. Esta distribución es característica de la neumonía intersticial inespecífica.

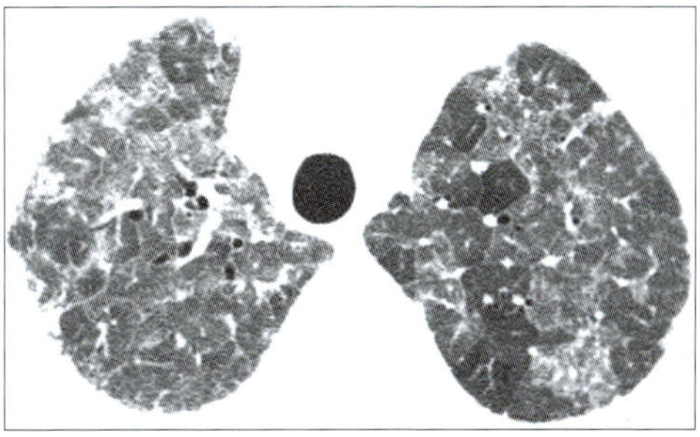

Figura 4.8 Neumonitis por hipersensibilidad con distribución en parches y geográfica de la OVE. En la TCAR de este paciente con neumonitis por hipersensibilidad, las zonas de OVE no tienen predominio periférico. Este aspecto es característico de la neumonitis por hipersensibilidad.

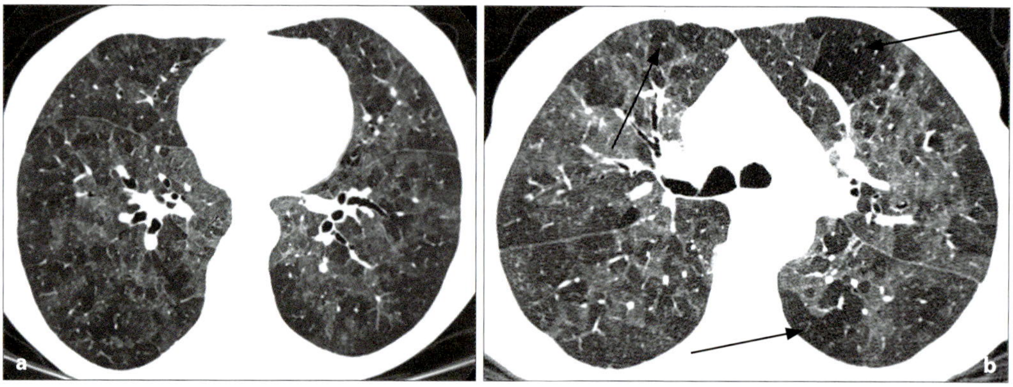

Figura 4.9 Neumonitis por hipersensibilidad con OVE en parches y atrapamiento aéreo. En la TCAR de un paciente con síntomas crónicos (**a**), se observa OVE en parches inespecífica. En la imagen en espiración (**b**), se aprecia atrapamiento aéreo en parches (*flechas*). Esta combinación de hallazgos es muy sugestiva de neumonitis por hipersensibilidad.

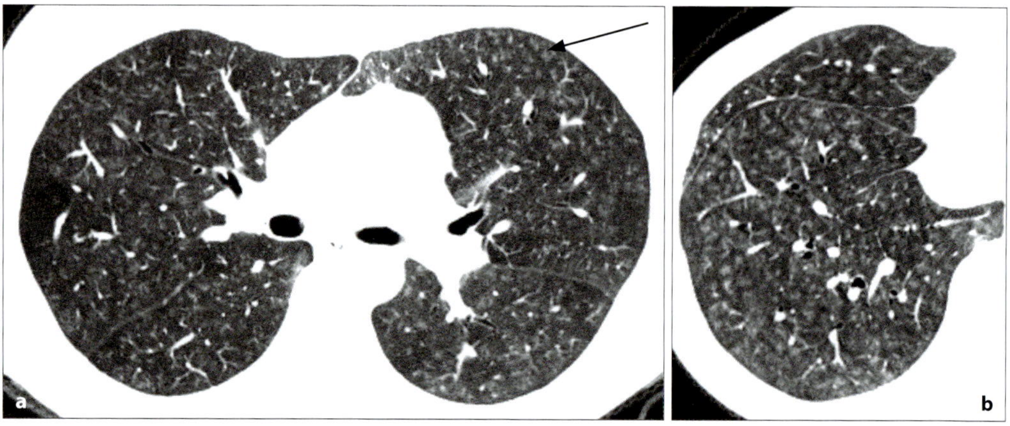

Figura 4.10 Neumonitis por hipersensibilidad con OVE y nódulos centrilobulillares. a-b Cuando la OVE crónica se asocia a nódulos centrilobulillares (**a**, *flecha*), el diagnóstico diferencial incluye neumonitis por hipersensibilidad, bronquiolitis respiratoria, bronquiolitis folicular o adenocarcinoma mucinoso invasivo. En la imagen **b** se visualizan numerosos nódulos centrilobulillares de OVE.

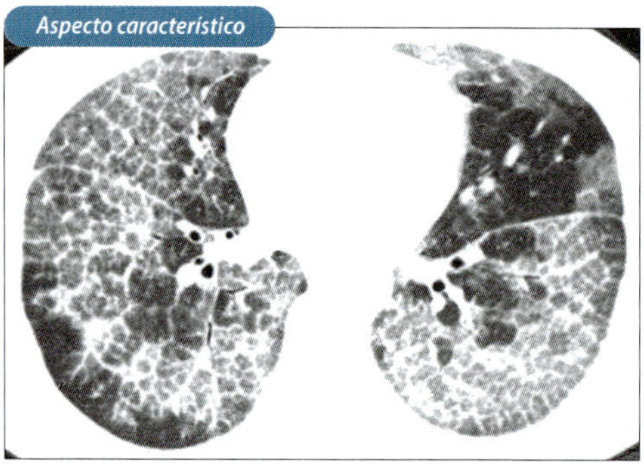

Figura 4.11 Patrón en empedrado irregular: aspecto característico. En la TCAR de este paciente con proteinosis alveolar pulmonar, la combinación de OVE y engrosamiento septal interlobulillar liso se denomina "patrón en empedrado irregular". El diagnóstico diferencial de este patrón incluye todas las causas de OVE, pero en el contexto de un paciente con síntomas crónicos se debe considerar sobre todo el diagnóstico de proteinosis alveolar, que en otros casos es infrecuente.

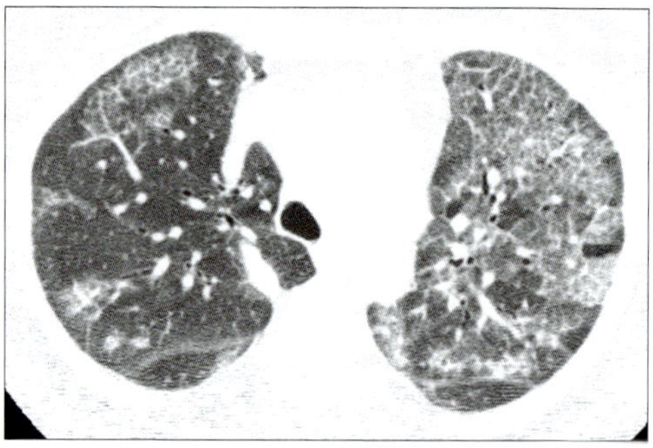

Figura 4.12 Infección por *Pneumocystis jirovecii* con patrón en empedrado irregular. Los diagnósticos diferenciales de patrón en empedrado irregular en el contexto de síntomas agudos son idénticos a los de OVE y principalmente incluyen edema, infecciones atípicas, daño alveolar difuso y hemorragia.

tracción, reticulación irregular o patrón en panal de abeja, es probable que sea una manifestación de una enfermedad inflamatoria o infiltrativa (Figura 4.13). Por otro lado, si la OVE está asociada a signos de fibrosis en las mismas regiones pulmonares, es probable que refleje fibrosis pulmonar (microscópica). Algunos pacientes con OVE presentan tanto enfermedad inflamatoria como fibrosis.

La neumonitis por hipersensibilidad y la neumonía intersticial inespecífica asociadas a enfermedad del tejido conjuntivo o a exposición a fármacos son las enfermedades pulmonares fibróticas difusas que con más frecuencia se manifiestan con OVE en la TCAR (Figura 4.14). La neumonía intersticial usual y la fibrosis pulmonar idiopática pueden manifestarse con OVE como hallazgo significativo, pero en estos casos los hallazgos de fibrosis por lo general se visualizan en las mismas regiones pulmonares; las regiones con OVE como único hallazgo son realmente infrecuentes.

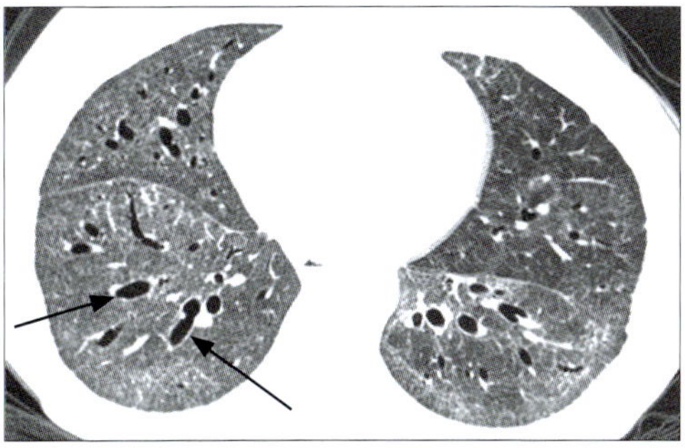

Figura 4.13 Neumonía intersticial inespecífica con OVE y bronquiectasia por tracción. Cuando la OVE se asocia a signos de fibrosis, tales como bronquiectasia por tracción (*flechas*) y reticulación, probablemente está relacionada con una enfermedad pulmonar intersticial crónica como la neumonía intersticial inespecífica fibrótica secundaria a esclerodermia.

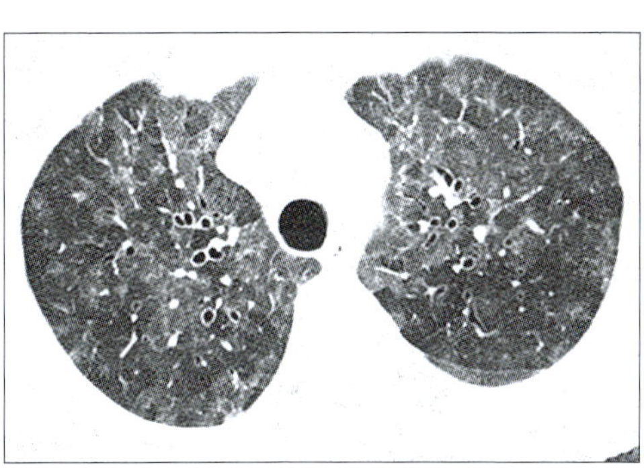

Figura 4.14 Neumonitis por hipersensibilidad con OVE y síntomas crónicos. En la TCAR de un paciente con síntomas crónicos, se observan zonas de OVE en parches de distribución periférica y central. Las causas más frecuentes de OVE en el contexto de un paciente con síntomas crónicos son neumonitis por hipersensibilidad, neumonía intersticial inespecífica y neumonía intersticial descamativa.

Consolidación

La consolidación en la TCAR se caracteriza por un aumento homogéneo de la opacidad pulmonar, que impide la visualización de la vasculatura (Figura 4.15). En las regiones afectadas suelen visualizarse broncogramas aéreos. Al igual que lo observado con la OVE, las anomalías pueden ser de origen alveolar o intersticial, aunque con más frecuencia la causa es el relleno de los alvéolos. Las anomalías intersticiales deben ser extensas para que el aspecto sea el de consolidación; un ejemplo lo constituye la sarcoidosis con granulomas intersticiales confluentes. Al igual que en los casos de OVE, los diagnósticos diferenciales son amplios y dependen principalmente de la duración de los síntomas (Tabla 4.3) y de la distribución. Los diagnósticos diferenciales se superponen con los de OVE.

Consolidación asociada a síntomas agudos

Si el paciente presenta síntomas agudos, los diagnósticos diferenciales de consolidación son básicamente los mismos que los de OVE asociada a síntomas agudos (*v.* Tabla 4.3), pero la consolidación aguda se observa más frecuentemente asociada a neumonía bacteriana y aspiración. Otras causas de consolidación con síntomas agudos son edema pulmonar, lesión pulmonar aguda

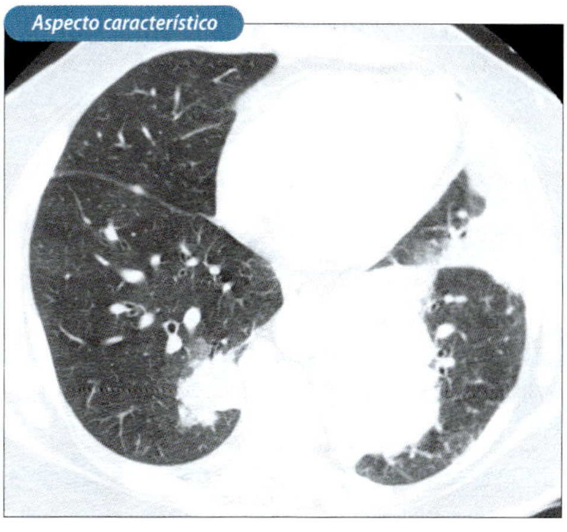

Figura 4.15 Consolidación: aspecto característico. En la TCAR de un paciente con adenocarcinoma mucinoso invasivo, se observa consolidación bilateral en parches. Obsérvese que en las zonas de consolidación no se visualizan los vasos.

Tabla 4.3 Diagnósticos diferenciales de consolidación en función de la duración de los síntomas

Agudos	Crónicos
▪ Infecciones ▪ Edema ▪ Lesión pulmonar aguda ▪ Hemorragia ▪ Aspiración ▪ Neumonitis por hipersensibilidad ▪ Neumonía eosinofílica aguda	▪ Neumonía organizada ▪ Neumonía eosinofílica ▪ Adenocarcinoma mucinoso invasivo ▪ Sarcoidosis ▪ Linfoma (por lo general recurrente) ▪ Neumonía lipoidea ▪ Neumonitis por hipersensibilidad

y hemorragia, pero en presencia de estas alteraciones la OVE es un hallazgo más característico.

En ocasiones, las enfermedades pulmonares que son predominantemente intersticiales pueden presentarse con síntomas agudos y consolidación. Es lo que se observa muy frecuentemente en los casos de neumonitis por hipersensibilidad y neumonía eosinofílica aguda. La OVE es una manifestación más común de estas enfermedades.

Distribución

La consolidación con distribución difusa es frecuente en casos de edema, lesión pulmonar aguda (Figura 4.16), ciertas infecciones, hemorragia y neumonía eosinofílica aguda. De las infecciones, la neumonía viral, la neumonía bacteriana atípica (por *Legionella*, *Mycoplasma pneumoniae* y *Chlamydia pneumoniae*) y la neumonía por *Pneumocystis jirovecii* son las que se asocian con más frecuencia a anomalías difusas, pero se manifiestan más comúnmente con OVE. Otros tipos de infecciones (bacterianas, micóticas o micobacterianas) suelen tener distribución focal o en parches (Figura 4.17). La aspiración puede presentar distribución focal o en parches y por lo general afecta los lóbulos inferiores o la región posterior de los lóbulos superiores.

Consolidación asociada a síntomas crónicos

Si el paciente presenta síntomas crónicos, las causas más frecuentes de consolidación son neumonía organizada, neumonía eosinofílica crónica, sarcoidosis, adenocarcinoma mucinoso invasivo, linfoma y neumonía lipoidea. La distribución de la consolidación y algunos otros hallazgos pueden servir para limitar los diagnósticos diferenciales.

Distribución

Si bien la distribución puede ser útil para limitar la lista de posibilidades (Tabla 4.4), es infrecuente que por sí sola indique un diagnóstico específico. Todas las causas de consolidación asociada a síntomas crónicos pueden manifestarse con distribución en parches bilateral de la consolidación.

La consolidación crónica extensa o difusa es más característica del adenocarcinoma mucinoso invasivo o, con menos frecuencia, es indicativa de neumonía organizada. Una única región focal de consolidación puede verse en casos de adenocarcinoma mucinoso invasivo, linfoma, neumonía lipoidea o, rara vez, neumonía organizada. La neumonía lipoidea por lo general se manifiesta con anomalías en parches en regiones declive de ambos pulmones. La distribución

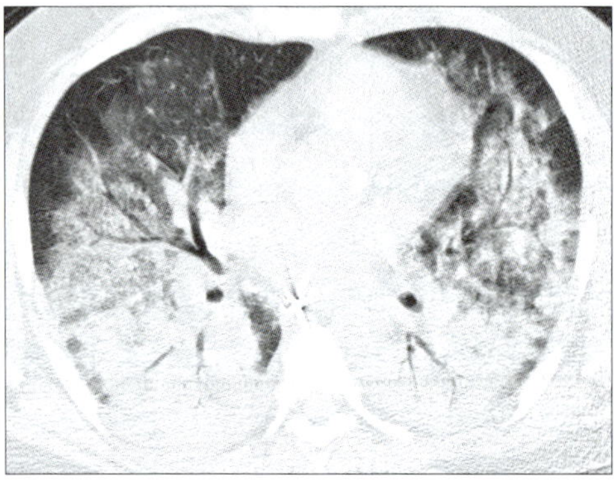

Figura 4.16 Lesión pulmonar aguda con consolidación difusa. En el contexto de pacientes con síntomas agudos, la consolidación difusa es un hallazgo inespecífico y puede observarse con infección, lesión pulmonar aguda, edema o hemorragia. Estas entidades se diferencian principalmente mediante la información clínica.

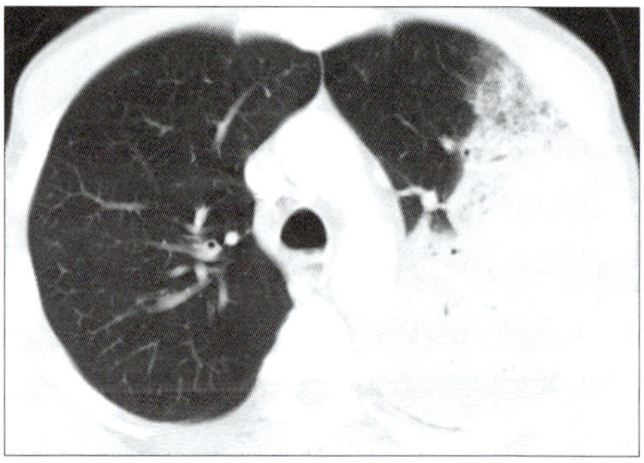

Figura 4.17 Neumonía bacteriana con consolidación focal. En el contexto de pacientes con síntomas agudos, la distribución focal de la consolidación suele estar asociada a neumonía, aspiración y hemorragia. Si bien este hallazgo es inespecífico en cuanto al tipo de infección, es más característico de infecciones bacterianas, micobacterianas y micóticas.

Tabla 4.4 Causas de consolidación crónica en función de la distribución en la TCAR

Distribución	Causas de consolidación crónica
En parches	Cualquier causa puede presentar este patrón
Región focal, única	Adenocarcinoma mucinoso invasivo Linfoma Neumonía lipoidea Neumonía organizada
Consolidación difusa	Adenocarcinoma mucinoso invasivo Neumonía organizada
Peribroncovascular	Sarcoidosis Neumonía organizada Neumonía eosinofílica crónica
Periférica	Neumonía eosinofílica crónica Neumonía organizada (polimiositis/dermatomiositis)

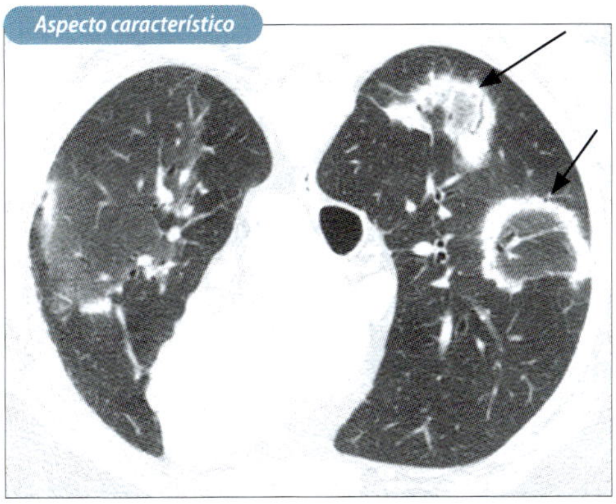

Figura 4.18 Signo del atolón o del halo invertido: aspecto característico. El signo del atolón o del halo invertido se caracteriza por la presencia de un anillo periférico de consolidación (*flechas*) que rodea una zona central de OVE. Este es un hallazgo muy específico de la neumonía organizada. Este paciente presenta neumonía organizada como complicación de la quimioterapia.

peribroncovascular de la consolidación puede verse en casos de sarcoidosis, neumonía organizada o neumonía eosinofílica crónica. La consolidación periférica es característica de la neumonía eosinofílica crónica o de la neumonía organizada, especialmente si el paciente presenta polimiositis o dermatomiositis.

Signo del "atolón" o del "halo invertido" y neumonía organizada

El signo del atolón se caracteriza por la presencia de un anillo de consolidación (a veces incompleto) que rodea una zona central de OVE (Figura 4.18). Se asemeja a un atolón de corales, un arrecife coralino circular con una laguna en el centro. Este signo también recibe el nombre de signo del halo invertido porque el aspecto es exactamente el contrario al del signo del halo (un nódulo denso con un anillo de OVE a su alrededor). El signo del atolón o del halo invertido es indicativo de neumonía organizada o de alguna de las enfermedades asociadas (Tabla 4.5). El aspecto característico es resultado de la inflamación activa en la periferia del pulmón afectado, con resolución de la inflamación en el centro.

La neumonía organizada representa una reacción inflamatoria, generalmente asociada a disnea y fiebre de más de seis semanas de evolución (*v.* Capítulo 9, "Las neumonías intersticiales"). Puede ser idiopática, en cuyo caso se denomina neumonía organizada criptogénica, o puede asociarse a una de muchas causas, tales como tratamiento farmacológico, enfermedad del tejido conjuntivo, inhalaciones de sustancias tóxicas, inmunodeficiencia y enfermedad de injerto contra huésped.

Hay algunas enfermedades que pueden asociarse a un componente significativo de neumonía organizada, por lo que pueden tener un aspecto idéntico en la TCAR: neumonía eosinofílica crónica, neumonitis por hipersensibilidad, granulomatosis con poliangitis (antes conocida como granulomatosis de Wegener) y algunas infecciones (más frecuentemente micóticas y virales). Si bien el signo del atolón suele indicar la presencia de neumonía organizada, este hallazgo no debe impedir que se haga un diagnóstico alternativo, que sin este signo sería evidente. Otras causas del signo del atolón son infarto pulmonar, infección (p. ej., paracoccidioidomicosis o infección micótica invasiva), sarcoidosis y granulomatosis con poliangitis. Habitualmente hay indicios clínicos o radiológicos que sugieren uno de estos diagnósticos alternativos. El infarto pulmonar puede

Tabla 4.5 Diagnósticos diferenciales de neumonía organizada

Causas de neumonía organizada	Enfermedades asociadas a neumonía organizada
▪ Neumonía organizada criptogénica ▪ Fármacos ▪ Enfermedad del tejido conjuntivo ▪ Inhalación de sustancias tóxicas ▪ Inmunodeficiencias ▪ Enfermedad de injerto contra huésped	▪ Neumonía eosinofílica crónica ▪ Neumonitis por hipersensibilidad ▪ Infecciones (p. ej., micosis) ▪ Granulomatosis con poliangitis (granulomatosis de Wegener)

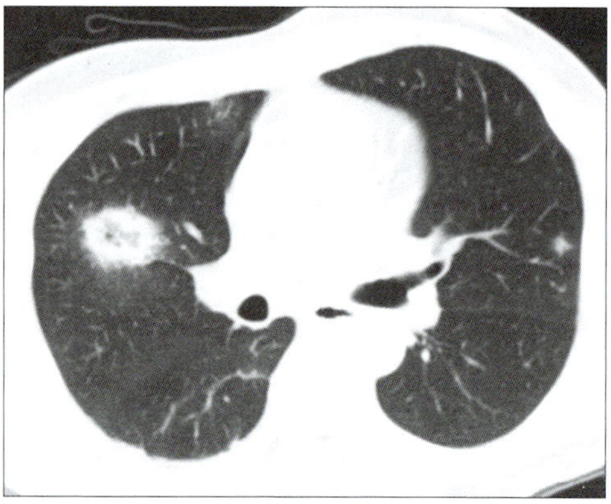

Figura 4.19 Infección micótica con el signo del atolón. El signo del atolón puede observarse en la infección micótica invasiva. En este caso, el antecedente de neutropenia sugiere un diagnóstico alternativo al de neumonía organizada.

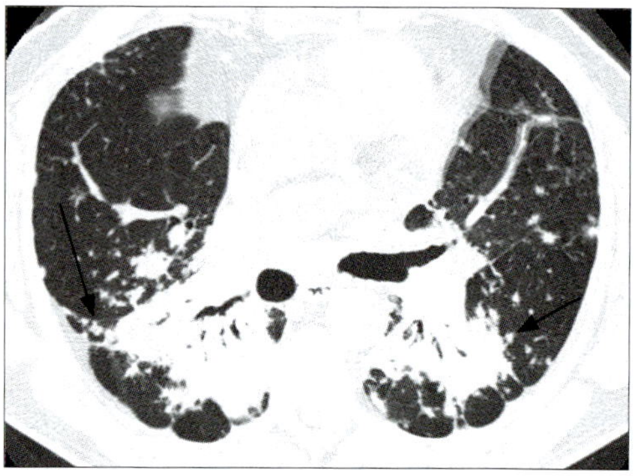

Figura 4.20 Sarcoidosis alveolar. En ambos lóbulos superiores, se observan zonas de consolidación tipo masa con broncogramas aéreos, debido a granulomas intersticiales confluentes. En la periferia de esas zonas, se aprecian nódulos pulmonares pequeños más separados (*flechas*). La consolidación representa granulomas intersticiales confluentes.

presentarse con un signo del atolón o con varios en la periferia pulmonar que tienen aspecto cuneiforme. El signo del atolón asociado a nódulos perilinfáticos debería indicar sarcoidosis. En el contexto de neutropenia (Figura 4.19) debe considerarse la posibilidad de infección micótica invasiva, en especial mucormicosis.

La neumonía organizada por lo general se manifiesta con áreas focales bilaterales de consolidación en parches con distribución periférica o peribroncovascular. El signo del atolón o del halo invertido se visualiza en el 20%-40% de los estudios de pacientes con neumonía organizada.

"Signo de la galaxia" y sarcoidosis

La sarcoidosis puede manifestarse con consolidación que representa lesiones granulomatosas confluentes; dentro de la consolidación pulmonar, pueden visualizarse broncogramas aéreos. La consolidación suele aparecer como una región focal irregular o como una masa. Si bien este hallazgo en ocasiones se denomina sarcoidosis alveolar, ese término es poco apropiado.

En la mayoría de los casos, se puede pensar en el diagnóstico de sarcoidosis cuando se visualizan pequeños nódulos aislados ("nódulos satélites") en la periferia de las zonas de consolidación (Figura 4.20). La combinación de consolidación focal o de una masa con nódulos satélites ha sido denominada signo de la galaxia. Este signo también puede observarse en los estudios de pacientes con otras enfermedades granulomatosas, infecciones, silicosis y neumoconiosis de los mineros de carbón.

Neumonía lipoidea con consolidación de baja atenuación

La neumonía lipoidea es una causa infrecuente de consolidación. Esta enfermedad es secundaria a la aspiración repetida de líquidos con contenido graso. Las áreas de consolidación habitualmente se localizan en la porción posterior del pulmón, tienen forma irregular y con frecuencia contienen zonas hipodensas (de densidad grasa) de menos de −30 unidades Hounsfield (Figura 4.21). Este aspecto es prácticamente diagnóstico de neumonía lipoidea.

Diagnóstico diferencial en función de la presencia de opacidad en vidrio esmerilado o de consolidación

Si bien muchas de las enfermedades mencionadas en este capítulo pueden manifestarse con OVE o con consolidación, el hallazgo de OVE es el hallazgo más frecuentemente encontrado en algunas de ellas, mientras que otras presentan con mayor frecuencia consolidación (Tabla 4.6).

Las infecciones atípicas o virales, la hemorragia (Figura 4.22), el edema, la neumonitis por hipersensibilidad, la neumonía eosinofílica aguda, la neumonía intersticial inespecífica, la neumonía intersticial descamativa y la proteinosis alveolar se manifiestan generalmente con OVE.

La neumonía bacteriana, micótica o micobacteriana, la aspiración, la neumonía organizada, la neumonía eosinofílica crónica, el adenocarcinoma mucinoso invasivo, el linfoma (Figura 4.23) y la sarcoidosis presentan más frecuentemente consolidación.

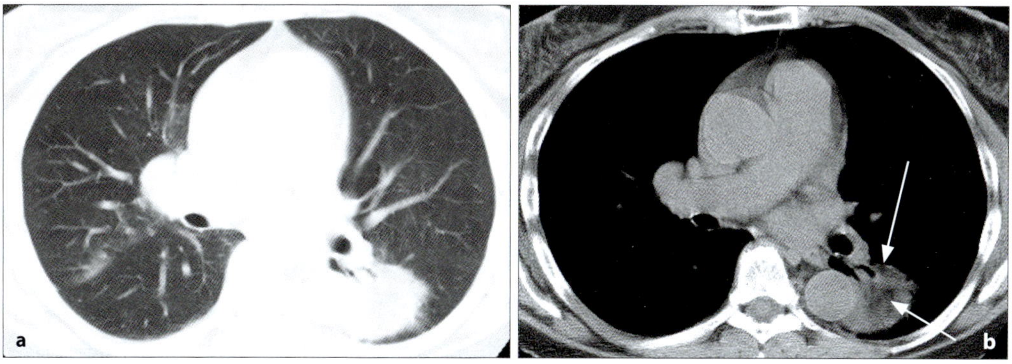

Figura 4.21 Neumonía lipoidea, consolidación con densidad grasa. En las ventanas para pulmón (**a**) se observa consolidación inespecífica en un paciente con consolidación focal crónica. En las ventanas para partes blandas (**b**) se aprecian zonas de consolidación con densidad grasa (*flechas*) compatibles con neumonía lipoidea.

Tabla 4.6 Diagnósticos diferenciales en función de la anomalía predominante observada en la TCAR: opacidad en vidrio esmerilado o consolidación

Opacidad en vidrio esmerilado	Consolidación
▪ Infección viral, atípica, por *Pneumocystis jirovecii* ▪ Hemorragia ▪ Edema ▪ Neumonitis por hipersensibilidad ▪ Neumonía intersticial inespecífica ▪ Neumonía intersticial descamativa ▪ Proteinosis alveolar ▪ Neumonía eosinofílica aguda	▪ Infección bacteriana, micótica, micobacteriana ▪ Aspiración ▪ Adenocarcinoma mucinoso invasivo ▪ Neumonía organizada ▪ Neumonía eosinofílica ▪ Sarcoidosis ▪ Linfoma

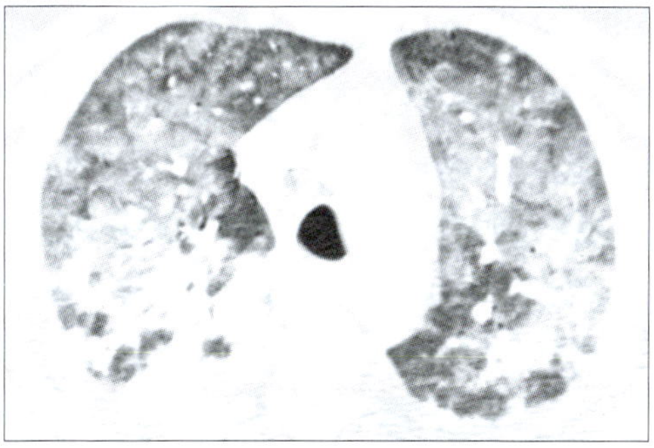

Figura 4.22 Hemorragia pulmonar; OVE difusa. Si bien se observan tanto OVE como consolidación, la OVE es la anomalía predominante en la TCAR de este paciente con hemorragia pulmonar difusa provocada por estenosis mitral.

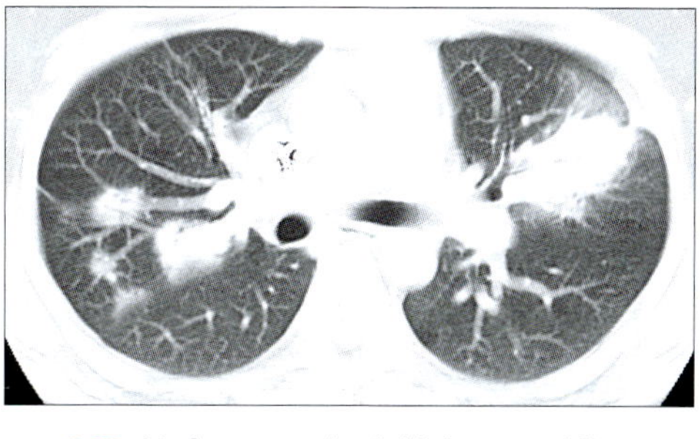

Figura 4.23 Linfoma no hodgkiniano recidivante con consolidación en parches. Las dos neoplasias malignas que pueden manifestarse con consolidación crónica son el adenocarcinoma mucinoso invasivo y el linfoma. Cuando el linfoma está asociado a consolidación, es muy frecuentemente un tumor recidivante después del tratamiento inicial.

La lesión pulmonar aguda suele presentar tanto OVE como consolidación, y la anomalía predominante en la TCAR depende de la gravedad de la enfermedad.

No obstante, pese a estas tendencias, es importante recordar que existe superposición. Por ejemplo, en la TCAR de la mayoría de los pacientes con neumonía organizada se observa consolidación, pero en ocasiones la OVE es el principal hallazgo, especialmente en pacientes inmunodeprimidos (Figura 4.24). Por el contrario, la neumonitis por hipersensibilidad suele manifestarse con OVE, pero puede presentarse con consolidación en parches, especialmente si se observa neumonía organizada en el estudio histopatológico (Figura 4.25).

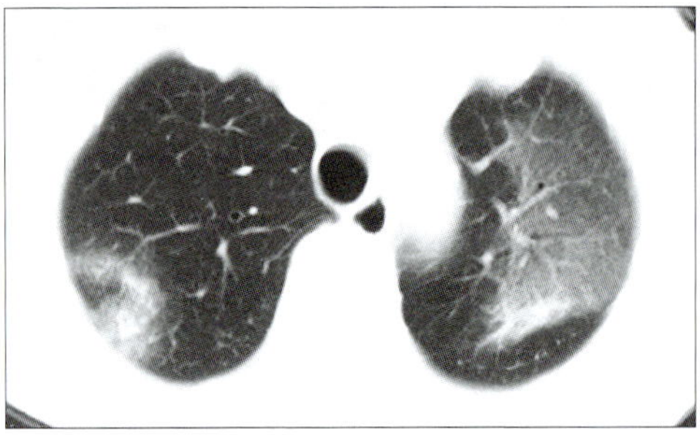

Figura 4.24 Neumonía organizada con OVE en parches. La neumonía organizada habitualmente se manifiesta con consolidación; sin embargo, en ocasiones puede presentarse con OVE, especialmente en el contexto de inmunodepresión.

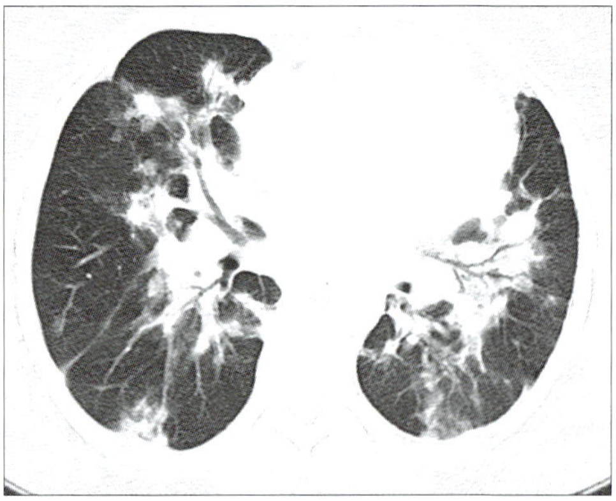

Figura 4.25 Neumonitis por hipersensibilidad con consolidación en parches. La neumonitis por hipersensibilidad habitualmente presenta OVE. En algunos pocos casos puede manifestarse con consolidación, especialmente cuando se observa neumOonía organizada asociada significativa en el estudio histopatológico.

Acceda al eBook para consultar la lista de bibliografía. Consulte las indicaciones en la retiración de tapa.

5

Disminución de la atenuación pulmonar: enfisema, perfusión en mosaico y enfermedad pulmonar quística

Introducción

En la tomografía computarizada de alta resolución (TCAR), en ocasiones se visualizan áreas multifocales, regionales o focales de disminución de la atenuación pulmonar (aumento de la radiotransparencia pulmonar) como manifestación de enfermedad pulmonar difusa. La disminución de la atenuación pulmonar puede presentar diversos aspectos en la TCAR y ser reflejo de diversas causas, tales como destrucción de tejido pulmonar por enfisema, disminución de la perfusión pulmonar por obstrucción vascular o de las vías respiratorias, formación de quistes y dilatación de las vías respiratorias. Las radiotransparencias generadas por la dilatación de las vías respiratorias (bronquiectasia) suelen ser identificables como tales y se abordarán en el próximo capítulo.

Enfisema

El enfisema representa la destrucción de tejido pulmonar que puede ser ocasionada por diferentes procesos, como tabaquismo, deficiencia enzimática y drogadicción. Según qué parte del lobulillo pulmonar secundario esté afectada, se clasifica en enfisema centrilobulillar, enfisema panlobulillar o enfisema paraseptal. Cada uno tiene un aspecto distinto en la TCAR y diferentes causas posibles (Tabla 5.1).

Enfisema centrilobulillar

El enfisema centrilobulillar (ECL) es frecuente y se asocia estrechamente a tabaquismo; por lo general, la presencia y la gravedad del ECL se relacionan con el índice de consumo de cigarrillos (paquetes-año). El humo del tabaco provoca inflamación crónica dentro y alrededor de las pequeñas vías respiratorias (la denominada bronquiolitis respiratoria), que se asocia a un infiltrado celular y a la liberación de varias enzimas. Se cree que, a través de un proceso complejo, esto genera destrucción pulmonar centrilobulillar (es decir, ECL). A medida que la destrucción pulmonar se extiende, el enfisema puede afectar todo el lobulillo pulmonar.

En la TCAR, el ECL se visualiza como múltiples radiotransparencias focales dispersas, de atenuación de aire, que tienen de unos milímetros a 1 cm de diámetro y que habitualmente no presentan pared visible. Las radiotransparencias del ECL suelen predominar en los lóbulos superiores y son más marcadas en las regiones centrales del pulmón. Se pueden visualizar pequeñas áreas de ECL alrededor de la arteria centrilobulillar puntiforme (Figura 5.1).

En la TCAR de un fumador, este aspecto es diagnóstico de ECL, por lo que no es necesario practicar una biopsia. La TCAR permite detectar ECL en estadios muy tempranos y con frecuencia es más sensible que las pruebas funcionales respiratorias.

Enfisema panlobulillar

El enfisema panlobulillar (EPL) habitualmente se asocia a una deficiencia de α_1-antitripsina, pero también puede estar asociado a tabaquismo y a la administración intravenosa de metilfenidato.

Tabla 5.1 Comparación de los diferentes tipos de enfisema

	Centrilobulillar	Panlobulillar	Paraseptal
Distribución	Lóbulos superiores, central	Lóbulos inferiores, difusa	Subpleural
Aspecto en la TCAR	Radiotransparencias focales sin paredes visibles	Aumento generalizado de la radiotransparencia pulmonar	Radiotransparencias focales, redondas, bien definidas con paredes delgadas en una sola capa
Causas	Tabaquismo	Deficiencia de $\alpha 1$-antitripsina, tabaquismo, administración intravenosa de metilfenidato	Tabaquismo o idiopático

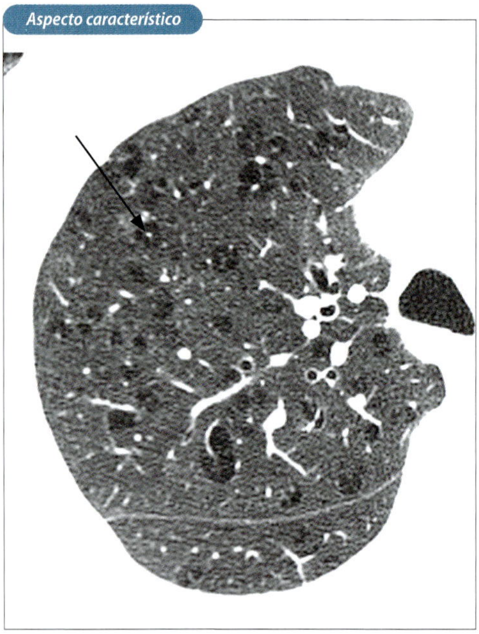

Figura 5.1 Enfisema centrilobulillar: aspecto característico. En la TCAR de un fumador, se observan radiotransparencias focales de atenuación de aire en la región central del lóbulo superior sin pared perceptible. Obsérvese la arteria centrilobulillar en el centro de algunas de estas radiotransparencias (*flecha*).

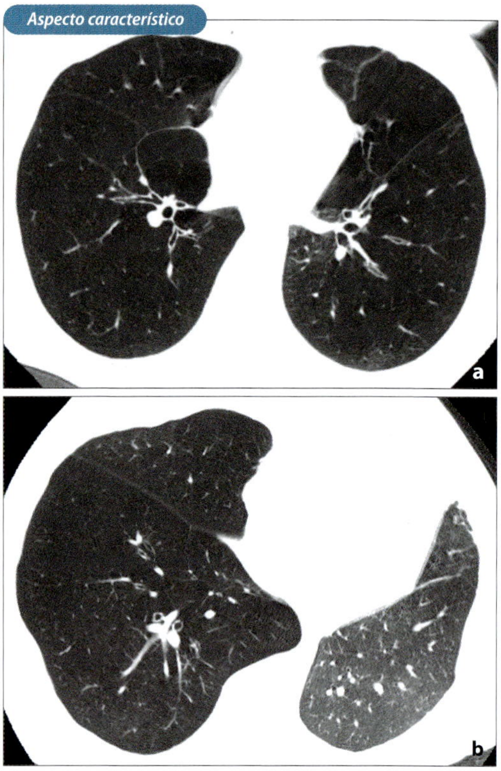

Figura 5.2 Enfisema panlobulillar: aspecto característico. **a** En la TCAR de un paciente con deficiencia de α_1-antitripsina, se observa radiotransparencia pulmonar generalizada de predominio basal con vasos pequeños. **b** En la TCAR de otro paciente con trasplante de pulmón izquierdo por enfisema panlobulillar, el aspecto anómalo del pulmón derecho nativo radiotransparente hiperinsuflado puede compararse con un pulmón izquierdo trasplantado de aspecto normal.

El EPL afecta todo el lobulillo pulmonar secundario. Por ese motivo, no suele asociarse a zonas focales de radiotransparencia en la TCAR, como el ECL. En lugar de ello, se observa radiotransparencia pulmonar generalizada y vasos que parecen tener menor calibre que el normal, así como un aumento del volumen pulmonar. En otras palabras, el hallazgo de EPL es el de un pulmón muy voluminoso y muy oscuro que contiene vasos muy pequeños. El EPL suele tener distribución difusa o predominar en los lóbulos inferiores (Figura 5.2). En casos de EPL incipiente, el diagnóstico puede ser difícil de establecer porque no se observan anomalías focales.

Enfisema paraseptal

El enfisema paraseptal (EPS) puede asociarse a tabaquismo o puede ser idiopático. En la TCAR, se caracteriza por la presencia de quistes de atenuación de aire que tienen de unos milímetros a 2 cm de diámetro o más y que se presentan en una única capa en la porción subpleural del pulmón (Figura 5.3). También pueden apreciarse en la periferia pulmonar, adyacentes al mediastino y adyacentes a las cisuras. Los quistes de EPS están delimitados por paredes delgadas y bien definidas. Estas paredes pueden corresponder a tabiques interlobulillares. Dada su asociación con el tabaquismo, con frecuencia se observa ECL concomitante.

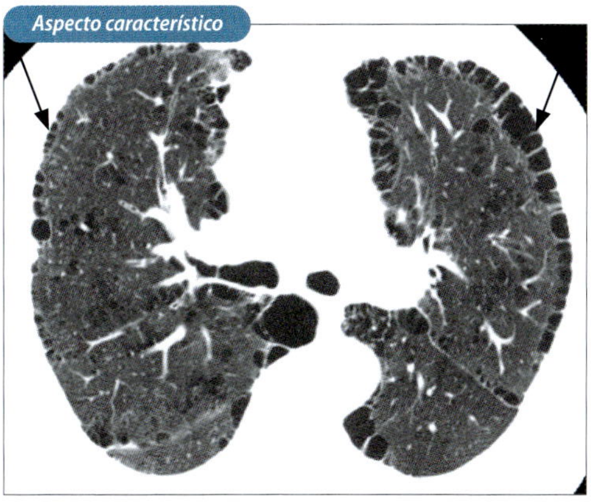

Figura 5.3 Enfisema paraseptal: aspecto característico. Enfisema paraseptal en la TCAR de un fumador. Se observan quistes subpleurales con densidad de aire (*flechas*) en una sola capa. Obsérvese la pared delgada en la periferia de las áreas de enfisema. Hay enfisema centrilobulillar asociado en la porción central del pulmón.

Enfisema paraseptal vs. panal de abeja

Tal y como se mencionó en el Capítulo 2, "Opacidades reticulares", no debe confundirse el EPS con el patrón en panal de abeja, que puede tener un aspecto similar. Hay varias características que permiten diferenciar estos dos hallazgos.

El EPS se presenta en una sola capa, mientras que los quistes en panal de abeja pueden aparecer en varias capas. Las paredes del EPS son más delgadas que las del patrón en panal de abeja, y los espacios quísticos suelen ser más grandes. El EPS no se asocia a signos de fibrosis tales como bronquiectasia por tracción y reticulación irregular, que son característicos del panal de abeja. El EPS afecta más los lóbulos superiores, mientras que el patrón en panal de abeja habitualmente predomina en las bases pulmonares. De todos modos, debe tenerse en cuenta que tanto el EPS como el panal de abeja pueden apreciarse en la tomografía del mismo paciente si coexisten dos enfermedades.

Enfisema bulloso

No existe un tipo histopatológico específico de enfisema denominado "enfisema bulloso", pero suele usarse este término para hacer referencia al enfisema asociado a bullas voluminosas. Una bulla es un área bien definida de enfisema que mide más de 1 cm de diámetro. Las paredes de las bullas suelen visualizarse bien en la TCAR.

Las bullas se observan más frecuentemente en los estudios de pacientes con EPS o ECL. El enfisema bulloso con frecuencia es asimétrico.

Perfusión en mosaico

El término "perfusión en mosaico" hace referencia a la presencia de regiones geográficas de atenuación pulmonar variable, debido a diferencias regionales de perfusión pulmonar. Aproximadamente el 50% de la atenuación pulmonar está determinada por el volumen de sangre. En consecuencia, cuando el flujo sanguíneo es menor en una región pulmonar específica, se observa una menor atenuación en la TCAR. En la TCAR, la atenuación de zonas de perfusión (reducida) en mosaico es intermedia entre la del pulmón sano y la del aire ambiente.

El patrón de perfusión en mosaico es causado por enfermedad de las vías respiratorias (con mayor frecuencia) o por enfermedad vascular. En el primer caso, la estenosis o la obstrucción de las vías respiratorias provocan disminución de la ventilación e hipoxia en la porción distal del pulmón. Esto genera vasoconstricción refleja y disminución de la perfusión pulmonar. En los casos de enfermedad vascular, tal como embolia pulmonar crónica, la disminución de la perfusión se debe a estenosis o a oclusión de las ramas de las arterias pulmonares, lo que genera un menor flujo sanguíneo.

En la TCAR de pacientes con perfusión en mosaico, los vasos de las zonas de relativa radiotransparencia pulmonar por lo general aparecen más pequeños que los de las zonas pulmonares sanas más densas. Este hallazgo es clave para formular el diagnóstico de perfusión en mosaico como causa de atenuación pulmonar en parches.

Perfusión en mosaico vs. opacidad en vidrio esmerilado

"Atenuación en mosaico" es un término que se emplea para indicar que el parénquima pulmonar presenta áreas en parches o geográficas de atenuación pulmonar heterogénea, que pueden ser causadas por diversas alteraciones. Cuando se observa atenuación en mosaico, se debe determinar primero si las regiones pulmonares relativamente radioopacas o las relativamente radiotransparentes presentan anomalías. Si se observan anomalías en el área pulmonar radioopaca, representan opacidad en vidrio esmerilado. Si se observan anomalías en la zona pulmonar radiotransparente, el patrón representa perfusión en mosaico. Hay varios signos que sugieren que la región radiotransparente es patológica y que la anomalía predominante es la perfusión en mosaico.

Áreas geográficas de disminución de la atenuación pulmonar

En presencia de perfusión en mosaico, las zonas de mayor y menor atenuación suelen presentar un patrón geográfico con bordes bien definidos (Figura 5.4). Habitualmente se observa un borde nítido entre la porción afectada del pulmón (relativamente radiotransparente) y la porción pulmonar sana (relativamente radioopaca), lo que refleja diferencias regionales de la perfusión. Por otro lado, cuando se observa opacidad en vidrio esmerilado, los bordes suelen ser mal definidos porque el proceso responsable provoca afectación variable del intersticio o de los alvéolos (Figura 5.5). Cuando las zonas radiotransparentes parecen representar lobulillos pulmonares, el diagnóstico probable es perfusión en mosaico. En cambio, si algunas zonas de aumento de la opacidad son centrilobulillares, el hallazgo representa opacidad en vidrio esmerilado.

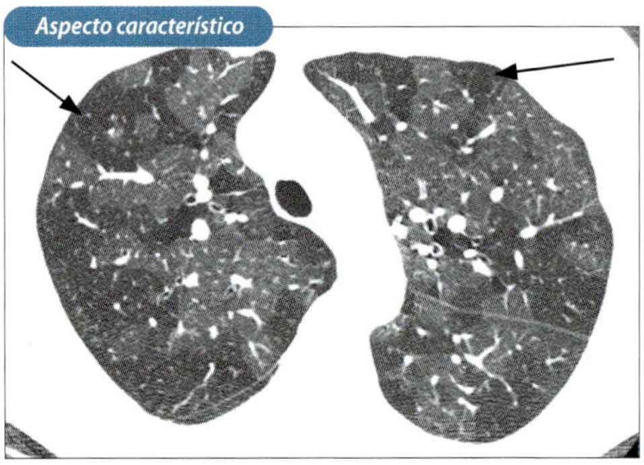

Figura 5.4 Perfusión en mosaico: aspecto característico. Se observa densidad pulmonar heterogénea con áreas geográficas de menor atenuación pulmonar (*flechas*) en la TCAR de un paciente con bronquiolitis constrictiva por hiperplasia neuroendocrina. Este límite nítido entre la zona radioopaca y la zona radiotransparente del pulmón indica que la zona radiotransparente está afectada. Los vasos visibles en las zonas radiotransparentes son pequeños en comparación con los que aparecen en las zonas más densas.

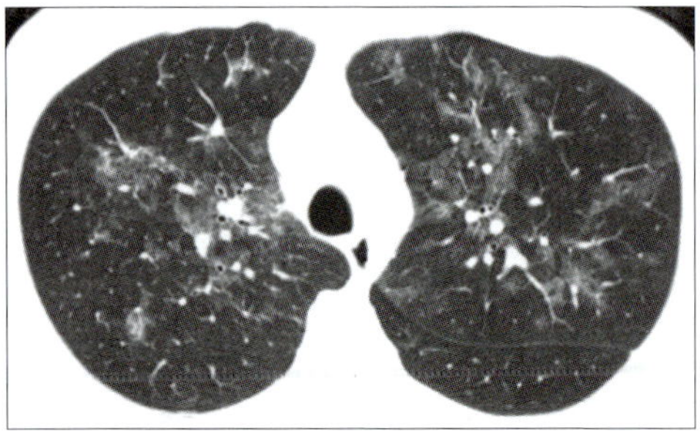

Figura 5.5 Opacidad en vidrio esmerilado en "mosaico". En la TCAR de un paciente con neumonía por *Pneumocystis*, se observan zonas de mayor atenuación pulmonar perihiliares en parches. Las zonas de opacidad en vidrio esmerilado presentan bordes que no están bien demarcados sino mal definidos. Los vasos de las zonas con diferente atenuación pulmonar presentan un tamaño similar.

Sin embargo, en ocasiones, la opacidad en vidrio esmerilado presenta un patrón geográfico. Por ejemplo, las infecciones virales o la proteinosis alveolar pueden manifestarse con zonas geográficas de opacidad en vidrio esmerilado (Figura 5.6). En ese caso, suele haber mayor diferencia de atenuación entre la porción radioopaca y la porción radiotransparente del pulmón, mientras que en los casos de perfusión en mosaico esa diferencia por lo general no es tan marcada.

Disminución del calibre de los vasos en las zonas pulmonares radiotransparentes

Dado que la perfusión en mosaico representa una disminución regional de la perfusión pulmonar, los vasos de las regiones afectadas suelen tener un menor tamaño que los de las regiones sanas (Figura 5.7). Este hallazgo se observa con más frecuencia cuando las causas de la perfusión en mosaico son vasculares y es más pronunciado en casos graves. Si no se observa diferencia en el tamaño de los vasos, no debe descartarse la perfusión en mosaico como causa de atenuación pulmonar heterogénea.

Atrapamiento aéreo en imágenes en espiración

Cuando la perfusión en mosaico se debe a enfermedad de las vías respiratorias, en las imágenes en espiración suele observarse atrapamiento aéreo en las regiones pulmonares radiotransparentes (Figura 5.8). Durante la espiración, el

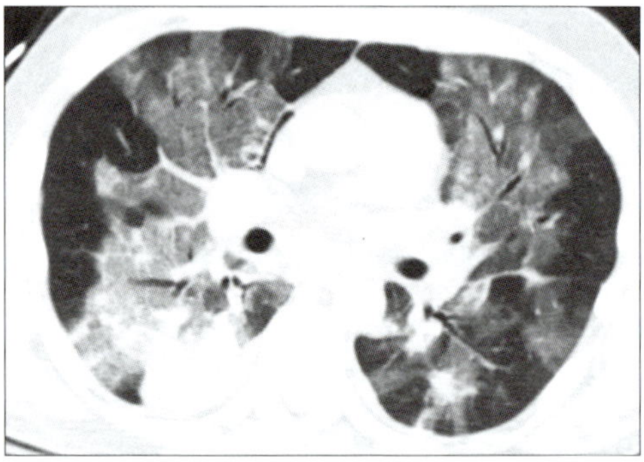

Figura 5.6 Opacidad en vidrio esmerilado con patrón geográfico asociada a infección viral. Si bien las zonas geográficas de atenuación pulmonar heterogénea suelen deberse a perfusión en mosaico, en ocasiones la opacidad en vidrio esmerilado puede presentar bordes bien nítidos. La diferencia notable de atenuación entre la zona afectada y la zona sana del pulmón observada en este caso sería infrecuente para la perfusión en mosaico, y además se visualiza consolidación evidente.

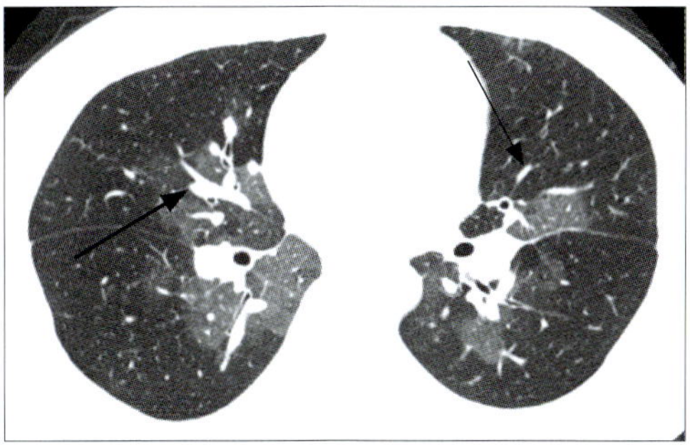

Figura 5.7 Perfusión en mosaico por embolia pulmonar crónica. Obsérvese el aspecto geográfico de las zonas de mayor radiotransparencia pulmonar. Los vasos son considerablemente más pequeños en la zona pulmonar afectada radiotransparente (*flecha fina*) que en la zona pulmonar sana radioopaca (*flecha gruesa*).

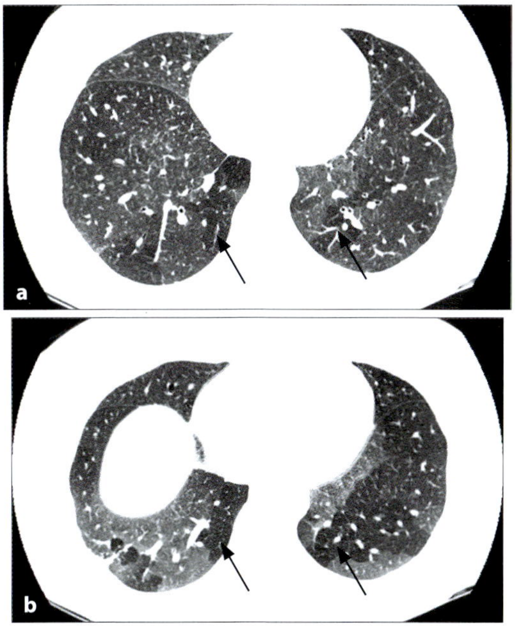

Figura 5.8 Perfusión en mosaico asociada a neumonitis por hipersensibilidad. a En las imágenes en inspiración, se observan áreas geográficas de menor atenuación pulmonar (*flechas*). **b** En las imágenes en espiración, el área de pulmón sano (más densa) pone de manifiesto el aumento normal esperable de atenuación, mientras que las zonas de perfusión en mosaico (*flechas*) permanecen radiotransparentes.

pulmón sano habitualmente presenta un incremento de la atenuación de 100 a 200 UH. En presencia de enfermedad de las vías respiratorias, debido al atrapamiento aéreo, las imágenes en espiración ponen de manifiesto un aumento de la atenuación leve o inexistente en las regiones afectadas. Si la perfusión en mosaico se debe a causas vasculares, por lo general no existe atrapamiento aéreo, si bien en ocasiones este hallazgo puede observarse en los estudios de pacientes con embolia pulmonar.

Estabilidad de la atenuación en mosaico con el paso del tiempo

Con el paso del tiempo, la opacidad en vidrio esmerilado presenta cambios respecto de la distribución o la gravedad, a menos que se deba a fibrosis. En cambio, la perfusión en mosaico puede permanecer estable en las imágenes de TCAR de seguimiento. Cuando se observa en la TCAR atenuación pulmonar heterogénea que se mantiene estable en los exámenes seriados, la causa más probable es la perfusión en mosaico (Figura 5.9).

Diagnósticos diferenciales de perfusión en mosaico

Los diagnósticos diferenciales de perfusión en mosaico son amplios y abarcan muchas causas de enfermedad de las vías respiratorias y enfermedad pulmonar vascular (Tabla 5.2). Puede haber otros hallazgos presentes en la TCAR, tales como nódulos centrilobulillares, signo del árbol en brote, bronquiectasia, engrosamiento de las paredes de las vías respiratorias, atrapamiento aéreo e hipertensión pulmonar, que pueden ser útiles para establecer el diagnóstico y sugerir un diagnóstico específico (Figura 5.10).

Cuando la perfusión en mosaico es la anomalía predominante y no se visualizan otros hallazgos significativos en la TCAR, los diagnósticos diferenciales abarcan asma, neumonitis por hipersensibilidad, bronquiolitis constrictiva, embolia pulmonar crónica y vasculitis.

Diferenciación de causas respiratorias y vasculares de la perfusión en mosaico

En la mayoría de los casos, se puede diferenciar la perfusión en mosaico causada por enfermedad de las vías respiratorias de la causada por enfermedad vascular. La presencia de alteraciones de las grandes vías respiratorias (bronquiectasia o engrosamiento de la pared bronquial) se asocia a enfermedad de la vía aérea; la presencia

Tabla 5.2 Diagnósticos diferenciales de perfusión en mosaico como anomalía aislada o predominante

- Asma
- Neumonitis por hipersensibilidad
- Bronquiolitis constrictiva (bronquiolitis obliterante)
- Embolia pulmonar crónica
- Vasculitis

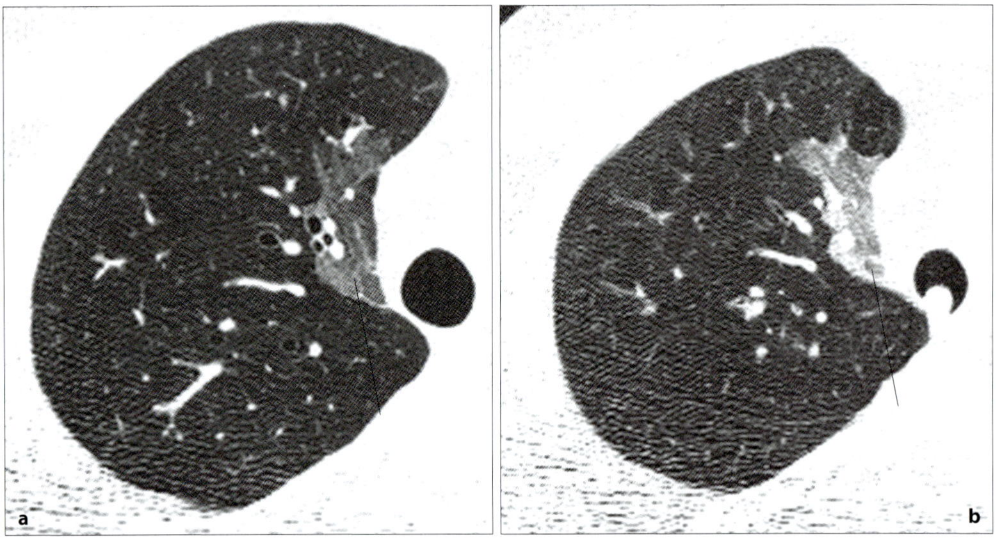

Figura 5.9 Perfusión en mosaico; estabilidad con el paso del tiempo. En la TCAR de este paciente, se observó densidad pulmonar heterogénea, que se pensó que reflejaba opacidad en vidrio esmerilado. **a** Imagen en inspiración de una TC de control realizada seis meses después, en la cual se apreció estabilidad de la atenuación pulmonar heterogénea, con mayor radioopacidad pulmonar en la zona central (*flecha*). **b** En espiración se confirmó el atrapamiento aéreo extenso y un aumento normal de la atenuación en el pulmón sano (*flecha*). Este hallazgo representaba bronquiolitis constrictiva secundaria a enfermedad de injerto contra huésped.

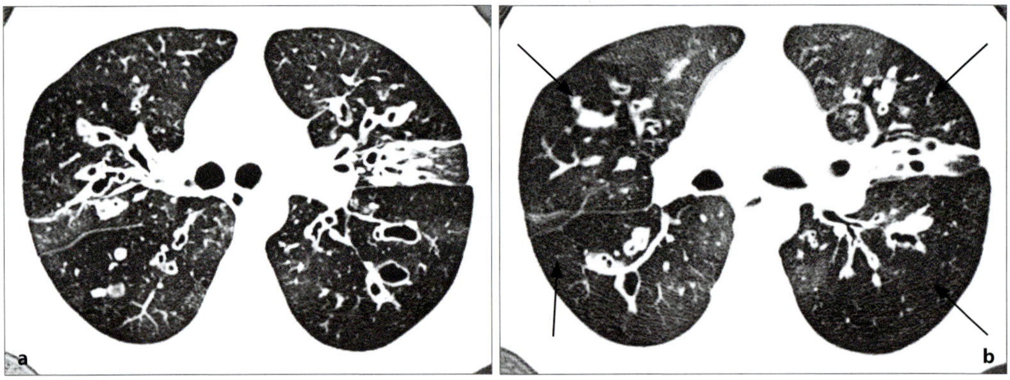

Figura 5.10 Perfusión en mosaico asociada a fibrosis quística. **a** En la TCAR en inspiración, se observa atenuación pulmonar heterogénea. Son evidentes las anomalías de las vías respiratorias. **b** En la TCAR en espiración, se observa atrapamiento aéreo en parches (*flechas*). Se aprecia bronquiectasia extensa y engrosamiento de las paredes de las vías aéreas. En este caso, no debería tenerse en cuenta la perfusión en mosaico para el diagnóstico diferencial y debería prestarse atención a las anomalías de las grandes vías respiratorias.

de dilatación de las arterias pulmonares es más característica de enfermedad vascular.

Como se mencionó anteriormente, la enfermedad vascular por lo general no genera atrapamiento aéreo en las imágenes en espiración (Figura 5.11). La presencia de al menos una zona radiotransparente con aspecto lobulillar (es decir, que puede identificarse como una imagen correspondiente a un lobulillo pulmonar secundario) sugiere que la causa es una enfermedad de las vías respiratorias. La obstrucción de los bronquiolos lobulillares es frecuente en pacientes con enfermedad de las vías respiratorias. Por el contrario, la enfermedad vascular generalmente presenta zonas más extensas, con frecuencia periféricas, de disminución de la atenuación sin aspecto lobulillar (Figura 5.12).

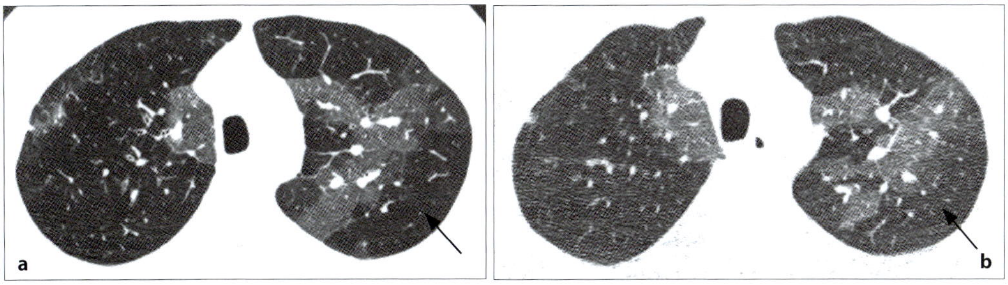

Figura 5.11 Perfusión en mosaico sin atrapamiento aéreo en un caso de embolia pulmonar crónica. El atrapamiento aéreo en la imagen de un paciente con perfusión en mosaico indica la presencia de enfermedad de las vías respiratorias. Si un paciente presenta perfusión en mosaico por enfermedad vascular, no suele apreciarse atrapamiento aéreo, como en la imagen de este paciente con embolia pulmonar crónica. Se observa una mayor atenuación de la región más radiotransparente del pulmón al comparar las imágenes en inspiración (**a**, *flecha*) y en espiración (**b**, *flecha*).

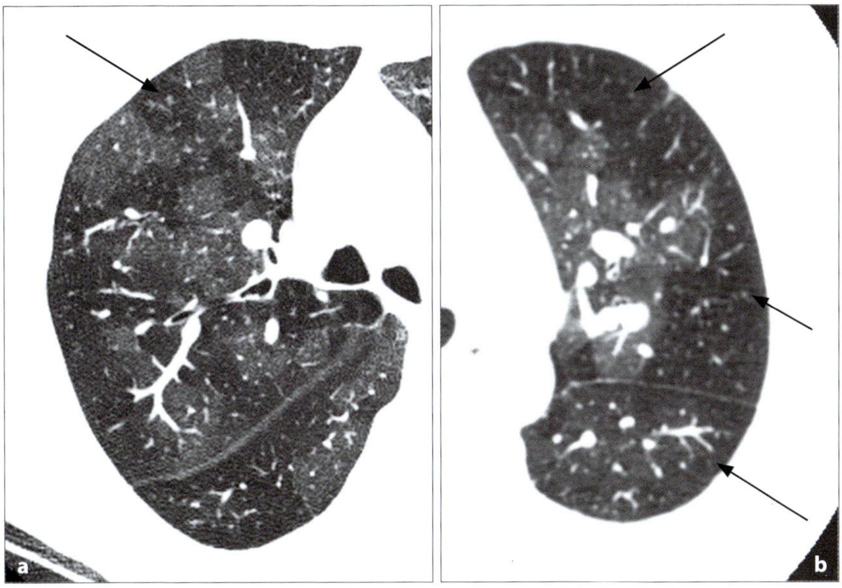

Figura 5.12 Perfusión en mosaico: enfermedad de las vías respiratorias vs. enfermedad vascular. Las características morfológicas del pulmón radiotransparente en la perfusión en mosaico pueden ser diferentes según se trate de enfermedad de las vías respiratorias o de enfermedad vascular. En presencia de enfermedad de las vías respiratorias (**a**), la región pulmonar radiotransparente suele tener aspecto lobulillar (*flecha*), en comparación con el aspecto no lobulillar, más extendido y periférico (*flechas*) de la enfermedad vascular (**b**).

El signo del queso de cerdo

El queso de cerdo es un embutido que se prepara con trozos de cabeza de cerdo, incluidos músculos, grasa, seso, orejas y hocico; está elaborado con diversas carnes y tejidos de distintos colores, formas y texturas. El término "signo del queso de cerdo" se emplea para describir un aspecto en mosaico del parénquima pulmonar, conformado por áreas geográficas de mayor atenuación (opacidad en vidrio esmerilado y a veces consolidación) y de menor atenuación (perfusión en mosaico). El hallazgo se asemeja al queso de cerdo pero presenta colores negro y blanco y tonos de grises (Figura 5.13). Las diferencias de atenuación perceptibles se acentúan en las imágenes en espiración, en las que tanto las regiones pulmonares normales como las radioopacas se vuelven más densas, pero las zonas de perfusión en mosaico permanecen radiotransparentes (Figura 5.14).

El signo del queso de cerdo es importante porque indica la presencia de una enfermedad obstructiva e infiltrativa mixta. La anomalía obstructiva se manifiesta como perfusión en mosaico, y por lo general se asocia a enfermedad de las vías respiratorias pequeñas. El trastorno infiltrativo provoca opacidad en vidrio esmerilado o consolidación.

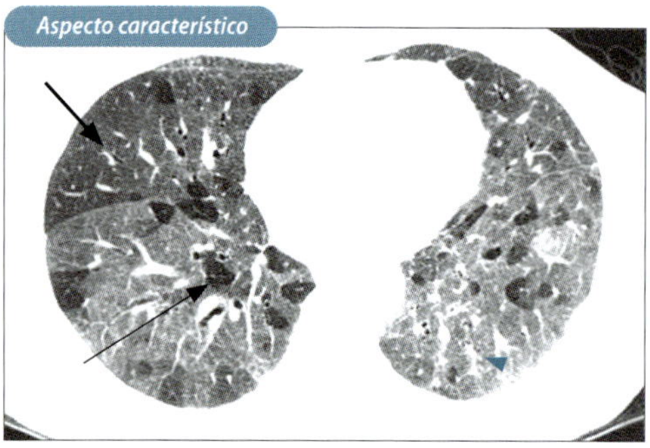

Figura 5.13 Signo del queso de cerdo asociado a neumonitis por hipersensibilidad: aspecto clásico. Se observan tres densidades pulmonares: opacidad en vidrio esmerilado (*punta de flecha*), perfusión en mosaico (*flecha fina*) y pulmón normal (*flecha gruesa*). Este patrón es muy indicativo de neumonitis por hipersensibilidad.

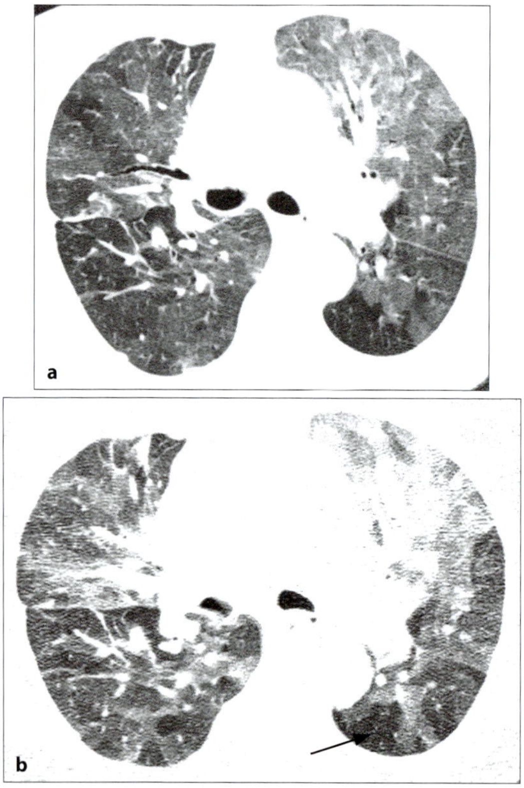

Figura 5.14 Signo del queso de cerdo. TCAR en inspiración (**a**) y en espiración (**b**), en las que se observa el signo del "queso de cerdo" asociado a neumonitis por hipersensibilidad. Durante la espiración (**b**), las áreas de menor atenuación permanecen radiotransparentes (*flecha*). Se aprecia un aumento de la atenuación, tanto en la región pulmonar sana como en la de opacidad en vidrio esmerilado.

Existen pocas enfermedades que tengan tanto un componente obstructivo como un componente infiltrativo importantes, lo cual limita los diagnósticos diferenciales del signo del queso de cerdo (Tabla 5.3). Estas enfermedades son la neumonitis por hipersensibilidad, la bronquiolitis respiratoria y la neumonía intersticial descamativa en fumadores, la bronquiolitis folicular y la neumonía intersticial linfoide, la sarcoidosis y las infecciones atípicas. Además, es posible que los pacientes que presentan el signo del queso de cerdo tengan dos enfermedades completamente diferentes, como edema pulmonar y asma.

Por otra parte, la mayoría de los pacientes en cuyos estudios se observa el signo del queso de cerdo tienen neumonitis por hipersensibilidad (Figura 5.15). Las otras enfermedades incluidas en el diagnóstico diferencial rara vez presentan este patrón y, si lo hacen, el grado o la distribución de la opacidad en vidrio esmerilado o de la perfusión en mosaico suelen ser limitados.

Tabla 5.3 Diagnósticos diferenciales del signo del "queso de cerdo"

- Hipersensibilidad (muy frecuente)
- Bronquiolitis respiratoria/neumonía intersticial descamativa
- Bronquiolitis folicular/neumonía intersticial linfoide
- Infecciones atípicas (p. ej., virales)
- Sarcoidosis
- Dos procesos diferentes (p. ej., edema y asma)

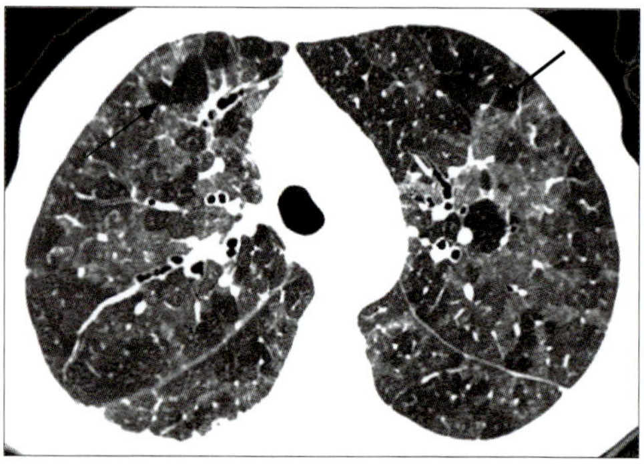

Figura 5.15 Signo del queso de cerdo asociado a neumonitis por hipersensibilidad. La combinación de opacidad en vidrio esmerilado (*flecha gruesa*) y perfusión en mosaico/atrapamiento aéreo (*flecha fina*) es muy indicativa de neumonitis por hipersensibilidad. Existen otras causas del signo del queso de cerdo, pero son mucho menos frecuentes.

Enfermedad pulmonar quística

Un quiste pulmonar se define, de un modo algo arbitrario, como una lesión redondeada de más de 1 cm de diámetro, que contiene aire y que tiene una pared delgada pero nítida.

En la TCAR de pacientes que no presentan otras alteraciones, se puede observar algún quiste pulmonar, pero la presencia de unos cuantos quistes sugiere enfermedad pulmonar quística. Las enfermedades pulmonares quísticas son infrecuentes y no deben confundirse con otras causas de formación de quistes pulmonares, tales como enfisema (bullas y quistes), panal de abeja (fibrosis con destrucción del parénquima pulmonar y formación de espacios quísticos) y bronquiectasia (Figura 5.16).

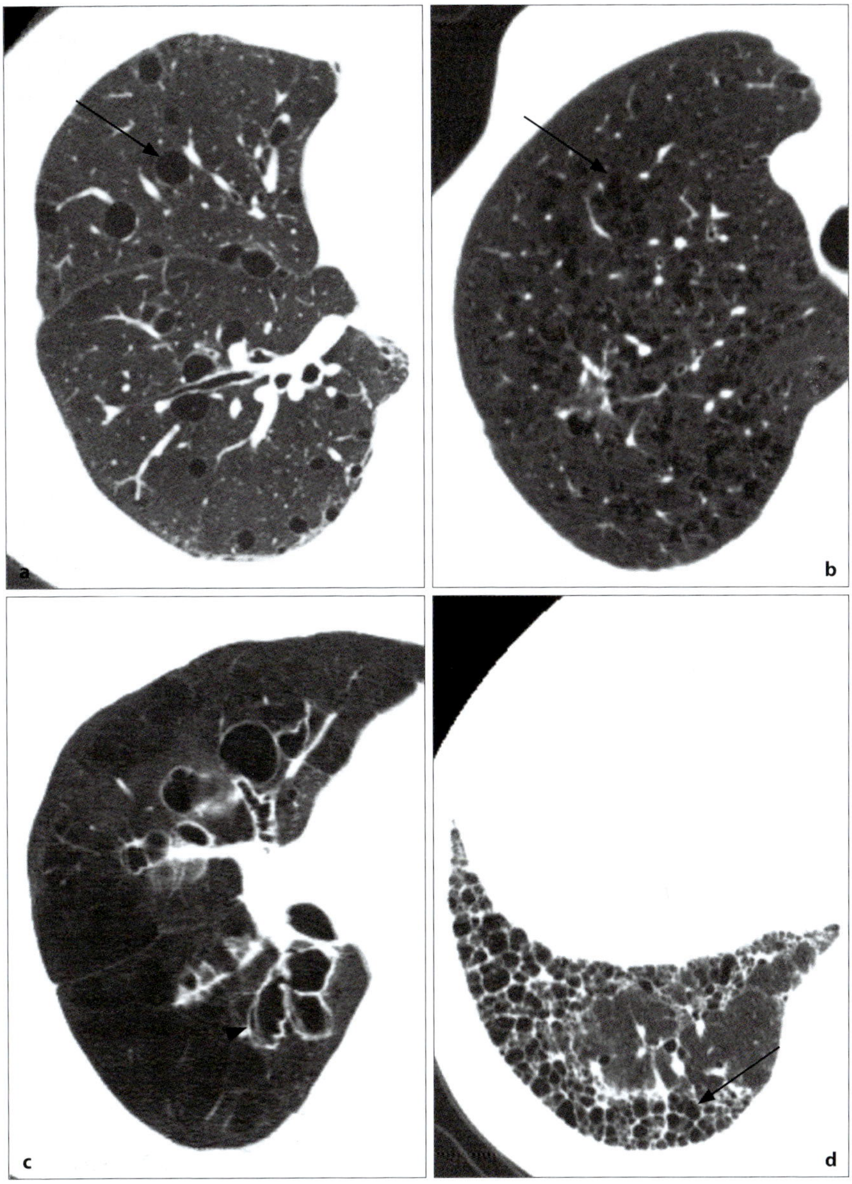

Figura 5.16 Enfermedad pulmonar quística y hallazgos que simulan esta enfermedad. **a** Enfermedad pulmonar quística en la imagen de un paciente con neumonía intersticial linfoide. Los quistes son redondos con paredes delgadas bien definidas (*flecha*) y, a diferencia del patrón en panal de abeja y del enfisema panlobulillar, no predominan en la porción subpleural del pulmón. **b** Las radiotransparencias del enfisema centrilobulillar (*flecha*) no tienen paredes definidas. La bronquiectasia (**c**) puede tener aspecto quístico cuando se observa dilatación bronquial en cortes transversales; sin embargo, en algunas imágenes, debería ser evidente el aspecto cilíndrico o ramificado de las vías respiratorias (*flecha*). Los quistes del patrón en panal de abeja (**d**) suelen ser subpleurales, se encuentran en capas (*flecha*) y presentan paredes más gruesas que las de los quistes pulmonares simples.

La enfermedad pulmonar quística suele manifestarse de diversas maneras. Cualquier causa de enfermedad pulmonar quística puede provocar un neumotórax espontáneo debido a la rotura de un quiste en el espacio pleural. Cuando la enfermedad pulmonar quística es extensa, y reemplaza un volumen considerable de pulmón sano, los pacientes pueden presentar disnea y síntomas similares a los de otras enfermedades pulmonares crónicas. La hipertensión pulmonar no es una secuela infrecuente de la enfermedad pulmonar quística avanzada. La enfermedad pulmonar quística también puede detectarse como un hallazgo incidental.

Diagnósticos diferenciales

Los diagnósticos diferenciales de enfermedad pulmonar quística abarcan histiocitosis de células de Langerhans, linfangioleiomiomatosis, neumonía intersticial linfoide, neumatoceles por infección previa (tal como neumonía por *Pneumocystis*), metástasis quísticas tratadas, leiomioma benigno metastatizante, neurofibromatosis, barotrauma por buceo, papilomatosis pulmonar, síndrome de Birt-Hogg-Dubé y amiloidosis y enfermedad por depósito de cadenas ligeras (Tabla 5.4). Estas enfermedades se abordan en detalle en otros capítulos. La histiocitosis de células de Langerhans y la linfangioleiomiomatosis son las que producen las anomalías más extensas, y en algunos casos, los pulmones pueden ser reemplazados completamente por quistes. Estas dos enfermedades y la neumonía intersticial linfoide se encuentran muy frecuentemente en la práctica clínica.

Tabla 5.4 Diagnósticos diferenciales de enfermedad pulmonar quística primaria

- Histiocitosis de células de Langerhans
- Linfangioleiomiomatosis
- Neumonía intersticial linfoide
- Neumatoceles por infección previa
- Metástasis quísticas tratadas
- Leiomioma benigno metastatizante
- Papilomatosis
- Neurofibromatosis
- Síndrome de Birt-Hogg-Dubé
- Amiloidosis y enfermedad por depósito de cadenas ligeras

La histiocitosis de células de Langerhans (HCL) se asocia habitualmente a tabaquismo. En la TCAR, los quistes tienen forma irregular, predominan en los lóbulos superiores y pueden tener paredes gruesas o delgadas en diferentes estadios de la enfermedad. Los nódulos pequeños, sólidos o cavitados, pueden estar asociados a los quistes o ser anteriores a su desarrollo (Figuras 5.17 a y 5.18). En los casos de HCL, puede ser difícil diferenciar la enfermedad quística avanzada del ECL avanzado (Figura 5.17 a-b). Sin embargo, los quistes de la HCL tienen paredes visibles, un hallazgo infrecuente en el ECL.

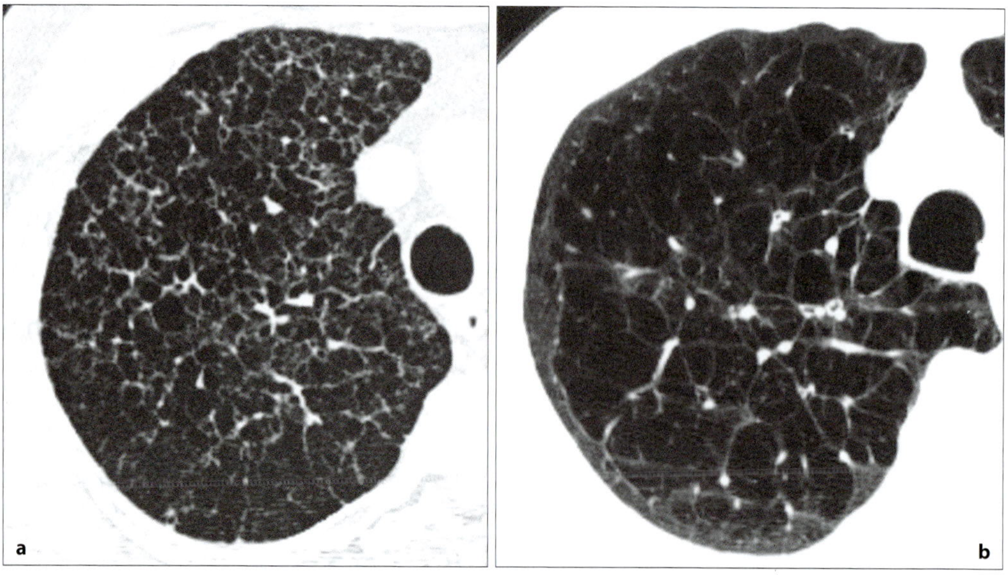

Figura 5.17 Enfermedad pulmonar quística vs. enfisema. Cuando la enfermedad pulmonar quística es extensa, puede ser difícil diferenciarla del enfisema centrilobulillar. La presencia de paredes bien definidas sugiere la presencia de enfermedad pulmonar quística. **a** Los quistes observados en la imagen de un paciente con histiocitosis de células de Langerhans presentan paredes nítidas. En el enfisema centrilobulillar (**b**), se observan radiotransparencias sin paredes bien definidas, si bien algunas zonas de enfisema presentan paredes delgadas, que probablemente representen tabiques interlobulillares.

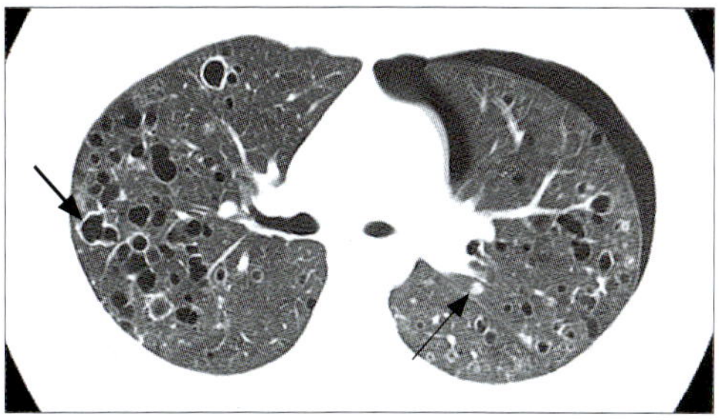

Figura 5.18 Histiocitosis de células de Langerhans. Se observan quistes de forma irregular, algunos con paredes delgadas y otros con paredes más gruesas (*flecha gruesa*). También se aprecian nódulos (*flecha fina*). Este paciente presentó neumotórax.

La linfangioleiomiomatosis (LAM) afecta a mujeres en edad fértil y no suele asociarse a la presencia de nódulos. Los quistes son redondos, presentan paredes delgadas y son tan numerosos en las bases pulmonares como en los lóbulos superiores. La LAM también afecta a pacientes con esclerosis tuberosa, habitualmente mujeres (Figura 5.19). Los derrames pleurales se asocian con frecuencia a LAM pero no a HCL. El angiomiolipoma renal puede asociarse a LAM.

La neumonía intersticial linfoide (NIL) generalmente se asocia a antecedentes de enfermedad del tejido conjuntivo o inmunodepresión. El síndrome de Sjögren, en particular, puede presentar quistes como única manifestación de NIL (Figura 5.20). Los quistes con frecuencia son vasculares o perivasculares, predominan en las bases pulmonares y se limitan a unas decenas.

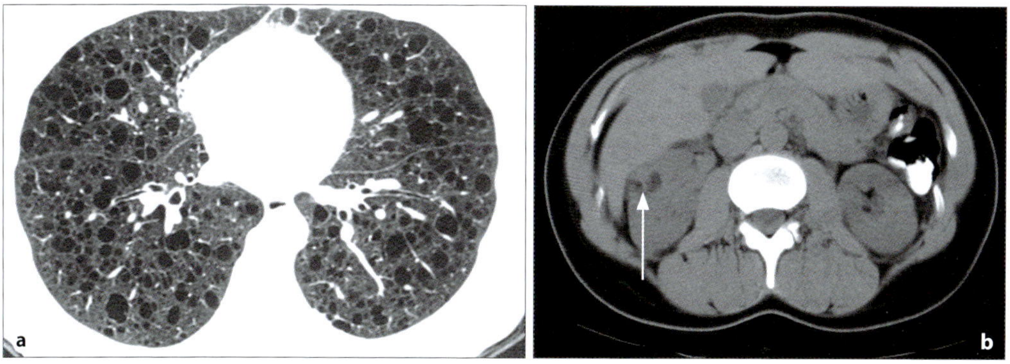

Figura 5.19 Linfangioleiomiomatosis. a En la TCAR de un paciente con esclerosis tuberosa, se observan quistes difusos redondos y bien definidos sin nódulos asociados. **b** Se observa un angiomiolipoma (*flecha*) en el riñón derecho.

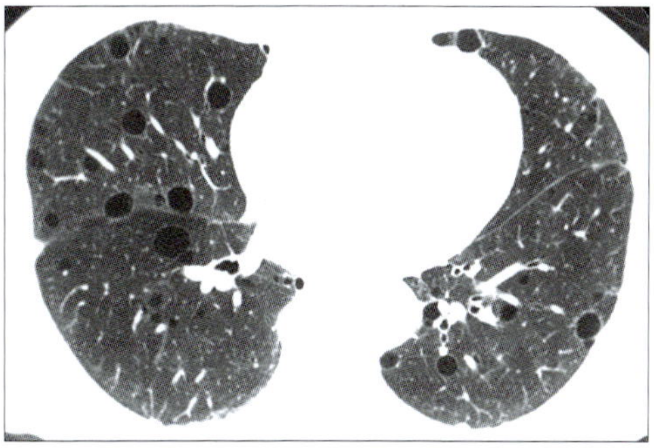

Figura 5.20 Neumonía intersticial linfoide. Los quistes de la neumonía intersticial linfoide son mucho menos numerosos que los de la histiocitosis de células de Langerhans o la linfangioleiomiomatosis. De las enfermedades del tejido conjuntivo, la neumonía intersticial linfoide se asocia más frecuentemente a enfermedad de Sjögren.

Sección 2

Enfermedades específicas

6

Enfermedades de las vías respiratorias

Introducción

Las enfermedades de las vías respiratorias pueden tener diversas causas y distintos factores asociados, como la inhalación de materiales orgánicos e inorgánicos, las enfermedades sistémicas, una infección, un tumor y anomalías congénitas. Se clasifican en función del calibre de las vías aéreas afectadas en la enfermedad de las grandes vías respiratorias (que afecta los bronquios) y la enfermedad de las pequeñas vías respiratorias (que afecta los bronquiolos).

Los bronquios se caracterizan por la presencia de cartílago en las paredes; suelen tener más de 3 mm de diámetro y por lo general son las vías respiratorias más periféricas en una tomografía computarizada (TC). Los bronquiolos carecen de anillos de cartílago en las paredes; suelen tener menos de 3 mm de diámetro y no se visualizan en la TC.

Los términos "grandes vías respiratorias" y "pequeñas vías respiratorias", de uso extendido, no se definen con gran precisión (es decir, no se definen en función de las características histológicas). En varias revisiones, las "pequeñas vías respiratorias" se definen actualmente como estructuras de menos de 2 mm de diámetro, si bien esta caracterización es arbitraria y ha cambiado a lo largo de los años. Las pequeñas vías respiratorias se encuentran a unos centímetros de la superficie pleural. En términos generales, el término "vía respiratoria pequeña" puede considerarse sinónimo de "bronquiolo". Aunque es frecuente que las anomalías de las vías respiratorias "grandes" y "pequeñas" coexistan, muchas enfermedades presentan compromiso predominante de unas o de otras.

En este capítulo, se analizan los hallazgos de las vías respiratorias observados en la tomografía computarizada de alta resolución (TCAR), los patrones característicos de la enfermedad de las vías respiratorias y las enfermedades respiratorias frecuentes.

Enfermedades de las grandes vías respiratorias (bronquiales)

Hallazgos de la TCAR

Los hallazgos de la TCAR indicativos de enfermedad de las grandes vías respiratorias son la dilatación de las vías respiratorias, su inflamación o infiltración con engrosamiento de las paredes y la impactación mucoide de su luz. Las enfermedades de las grandes vías respiratorias incluyen la bronquiectasia y la bronquitis, que pueden presentarse por separado o coexistir.

Dilatación de las vías respiratorias

La dilatación irreversible de los bronquios se denomina "bronquiectasia". La bronquiectasia suele definirse por el aumento del índice broncoarterial (descrito más adelante) o por anomalías específicas del contorno, que indican la presencia de dilatación bronquial. Las causas de bronquiectasia son diversas (Tabla 6.1): infecciones, enfermedad inflamatoria crónica, obstrucción bronquial y anomalías bronquiales morfológicas. La bronquiectasia habitualmente se asocia a la destrucción de la pared bronquial, fibrosis y pérdida de elasticidad.

Tabla 6.1 Diagnósticos diferenciales de enfermedad de las grandes vías respiratorias (bronquitis y bronquiectasia)

- Infección (viral, bacteriana, micobacteriana, micótica)
- Asma
- Aspiración
- Bronquiolitis constrictiva
- Enfermedad del tejido conjuntivo
- Aspergilosis broncopulmonar alérgica
- Fibrosis quística
- Inmunodeficiencia
- Discinesia ciliar primaria
- Síndrome de Marfan
- Enfermedad intestinal inflamatoria
- Deficiencia de α_1-antitripsina
- Síndrome de las uñas amarillas
- Síndrome de Young
- Traqueobroncomegalia
- Síndrome de Williams-Campbell

Para el diagnóstico de bronquiectasia, deben tenerse en cuenta dos factores. En primer lugar, la bronquiectasia por tracción (dilatación bronquial asociada a fibrosis pulmonar; *v.* Capítulo 2, "Opacidades reticulares") no se considera una enfermedad de las vías respiratorias porque la vía aérea propiamente dicha no está afectada. En segundo lugar, en los pacientes que presentan atelectasia o enfermedad pulmonar inflamatoria se puede observar un aumento transitorio del diámetro bronquial; se suele hacer referencia a este hallazgo mediante un término contradictorio: "bronquiectasia reversible". La vía aérea dilatada puede volver a su diámetro normal al resolverse el proceso agudo.

Índice broncoarterial y el "signo del anillo de sello"

La relación entre el diámetro bronquial interno (el diámetro de la luz bronquial) y el diámetro de la rama de la arteria pulmonar adyacente se denomina "índice broncoarterial". El índice broncoarterial normal es de aproximadamente 0,7.

Un índice broncoarterial superior a 1 suele considerarse anormal (Figura 6.1), pero en ocasiones puede tratarse de un hallazgo normal en los estudios de pacientes de edad avanzada y en quienes viven en zonas de mucha altitud. Además, el índice broncoarterial puede ser elevado en pacientes con bronquios sanos y alteraciones de las pequeñas arterias. Esto puede observarse en procesos como la deficiencia de α_1-antitripsina o la embolia pulmonar crónica.

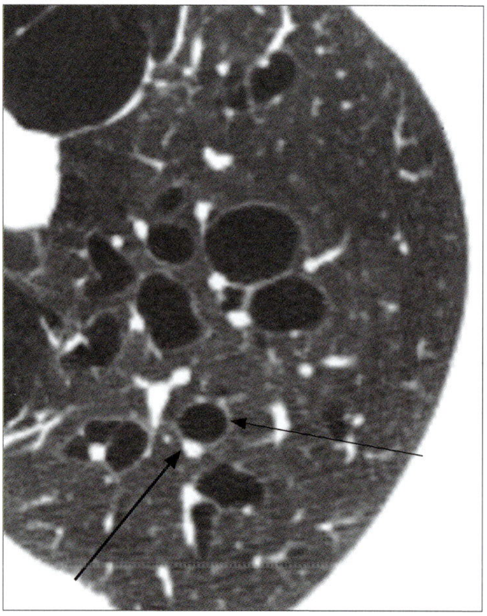

Figura 6.1 Bronquiectasia con índice broncoarterial > 1,5. El diámetro de la luz bronquial (*flecha fina*) es considerablemente mayor que el de la arteria adyacente (*flecha gruesa*) en la imagen de un paciente con una anomalía del cartílago bronquial. Si bien en ocasiones se puede observar un índice broncoarterial de 1-1,5 en pacientes sanos, un índice > 1,5 casi siempre es anormal.

Un índice broncoarterial superior a 1,5 suele ser un signo específico de bronquiectasia. Si el índice broncoarterial se encuentra entre 1 y 1,5, la presencia de engrosamiento de las paredes de las vías aéreas o de impactación, o la presencia de perfusión en mosaico y atrapamiento aéreo (otros hallazgos de enfermedad de las vías respiratorias), indica la probabilidad de bronquiectasia verdadera. El término "signo de anillo de sello" se emplea para describir la dilatación de las vías respiratorias con aumento del índice broncoarterial. El anillo representa la dilatación bronquial, mientras que el sello o piedra representa la arteria pulmonar adyacente de menor diámetro.

Anomalías del contorno bronquial en el diagnóstico de bronquiectasia

La bronquiectasia se clasifica en tres categorías en función de las características morfológicas y del grado de dilatación de las vías respiratorias. Se pueden emplear tres anomalías específicas del contorno bronquial para diagnosticar la presencia de bronquiectasia:

- La bronquiectasia cilíndrica (Figura 6.2) se caracteriza por dilatación bronquial relativamente leve y paredes bronquiales lisas y paralelas sin el adelgazamiento progresivo de los bronquios hacia la periferia pulmonar. Este aspecto es inespecífico y puede observarse en la mayoría de las causas de bronquiectasia o en la "bronquiectasia reversible".
- La bronquiectasia varicosa (Figura 6.3) se asocia a inflamación y lesión de las vías respiratorias más grave, de mucho tiempo de evolución o recurrente. El contorno de las paredes bronquiales tiene aspecto irregular con áreas focales de dilatación mezcladas con zonas de estrechamiento (de aspecto similar a las várices). Este tipo de bronquiectasia puede observarse asociado a muchas causas de bronquiectasia. Suele decirse que tiene aspecto de "collar de perlas".
- La bronquiectasia quística (Figura 6.4) es la forma más grave de dilatación de las vías respiratorias y se observa solo en casos de bronquiectasia de largo tiempo de evolución, frecuentemente de inicio en la infancia. Desde el punto de vista morfológico, se caracteriza por la presencia de dilatación sacular extensa

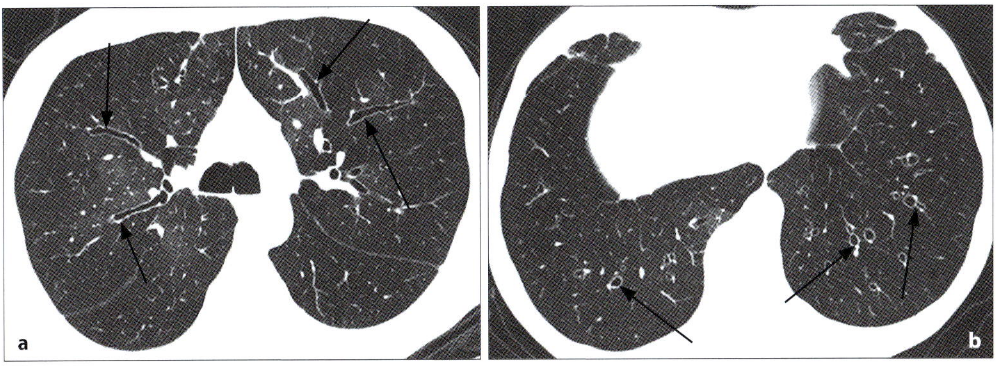

Figura 6.2 Bronquiectasia cilíndrica. Se observa dilatación bronquial leve sin signos de estenosis ni dilataciones saculares. Cuando los bronquios se observan en el plano axial (**a**), tienen forma cilíndrica y las paredes son paralelas (*flechas*). Cuando están orientados en sentido perpendicular al plano axial (**b**), tienen forma circular (*flechas*) y es característica la presencia del signo en anillo de sello.

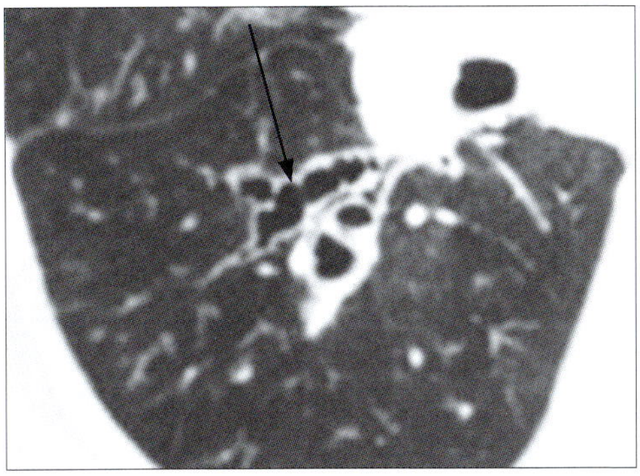

Figura 6.3 Bronquiectasia varicosa. Se observan dilatación bronquial con contorno irregular y engrosamiento de la pared (*flecha*). Este aspecto, si bien es inespecífico, representa un proceso más grave y de más tiempo de evolución.

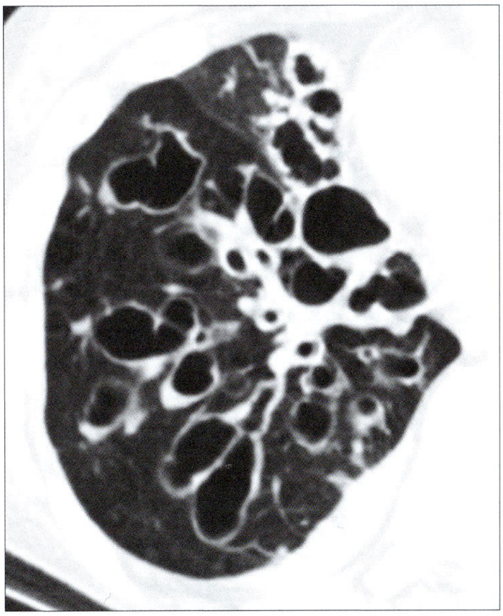

Figura 6.4 Bronquiectasia quística. Los bronquios están muy dilatados y presentan múltiples dilataciones saculares y niveles hidroaéreos. Este aspecto representa inflamación crónica grave de las vías respiratorias y se observa en pocas enfermedades.

de las vías respiratorias, que puede contener niveles hidroaéreos. Puede ser focal o difusa. Los diagnósticos diferenciales de bronquiectasia quística son limitados porque pocas enfermedades causan una remodelación tan significativa de las grandes vías respiratorias. Este tipo de bronquiectasia en ocasiones se describe como un hallazgo con aspecto de "racimo de uvas".

Inflamación de las vías respiratorias con engrosamiento de las paredes

El engrosamiento de las paredes de las vías respiratorias se observa con frecuencia en los estudios de pacientes con bronquiectasia, debido a fibrosis, infección o inflamación bronquial crónica. El engrosamiento de las paredes bronquiales sin dilatación bronquial puede apreciarse en los estudios de pacientes con las mismas enfermedades que habitualmente se asocian a bronquiectasia, en los casos de inflamación bronquial aguda (con infección viral) y en las imágenes de pacientes con antecedentes de tabaquismo y enfermedad pulmonar obstructiva crónica (Figura 6.5). Se debe distinguir la bronquitis (engrosamiento de la pared bronquial sin dilatación) de la bronquiectasia (dilatación bronquial con o sin engrosamiento de la pared).

Con frecuencia, el diagnóstico de engrosamiento de la pared bronquial es subjetivo y se

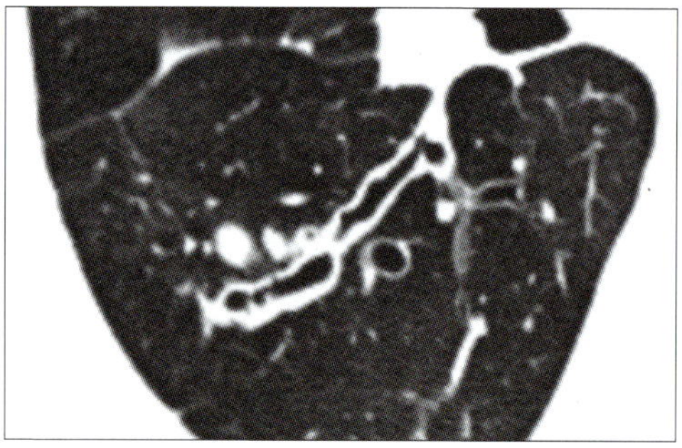

Figura 6.5 Engrosamiento de la pared bronquial asociado a bronquiectasia varicosa. La pared bronquial en la imagen de este paciente con infección micobacteriana atípica tiene > 5 mm de espesor máximo. En algunas zonas, la relación entre la pared engrosada y la luz con contenido aéreo es superior a 1 : 1.

basa en la experiencia o en la comparación de los bronquios de una zona pulmonar con los de otra; la enfermedad de las vías respiratorias suele tener distribución en parches.

Se ha intentado medir el grosor de la pared bronquial. La relación entre el grosor de la pared bronquial y el diámetro del bronquio de una persona sana es de aproximadamente 0,1 a 0,2. Cuando esta proporción aumenta, suele haber engrosamiento de la pared bronquial. Sin embargo, debe tenerse en cuenta que esta medida puede ser normal en pacientes con engrosamiento de la pared bronquial asociado a dilatación bronquial (bronquiectasia).

Impactación mucoide de la luz de las vías respiratorias

La impactación de las vías respiratorias es causada por la ocupación de la luz bronquial con moco, material infeccioso u otras sustancias. Según cuál sea la orientación de las vías respiratorias con respecto a la imagen, el aspecto será el de estructuras circulares o cilíndricas (Figura 6.6) que se conectan con bronquios de ubicación más central. La impactación luminal puede observarse en casos de bronquitis o de bronquiectasia.

Causas específicas de enfermedad de las grandes vías respiratorias y bronquiectasia

Los diagnósticos diferenciales de las enfermedades de las grandes vías respiratorias, como la bronquiectasia y la bronquitis, son amplios (*v.* Tabla 6.1).

Enfermedades infecciosas

La infección es la causa más frecuente de enfermedad de las grandes vías respiratorias. Cualquier tipo de infección puede asociarse a dilatación e inflamación de la vía aérea. Las infecciones de la infancia son una causa frecuente de bronquiectasia.

Las alteraciones de las vías respiratorias que se observan en los casos de infecciones bacterianas, micobacterianas y micóticas suelen asociarse a consolidación pulmonar en parches, nódulos centrilobulillares o a opacidades en árbol en brote. Las infecciones virales pueden manifestarse con signos de alteraciones de las grandes vías respiratorias como anomalía aislada (Figura 6.7) o asociadas a hallazgos en el parénquima pulmonar. La bronquiectasia asociada a infección crónica o remota suele tener distribución lobulillar, multilobulillar o en parches.

En la mayoría de los casos, los signos de enfermedad de las grandes vías respiratorias asociados

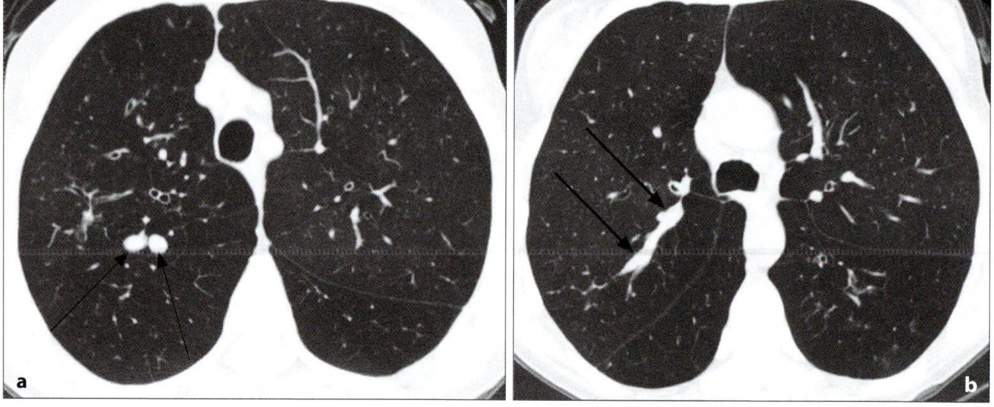

Figura 6.6 Impactación de las vías respiratorias. Cuando la vía aérea está totalmente ocupada por moco, su aspecto varía según cuál sea la orientación. **a** Las vías respiratorias perpendiculares al plano axial tienen forma circular (*flechas*). **b** Las vías respiratorias paralelas al plano axial tienen aspecto cilíndrico (*flechas*).

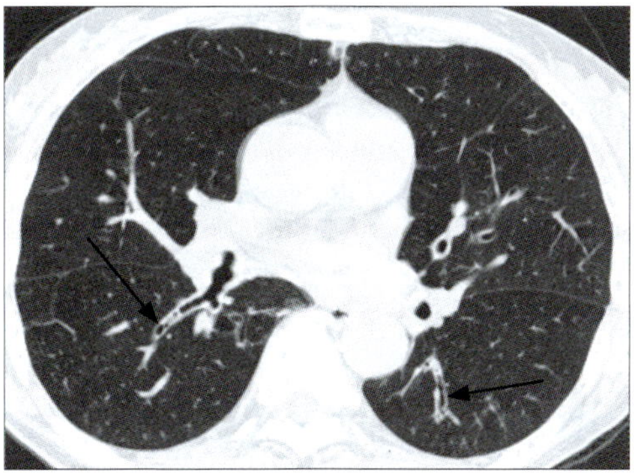

Figura 6.7 Infección viral con dilatación bronquial y engrosamiento de la pared (*flechas*). Entre las infecciones agudas, las virales son las que con más frecuencia producen anomalías aisladas de las grandes vías respiratorias, como se observa en esta imagen con dilatación y engrosamiento de las vías aéreas (*flechas*).

a infección aguda son leves y reversibles. La presencia de anomalías más extensas o graves, como bronquiectasia varicosa o quística, debería indicar una infección remota (de la infancia) o alguna otra causa.

La infección crónica o grave de las vías respiratorias puede observarse asociada a tuberculosis o a infección por micobacterias no tuberculosas (Figura 6.8), aspiración crónica o alteraciones adquiridas o congénitas que provocan trastornos inmunitarios o del aclaramiento mucociliar (descrito más adelante). La bronquiolitis constrictiva también puede predisponer a los pacientes a sufrir infección crónica de las vías aéreas y mucostasis.

Aspergilosis broncopulmonar alérgica

La aspergilosis broncopulmonar alérgica (ABPA), descrita en el Capítulo 13, "Neumonitis por hipersensibilidad y enfermedad pulmonar eosinofílica", es una enfermedad que afecta predominantemente a pacientes con asma o con fibrosis quística. Es una reacción de hipersensibilidad frente a *Aspergillus* que coloniza la luz de las vías respiratorias sin invadir el parénquima pulmonar. El diagnóstico de ABPA es predominantemente clínico, pero hay hallazgos característicos en la TCAR que también pueden ser diagnósticos.

El hallazgo más característico observado en la TCAR de pacientes con ABPA es la bronquiectasia central (parahiliar), unilateral o asimétrica, asociada a impactación mucoide (Figura 6.9). Por lo general afecta los campos medio y superior del pulmón. La presencia de tapones mucosos de alta atenuación (100 UH) (Figura 6.10) es especialmente indicativa de este diagnóstico. Este hallazgo, que se observa en aproximadamente el 25% de los estudios de pacientes con ABPA, representa concentración de sales de calcio y de iones metálicos generados por el hongo.

Aunque en los casos de ABPA suelen predominar las alteraciones de las grandes vías respiratorias, las vías respiratorias de pequeño calibre también pueden estar afectadas. Las anomalías en las pequeñas vías aéreas se manifiestan con bronquiolectasia, nódulos centrilobulillares y opacidades en árbol en brote.

Fibrosis quística

La fibrosis quística es una enfermedad hereditaria que dificulta la eliminación de las secreciones bronquiales. Esto predispone a los pacientes a sufrir mucostasis crónica e infección de las vías respiratorias. Si bien por lo general se presenta en pacientes jóvenes (de menos de 20 años), el mayor conocimiento de la heterogeneidad genética y la penetrancia variable de esta enfermedad ha

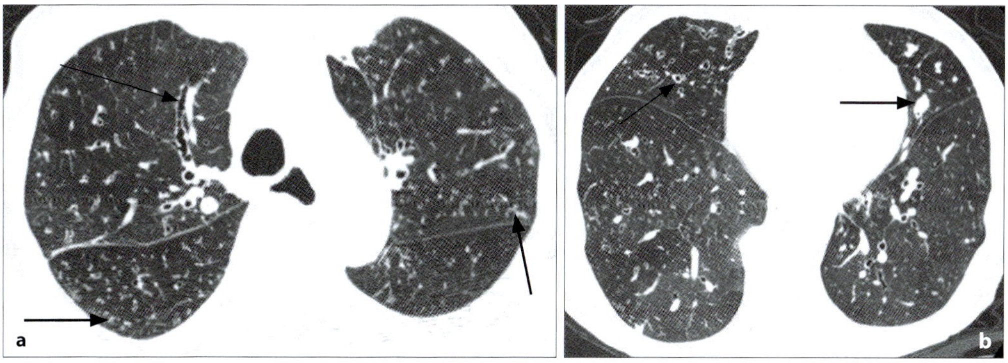

Figura 6.8 Infección micobacteriana atípica. **a** La bronquiectasia varicosa (*flecha fina*) está asociada a pequeños grupos de nódulos centrilobulillares o patrón de árbol en brote (*flechas gruesas*). **b** La bronquiectasia (*flecha fina*) y la impactación bronquial (*flecha gruesa*) suelen afectar más el lóbulo medio del pulmón derecho y la língula.

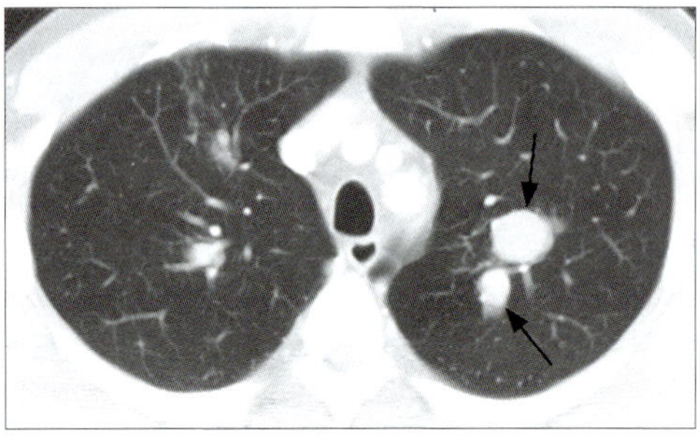

Figura 6.9 Aspergilosis broncopulmonar alérgica. Se observan bronquiectasia central asimétrica e impactación mucoide en los lóbulos superiores (*flechas*). No se visualizaron anomalías importantes en los lóbulos inferiores. Esta distribución de bronquiectasia varicosa o quística es muy característica de la aspergilosis broncopulmonar alérgica y la tuberculosis.

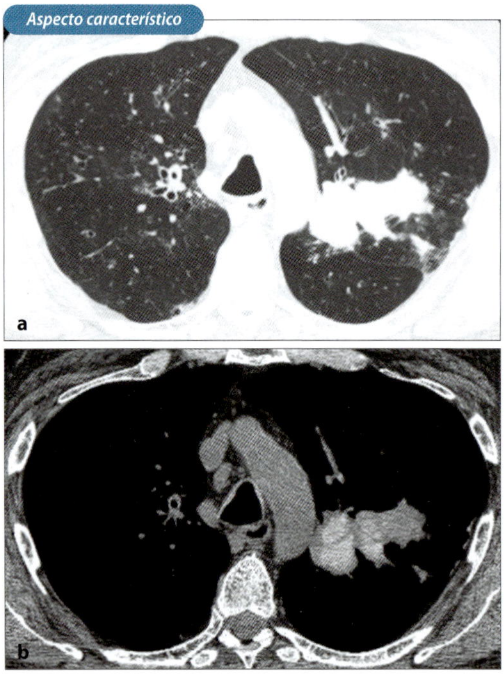

Figura 6.10 Aspergilosis broncopulmonar alérgica: aspecto característico. **a** En la ventana de pulmón se observa una estructura cilíndrica ramificada en el lóbulo superior del pulmón izquierdo que representa bronquiectasia focal e impactación mucoide. **b** En la ventana de partes blandas se observa que el moco contenido en la luz de este bronquio dilatado presenta una alta atenuación. Esta imagen es muy indicativa de aspergilosis broncopulmonar alérgica.

llevado a diagnosticar pacientes de más edad por primera vez. Además, los avances en el tratamiento permitieron que muchos pacientes jóvenes con fibrosis quística lleguen a la adultez.

Los hallazgos característicos en la TCAR son bronquiectasia central simétrica con predominio en los lóbulos superiores, engrosamiento de las paredes bronquiales e impactación luminal (Figura 6.11). Con frecuencia, primero se observa la afectación más grave del lóbulo superior del pulmón derecho. El grado de bronquiectasia es variable, pero en los casos avanzados es más característica la bronquiectasia varicosa o quística. Es frecuente observar signos de enfermedad de las pequeñas vías respiratorias (bronquiolectasia, nódulos centrilobulillares y patrón de árbol en brote) asociados a anomalías de las grandes vías respiratorias. Suelen observarse perfusión en mosaico y atrapamiento aéreo. El agrandamiento hiliar puede deberse a linfadenopatía reactiva o dilatación arterial pulmonar.

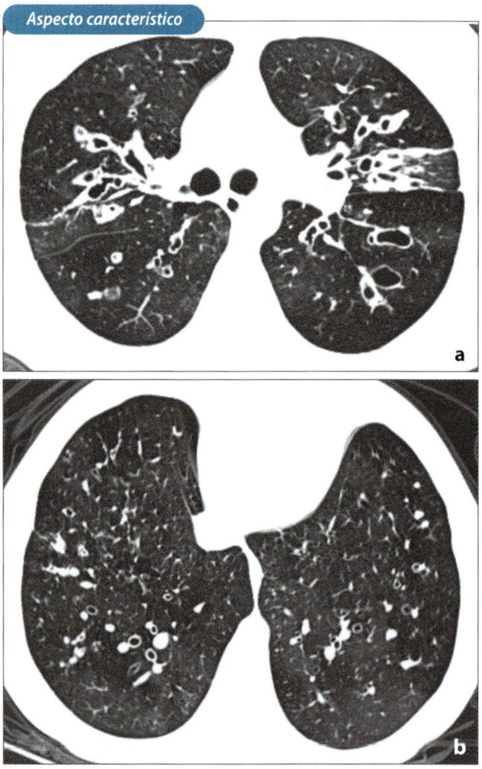

Figura 6.11 Fibrosis quística: aspecto característico. Se observan bronquiectasia varicosa y quística extensa, engrosamiento de la pared bronquial e impactación mucoide en los lóbulos superiores (**a**). El proceso es simétrico y los lóbulos inferiores están relativamente preservados (**b**). Este patrón es muy característico de la fibrosis quística.

Inmunodeficiencia

La inmunodeficiencia congénita o adquirida predispone a los pacientes a sufrir infección crónica de las vías respiratorias. Las inmunodeficiencias congénitas que habitualmente provocan enfermedad de las grandes vías respiratorias son agammaglobulinemia, hipogammaglobulinemia e inmunodeficiencia común variable. Los hallazgos de la TCAR son similares a los asociados a otras causas de enfermedad crónica de las grandes vías respiratorias, como bronquiectasia (por lo general, quística), engrosamiento de la pared bronquial e impactación mucoide. La distribución suele ser simétrica, con predominio en los lóbulos inferiores.

El trastorno adquirido que con más frecuencia provoca enfermedad de las grandes vías respiratorias es el síndrome de inmunodeficiencia adquirida (sida). La enfermedad de las vías respiratorias asociada al sida se debe muy frecuentemente a la infección crónica de las vías aéreas por piógenos. Se manifiesta con bronquiectasia bilateral simétrica, habitualmente de predominio en los lóbulos inferiores, engrosamiento de la pared bronquial e impactación. Si bien la bronquiectasia quística es infrecuente, la bronquiectasia varicosa es común, y su presencia refleja la cronicidad de los hallazgos.

Discinesia ciliar primaria

La discinesia ciliar primaria o síndrome de los cilios inmóviles es un trastorno hereditario que provoca una disminución o la ausencia del movimiento ciliar. Este problema conduce a la dificultad de aclaramiento mucociliar, que afecta los pulmones, los senos paranasales, el oído interno y el aparato reproductor. La alteración del aclaramiento mucociliar genera mucostasis crónica, infecciones recurrentes y bronquiectasia.

Los hallazgos de la TCAR son muy similares a los observados en los casos de inmunodeficiencia congénita. Las anomalías habitualmente son simétricas y afectan los lóbulos inferiores. Es característica la presencia de bronquiectasia quística o varicosa, que se asocia a engrosamiento de la pared de las vías respiratorias e impactación mucoide (Figura 6.12). También puede haber signos de enfermedad de las pequeñas vías respiratorias, pero no son hallazgos predominantes. La discinesia ciliar primaria se asocia a *situs inversus* en el 50% de los pacientes, en cuyo caso se denomina síndrome de Kartagener (Figura 6.13).

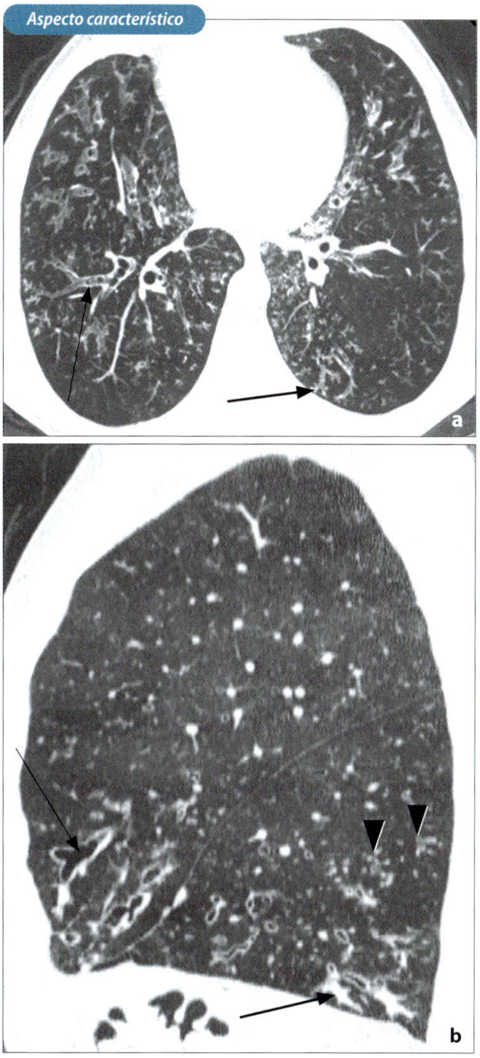

Figura 6.12 Discinesia ciliar primaria: aspecto característico. **a** Son características las anomalías bilaterales y simétricas de las vías respiratorias con bronquiectasia (*flecha fina*), el engrosamiento de la pared bronquial y las opacidades con patrón de árbol en brote (*flecha gruesa*). **b** La reconstrucción sagital de TCAR pone de manifiesto una bronquiectasia predominante en el lóbulo inferior (*flecha fina*), impactación en las vías respiratorias (*flecha gruesa*), nódulos centrilobulillares y patrón de árbol en brote (*puntas de flecha*). La distribución bilateral en el lóbulo inferior es característica de la discinesia ciliar primaria, la inmunodeficiencia y otras causas de infección crónica.

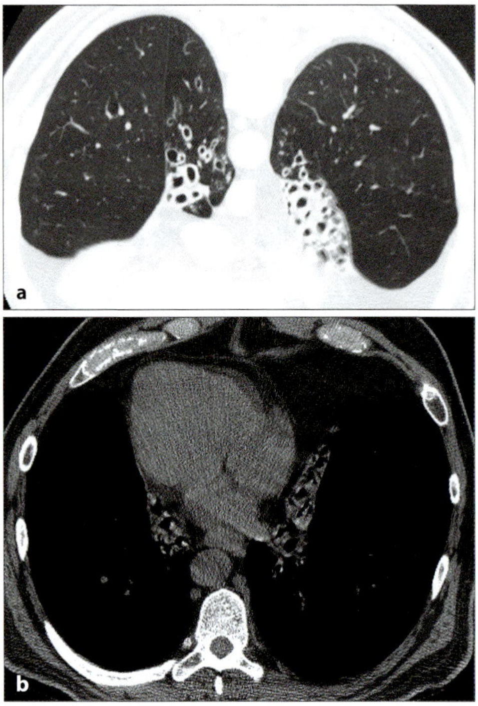

Figura 6.13 Síndrome de Kartagener. a En la TCAR en decúbito prono, se observan bronquiectasia quística bilateral extensa y atelectasia en el lóbulo inferior. **b** En la TCAR en decúbito supino, se observan *situs inversus* y dextrocardia.

Síndrome de Williams-Campbell

El síndrome de Williams-Campbell es un trastorno congénito infrecuente caracterizado por la ausencia de cartílago en los bronquios de cuarto a sexto orden. Por lo general se observa en niños, pero se ha descrito una presentación inicial infrecuente en adultos. La falta de cartílago de soporte provoca debilidad y dilatación de los bronquios afectados, que con el tiempo genera mucostasis crónica e infección.

Es característica la presencia de bronquiectasia quística con predominio en los campos medio e inferior del pulmón. Puede observarse bronquiectasia focal en la región pulmonar media o dilatación más extensa que comienza en la porción central del pulmón y se extiende a la periferia (Figura 6.14). Al igual que lo observado en otros trastornos por defectos del cartílago, puede haber bronquiectasia quística grave con inflamación de las vías respiratorias relativamente leve. A diferencia de los síndromes de inmunodeficiencia y las enfermedades ciliares primarias, las vías aéreas se dilatan significativamente durante la inspiración y colapsan durante la espiración.

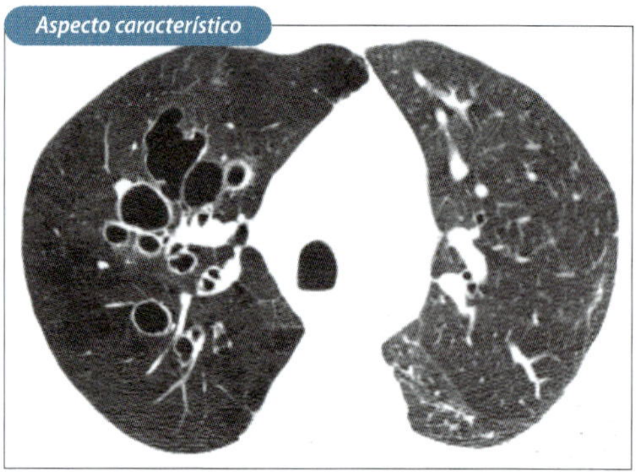

Figura 6.14 Síndrome de Williams-Campbell: aspecto característico. TCAR de un paciente con síndrome de Williams-Campbell después de un trasplante de pulmón izquierdo. En el pulmón derecho (nativo) se observan bronquiectasia quística extensa y radiotransparencia pulmonar difusa. Obsérvense la ausencia de inflamación y el engrosamiento de la pared de las vías respiratorias.

Traqueobroncomegalia

La traqueobroncomegalia o síndrome de Mounier-Kuhn es una afección infrecuente, en la que se observa atrofia de partes de las paredes traqueal y bronquial. En la TCAR, se caracteriza por el adelgazamiento de las paredes de la tráquea y los bronquios. Las vías respiratorias están dilatadas y presentan un colapso dinámico durante la espiración. Se puede observar un aspecto festoneado de las paredes de las vías aéreas afectadas debido al estrechamiento de la luz provocado por anillos cartilaginosos (Figura 6.15). Al igual que lo observado en el síndrome de Williams-Campbell, puede haber una relativa ausencia de anomalías inflamatorias, incluso en casos de dilatación importante.

Otras causas de enfermedad de las grandes vías respiratorias

Existen muchas otras causas de enfermedad bilateral difusa de las grandes vías respiratorias, como la enfermedad del tejido conjuntivo, la aspiración recurrente o crónica, la bronquiolitis constrictiva, el síndrome de Marfan, la deficiencia de α_1-antitripsina, el síndrome de las uñas amarillas y el síndrome de Young. La mayoría de estos trastornos presentan signos inespecíficos, y el diagnóstico se basa frecuentemente en la presentación clínica.

La aspiración recurrente o crónica suele manifestarse con consolidación o fibrosis que afectan las regiones declives del pulmón. El síndrome de Marfan puede poner de manifiesto un enfisema

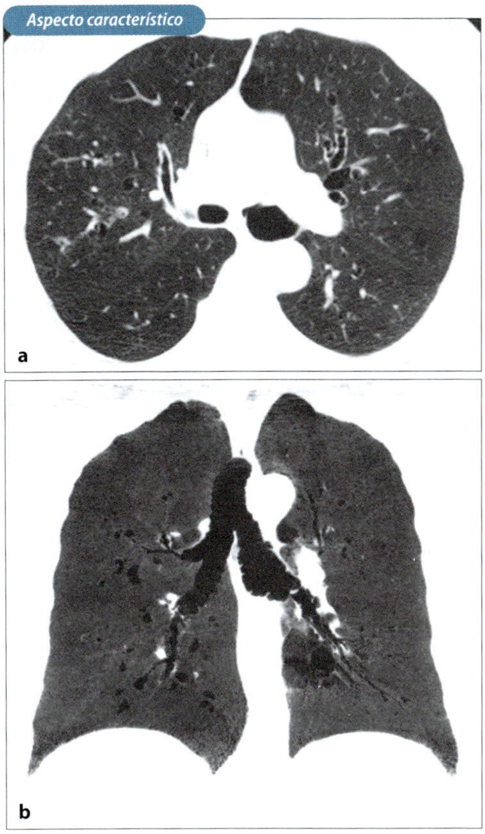

Figura 6.15 Traqueobroncomegalia: aspecto característico. Se observa dilatación marcada del bronquio principal izquierdo (*flecha*) asociada a bronquiectasia con predominio en las regiones centrales del pulmón (**a**). Hay ausencia relativa de inflamación de las vías respiratorias y engrosamiento de la pared. En la reconstrucción coronal con proyección de mínima intensidad (**b**), se observan un aspecto festoneado de la pared traqueal y bronquiectasia con paredes delgadas en las regiones centrales del pulmón.

bulloso desproporcionado con respecto a la edad del paciente. La deficiencia de α1-antitripsina presenta radiotransparencia pulmonar difusa con predominio en los lóbulos inferiores.

Diagnóstico de enfermedades de las grandes vías respiratorias mediante TCAR y bronquiectasia

En la TCAR, se puede observar engrosamiento de la pared bronquial sin dilatación bronquial (bronquitis) asociado a infección o a enfermedades inflamatorias no infecciosas, como bronquitis crónica asociada a tabaquismo, asma, enfermedad inflamatoria intestinal o muchas de las enfermedades asociadas a una bronquiectasia. Es posible visualizar moco dentro de las vías respiratorias afectadas.

La bronquiectasia cilíndrica es un signo inespecífico, por lo que en presencia de este hallazgo el diagnóstico suele basarse en la presentación clínica conjuntamente con un análisis de esputo o los hallazgos histopatológicos. En algunos casos puede ser reversible.

La bronquiectasia varicosa o la bronquiectasia quística sugieren un proceso crónico o de largo tiempo de evolución. Dos enfermedades que con frecuencia producen bronquiectasia varicosa son la infección micobacteriana y la aspiración recurrente o crónica. Cabe destacar que cualquier causa de bronquiectasia quística puede presentarse en estadios más tempranos, durante los cuales la anomalía predominante es la bronquiectasia varicosa. Los diagnósticos diferenciales de bronquiectasia quística son más limitados y abarcan ABPA (*v.* Figuras 6.9 y 6.10), fibrosis quística (*v.* Figura 6.11), discinesia pulmonar primaria (*v.* Figuras 6.12 y 6.13), inmunodeficiencia, infección de la infancia y anomalías del cartílago, como el síndrome de Williams-Campbell y la traqueobroncomegalia.

La distribución de las anomalías puede servir para formular el diagnóstico. Las enfermedades que producen bronquiectasia en los campos medio o superior del pulmón son la fibrosis quística, la ABPA y la tuberculosis (Figura 6.16). La bronquiectasia en el lóbulo inferior puede deberse a infección crónica, aspiración, inmunodeficiencia o discinesia pulmonar primaria (*v.* Figura 6.12). La bronquiectasia más extensa en el lóbulo medio y la língula sugiere infección micobacteriana atípica. La bronquiectasia unilateral suele deberse a infección (*v.* Figura 6.16) o a obstrucción bronquial. La bronquiectasia bilateral hace pensar en una anomalía sistémica o congénita o en inmunodeficiencia.

El moco muy denso en áreas de bronquiectasia es indicativo de ABPA (*v.* Figura 6.10). La presencia de *situs inversus* sugiere discinesia ciliar primaria. La ausencia de engrosamiento de las paredes de las vías respiratorias o impactación mucoide en presencia de bronquiectasia grave indica la posibilidad de una anomalía del cartílago (*v.* Figuras 6.14 y 6.15) o bronquiolitis constrictiva con anomalías asociadas de las grandes vías respiratorias.

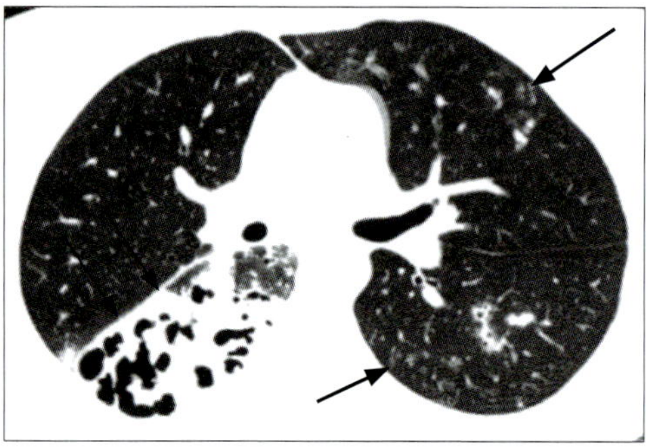

Figura 6.16 Tuberculosis. Se observa bronquiectasia quística focal en el segmento superior del lóbulo inferior del pulmón derecho (*flechas finas*). Se aprecian pequeños grupos de nódulos centrilobulillares (*flechas gruesas*) en otros sitios, lo que representa diseminación endobronquial de la tuberculosis.

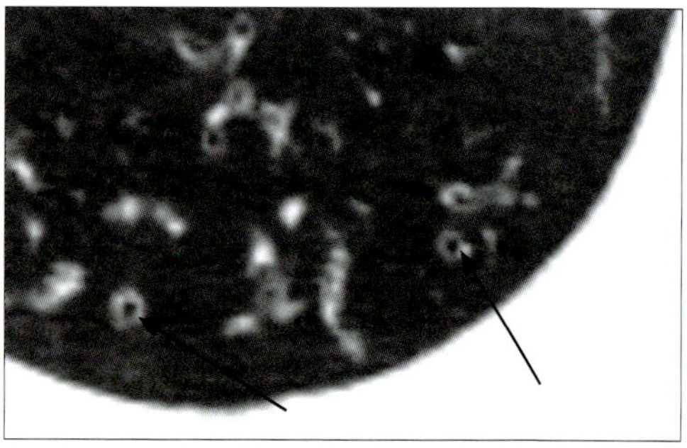

Figura 6.17 Bronquiolectasia. Se observa dilatación de las vías respiratorias pequeñas periféricas (*flechas*) en la imagen de un paciente con fibrosis quística. Las vías respiratorias se visualizan en la franja periférica (1-2 cm) del pulmón, lo que no es normal, y la luz de las vías aéreas es considerablemente mayor que la de las arterias adyacentes.

Enfermedades de las pequeñas vías respiratorias (bronquiolares)

Hallazgos de la TCAR

De manera análoga a los hallazgos observados en caso de enfermedad de las grandes vías respiratorias, los hallazgos de la TCAR indicativos de enfermedad de las pequeñas vías respiratorias incluyen bronquiolectasia, inflamación bronquiolar con engrosamiento de la pared e impactación bronquiolar con patrón de árbol en brote (*v.* Capítulo 3, "Enfermedad pulmonar nodular"). Otros hallazgos indicativos de enfermedad de las vías respiratorias pequeñas son los nódulos centrilobulillares y la perfusión en mosaico con atrapamiento aéreo (*v.* Capítulo 5, "Disminución de la atenuación pulmonar: enfisema, perfusión en mosaico y enfermedad pulmonar quística"). Además, debe tenerse en cuenta que en la TCAR de pacientes que presentan enfermedad de las pequeñas vías respiratorias habitualmente también se observan anomalías en las grandes vías respiratorias.

Bronquiolectasia y árbol en brote

La bronquiolectasia se define como la dilatación de las pequeñas vías respiratorias (Figura 6.17). No existen criterios específicos de bronquiolectasia en la TCAR, pero las vías respiratorias normales no deberían visualizarse en la franja periférica (de 1 a 2 cm) del pulmón. Cuando se visualizan en este sitio, es probable que haya bronquiolectasia con engrosamiento de la pared bronquiolar.

Los bronquiolos dilatados pueden contener aire o secreciones. La bronquiolectasia con impactación luminal presenta el aspecto de árbol en brote. El patrón de árbol en brote es un hallazgo importante para establecer el diagnóstico de enfermedad de las pequeñas vías respiratorias.

Nódulos centrilobulillares

Las enfermedades infecciosas o inflamatorias que afectan el bronquiolo centrilobulillar pueden diseminarse a las zonas circundantes del pulmón y producir nódulos centrilobulillares visibles en la TCAR (Figura 6.18). Los nódulos centrilobulillares pueden presentar atenuación de partes blandas u opacidad en vidrio esmerilado (*v.* Capítulo 3, "Enfermedad pulmonar nodular").

Perfusión en mosaico y atrapamiento aéreo

La perfusión en mosaico es causada por la disminución del flujo sanguíneo en zonas localizadas del pulmón. En los casos de enfermedad de las vías respiratorias, la hipoxia provocada por el estrechamiento o la obstrucción de las vías aéreas produce vasoconstricción refleja y disminución de la perfusión. En la TCAR, se observan zonas focales de menor atenuación; los vasos situados en estas zonas son relativamente pequeños. Cuando la perfusión en mosaico es secundaria a enfermedad de las pequeñas vías respiratorias, suele asociarse a atrapamiento aéreo. Las características de la perfusión en mosaico y del atrapamiento aéreo en la TCAR se detallan en el Capítulo 5, "Disminución de la atenuación pulmonar: enfisema, perfusión en mosaico y enfermedad pulmonar quística".

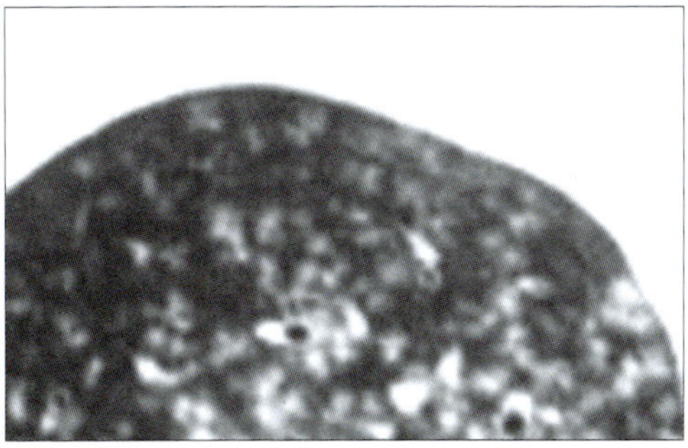

Figura 6.18 Nódulos centrilobulillares con atenuación de partes blandas. Los nódulos centrilobulillares con atenuación de partes blandas son muy característicos de la diseminación endobronquial de una infección o un tumor o de la aspiración. Los nódulos no afectan la porción subpleural del pulmón. Este paciente tiene bronconeumonía bacteriana.

La perfusión en mosaico puede asociarse a enfermedad tanto de las pequeñas vías respiratorias como de las grandes vías respiratorias, pero se observa con más frecuencia en el primer caso. La perfusión en mosaico y el atrapamiento aéreo en el contexto de enfermedad de las grandes vías respiratorias presentan distribución segmentaria o lobulillar (Figura 6.19) o pueden afectar todo un pulmón. La enfermedad de las pequeñas vías respiratorias habitualmente pone de manifiesto zonas lobulillares de mayor radiotransparencia pulmonar (Figura 6.20), si bien cuando las anomalías son extensas puede verse afectado un mayor volumen del pulmón (Figura 6.21).

Clasificación de la enfermedad de las pequeñas vías respiratorias mediante TCAR

Desde el punto de vista anatomopatológico, la enfermedad de las pequeñas vías respiratorias (bronquiolitis) se clasifica en bronquiolitis celular, caracterizada por la presencia de inflamación, y bronquiolitis constrictiva, caracterizada por la obliteración fibrótica de los bronquiolos. La clasificación de la enfermedad de las pequeñas vías respiratorias mediante TCAR se basa en el reconocimiento de hallazgos específicos, que se correlacionan, en cierta medida, con esas dos categorías anatomopatológicas.

En la Tabla 6.2 se presentan cuatro patrones principales de enfermedad de las pequeñas vías respiratorias. El reconocimiento de uno de esos

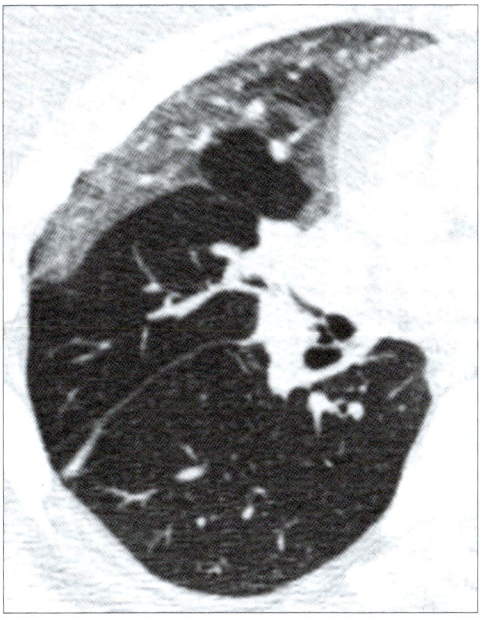

Figura 6.19 Atrapamiento aéreo por estenosis de las vías respiratorias centrales. En la TCAR en espiración de un receptor de trasplante pulmonar con estenosis del bronquio intermedio, se observa atrapamiento aéreo focal que afecta los lóbulos medio e inferior del pulmón derecho. En una parte de la región anterior del lóbulo superior del pulmón derecho, se aprecia un aumento normal de la atenuación durante la espiración. El atrapamiento aéreo que afecta un segmento, un lóbulo o un pulmón sugiere enfermedad de las grandes vías respiratorias.

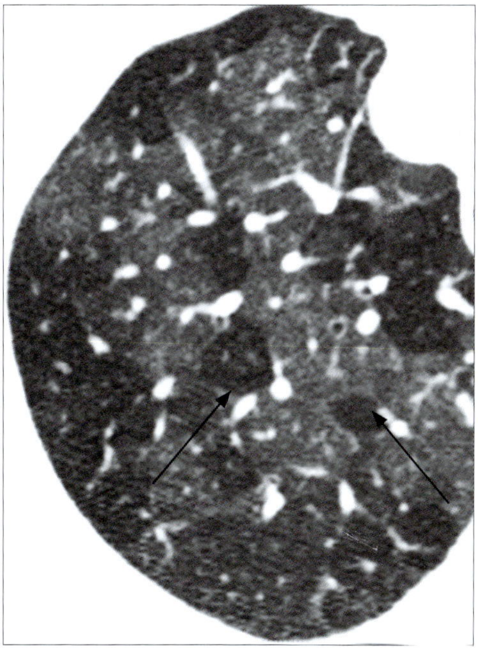

Figura 6.20 Perfusión en mosaico por enfermedad de las pequeñas vías respiratorias. En la TCAR en inspiración de un paciente con bronquiolitis constrictiva, se observan regiones lobulillares bien definidas de menor atenuación pulmonar (*flechas*). La distribución lobulillar de la perfusión en mosaico o del atrapamiento aéreo sugiere enfermedad de las pequeñas vías respiratorias.

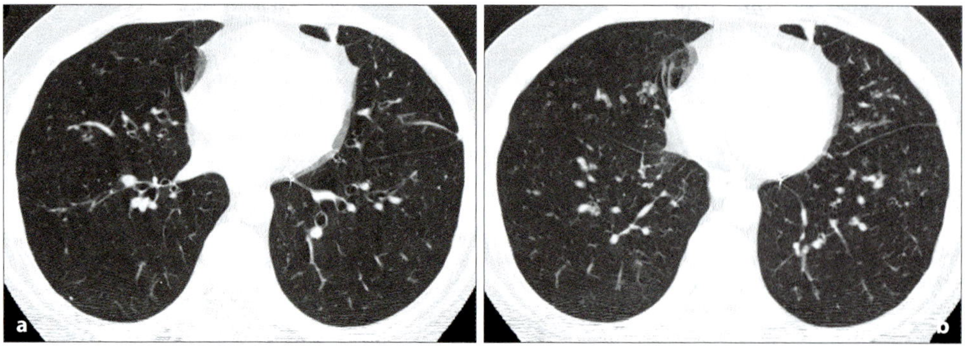

Figura 6.21 Bronquiolitis constrictiva. Excepcionalmente, la enfermedad de las pequeñas vías respiratorias puede presentar distribución difusa y uniforme. Este hallazgo es muy característico de la bronquiolitis constrictiva. En esos casos, la TCAR en inspiración (**a**) pone de manifiesto aumento difuso de la radiotransparencia pulmonar y atenuación de los vasos. En la imagen en espiración (**b**), se observa atrapamiento aéreo difuso que puede ser difícil de diferenciar de un esfuerzo espiratorio deficiente.

Tabla 6.2 Patrones de enfermedad de las pequeñas vías respiratorias en la TCAR

Hallazgo en la TCAR	Fisiopatología	Enfermedades frecuentes
Nódulos centrilobulillares con opacidad en vidrio esmerilado	Inflamación peribronquial o fibrosis	Neumonitis por hipersensibilidad, bronquiolitis respiratoria, bronquiolitis folicular, infecciones atípicas, neumoconiosis
Nódulos centrilobulillares con atenuación de partes blandas	Impactación bronquiolar con diseminación a los alvéolos adyacentes	Infección endobronquial, tumor, aspiración
Opacidades en árbol en brote	Impactación mucoide infecciosa de los bronquiolos	Infección endobronquial, aspiración
Perfusión en mosaico o atrapamiento aéreo	Estenosis u obstrucción bronquiolar	Asma, neumonitis por hipersensibilidad, bronquiolitis constrictiva

patrones permite formular un diagnóstico diferencial concreto que puede precisarse aún más con la información clínica.

Bronquiolitis con nódulos centrilobulillares con opacidad en vidrio esmerilado

Histopatológicamente, los nódulos centrilobulillares con opacidad en vidrio esmerilado representan inflamación (o a veces fibrosis) alrededor de los bronquiolos centrilobulillares. Este patrón por lo general indica una bronquiolitis celular. No suele observarse ocupación bronquiolar. Los nódulos suelen tener un tamaño bastante homogéneo y presentan distribución difusa o en parches (Figura 6.22).

Los diagnósticos diferenciales de bronquiolitis con nódulos centrilobulillares con opacidad en vidrio esmerilado (Tabla 6.3) abarcan neumonitis por hipersensibilidad, bronquiolitis respiratoria, bronquiolitis folicular, neumoconiosis e infecciones atípicas. La histiocitosis de células de Langerhans, otras infecciones y la diseminación tumoral endobronquial rara vez se manifiestan con nódulos centrilobulillares en vidrio esmerilado como anomalía predominante; los nódulos con atenuación de partes blandas son un hallazgo más frecuente.

Algunos pacientes en los que se observa este patrón tienen antecedentes que sugieren un diagnóstico específico. En el 50% de los casos de neumonitis por hipersensibilidad (la causa más frecuente de este patrón), hay una exposición

Tabla 6.3 Diagnósticos diferenciales de nódulos centrilobulillares con opacidad en vidrio esmerilado

- Neumonitis por hipersensibilidad
- Bronquiolitis respiratoria
- Bronquiolitis folicular
- Neumoconiosis
- Infecciones atípicas
- Histiocitosis de células de Langerhans (habitualmente nódulos de partes blandas)
- Infecciones bacterianas, micobacterianas (habitualmente nódulos de partes blandas)
- Diseminación endobronquial de un tumor (habitualmente nódulos de partes blandas)

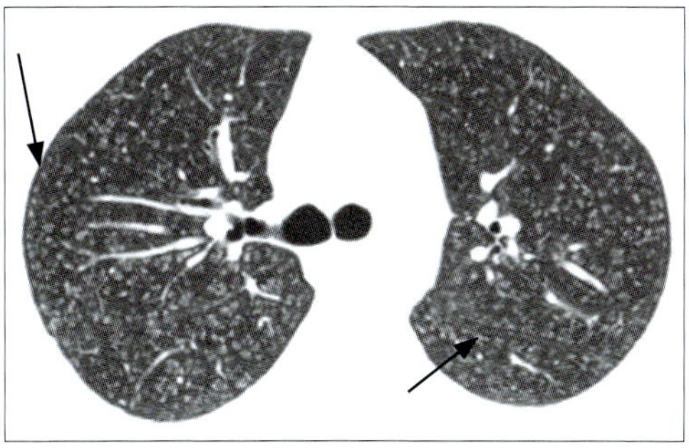

Figura 6.22 Nódulos centrilobulillares con atenuación en vidrio esmerilado. Se observan nódulos con atenuación en vidrio esmerilado simétricos y de tamaño similar en la imagen de un paciente con neumonitis por hipersensibilidad subaguda. Obsérvense la preservación de las regiones subpleurales (*flechas*) y el espaciamiento uniforme de los nódulos; este hallazgo es característico de la distribución centrilobulillar de los nódulos.

identificable. En ese caso, la presencia de este patrón en la TCAR se considera diagnóstica de neumonitis por hipersensibilidad. La bronquiolitis respiratoria es muy frecuente en fumadores. La bronquiolitis folicular se observa en los estudios de pacientes con enfermedad del tejido conjuntivo o inmunodepresión. Los pacientes con neumoconiosis tienen antecedentes de exposición prolongada. Los pacientes con síntomas agudos con más frecuencia tienen una infección atípica o neumonitis por hipersensibilidad.

Bronquiolitis con nódulos centrilobulillares con atenuación de partes blandas

Los nódulos centrilobulillares con atenuación de partes blandas suelen representar bronquiolitis celular con impactación bronquiolar y consolidación alveolar peribronquiolar (Figura 6.23). Con el avance de la enfermedad, la consolidación puede afectar lobulillos pulmonares completos o múltiples lobulillos. En ese caso, las anomalías pueden ser segmentarias o subsegmentarias.

Los nódulos centrilobulillares con atenuación de partes blandas suelen tener distribución en parches y tamaño heterogéneo. Los diagnósticos diferenciales (Tabla 6.4) abarcan enfermedades que se diseminan por las vías respiratorias pequeñas (Figura 6.24), como infecciones (bacterianas, micobacterianas, micóticas y virales) y tumores (adenocarcinoma mucinoso invasivo). La aspiración sin neumonía también se incluye en esta categoría. La infección y la aspiración habitualmente se manifiestan con síntomas agudos, mientras que los tumores suelen asociarse a síntomas crónicos.

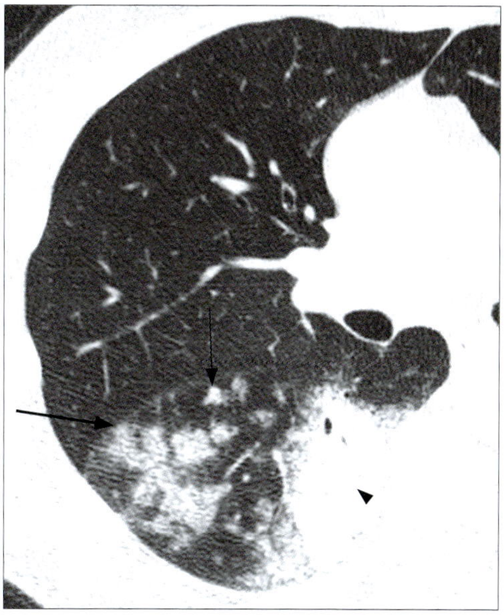

Figura 6.23 Nódulos centrilobulillares con atenuación de partes blandas asociados a adenocarcinoma mucinoso invasivo. La distribución centrilobulillar de los nódulos en esta TCAR está indicada por la preservación relativa de la región subpleural del pulmón (*flecha fina*). A medida que el proceso se extiende desde la región centrilobulillar, puede alcanzar la superficie pleural (*flecha gruesa*). Cuando los lóbulos adyacentes se unen, pueden aparecer áreas de consolidación (*punta de flecha*).

Tabla 6.4 Diagnósticos diferenciales de nódulos centrilobulillares con atenuación de partes blandas

- Diseminación endobronquial de infección (bacteriana, micobacteriana, micótica)
- Diseminación endobronquial de tumor (adenocarcinoma mucinoso invasivo)
- Aspiración

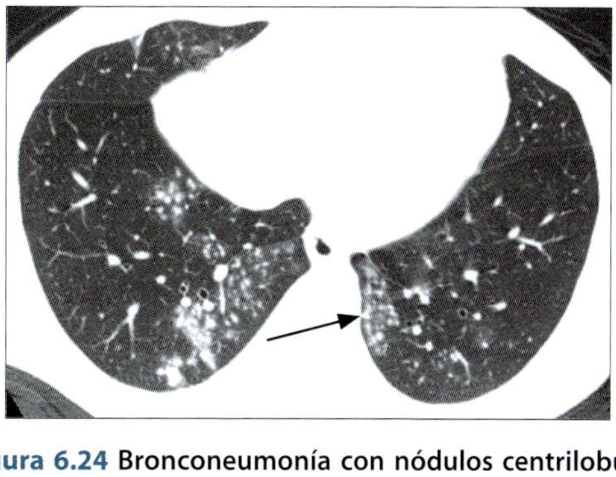

Figura 6.24 Bronconeumonía con nódulos centrilobulillares con atenuación de partes blandas. Los nódulos tienen distribución en parches, son asimétricos y de tamaño heterogéneo. Obsérvese que los nódulos están separados de la superficie pleural (*flecha*). Este aspecto es característico de la diseminación endobronquial con impactación bronquiolar, como se observa en la imagen de este paciente con bronconeumonía bacteriana.

Bronquiolitis con opacidades de árbol en brote

En la TCAR, el patrón de árbol en brote se visualiza en forma de opacidades cilíndricas ramificadas con nódulos asociados (Figura 6.25). Histopatológicamente, este hallazgo representa una bronquiolitis celular. El patrón de árbol en brote casi siempre se debe a una infección (más del 90%) (Tabla 6.5) o a aspiración, si bien no es un hallazgo específico con respecto al tipo de infección. El patrón de árbol en brote se observa muy frecuentemente cuando hay infección bacteriana o micobacteriana; sin embargo, también puede visualizarse en presencia de una infección micótica o viral.

Las causas crónicas de infección de las vías respiratorias, como la fibrosis quística, los trastornos ciliares y la inmunodeficiencia, pueden presentar patrón de árbol en brote. En esos casos, por lo general también se observan hallazgos asociados a las grandes vías respiratorias (*v.* Figura 6.12). Otras causas de patrón de árbol en brote son la panbronquiolitis difusa (Figura 6.26) y la ABPA (Figura 6.27). No se sabe con certeza cuál es la causa de la panbronquiolitis difusa, pero es probable que la infección crónica sea un factor importante. Las causas no infecciosas de enfermedad de las vías respiratorias, como la bronquiolitis folicular, la sarcoidosis y el adenocarcinoma mucinoso invasivo, rara vez producen patrón de árbol en brote.

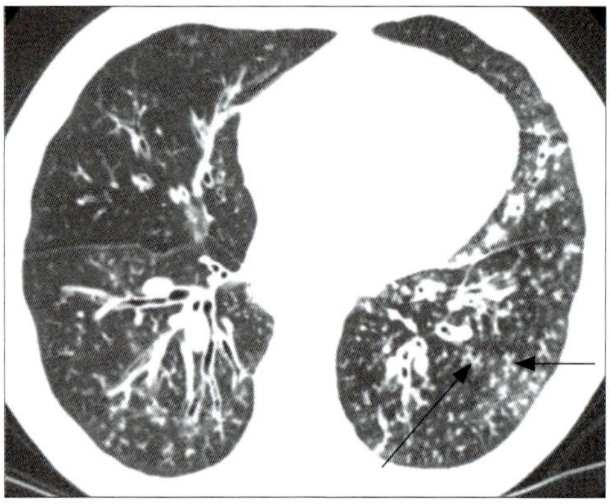

Figura 6.25 Signo del árbol en brote. Se visualizan varios ejemplos claros del signo del árbol en brote, con opacidades cilíndricas ramificadas (*flechas finas*) que representan dilatación e impactación bronquiolar. Este hallazgo es muy específico de infección, como en este caso de bronconeumonía bacteriana. También se observan nódulos centrilobulillares bilaterales en parches con atenuación de partes blandas.

Tabla 6.5 Diagnósticos diferenciales del signo del árbol en brote

- Infección bacteriana
- Infección micobacteriana
- Infección micótica
- Infección viral
- Fibrosis quística
- Aspergilosis broncopulmonar alérgica
- Discinesia ciliar primaria
- Inmunodeficiencia
- Panbronquiolitis difusa
- Bronquiolitis folicular
- Adenocarcinoma mucinoso invasivo
- Aspiración

Bronquiolitis con perfusión en mosaico o atrapamiento aéreo

La perfusión en mosaico asociada a enfermedad de las vías respiratorias representa estrechamiento u oclusión bronquiolar y vasoconstricción refleja. Es un hallazgo inespecífico que puede observarse en presencia de cualquier causa de enfermedad de las vías respiratorias grandes o pequeñas. En la mayoría de los casos, predominan otros hallazgos (p. ej., alteraciones de las grandes vías respiratorias, nódulos centrilobulillares o árbol en brote). Por ejemplo, la perfusión en mosaico puede verse en las imágenes de pacientes con infección micobacteriana atípica, pero los hallazgos más significativos de esta enfermedad suelen ser

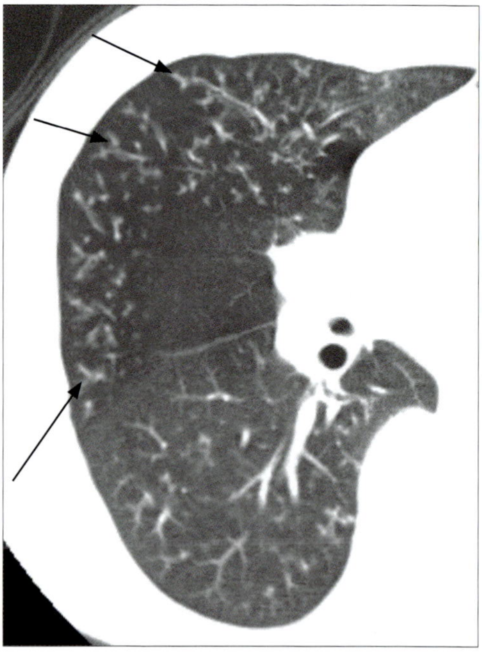

Figura 6.26 Panbronquiolitis difusa con el signo del árbol en brote. La presencia de nódulos centrilobulillares y opacidades de árbol en brote (*flechas*) es un hallazgo característico de la panbronquiolitis difusa. Esta enfermedad afecta con más frecuencia a pacientes asiáticos.

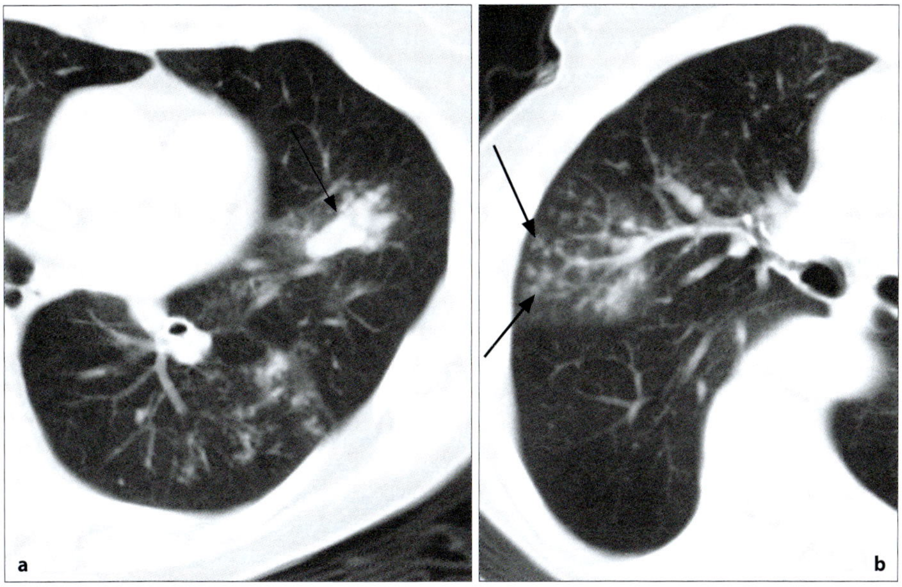

Figura 6.27 Aspergilosis broncopulmonar alérgica (ABPA). a La ABPA afecta muy frecuentemente a pacientes asmáticos, y en la mayoría de los casos predominan hallazgos de bronquiectasia e impactación bronquial (*flecha*). **b** También pueden observarse anomalías de las vías respiratorias pequeñas, como opacidades de árbol en brote (*flechas*).

la bronquiectasia, los nódulos y el patrón de árbol en brote (Figura 6.28).

Cuando la perfusión en mosaico o el atrapamiento aéreo representan el único hallazgo o el hallazgo predominante (Figura 6.29), los diagnósticos diferenciales son muy limitados (Tabla 6.6) y abarcan asma, neumonitis por hipersensibilidad y bronquiolitis constrictiva como causas frecuentes.

Tabla 6.6 Diagnósticos diferenciales de perfusión en mosaico como hallazgo aislado

▪ Asma ▪ Neumonitis por hipersensibilidad ▪ Bronquiolitis constrictiva ▪ Vasculopatías (tromboembolia pulmonar crónica, vasculitis)

Enfermedades específicas de las pequeñas vías respiratorias

Infecciones

Las infecciones con frecuencia afectan las vías respiratorias pequeñas (se abordan con más detalle en el Capítulo 14, "Infecciones pulmonares"). Las manifestaciones de infección en la TCAR dependen del mecanismo de diseminación.

La diseminación endobronquial de una infección es característica de la bronconeumonía bacteriana y de las infecciones micobacterianas y micóticas. En los casos de diseminación endobronquial, la anomalía inicial es una bronquiolitis celular, que con frecuencia se visualiza en la TCAR como impactación bronquiolar con patrón de árbol en brote; también pueden visualizarse nódulos centrilobulillares con atenuación de partes blandas (Figura 6.30) a medida que la infección se disemina desde el bronquiolo hasta los alvéolos adyacentes al centro del lobulillo pulmonar. Los nódulos asociados a una infección pueden aumentar de tamaño hasta comprometer todo el lobulillo pulmonar o múltiples lobulillos. Cuando las áreas de consolidación en lóbulos adyacentes se unen, se forman zonas confluentes de consolidación. Estos hallazgos suelen asociarse a engrosamiento de la pared bronquiolar y dilatación. Habitualmente son unilaterales o bilaterales y asimétricos.

La inflamación peribronquiolar sin impactación bronquiolar y patrón de árbol en brote es característica de las infecciones atípicas. Se manifiesta con nódulos centrilobulillares con opacidad en vidrio esmerilado (Figura 6.31). A medida que la alteración avanza, aparecen zonas de opacidad en vidrio esmerilado en parches y, finalmente, consolidación, lo que representa zonas más generalizadas de infección y daño alveolar difuso. El engrosamiento de la pared bronquial o bronquiolar y la dilatación con perfusión en mosaico o atrapamiento aéreo pueden ser hallazgos asociados.

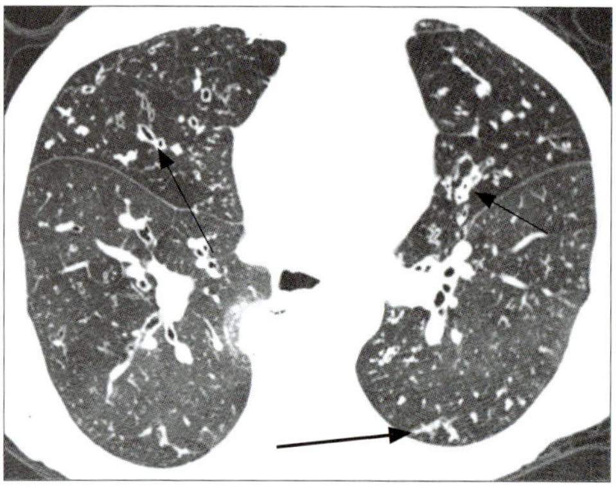

Figura 6.28 Perfusión en mosaico asociada a otros hallazgos de enfermedad de las vías respiratorias. En la TCAR de un paciente con infección micobacteriana atípica, se observan áreas focales de menor atenuación pulmonar que representan perfusión en mosaico. Sin embargo, la anomalía predominante está representada por otros hallazgos de enfermedad de las vías respiratorias, como bronquiectasia (*flechas finas*), engrosamiento de la pared bronquial y opacidades de árbol en brote (*flecha gruesa*). En este caso, no debe tenerse en cuenta la perfusión en mosaico, y el diagnóstico debe guiarse por los otros hallazgos.

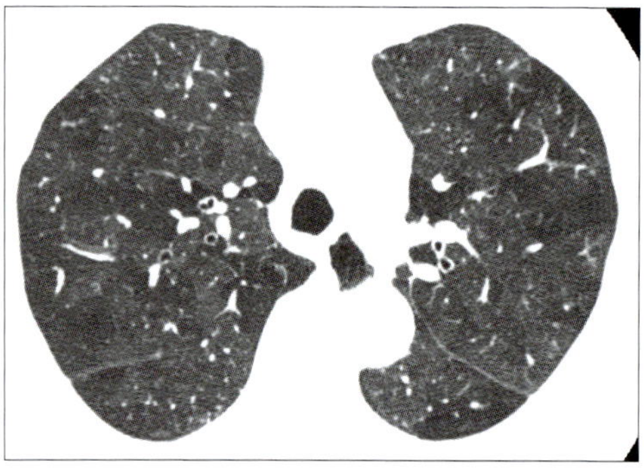

Figura 6.29 Perfusión en mosaico como hallazgo predominante. La TCAR con ventana estrecha acentúa el hallazgo aislado de perfusión en mosaico bilateral. Obsérvese la distribución en parches, que sugiere enfermedad de las vías respiratorias pequeñas. Este paciente tiene bronquiolitis constrictiva.

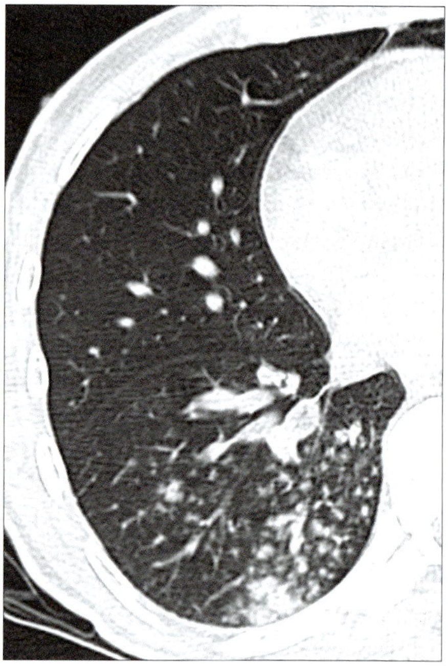

Figura 6.30 Bronconeumonía con nódulos centrilobulillares con atenuación de partes blandas. Se observan nódulos centrilobulillares focales con atenuación de partes blandas en el lóbulo inferior del pulmón derecho. Nótense la preservación de las regiones subpleurales y el tamaño heterogéneo de los nódulos. En el contexto de síntomas agudos, estos hallazgos son indicativos de infección o de aspiración.

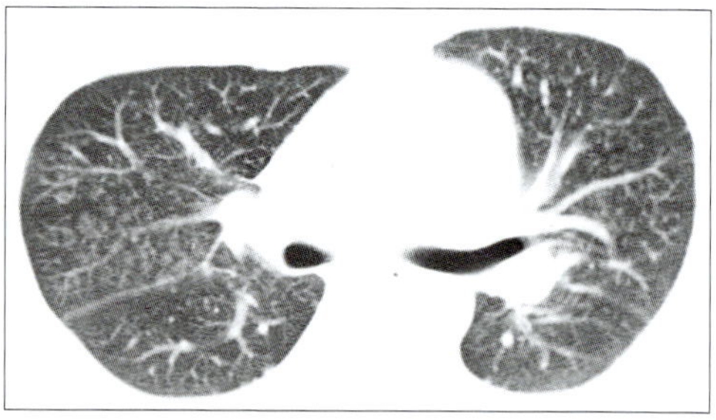

Figura 6.31 Infección viral con nódulos centrilobulillares con opacidad en vidrio esmerilado. Si bien existe cierta superposición, las infecciones atípicas producen nódulos centrilobulillares con atenuación en vidrio esmerilado con más frecuencia que las infecciones bacterianas, micobacterianas y micóticas. La densidad de estos nódulos refleja inflamación peribronquiolar sin impactación bronquiolar.

Los hallazgos por lo general son bilaterales y simétricos, si bien en ocasiones pueden ser asimétricos o incluso unilaterales.

Neumonitis por hipersensibilidad

La neumonitis por hipersensibilidad se describe con mayor detalle en el Capítulo 13, "Neumonitis por hipersensibilidad y enfermedad pulmonar eosinofílica". Representa una reacción a la inhalación de antígenos orgánicos. Las alteraciones de las vías respiratorias son más evidentes en la etapa subaguda de la enfermedad. Los nódulos centrilobulillares con opacidad en vidrio esmerilado son un hallazgo característico en la TCAR y representan inflamación peribronquiolar e infiltración celular. Los nódulos centrilobulillares suelen tener distribución difusa o simétrica (Figura 6.32), una distribución similar a la de los nódulos asociados a bronquiolitis respiratoria, bronquiolitis folicular y a infecciones atípicas.

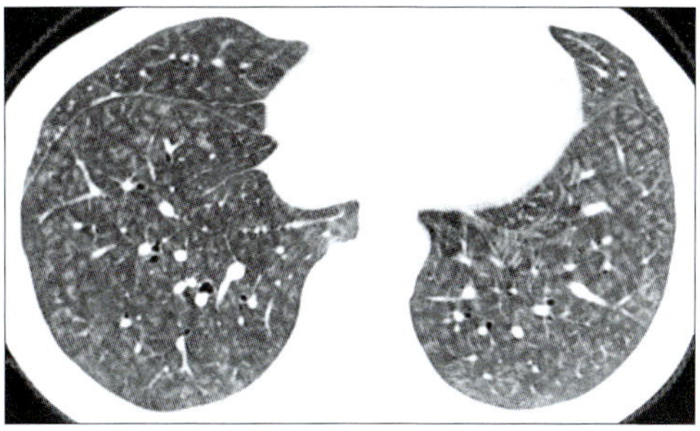

Figura 6.32 Neumonitis por hipersensibilidad (NH) con nódulos centrilobulillares con opacidad en vidrio esmerilado (OVE). Cuando se observan nódulos centrilobulillares con OVE, el diagnóstico más probable es NH. Cuando existen antecedentes de exposición identificable, como en este paciente con antecedentes de contacto con aves, la TCAR se considera diagnóstica de NH.

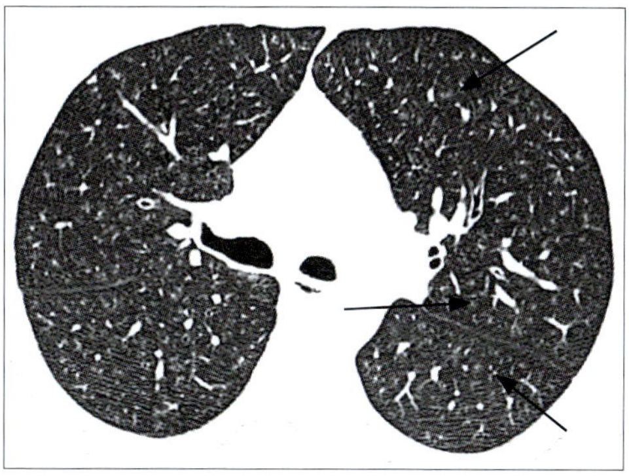

Figura 6.33 Bronquiolitis respiratoria con nódulos centrilobulillares con opacidad en vidrio esmerilado (OVE). Los nódulos centrilobulillares con OVE (*flechas*) que se observan en las imágenes de fumadores sugieren bronquiolitis respiratoria. Obsérvese la preservación de las regiones subpleurales.

La neumonitis por hipersensibilidad habitualmente presenta perfusión en mosaico o atrapamiento aéreo debido a bronquiolitis y estrechamiento bronquiolar. Este hallazgo puede visualizarse aislado o asociado a nódulos. Cuando aparece aislado, los diagnósticos diferenciales incluyen bronquiolitis constrictiva y asma. El atrapamiento aéreo y la perfusión en mosaico también suelen estar asociados a fibrosis en pacientes con neumonitis por hipersensibilidad crónica. De hecho, esta combinación es muy indicativa de neumonitis por hipersensibilidad.

Bronquiolitis respiratoria y neumonía intersticial descamativa

La bronquiolitis respiratoria es una enfermedad que afecta a fumadores, en la cual se produce infiltración o inflamación celular alrededor de los bronquiolos como reacción a la inhalación de humo. Esta enfermedad se describe con más detalle en el Capítulo 11, "Enfermedad pulmonar asociada al tabaquismo". El hallazgo característico de bronquiolitis respiratoria en la TCAR es la presencia de nódulos centrilobulillares con opacidad en vidrio esmerilado (Figura 6.33), un hallazgo compartido con la neumonitis por hipersensibilidad. La bronquiolitis respiratoria también puede manifestarse con perfusión en mosaico o atrapamiento aéreo; sin embargo, la extensión de estos hallazgos suele ser menor que en los casos de neumonitis por hipersensibilidad.

La neumonía intersticial descamativa, una enfermedad también asociada al tabaquismo, está estrechamente relacionada con la bronquiolitis respiratoria. De hecho, se cree que la bronquiolitis respiratoria y la neumonía intersticial descamativa representan diferentes momentos del mismo proceso patológico. Por lo tanto, en la TCAR pueden coexistir signos de las dos enfermedades. Cuando hay superposición, la TCAR puede poner de manifiesto opacidad en vidrio esmerilado periférica o generalizada, con o sin quistes o enfisema asociados.

Bronquiolitis folicular

La bronquiolitis folicular afecta a pacientes con enfermedad del tejido conjuntivo o inmunodepresión y se caracteriza por la presencia de bronquiolitis celular con folículos linfoides (esta enfermedad se describe con más detalle en el Capítulo 17, "Enfermedades neoplásicas y linfoproliferativas"). Análogamente a lo observado en la bronquiolitis respiratoria, el hallazgo característico de la bronquiolitis folicular es la presencia de nódulos centrilobulillares con opacidad en vidrio esmerilado (Figura 6.34). También a semejanza de la bronquiolitis respiratoria, la bronquiolitis folicular puede presentar perfusión en mosaico o atrapamiento aéreo asociados; sin embargo, rara vez ese hallazgo es tan extenso como en las imágenes de pacientes con neumonitis por hipersensibilidad. La neumonía intersticial linfoide es un trastorno linfoproliferativo más generalizado que se observa en el mismo grupo de pacientes que presentan bronquiolitis folicular. Se cree que la bronquiolitis folicular y la neumonía intersticial linfoide representan distintos patrones de distribución o de gravedad de la misma enfermedad; por lo tanto, puede aparecer superposición radiográfica, como en el caso de la bronquiolitis respiratoria y la neumonía intersticial descamativa.

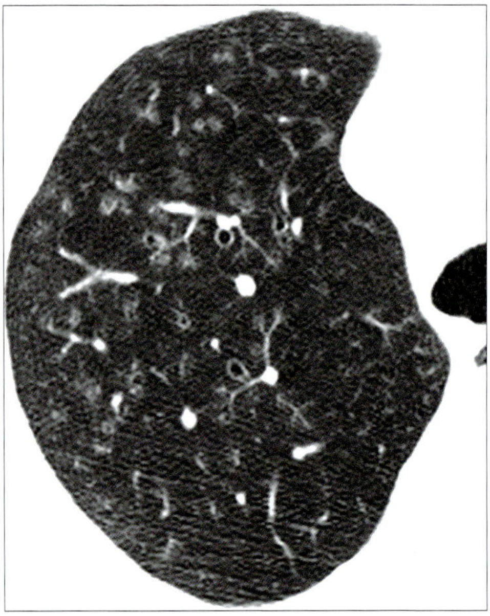

Figura 6.34 **Bronquiolitis folicular con nódulos centrilobulillares con opacidad en vidrio esmerilado (OVE).** En la TCAR de un paciente con bronquiolitis folicular asociada a enfermedad del tejido conjuntivo, se observan nódulos centrilobulillares con OVE en el lóbulo superior del pulmón derecho.

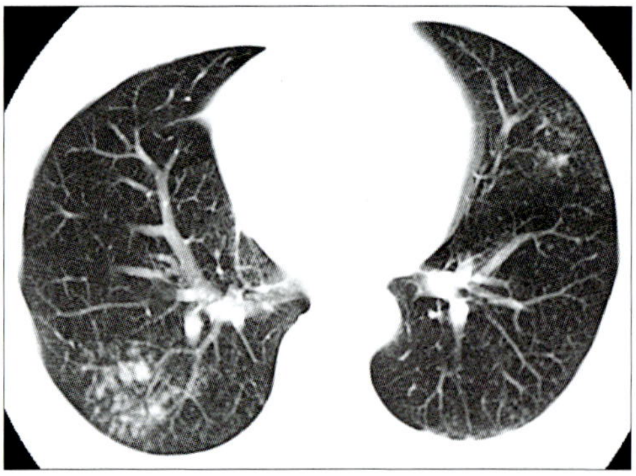

Figura 6.35 **Adenocarcinoma mucinoso invasivo con nódulos centrilobulillares.** Se observan nódulos centrilobulillares bilaterales en parches. Obsérvense la preservación de la región subpleural del pulmón y el espaciamiento uniforme entre los nódulos. Muchos de estos nódulos presentan atenuación de partes blandas.

Adenocarcinoma pulmonar mucinoso invasivo

El adenocarcinoma mucinoso invasivo multifocal o difuso habitualmente afecta las vías respiratorias pequeñas por diseminación endobronquial. La diseminación del tumor compromete las vías aéreas pequeñas y los alvéolos. El adenocarcinoma mucinoso invasivo produce acumulación de mucina y líquido que, a la vez, genera impactación bronquiolar y consolidación alveolar. El correspondiente hallazgo en la TCAR es la presencia de nódulos centrilobulillares con atenuación de partes blandas u opacidad en vidrio esmerilado. El tumor, que en principio se disemina a lo largo de las paredes alveolares, con el tiempo puede afectar lobulillos pulmonares completos y producir zonas confluentes de consolidación (Figura 6.35). Este mecanismo de diseminación comparte características con la infección; por lo tanto, existe con frecuencia una superposición radiográfica importante entre estas dos entidades. El adenocarcinoma mucinoso invasivo se abordará con más detalle en el Capítulo 17, "Enfermedades neoplásicas y linfoproliferativas".

Asma

El asma se caracteriza por la hiperreactividad crónica o recidivante de las vías respiratorias. Las principales características de esta enfermedad son la inflamación y la obstrucción de las vías respiratorias pequeñas. El diagnóstico inicial suele hacerse en pacientes jóvenes (menores de 40 años) con síntomas característicos, hallazgos en el examen físico y un componente obstructivo observado en las pruebas funcionales respiratorias que es al menos parcialmente reversible. No suelen realizarse estudios por imágenes a los pacientes con asma porque en la mayor parte de los casos el diagnóstico es sencillo y los síntomas de la mayoría de los pacientes se controlan bien con los tratamientos actualmente disponibles. Los hallazgos en la TCAR habitualmente son leves e incluyen engrosamiento de la pared bronquial, bronquiectasia leve y perfusión en mosaico o atrapamiento aéreo (Figura 6.36). Como la perfusión en mosaico y el atrapamiento aéreo suelen ser los hallazgos predominantes, los diagnósticos diferenciales incluyen neumonitis por hipersensibilidad y bronquiolitis constrictiva.

Bronquiolitis constrictiva

La bronquiolitis constrictiva también se conoce como bronquiolitis obliterante. Desde el punto de vista histopatológico, la bronquiolitis constrictiva se caracteriza por la presencia de fibrosis de la pared bronquiolar y de los tejidos peribronquiolares, con obstrucción de los bronquiolos.

Existen distintos factores causales de bronquiolitis constrictiva, de los cuales el más frecuente es la infección viral grave previa. Otras causas son enfermedad del tejido conjuntivo, toxicidad por fármacos, inhalación de sustancias tóxicas, como cloro gaseoso y humo, enfermedad

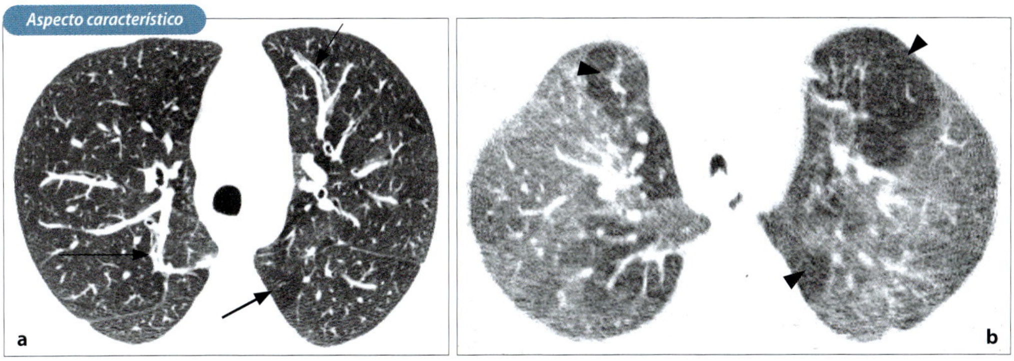

Figura 6.36 Asma: aspecto característico. En la TCAR en inspiración (**a**) de este paciente con asma, se observa perfusión en mosaico (*flecha gruesa*) y engrosamiento leve de la pared bronquial (*flechas finas*) como hallazgos predominantes. Obsérvese el atrapamiento aéreo (*puntas de flecha*) en la imagen dinámica en espiración (**b**) con la misma distribución que la perfusión en mosaico en inspiración.

de injerto contra huésped, rechazo crónico de trasplante pulmonar e hiperplasia neuroendocrina (Tabla 6.7). El resultado final de estas alteraciones es la obstrucción irreversible de las vías respiratorias pequeñas por fibrosis.

Tabla 6.7 Causas de bronquiolitis constrictiva

- Infección viral
- Enfermedad del tejido conjuntivo
- Toxicidad por fármacos
- Inhalación de sustancias tóxicas
- Enfermedad de injerto contra huésped
- Rechazo crónico en receptores de trasplante pulmonar
- Hiperplasia neuroendocrina

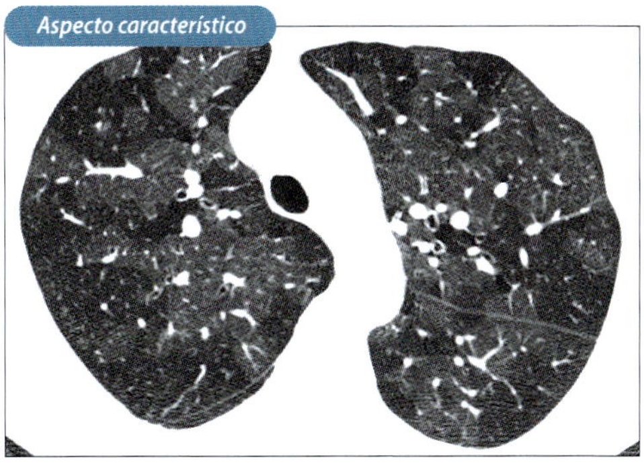

Figura 6.37 Bronquiolitis constrictiva: aspecto característico. Bronquiolitis constrictiva secundaria a hiperplasia neuroendocrina. En la TCAR en inspiración, se observa densidad pulmonar heterogénea con regiones bien delimitadas de menor atenuación pulmonar, un hallazgo compatible con perfusión en mosaico. Obsérvese la distribución lobulillar en estas regiones, muy indicativa de enfermedad de las vías respiratorias pequeñas.

La fibrosis de las vías respiratorias pequeñas no puede visualizarse directamente en la TCAR. Los principales hallazgos de la bronquiolitis constrictiva en la TCAR corresponden a los efectos secundarios de la obstrucción de las vías aéreas. Estos hallazgos son la perfusión en mosaico o el atrapamiento aéreo, que pueden tener distribución lobulillar o difusa (Figuras 6.37 y 6.38). Pueden apreciarse engrosamiento de la pared bronquial y bronquiectasia en casos de enfermedad grave de largo tiempo de evolución (Figura 6.38 c).

Si bien la gran mayoría de los casos son bilaterales, se ha descrito una bronquiolitis constrictiva unilateral con disminución del volumen pulmonar y reducción del diámetro de las ramas arteriales pulmonares que recibe el nombre de síndrome de Swyer-James.

La neumonitis por hipersensibilidad y el asma habitualmente presentan una distribución limitada de la perfusión en mosaico y del atrapamiento aéreo. Por lo tanto, cuando cualquiera de estos dos hallazgos es extenso, el diagnóstico más probable es bronquiolitis constrictiva. El compromiso pulmonar extenso debido a bronquiolitis constrictiva puede presentar una disminución difusa de la atenuación pulmonar. En ausencia de pulmón sano, este hallazgo puede ser difícil de reconocer. La perfusión en mosaico se aprecia mejor cuando se compara con la zona pulmonar adyacente sana, pero de no haber un área del pulmón sin afectación, el hallazgo puede pasar inadvertido. Además, el atrapamiento aéreo difuso en las imágenes en espiración puede ser difícil de diferenciar de un esfuerzo espiratorio deficiente (Figura 6.39). Puede ser útil establecer la correlación de los hallazgos de la TCAR con las pruebas funcionales respiratorias para confirmar la presencia de enfermedad extensa de las vías respiratorias pequeñas en casos dudosos.

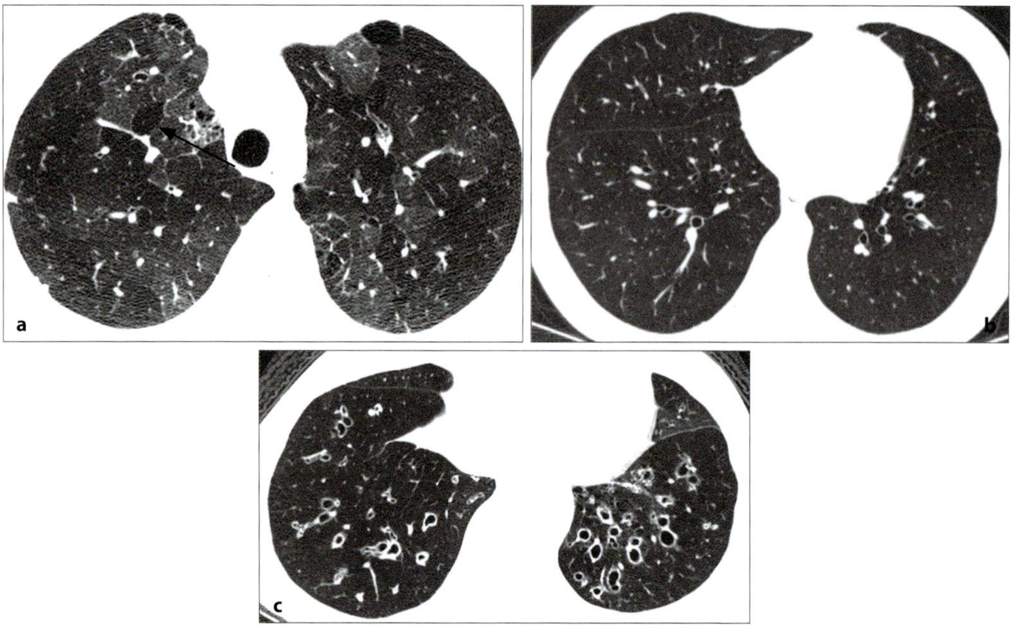

Figura 6.38 Bronquiolitis constrictiva: espectro de anomalías pulmonares. **a** Se visualiza perfusión en mosaico lobulillar en parches (*flecha*), que representa bronquiolitis constrictiva asociada a enfermedad del tejido conjuntivo. Se observa bronquiectasia muy leve (**b**). Se aprecia compromiso pulmonar difuso en la imagen de un receptor de trasplante pulmonar con bronquiolitis constrictiva asociada a rechazo crónico. Se observa radiotransparencia pulmonar difusa. Este aspecto puede ser difícil de diferenciar del aspecto normal. **c** Bronquiolitis obliterante secundaria a artritis reumatoide. La radiotransparencia pulmonar difusa se asocia a bronquiectasia y engrosamiento de la pared bronquial.

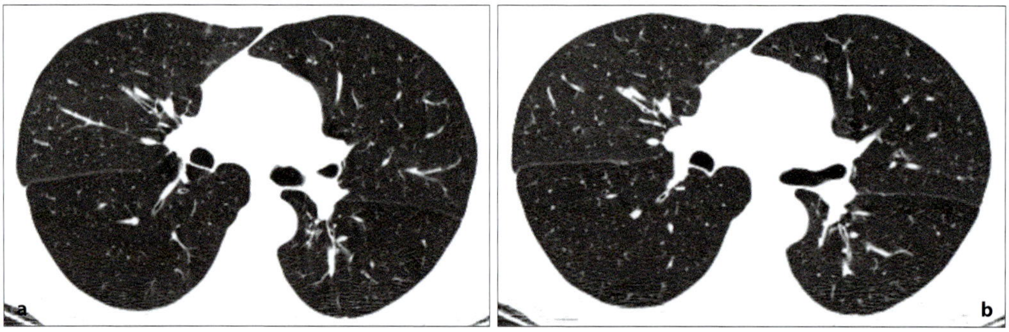

Figura 6.39 Bronquiolitis constrictiva con distribución difusa. En la TCAR en inspiración (**a**), la distribución difusa de la bronquiolitis constrictiva se observa como radiotransparencia pulmonar extensa. El diagnóstico de compromiso difuso puede ser difícil porque no hay pulmón sano para comparar con las regiones afectadas. La correlación con imágenes en espiración (**b**), en las que no se observan cambios en la atenuación pulmonar, y con pruebas funcionales respiratorias es útil para confirmar el diagnóstico de bronquiolitis constrictiva difusa.

Acceda al eBook para consultar la lista de bibliografía.
Consulte las indicaciones en la retiración de tapa.

7

Enfermedades pulmonares vasculares y hemorragia pulmonar

Las enfermedades pulmonares vasculares pueden afectar las arterias, las venas o los capilares pulmonares. Las alteraciones de los grandes vasos se evalúan principalmente mediante tomografía computarizada (TC) con contraste, resonancia magnética (RM), ecocardiografía y angiografía convencional. Sin embargo, en determinados casos, la tomografía computarizada de alta resolución (TCAR) puede brindar información que no aportan otros estudios por imágenes. En especial, la TCAR permite evaluar de manera precisa anomalías pulmonares que pueden conducir o asociarse a enfermedad pulmonar vascular y que pueden contribuir a establecer el diagnóstico de algunos síndromes de vasculitis pulmonar y hemorragia pulmonar.

Hipertensión pulmonar

La hipertensión pulmonar se define como la presencia de presión arterial pulmonar media mayor o igual a 25 mmHg. El método más preciso para determinarla es el cateterismo cardíaco de cavidades derechas. La clasificación de Niza (Francia) de 2013 divide la hipertensión pulmonar en cinco categorías (Tabla 7.1) sobre la base de similitudes fisiopatológicas. El término "hipertensión pulmonar arterial" se emplea en esta clasificación para hacer referencia a la hipertensión pulmonar provocada por enfermedades de las arterias pulmonares.

Hallazgos de la TCAR

La hipertensión pulmonar puede estar asociada a diversas enfermedades que afectan el parénquima pulmonar, las arterias pulmonares, las venas pulmonares y el corazón. Si bien la presión de las arterias pulmonares no puede calcularse directamente con la TCAR, hay varios hallazgos tomográficos que pueden indicar la presencia y la gravedad relativa de la hipertensión pulmonar (Tabla 7.2).

Tabla 7.1 Clasificación de Niza 2013 de hipertensión pulmonar (HP)

Categoría	Descripción	Causas
1	Hipertensión pulmonar arterial (HPA)	HPA idiopática; HPA hereditaria; inducida por fármacos y toxinas; asociada a enfermedad del tejido conjuntivo, infección por VIH, hipertensión portal, cardiopatía congénita o esquistosomiasis
1′	Enfermedad pulmonar venooclusiva o hemangiomatosis capilar pulmonar	-
2	HP por enfermedad cardíaca izquierda	Disfunción sistólica o diastólica; valvulopatía
3	HP por neumopatías o hipoxia	Enfermedades pulmonares obstructivas crónicas; enfermedad pulmonar intersticial; enfermedad restrictiva y obstructiva mixta; alteración de la respiración durante el sueño (p. ej., apnea obstructiva del sueño); síndromes de hipoventilación alveolar; mucha altitud; del desarrollo
4	HP tromboembólica crónica	-
5	HP con mecanismos poco claros o multifactoriales	Trastornos hematológicos; enfermedades sistémicas (p. ej., sarcoidosis, histiocitosis de células de Langerhans, linfangioleiomiomatosis); trastornos metabólicos; obstrucción (p. ej., neoplasia, mediastinitis fibrosante)

Modificada de Simonneau G, Gatzoulis MA, Adatia I, et al. Updated clinical classification of pulmonary hypertension. J. Am Coll Cardiol 2013; 62 (25): D34-D41.

Tabla 7.2 Hallazgos de la TCAR posiblemente asociados a hipertensión pulmonar

- Dilatación de la arteria pulmonar principal
- Dilatación del ventrículo derecho
- Dilatación de la aurícula derecha
- Dilatación de la vena cava superior/inferior
- Perfusión en mosaico
- Nódulos centrilobulillares

Dilatación de la arteria pulmonar principal

El diámetro de la arteria pulmonar principal se correlaciona con la presencia o la ausencia de hipertensión arterial pulmonar. Esta correlación es considerablemente más exacta en pacientes sin enfermedad del parénquima pulmonar que en los que presentan enfermedad pulmonar asociada.

El diámetro de las arterias pulmonares debe medirse en sentido perpendicular al eje longitudinal del vaso. Un diámetro de la arteria pulmonar principal de al menos 3,3 cm es relativamente específico para considerar que por encima de ese valor existe hipertensión pulmonar, si bien hay divergencia entre diferentes estudios. Como método de evaluación rápida, el diámetro de la arteria pulmonar debería ser menor que el de la aorta adyacente en el mismo corte tomográfico (Figura 7.1).

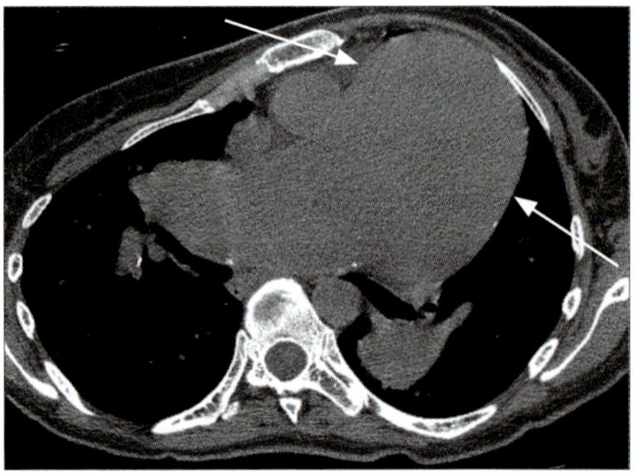

Figura 7.1 Dilatación de la arteria pulmonar principal. Se observa dilatación marcada de la arteria pulmonar principal (*flechas*) en la TCAR de un paciente con hipertensión pulmonar idiopática.

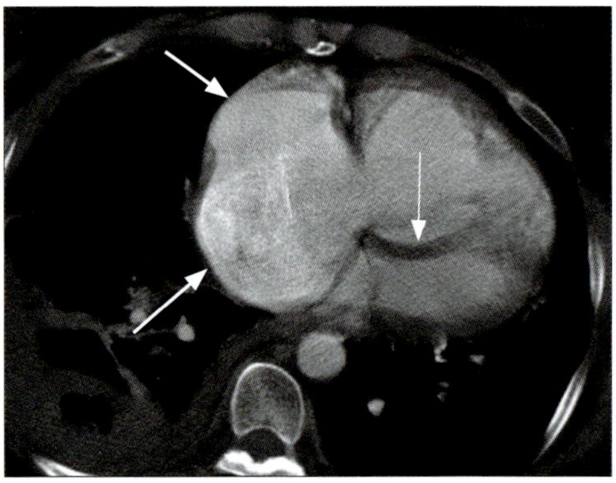

Figura 7.2 Dilatación del ventrículo y de la aurícula derechos. Se observa aumento del diámetro del ventrículo y de la aurícula derechos (*flechas gruesas*) en la TCAR de un paciente con hipertensión pulmonar secundaria a tromboembolia pulmonar crónica. También se aprecia inclinación del tabique interventricular hacia el ventrículo izquierdo (*flecha fina*).

Dilatación del ventrículo derecho

Puede ser difícil evaluar el tamaño del ventrículo derecho en las imágenes de TCAR sin contraste; sin embargo, en muchos casos puede calcularse la ubicación del tabique interventricular, incluso en las imágenes obtenidas sin contraste (Figura 7.2). El diámetro transversal del ventrículo derecho debería ser inferior al del ventrículo izquierdo. La hipertensión pulmonar es una causa frecuente de dilatación del ventrículo derecho.

Dilatación de la aurícula derecha, la vena cava superior y la vena cava inferior

En el contexto de hipertensión pulmonar, la aurícula derecha (*v.* Figura 7.2), la vena cava superior y la vena cava inferior suelen dilatarse por regurgitación tricuspídea. Con frecuencia, es posible determinar el tamaño de estas estructuras, incluso en las imágenes sin contraste. No existen valores límites específicos para establecer su dilatación, sino que se diagnostica sobre la base de la experiencia del profesional. Debe tenerse en cuenta que estos signos de hipertensión pulmonar son inespecíficos.

Perfusión en mosaico

La atenuación pulmonar heterogénea debida a diferencias regionales en el flujo sanguíneo se denomina "perfusión en mosaico"; el menor flujo sanguíneo en determinadas zonas del pulmón provoca una menor atenuación pulmonar en la TC. La perfusión en mosaico se caracteriza por la disminución del diámetro de los vasos en zonas de menor densidad pulmonar. Es muy frecuente que esté asociada a enfermedad de las pequeñas vías respiratorias, pero también puede observarse asociada a vasculopatías y en el contexto de la hipertensión pulmonar.

El término "atenuación en mosaico" es menos específico, y solo hace referencia a las diferencias regionales o geográficas de densidad pulmonar sin tener en cuenta el diámetro vascular ni la etiología. La atenuación en mosaico puede deberse a enfermedades pulmonares asociadas a opacidad en vidrio esmerilado en parches, enfermedad de las vías respiratorias o enfermedad vascular con perfusión en mosaico (*v.* Capítulos 5, "Disminución de la atenuación pulmonar: enfisema, perfusión en mosaico y enfermedad pulmonar quística", y 6, "Enfermedades de las vías respiratorias"). En los estudios de pacientes con vasculopatía asociada a hipertensión pulmonar, es muy frecuente observar perfusión en mosaico asociada a tromboembolia pulmonar crónica (TEPc).

Las características morfológicas de la perfusión en mosaico pueden ayudar a diferenciar la TEPc de la obstrucción de las vías respiratorias. La TEPc habitualmente da lugar a zonas extensas segmentarias, lobulillares o periféricas de menor atenuación pulmonar (Figura 7.3). La enfermedad de las pequeñas vías respiratorias suele manifestarse con áreas más pequeñas en parches y, en especial, áreas lobulillares de disminución de la atenuación.

Nódulos centrilobulillares

Las arterias pulmonares distales tienen localización centrilobulillar, y las enfermedades que afectan el sistema arterial pulmonar pueden asociarse a nódulos centrilobulillares. Los nódulos centrilobulillares de origen vascular suelen presentar opacidad en vidrio esmerilado (Figura 7.4). Se pueden observar asociados a hipertensión arterial pulmonar de cualquier causa, pero más frecuentemente se asocian a hipertensión arterial pulmonar idiopática, hemangiomatosis capilar, enfermedad pulmonar venooclusiva y otras causas de vasculitis. Por lo general, reflejan la presencia de edema o hemorragia pulmonar o de granulomas de colesterol, que son un indicio de hemorragia previa.

La presencia de nódulos centrilobulillares no es un hallazgo específico para diagnosticar enfermedad vascular y se asocia con más frecuencia a edema pulmonar, hemorragia pulmonar (Figura 7.5), enfermedades de las vías respiratorias, como neumonitis por hipersensibilidad, y a infecciones.

Enfermedades asociadas a hipertensión pulmonar

Los diagnósticos diferenciales de hipertensión pulmonar son numerosos (*v.* Tabla 7.1). Se puede obtener una TCAR para la evaluación diagnóstica de un paciente con hipertensión pulmonar

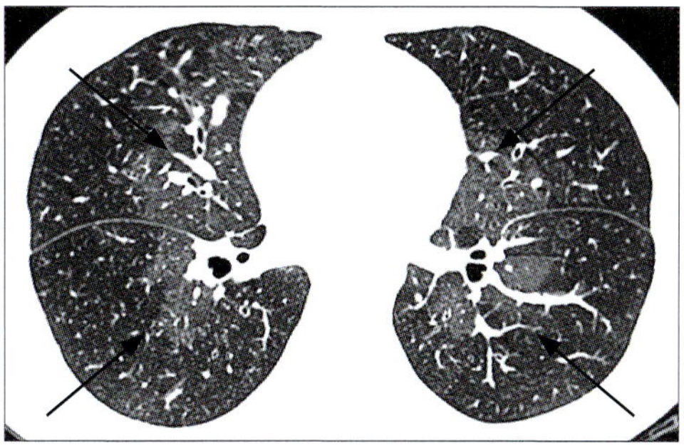

Figura 7.3 Perfusión en mosaico. Se observa atenuación pulmonar heterogénea, con menor atenuación en las regiones pulmonares periféricas y mayor atenuación en las regiones centrales (*flechas*). En este caso, la menor atenuación pulmonar es una anomalía, producto de la menor perfusión debido a vasculitis.

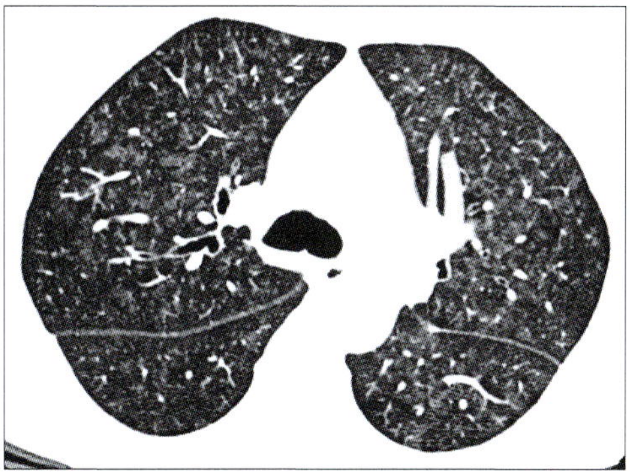

Figura 7.4 Nódulos centrilobulillares con opacidad en vidrio esmerilado asociados a hipertensión pulmonar. Con frecuencia se observan nódulos centrilobulillares mal definidos con opacidad en vidrio esmerilado asociados a causas primarias y secundarias de hipertensión pulmonar. Estos nódulos pueden representar áreas focales de edema, hemorragia o formación de granulomas de colesterol.

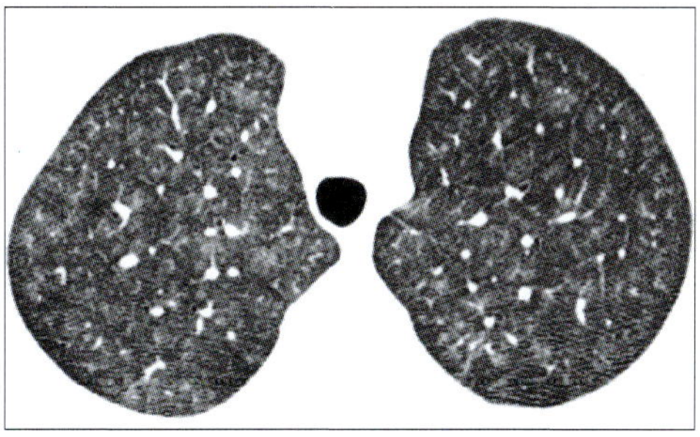

Figura 7.5 Nódulos centrilobulillares con opacidad en vidrio esmerilado. Los nódulos observados en la imagen de este paciente representaban una hemorragia pulmonar debida a lupus eritematoso sistémico. Los nódulos de este tipo habitualmente no se asocian a hipertensión pulmonar sino a otras causas, como edema y hemorragia no relacionada con vasculopatía pulmonar, neumonitis por hipersensibilidad y bronquiolitis respiratoria.

idiopática. En ese contexto, la función principal es la detección de enfermedad pulmonar difusa (categoría 3), principalmente enfisema y fibrosis pulmonar, que pueden estar asociados a hipertensión pulmonar. La TCAR también puede realizarse para detectar engrosamiento septal interlobulillar o nódulos centrilobulillares en vidrio esmerilado asociados a enfermedad pulmonar venooclusiva o hemangiomatosis capilar (categoría 1'). También se puede realizar una TC con contraste para detectar TEPc (categoría 4).

Existen muchas causas de hipertensión pulmonar que no pueden evaluarse bien con una TCAR, como disfunción sistólica o diastólica del ventrículo izquierdo, valvulopatía, cortocircuitos cardiovasculares, trastornos de hipoventilación y trastornos del sueño. Solo se abordarán aquí las enfermedades asociadas a hipertensión pulmonar que habitualmente ponen de manifiesto anomalías pulmonares en la TCAR (Tabla 7.3).

Enfermedad del parénquima pulmonar

La hipertensión pulmonar puede ser secundaria a enfermedad del parénquima pulmonar por hipoxia (con vasoconstricción) u obliteración del lecho capilar pulmonar. Las enfermedades del parénquima pulmonar que con más frecuencia provocan hipertensión pulmonar son el enfisema (Figura 7.6) y la fibrosis pulmonar difusa (Figura 7.7). La enfermedad pulmonar quística es una causa infrecuente de hipertensión pulmonar.

La fibrosis pulmonar que genera hipertensión pulmonar suele ser secundaria a fibrosis pulmonar idiopática, enfermedad del tejido conjuntivo o sarcoidosis. Las enfermedades crónicas de las vías respiratorias, como la fibrosis quística, y las enfermedades pulmonares quísticas, como linfangioleiomiomatosis o la histiocitosis de células de Langerhans, también pueden estar asociadas a hipertensión pulmonar. Como la neumopatía asociada a hipertensión pulmonar suele ser extensa, los hallazgos observados en la TCAR deben ser evidentes. De no existir una anomalía significativa en la TCAR, el diagnóstico de enfermedad pulmonar asociada a hipertensión pulmonar es improbable. Por lo general, la gravedad de la neumopatía se correlaciona con el grado de hipertensión pulmonar.

La sarcoidosis y la enfermedad pulmonar intersticial asociada a enfermedad del tejido conjuntivo (Figura 7.8) pueden poner de manifiesto un grado de hipertensión arterial desproporcionado respecto de la gravedad de la neumopatía. En estos casos, es probable que los factores causales sean vasculitis, trombosis, estenosis u oclusión de las arterias pulmonares pequeñas. Cabe destacar que en presencia de enfermedad pulmonar, no existe mucha correlación entre el diámetro de la arteria pulmonar principal y la gravedad de la hipertensión pulmonar. Esto contrasta con lo observado en casos de hipertensión arterial pulmonar idiopática y otras enfermedades sin manifestaciones pulmonares significativas, en las que el diámetro de la arteria pulmonar presenta una mejor correlación con la presencia y la gravedad de hipertensión pulmonar.

Tabla 7.3 Causas de hipertensión pulmonar posiblemente asociadas a hallazgos indicativos de un diagnóstico específico

Enfermedad	Hallazgo de la TCAR
Enfermedad del parénquima pulmonar	Fibrosis, enfisema o enfermedad pulmonar quística
Tromboembolia pulmonar crónica	Defectos de relleno u oclusión arterial pulmonar; perfusión en mosaico
Hipertensión arterial pulmonar idiopática	Dilatación de la arteria pulmonar principal; nódulos centrilobulillares con opacidad en vidrio esmerilado
Enfermedad pulmonar venooclusiva	Engrosamiento septal interlobulillar liso; dilatación de la arteria pulmonar principal; venas pulmonares de tamaño normal
Hemangiomatosis capilar pulmonar	Nódulos centrilobulillares con opacidad en vidrio esmerilado; progresión de hallazgos tras tratamiento con vasodilatadores
Administración intravenosa de medicamentos orales	Nódulos centrilobulillares pequeños ramificados, homogéneos difusos
Anemia drepanocítica	Huesos densos, signo de "la camiseta de rugby"
Hepatopatía	Hígado pequeño nodular
Enfermedad cardíaca izquierda	Dilatación de la aurícula o del ventrículo derechos; engrosamiento septal interlobulillar liso (edema pulmonar)

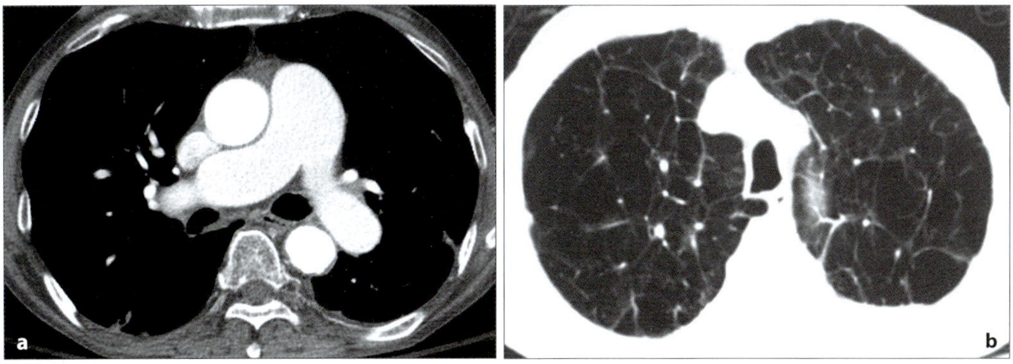

Figura 7.6 Hipertensión pulmonar secundaria a enfisema. **a** La arteria pulmonar principal está dilatada en la imagen de este paciente con hipertensión pulmonar. **b** En las ventanas de pulmón se visualiza el enfisema centrilobulillar extenso.

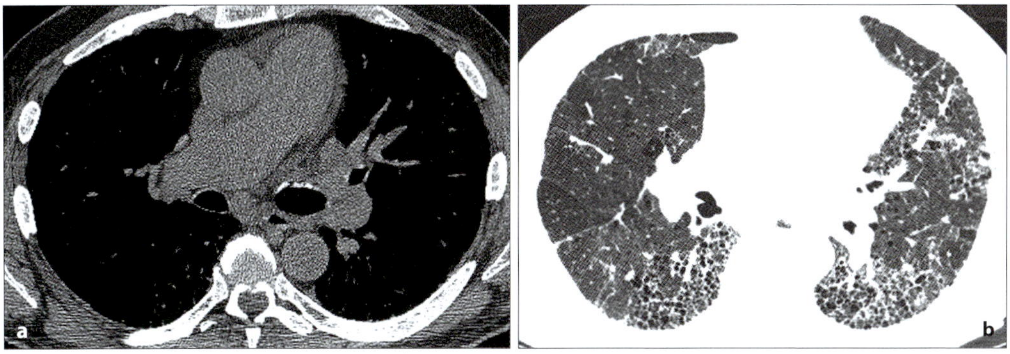

Figura 7.7 Hipertensión pulmonar asociada a fibrosis pulmonar. La dilatación leve de la arteria pulmonar principal (**a**) está asociada a fibrosis (**b**) en la imagen de este paciente con fibrosis pulmonar idiopática.

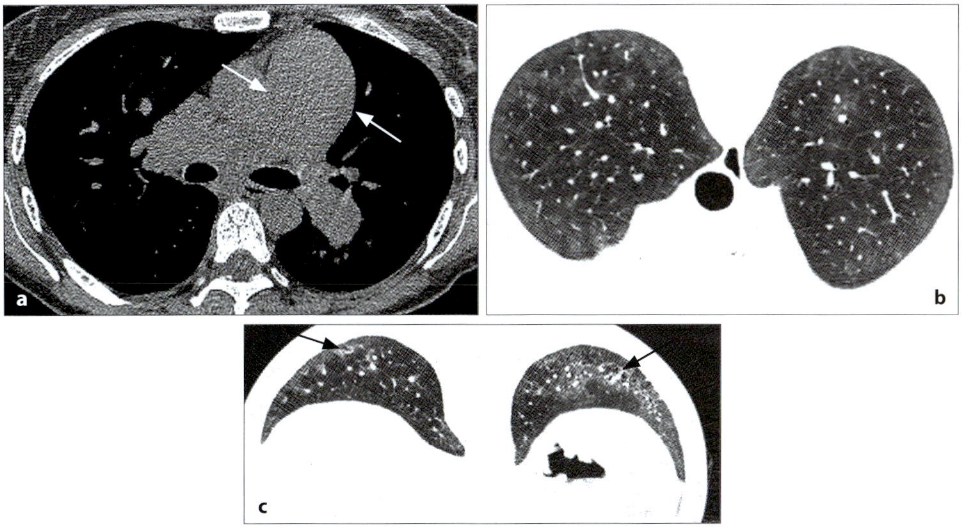

Figura 7.8 Hipertensión pulmonar asociada a enfermedad del tejido conjuntivo. **a** En la imagen de este paciente con esclerodermia e hipertensión pulmonar, se observa la dilatación de la arteria pulmonar principal (*flecha*). **b** En la imagen en decúbito prono en la región de los lóbulos superiores, se observan zonas lobulillares de opacidad en vidrio esmerilado, que probablemente representan edema o hemorragia pulmonar relacionados con hipertensión pulmonar. **c** En los lóbulos inferiores, se observa fibrosis leve (*flechas*); es demasiado leve para explicar la hipertensión pulmonar. Es probable que este paciente tenga vasculitis como factor causal de hipertensión pulmonar.

Tromboembolia pulmonar crónica

El diagnóstico de TEPc puede ser difícil de establecer. Los pacientes presentan síntomas inespecíficos, y los exámenes iniciales, como las pruebas funcionales respiratorias, son también inespecíficos. La angiografía pulmonar por TC con contraste, si bien es efectiva en el contexto de tromboembolia pulmonar aguda, presenta una sensibilidad limitada para diagnosticar TEPc.

Pese a lo antedicho, con frecuencia se realiza una TC con contraste para evaluar la sospecha de TEPc. Los hallazgos que pueden encontrarse son defectos de llenado excéntricos en las arterias pulmonares, con o sin calcificación, engrosamiento de la pared arterial y redes de arterias pulmonares. La dilatación de la arteria pulmonar principal, del ventrículo derecho y de la aurícula derecha son hallazgos frecuentes. También pueden observarse estenosis de las ramas arteriales pulmonares distales y dilatación de las arterias bronquiales.

El principal hallazgo de TEPc en el parénquima pulmonar es la perfusión en mosaico debida a estenosis u oclusiones vasculares. La perfusión en mosaico suele ser más pronunciada en los casos de TEPc que en presencia de otras causas de hipertensión arterial pulmonar. La distribución de la perfusión en mosaico es periférica y habitualmente afecta zonas geográficas más extensas del pulmón, en comparación con la enfermedad de las vías respiratorias (Figura 7.9). No es habitual la presencia de zonas lobulillares de menor atenuación pulmonar.

Hipertensión arterial pulmonar idiopática

La hipertensión arterial pulmonar idiopática es una enfermedad que habitualmente afecta a mujeres jóvenes, con un pico de presentación de los 30 a los 40 años de edad. Es un diagnóstico de exclusión, pero se presenta en un grupo etario en el que son infrecuentes otras causas de hipertensión arterial pulmonar. La arteriopatía plexogénica, una proliferación de arterias tortuosas de pequeño calibre, es la alteración histológica característica en los estudios de estos pacientes, aunque también puede presentarse con otras causas de hipertensión arterial pulmonar.

La dilatación de la arteria pulmonar principal es un hallazgo frecuente en los casos de hipertensión arterial pulmonar idiopática y se presenta en más del 90% de los pacientes con esta enfermedad. Pueden observarse nódulos centrilobulillares con opacidad en vidrio esmerilado (Figura 7.10), que pueden representar edema o hemorragia focal, granulomas de colesterol o posibles lesiones plexogénicas. Cuando se observan nódulos centrilobulillares en este contexto clínico, debe suponerse que están asociados a la hipertensión arterial pulmonar y no a otra enfermedad, como una neumonitis por hipersensibilidad.

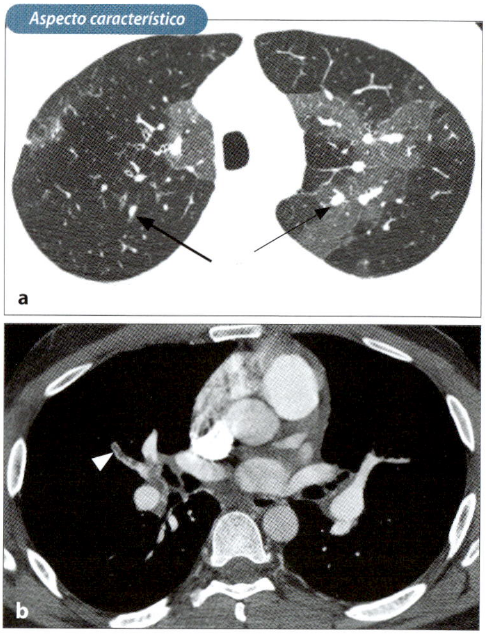

Figura 7.9 Tromboembolia pulmonar crónica: aspecto característico. a Se observa perfusión en mosaico con regiones pulmonares radiotransparentes que reflejan una menor perfusión. Obsérvese que los vasos están considerablemente más dilatados en las zonas pulmonares normales (*flecha fina*) que en las regiones pulmonares radiotransparentes (*flecha gruesa*). **b** En la TC con contraste, se observan defectos de relleno irregulares en las ramas de la arteria pulmonar (*punta de flecha*).

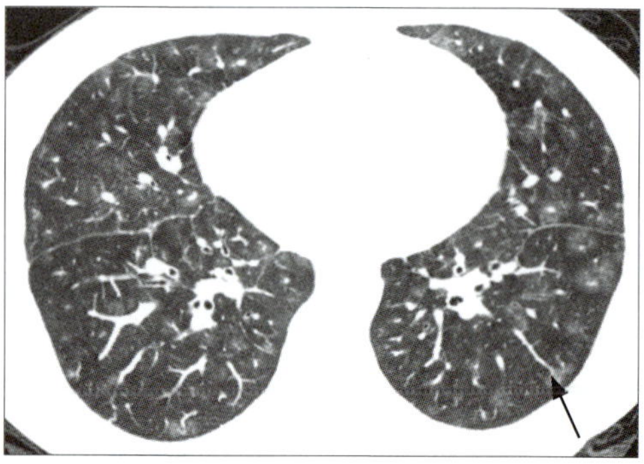

Figura 7.10 Hipertensión arterial pulmonar idiopática. Se observan nódulos centrilobulillares con opacidad en vidrio esmerilado (*flecha*) en la imagen de un paciente con hipertensión arterial pulmonar. Estos nódulos pueden visualizarse asociados tanto a causas primarias como secundarias de hipertensión pulmonar y suelen reflejar edema o hemorragia.

Otros hallazgos que pueden observarse en casos de hipertensión arterial pulmonar idiopática son perfusión en mosaico, engrosamiento septal interlobulillar y atrapamiento aéreo. Estos signos por lo general son leves y no resultan útiles para el diagnóstico. La perfusión en mosaico significativa, en especial, no es habitual en casos de hipertensión arterial pulmonar idiopática e indica la presencia de otra enfermedad, particularmente, enfermedad tromboembólica pulmonar.

Enfermedad pulmonar venooclusiva

La enfermedad pulmonar venooclusiva es una causa infrecuente de hipertensión arterial pulmonar, caracterizada por obliteración idiopática de las vénulas pulmonares que provoca edema pulmonar, hemorragia o infartos venosos proximales en la región de la obstrucción. Esta enfermedad afecta a pacientes de distintas edades, pero con más frecuencia se presenta en niños y adultos jóvenes. El pronóstico es malo, y la sobrevida promedio es de dos años después de la presentación. Desde el punto de vista clínico, la enfermedad pulmonar venooclusiva se asemeja mucho a la hipertensión arterial pulmonar idiopática, y en algunos casos la TCAR es el único estudio que puede indicar el diagnóstico correcto. Esta diferenciación es clínicamente importante, porque algunos pacientes con enfermedad pulmonar venooclusiva presentan empeoramiento clínico con tratamiento vasodilatador.

El hallazgo más característico de la enfermedad pulmonar venooclusiva es el engrosamiento septal interlobulillar liso (Figura 7.11), que se asemeja a un edema pulmonar por insuficiencia cardíaca. Este hallazgo es indicativo de enfermedad pulmonar venooclusiva en pacientes con hipertensión arterial pulmonar sin signos de enfermedad cardíaca izquierda. También puede observarse opacidad en vidrio esmerilado de distribución difusa, en parches o lobulillar. Además, es posible apreciar nódulos centrilobulillares con opacidad en vidrio esmerilado, que pueden reflejar la superposición entre esta enfermedad y la hemangiomatosis capilar (Figura 7.12). La dilatación de la arteria pulmonar principal y el diámetro normal o pequeño de las venas pulmonares son hallazgos que respaldan el diagnóstico.

Hemangiomatosis capilar pulmonar

La hemangiomatosis capilar pulmonar es una causa infrecuente de hipertensión arterial pulmonar, caracterizada por una proliferación idiopática de capilares dentro de las paredes alveolares. Las características demográficas de los pacientes son similares a las de quienes presentan enfermedad pulmonar venooclusiva. De hecho, la hemangiomatosis capilar pulmonar y la enfermedad pulmonar venooclusiva conforman probablemente un espectro de la misma enfermedad, ya que hay una superposición considerable de estas dos entidades, tanto desde el punto de vista clínico como anatomopatológico. Al igual que lo observado en casos de enfermedad pulmonar

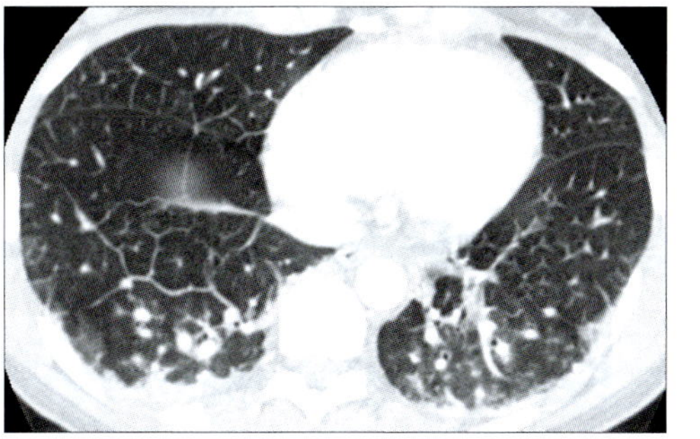

Figura 7.11 Enfermedad pulmonar venooclusiva. Se observa engrosamiento septal interlobulillar liso en la imagen de un paciente con enfermedad pulmonar venooclusiva. Este hallazgo representa edema pulmonar y, si el paciente presenta hipertensión pulmonar sin enfermedad cardíaca izquierda, sugiere enfermedad pulmonar venooclusiva.

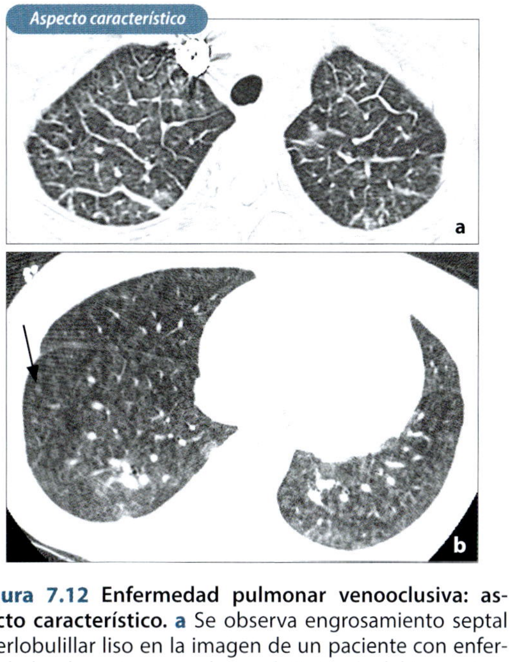

Figura 7.12 Enfermedad pulmonar venooclusiva: aspecto característico. a Se observa engrosamiento septal interlobulillar liso en la imagen de un paciente con enfermedad pulmonar venooclusiva. **b** Después del tratamiento, el engrosamiento septal desapareció y se evidenciaron nódulos centrilobulillares con opacidad en vidrio esmerilado (*flecha*). Este hallazgo representa una superposición de enfermedad pulmonar venooclusiva y hemangiomatosis capilar.

venooclusiva, la hemangiomatosis capilar pulmonar con frecuencia se confunde clínicamente con hipertensión arterial pulmonar idiopática, y los síntomas pueden empeorar tras el inicio del tratamiento vasodilatador.

El hallazgo de hipertensión capilar pulmonar más característico en la TCAR es la presencia de nódulos centrilobulillares en vidrio esmerilado (Figura 7.13). Estos nódulos se asemejan a los observados en casos de hipertensión arterial pulmonar idiopática, y no es posible afirmar que se pueden diferenciar las dos entidades mediante TCAR. Otros hallazgos son opacidad en vidrio esmerilado, derrames pleurales y linfadenopatía. También es posible apreciar engrosamiento septal interlobulillar liso, que probablemente representa una superposición con enfermedad pulmonar venooclusiva.

Administración intravenosa de medicamentos orales

Los medicamentos orales contienen aglutinantes, como talco o celulosa, que no se absorben en el tubo digestivo. Cuando estos medicamentos se administran por vía intravenosa, generalmente en pacientes adictos, los aglutinantes pueden generar émbolos que se depositan en las pequeñas ramas de las arterias pulmonares. Con el paso del tiempo, esos émbolos pueden dar lugar a una respuesta pulmonar inflamatoria, que causa fibrosis vascular y pulmonar. Si bien esta entidad se denomina "talcosis", el talco es solo una de las muchas sustancias contenidas en medicamentos orales que pueden causar esta enfermedad. Otros nombres que recibe la enfermedad son granulomatosis secundaria a administración intravenosa y enfermedad pulmonar inducida por excipientes.

Las primeras manifestaciones de administración intravenosa de medicamentos orales en la TCAR son los nódulos centrilobulillares o la presencia de estructuras ramificadas. El hallazgo puede asemejarse a opacidades en árbol en brote (Figura 7.14). A diferencia de las causas infecciosas del patrón de árbol en brote, los nódulos o las opacidades ramificadas tienen distribución difusa, son pequeños y no se asocian con una consolidación considerable. También puede observarse opacidad en vidrio esmerilado difusa o simétrica, pero este hallazgo es inespecífico. Con el tiempo, puede aparecer fibrosis en las zonas afectadas por los nódulos. Esta fibrosis puede progresar incluso tras el cese de las inyecciones intravenosas. Cuando aparece fibrosis, se observa reticulación irregular, bronquiectasia por tracción y fibrosis masiva progresiva.

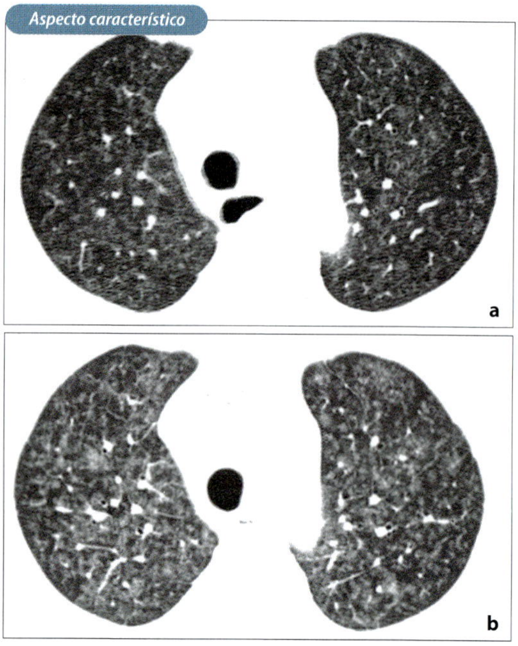

Figura 7.13 Hemangiomatosis capilar: aspecto característico. a Se observan nódulos centrilobulillares con opacidad en vidrio esmerilado en la imagen de un paciente con hipertensión arterial pulmonar. **b** Tras el inicio del tratamiento vasodilatador, el cuadro clínico del paciente se agravó y los nódulos presentaron mayor tamaño y densidad.

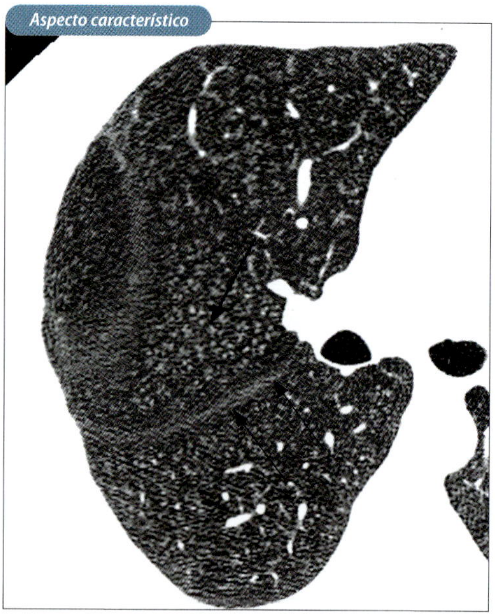

Figura 7.14 Talcosis: aspecto característico. Se observan nódulos centrilobulillares pequeños difusos. Nótese la preservación de la región subpleural del pulmón (*flechas finas*), que refleja la distribución centrilobulillar de los nódulos. Algunas de las opacidades centrilobulillares tienen aspecto ramificado (*flecha gruesa*). Se deben al material inyectado embolizado en pequeñas ramas arteriales pulmonares y a una reacción inflamatoria y una fibrosis asociadas.

Otra manifestación de la administración intravenosa de medicamentos orales es el enfisema panlobulillar. Se asocia muy estrechamente a la administración intravenosa de metilfenidato oral (Ritalina®). En la TCAR, se observa un aumento difuso de la radiotransparencia pulmonar y atenuación de los vasos con predominio basal.

Otras causas de hipertensión pulmonar

Existen muchas otras causas de hipertensión pulmonar, como hipertensión arterial pulmonar familiar, enfermedad cardíaca izquierda, hipoxemia sin enfermedad del parénquima pulmonar, vasculitis, hepatopatía, infección por el virus de inmunodeficiencia humana, cortocircuitos sistémico-pulmonares congénitos, fármacos, anemia drepanocítica y otros trastornos congénitos infrecuentes. En la mayoría de los casos, no hay hallazgos pulmonares o esos hallazgos son inespecíficos, por lo que el diagnóstico debe basarse en la información clínica. Puede haber hallazgos extrapulmonares que sugieran un diagnóstico específico, como la presencia de huesos densos en pacientes con anemia drepanocítica. Pueden encontrarse hallazgos indicativos del diagnóstico apropiado fuera del tórax, como la cirrosis hepática. La enfermedad cardíaca izquierda puede estar acompañada de dilatación de las cavidades cardíacas o signos de edema pulmonar, como engrosamiento septal interlobulillar liso.

Vasculitis

El término "vasculitis" hace referencia a un grupo de trastornos sistémicos que causan inflamación de las paredes vasculares y pueden conducir, con el tiempo, a dilatación vascular, estenosis o hemorragia. Algunos síndromes de vasculitis presentan manifestaciones pulmonares.

La vasculitis se clasifica en función del calibre de los vasos afectados en vasculitis de vasos grandes, medianos o pequeños (Tabla 7.4). Los síndromes de vasculitis de grandes vasos incluyen la arteritis de células gigantes, la arteritis de Takayasu y la enfermedad de Behçet. Las vasculitis de vasos medianos comprenden la poliarteritis nudosa y la enfermedad de Kawasaki. Las vasculitis de pequeños vasos incluyen la granulomatosis con poliangeítis (también denominada granulomatosis de Wegener), la granulomatosis eosinofílica con poliangeítis (también denominada granulomatosis de Churg-Strauss) y la poliangeítis microscópica.

Hallazgos de la TCAR

En la TCAR de pacientes con vasculitis pulmonar, pueden observarse anomalías de las arterias pulmonares o del parénquima pulmonar. Por lo general, la vasculitis de grandes vasos afecta predominantemente las arterias pulmonares y sus ramas, mientras que la vasculitis de pequeños vasos compromete principalmente el parénquima pulmonar.

Tabla 7.4 Clasificación de vasculitis pulmonares y hallazgos asociados más frecuentes en la TCAR

Calibre de los vasos afectados	Enfermedades asociadas	Hallazgos de la TCAR
Grandes	Arteritis de Takayasu	▪ Engrosamiento de la pared, trombosis, estenosis u obstrucción arterial pulmonar ▪ Infartos ▪ Perfusión en mosaico
	Arteritis de células gigantes	▪ Los mismos que en la arteritis de Takayasu
	Enfermedad de Behçet	▪ Aneurismas en arterias pulmonares ▪ Hemorragia
Medianos	Poliarteritis nudosa	▪ Hemorragia
	Enfermedad de Kawasaki	▪ Compromiso pulmonar infrecuente
Pequeños	Granulomatosis con poliangeítis (granulomatosis de Wegener)	▪ Nódulos habitualmente cavitados ▪ Hemorragia ▪ Consolidación en parches
	Granulomatosis eosinofílica con poliangeítis (granulomatosis de Churg-Strauss)	▪ Consolidación u opacidad en vidrio esmerilado periférica/lobulillar ▪ Nódulos habitualmente sin cavitación ▪ Engrosamiento de la pared bronquial ▪ Engrosamiento septal interlobulillar
	Poliangeítis microscópica	▪ Hemorragia

La vasculitis de vasos medianos pocas veces afecta las arterias pulmonares o los pulmones.

El compromiso arterial pulmonar puede manifestarse con estenosis, dilatación, trombosis o aneurisma. La dilatación y los aneurismas de las arterias pulmonares pueden provocar, con el tiempo, rotura y hemorragia. Cuando predomina la estenosis, puede observarse perfusión en mosaico, que refleja disminuciones regionales de irrigación.

Las manifestaciones de la vasculitis en el parénquima pulmonar son hemorragia, infartos o inflamación. La hemorragia pulmonar genera opacidad en vidrio esmerilado o consolidación que con frecuencia es difusa, pero que en determinados casos puede ser focal, en parches o centrilobulillar. Los infartos y la inflamación pueden manifestarse en la TCAR como nódulos con o sin cavitación. El diámetro de estos nódulos varía de menos de 1 cm a 10 cm o más. También puede observarse consolidación.

Los síndromes de vasculitis que más frecuentemente presentan manifestaciones pulmonares se describen a continuación.

Síndromes específicos de vasculitis

Arteritis de células gigantes y arteritis de Takayasu

Estas dos arteritis son vasculitis de grandes vasos que afectan predominantemente las grandes arterias sistémicas torácicas, incluidas las ramas de la aorta y de las carótidas. La arteritis de Takayasu por lo general afecta a mujeres de menos de 40 años, mientras que la arteritis de células gigantes afecta a pacientes mayores de esa edad. La afectación de las arterias pulmonares puede provocar engrosamiento de la pared, trombosis, estenosis u obstrucción (Figura 7.15). También pueden observarse perfusión en mosaico asociada o infartos. Los aneurismas arteriales pulmonares son menos frecuentes y probablemente se deban a dilatación posestenótica.

Enfermedad de Behçet

La enfermedad de Behçet es un trastorno infrecuente caracterizado por el depósito de inmunocomplejos en las paredes vasculares. Se presenta clínicamente con úlceras bucales y genitales, uveítis y lesiones cutáneas. Por lo general afecta a adultos jóvenes de ascendencia turca o japonesa.

La enfermedad de Behçet muestra predilección por el compromiso arterial pulmonar y se caracteriza por la presencia de aneurismas de las arterias pulmonares, que pueden romperse y producir una hemorragia (Figura 7.16). Otras manifestaciones son la trombosis de las arterias pulmonares y la trombosis de las venas torácicas (vena cava superior y troncos venosos braquiocefálicos). Puede producirse hemorragia pulmonar por alteraciones de los pequeños vasos.

El síndrome de Hughes-Stovin es probablemente una forma incompleta de la enfermedad de Behçet, que se caracteriza por la presencia de aneurismas de las arterias pulmonares y trombosis venosas sistémicas, pero que no presenta las otras manifestaciones clínicas de la enfermedad de Behçet. También puede producirse hemorragia pulmonar por alteraciones de los pequeños vasos.

Granulomatosis con poliangeítis (granulomatosis de Wegener)

La granulomatosis con poliangeítis, antes denominada granulomatosis de Wegener, es la vasculitis más frecuente con manifestaciones parenquimatosas pulmonares. Los órganos más comúnmente afectados son las vías respiratorias altas, los pulmones y los riñones. Hasta el 90% de

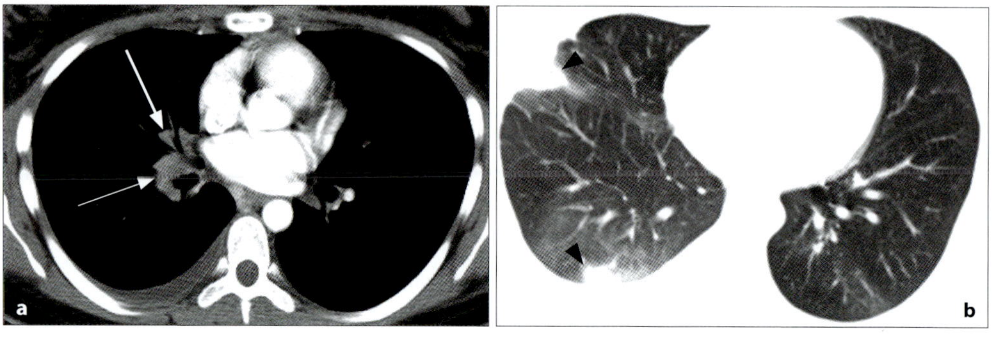

Figura 7.15 Arteritis de Takayasu. a En la TC con contraste, se observa la oclusión de las arterias pulmonares del lóbulo inferior del pulmón derecho (*flecha fina*) y del lóbulo medio del pulmón derecho (*flecha gruesa*). **b** En las ventanas del pulmón, se observan infartos (*puntas de flecha*) en los lóbulos afectados.

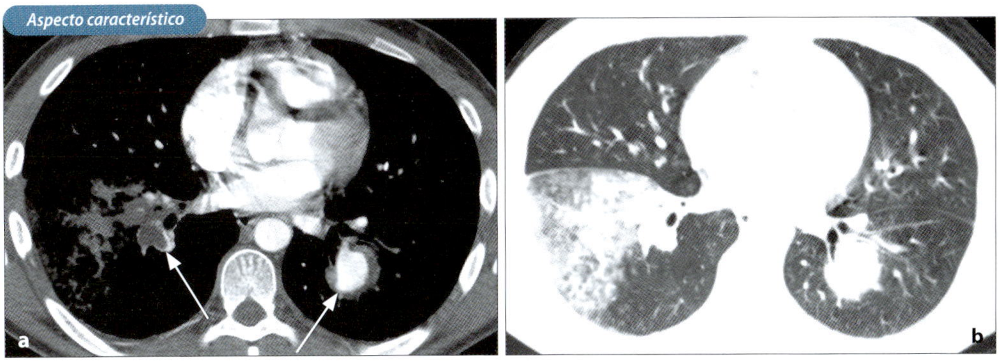

Figura 7.16 Enfermedad de Behçet: aspecto característico. a En la TC con contraste, se observan aneurismas arteriales pulmonares (*flechas*) con trombo tanto periférico como central. **b** En la ventana de pulmón, se observa opacidad en vidrio esmerilado alrededor del aneurisma en el lóbulo inferior del pulmón derecho por hemorragia aguda.

los pacientes presentan títulos elevados de anticuerpos anticitoplasma de neutrófilo (ANCA-C) en suero.

La manifestación más frecuente de la granulomatosis con poliangeítis en la TCAR es la presencia de nódulos pulmonares, que representan una combinación de infartos e inflamación. El tamaño de estos nódulos varía de menos de 1 cm de diámetro a grandes masas. La cantidad de nódulos y masas es muy variable; sin embargo, la gran cantidad de nódulos que suelen verse en los casos de diseminación hematógena de infección o de metástasis es infrecuente en la granulomatosis con poliangeítis. La distribución de los nódulos varía, pero suele ser bilateral. Los nódulos, especialmente los grandes, suelen ser cavitados (Figura 7.17).

En las imágenes de pacientes con granulomatosis con poliangeítis también puede observarse opacidad en vidrio esmerilado, que representa hemorragia pulmonar (Figura 7.18). La distribución puede ser focal, en parches o difusa. La consolidación es un hallazgo menos frecuente y puede ser una manifestación de inflamación, hemorragia o neumonía organizada. La neumonía organizada no es un hallazgo infrecuente asociado a granulomatosis con poliangeítis. Cuando la consolidación se debe a una neumonía organizada, suele ser peribroncovascular y subpleural (Figura 7.19).

Granulomatosis eosinofílica con poliangeítis (síndrome de Churg-Strauss)

La granulomatosis eosinofílica con poliangeítis (antes conocida como síndrome de Churg-Strauss) es una vasculitis necrosante de los vasos pequeños y medianos con inflamación eosinofílica y granulomatosa. Entre el 50% y el 75% de los casos se asocian a ANCA, habitualmente ANCA-P (patrón perinuclear).

La granulomatosis eosinofílica con poliangeítis cursa con asma, hipereosinofilia y vasculitis necrosante. Con frecuencia presenta signos de eosinofilia pulmonar simple o neumonía eosinofílica crónica (zonas periféricas de consolidación o de opacidad en vidrio esmerilado que suelen tener distribución lobulillar), nódulos o masas pulmonares (20%), engrosamiento de la pared bronquial o bronquiectasia (35%) y edema pulmonar (5%) asociado a afectación cardíaca. Si bien los nódulos o las masas pueden presentar cavitación, es un hallazgo mucho menos frecuente que en los casos de granulomatosis con poliangeítis. La granulomatosis eosinofílica con poliangeítis también se describe en el Capítulo 13, "Neumonitis por hipersensibilidad y enfermedad pulmonar eosinofílica".

Poliangeítis microscópica

La poliangeítis microscópica es una vasculitis sistémica de pequeños vasos que afecta a varones de mediana edad. Suele afectar los riñones, pero también puede observarse compromiso pulmonar en hasta el 30% de los casos. La manifestación pulmonar más frecuente es la hemorragia pulmonar. Se puede observar opacidad en vidrio esmerilado o consolidación de distribución variable, al igual que en la granulomatosis de Wegener.

Hemorragia pulmonar

La hemorragia pulmonar puede ser difusa o focal. La hemorragia pulmonar focal suele deberse a anomalías pulmonares localizadas, y es posible visualizar una causa identificable. La hemorragia pulmonar difusa suele deberse a procesos sistémicos, incluidos algunos síndromes de vasculitis

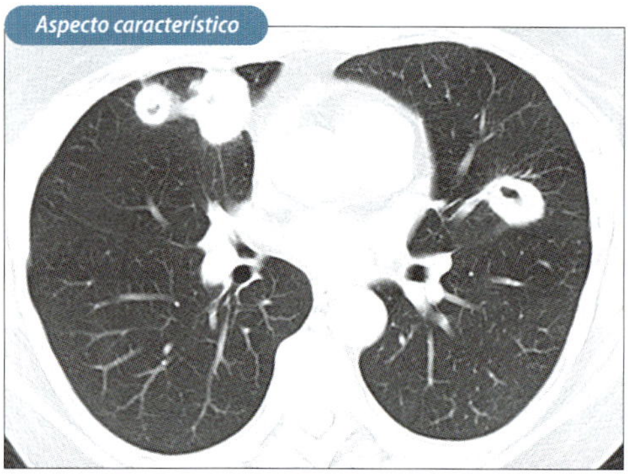

Figura 7.17 Granulomatosis con poliangeítis: aspecto característico. Se observan varios nódulos de 1 a 3 cm de diámetro. Se aprecia cavitación incipiente en dos de los nódulos. Esta es la manifestación más frecuente de la granulomatosis de Wegener.

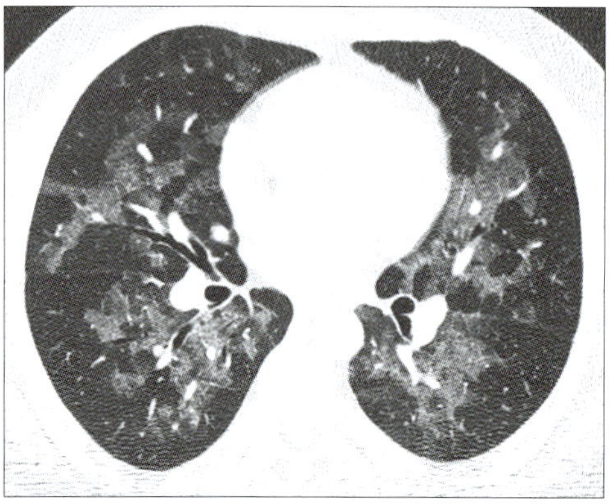

Figura 7.18 Granulomatosis con poliangeítis. Se observa opacidad en vidrio esmerilado bilateral simétrica como manifestación de hemorragia pulmonar en la imagen de un paciente que presenta hemoptisis.

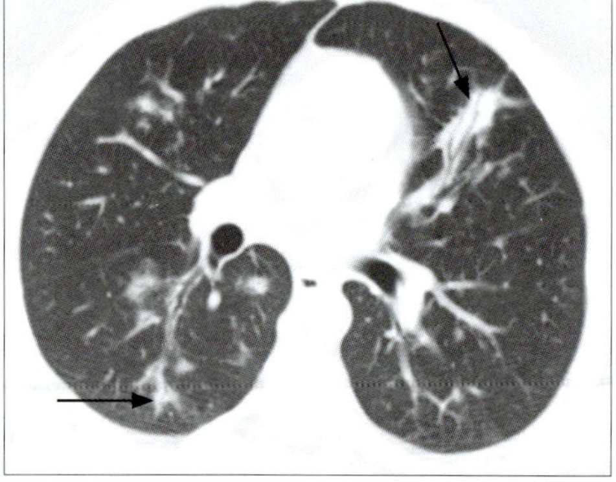

Figura 7.19 Granulomatosis con poliangeítis. Se observa consolidación peribroncovascular bilateral en parches (*flechas*). En el examen anatomopatológico, estas anomalías correspondieron a zonas de neumonía organizada. Esta es una manifestación infrecuente de granulomatosis de Wegener.

descritos anteriormente, y puede ser difícil realizar un diagnóstico específico sobre la base de los hallazgos de la TCAR. Dado que los hallazgos de la TCAR se superponen considerablemente con los de otras enfermedades, es importante la correlación con los síntomas clínicos del paciente. Los pacientes con hemorragia pulmonar pueden presentar hemoptisis, aunque no siempre es así.

Hemorragia pulmonar focal

Los hallazgos de hemorragia pulmonar focal son consolidación, opacidad en vidrio esmerilado y nódulos centrilobulillares. En ocasiones, la presencia en la TCAR de anomalías asociadas puede conducir al diagnóstico correcto (Figura 7.20). Entre los ejemplos de causas diagnosticables de hemorragia focal pueden mencionarse la bronquiectasia, el cáncer, el traumatismo, la neumonía, la enfermedad pulmonar cavitada, el micetoma y la enfermedad tromboembólica. La TCAR también puede ser útil para localizar el sitio aproximado de la hemorragia antes de realizar una angiografía o una broncoscopia. En este contexto, la TCAR volumétrica es una técnica óptima.

Hemorragia alveolar difusa

La hemorragia alveolar difusa es poco común y con mucha frecuencia es secundaria a trastornos o alteraciones sistémicos (Tabla 7.5). En muchos casos, la hemorragia difusa puede ser la única manifestación pulmonar de enfermedad, y no hay hallazgos que sugieran un diagnóstico específico.

En algunos casos, la hemorragia alveolar difusa es secundaria a capilaritis, con inflamación de los capilares pulmonares y del intersticio alveolar, rotura de la membrana basal epitelial y endotelial y extravasación de eritrocitos a los espacios

Tabla 7.5 Causas de hemorragia alveolar difusa

- Con capilaritis:
  - Vasculitis
  - Síndrome de Goodpasture
  - Púrpura de Schönlein-Henoch
  - Enfermedad del tejido conjuntivo
  - Crioglobulinemia
  - Síndrome antifosfolipídico
  - Nefropatía por IgA
- Sin capilaritis:
  - Hemosiderosis pulmonar idiopática
  - Daño alveolar difuso
  - Presión venosa pulmonar elevada
  - Anticoagulación
  - Trastornos de la coagulación y trombocitopenia
  - Lesión por inhalación, exposiciones a tóxicos
  - Enfermedad asociada a fármacos (p. ej., quimioterapia)
  - Consumo de drogas (especialmente fumar cocaína)

alveolares. La capilaritis puede estar asociada a vasculitis de pequeños vasos (p. ej., enfermedad de Behçet, granulomatosis con poliangeítis, poliangeítis microscópica) o puede ser provocada por inmunocomplejos circulantes (p. ej., síndrome de Goodpasture, púrpura de Schönlein-Henoch, enfermedad del tejido conjuntivo, crioglobulinemia mixta, síndrome antifosfolipídico, nefropatía por IgA).

Las causas de hemorragia alveolar difusa sin capilaritis son hemosiderosis pulmonar idiopática, daño alveolar difuso, presión venosa pulmonar elevada, anticoagulación y trastornos de la coagulación, lesiones por inhalación y consumo de drogas.

Los hallazgos de la TCAR correspondientes a cualquiera de estas entidades son la opacidad en vidrio esmerilado simétrica o difusa que progresa a consolidación (Figura 7.21). La opacidad en vidrio esmerilado puede tener distribución lobulillar. Pueden observarse nódulos centrilobulillares con opacidad en vidrio esmerilado de forma aislada o asociados a una hemorragia más difusa (Figura 7.22). Se puede observar engrosamiento septal interlobulillar liso asociado a opacidad en vidrio esmerilado (patrón en empedrado irregular) (Figura 7.23). Es infrecuente la presencia de engrosamiento septal como hallazgo aislado.

Los hallazgos de la TCAR se superponen considerablemente con otras causas de opacidad difusa en vidrio esmerilado, como el edema pulmonar, el daño alveolar difuso y las infecciones atípicas.

Síndrome de Goodpasture

El síndrome de Goodpasture es una enfermedad autoinmunitaria caracterizada por la presencia de anticuerpos contra antígenos de la membrana basal glomerular. Afecta principalmente los riñones y los pulmones. La combinación de enfermedad renal y pulmonar en el síndrome de Goodpasture es muy frecuente en varones de 20 a 30 años de edad. La enfermedad renal aislada puede afectar a mujeres de 60 a 70 años.

La capilaritis pulmonar genera hemorragia pulmonar. Los hallazgos de la TCAR son idénticos a los de otras causas de hemorragia pulmonar. La opacidad en vidrio esmerilado y la consolidación con mucha frecuencia son difusas, pero pueden ser asimétricas o focales.

Hemosiderosis pulmonar idiopática

La hemosiderosis pulmonar idiopática es una enfermedad rara de origen desconocido

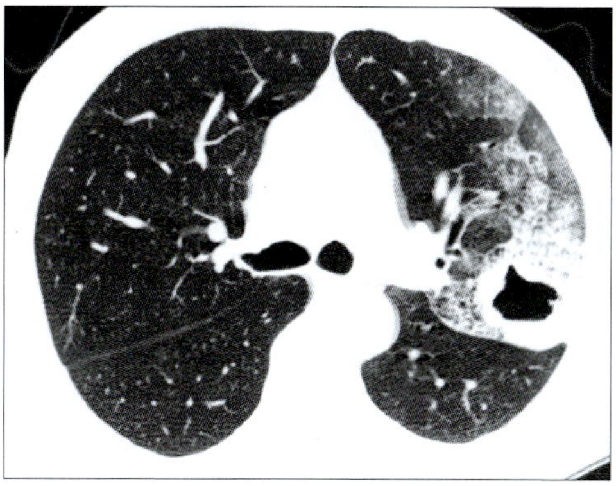

Figura 7.20 Hemorragia pulmonar focal. La TCAR puede usarse para identificar el origen de la hemorragia en pacientes con hemoptisis. Se observan opacidad en vidrio esmerilado y consolidación en el lóbulo superior del pulmón izquierdo alrededor de un carcinoma broncogénico cavitado.

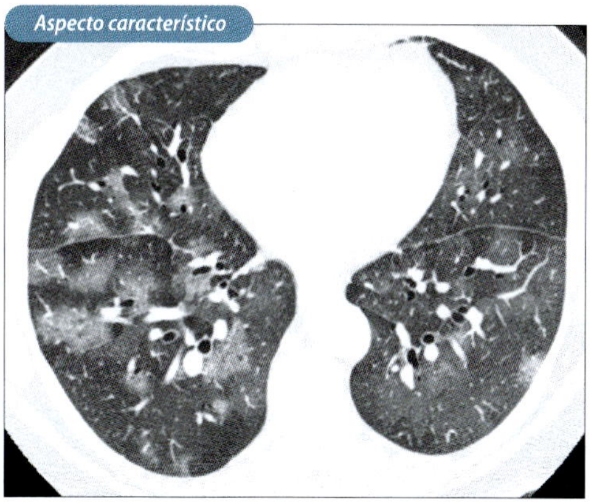

Figura 7.21 Hemorragia pulmonar difusa: aspecto característico. Se observa opacidad en vidrio esmerilado bilateral en parches como manifestación de hemorragia pulmonar difusa en la imagen de un paciente con lupus eritematoso sistémico.

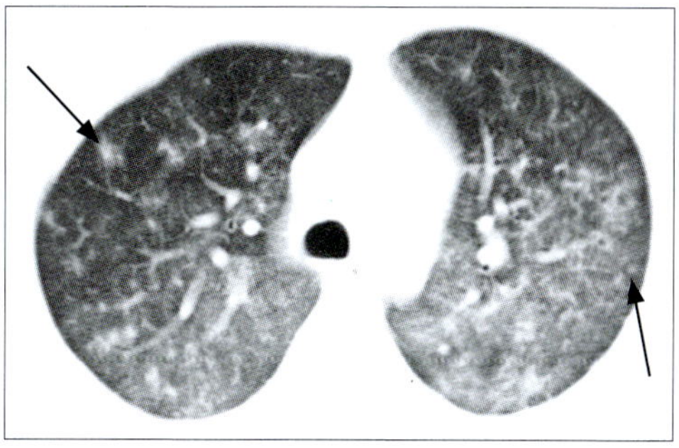

Figura 7.22 Hemorragia pulmonar con nódulos centrilobulillares. Los nódulos de opacidad en vidrio esmerilado (*flechas*) pueden ser una manifestación de hemorragia pulmonar y suelen estar asociados a opacidad en vidrio esmerilado más generalizada. La distribución centrilobulillar puede reflejar sangrado alrededor de la arteria centrilobulillar o sangre que se disemina por las vías respiratorias.

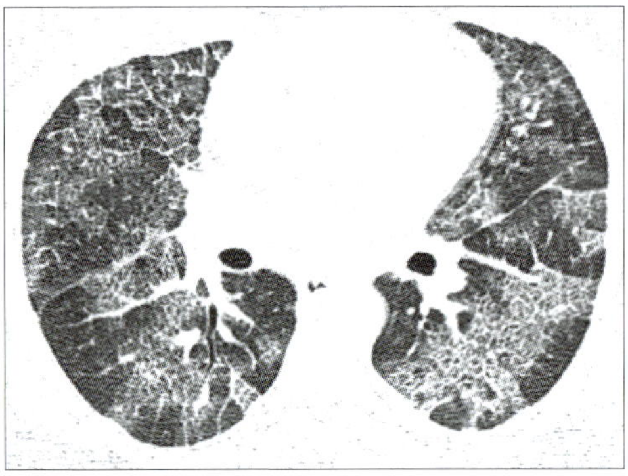

Figura 7.23 Hemorragia pulmonar con patrón en empedrado irregular. Se observa una combinación de opacidad en vidrio esmerilado y el engrosamiento septal interlobulillar liso en la imagen de un paciente con hemorragia pulmonar por vasculitis. Otras causas de patrón en empedrado irregular en el contexto de síntomas agudos son edema, infección atípica y daño alveolar difuso.

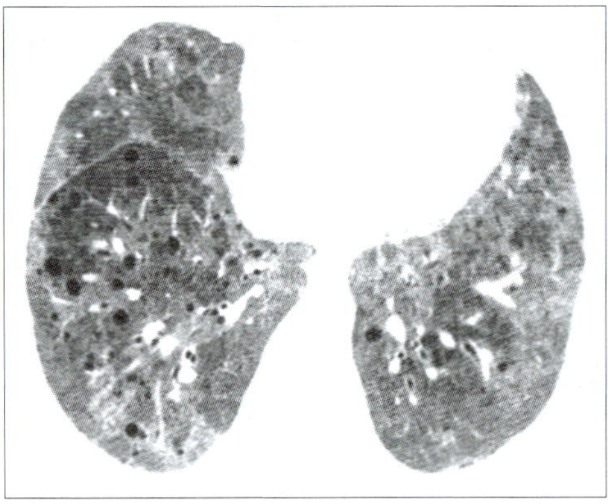

Figura 7.24 Hemosiderosis pulmonar idiopática. Episodios recurrentes de hemorragia alveolar generaron opacidad en vidrio esmerilado difusa asociada a quistes pulmonares.

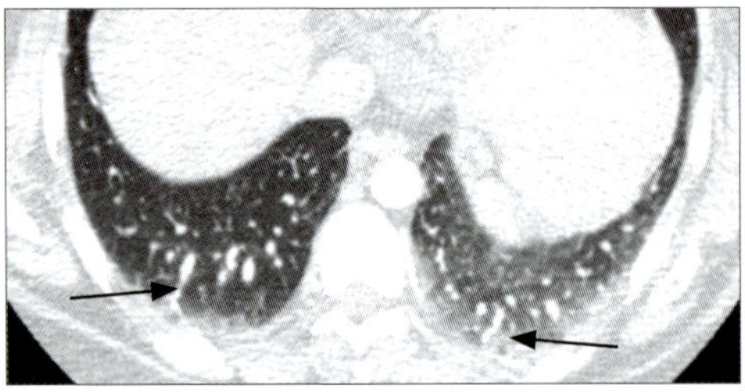

Figura 7.25 Síndrome hepatopulmonar. TCAR con contraste en la región de las bases pulmonares de una mujer de 33 años con hepatopatía, platipnea y ortodeoxia. La vasodilatación (*flechas*) en la región posterior del pulmón es característica del síndrome hepatopulmonar.

caracterizada por episodios recurrentes de hemorragia pulmonar difusa sin glomerulonefritis asociada ni resultados serológicos anormales.

La hemosiderosis pulmonar idiopática suele afectar a niños o a adultos jóvenes. En ocasiones, puede estar asociada a problemas, como la alergia a la leche de vaca, la gammapatía por inmunoglobulina A y la exposición a moho tóxico.

La hemosiderosis pulmonar idiopática es un diagnóstico de exclusión, en el cual no hay signos de otras causas de hemorragia pulmonar, como granulomatosis con poliangeítis. Los hallazgos de la TCAR son los mismos que los del síndrome de Goodpasture y de otras causas de hemorragia pulmonar difusa. Los episodios recurrentes de hemorragia con el tiempo pueden provocar enfisema, quistes o fibrosis (Figura 7.24).

Enfermedades vasculares diversas

Síndrome hepatopulmonar

El síndrome hepatopulmonar es un síndrome caracterizado por hipoxemia secundaria a vasodilatación pulmonar asociada a una hepatopatía. Se supone que el óxido nítrico u otras sustancias vasoactivas, que no se metabolizan en el hígado tienen un efecto vasodilatador en los pulmones que da origen a estas anomalías. Los pacientes con hepatopatía pueden presentar un síndrome clínico que incluye hipoxemia, platipnea (disnea al adoptar nuevamente una posición ortostática) y ortodeoxia (hipoxemia al adoptar nuevamente una posición ortostática). La perfusión de los vasos dilatados en las bases pulmonares mejora en sedestación, y se observa un aumento del cortocircuito en esa posición.

En la TCAR de pacientes con síndrome hepatopulmonar suelen observarse vasos dilatados de 1 a 2 mm de diámetro en la periferia del pulmón, especialmente en los lóbulos inferiores (Figura 7.25). La vasodilatación puede extenderse a la superficie pleural. La gravedad de la vasodilatación se correlaciona con la de la hipoxemia, pero este hallazgo no está presente en todos los estudios de los pacientes con síndrome hepatopulmonar. En el 15% de los casos, se observan fístulas arteriovenosas evidentes. Probablemente la angiografía es más sensible que la TCAR para detectar estas anomalías.

Calcificación metastásica

La calcificación metastásica se asocia a trastornos que generan una alteración del metabolismo fosfocálcico. Afecta más frecuentemente a pacientes con insuficiencia renal. También se asocia a hiperparatiroidismo, neoplasias malignas óseas e hipervitaminosis D. En presencia de estas alteraciones, el calcio se deposita en el intersticio pulmonar adyacente a los vasos pulmonares. La mayoría de los pacientes son asintomáticos, incluso si tienen enfermedad avanzada; sin embargo, en ocasiones, la enfermedad puede generar síntomas e incluso ser mortal.

Los hallazgos característicos en la TCAR son los nódulos centrilobulillares con opacidad en vidrio esmerilado. Estos nódulos son simétricos bilateralmente y de distintos diámetros, pero con el tiempo pueden afectar todo el lobulillo pulmonar (Figura 7.26). El proceso habitualmente predomina en los lóbulos superiores. Puede observarse o no calcificación evidente.

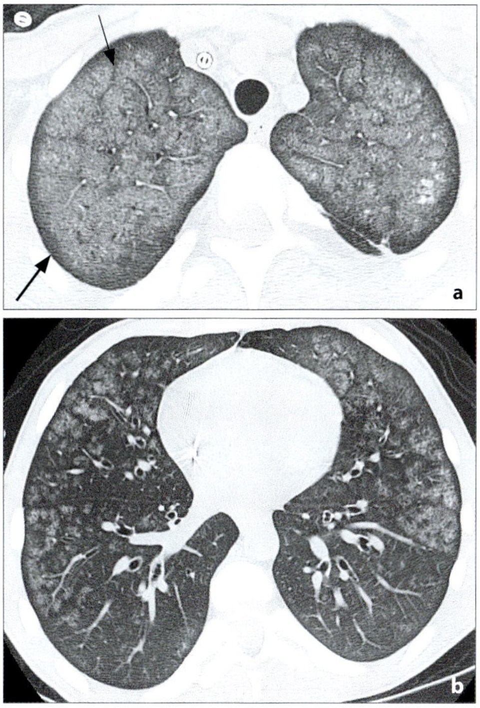

Figura 7.26 Calcificación metastásica. **a** Se observa opacidad en vidrio esmerilado bilateral simétrica. Nótese la preservación de la región subpleural (*flecha gruesa*), que refleja una distribución centrilobulillar. Las zonas lineales de preservación representan tabiques interlobulillares en la periferia de los lobulillos (*flecha fina*). **b** Los hallazgos en la región media del pulmón son mucho menos graves, pero ponen de manifiesto la naturaleza lobulillar de la opacidad en vidrio esmerilado.

Acceda al eBook para consultar la lista de bibliografía. Consulte las indicaciones en la retiración de tapa.

8

Edema pulmonar, lesión pulmonar aguda, daño alveolar difuso y síndrome de dificultad respiratoria aguda

Edema pulmonar

El edema pulmonar puede ser la consecuencia de alteraciones en la presión venosa pulmonar, del aumento de la permeabilidad del endotelio capilar o de una combinación de los dos factores. Los signos de estos dos procesos en la tomografía computarizada de alta resolución (TCAR) se superponen considerablemente y suelen ser difíciles de distinguir. La función más importante de la TCAR es la de diferenciar el edema de otras causas de síntomas pulmonares, como la neumonía.

Edema pulmonar hidrostático

La alteración de la presión hidrostática o de la presión oncótica dentro de los capilares pulmonares puede provocar el edema pulmonar. El aumento de la presión hidrostática es considerablemente más común y suele ser causado por hipertensión venosa pulmonar debida a enfermedad cardíaca izquierda. Las causas más frecuentes son la insuficiencia cardíaca izquierda y la valvulopatía. La disminución de la presión oncótica debida al descenso de la albúmina puede también causar acumulación de edema, si bien es menos frecuente.

Los hallazgos en la TCAR de edema pulmonar hidrostático asociado a hipertensión venosa pulmonar se presentan en la Tabla 8.1. El edema pulmonar hidrostático puede ser intersticial o alveolar. En cualquiera de los dos casos, suele ser difuso o simétrico y puede estar asociado a congestión vascular y dilatación venosa pulmonar, especialmente en los lóbulos superiores.

Tabla 8.1 Hallazgos de hipertensión venosa pulmonar en la TCAR

Fase de hipertensión venosa pulmonar	Hallazgo en la TCAR
Congestión vascular	▪ Dilatación de las venas pulmonares ▪ Vasos especialmente afectados en lóbulos superiores
Edema intersticial	▪ Engrosamiento septal interlobulillar liso ▪ Edema subpleural (engrosamiento de las cisuras) ▪ Engrosamiento intersticial peribroncovascular ▪ Habitualmente difuso o simétrico
Edema alveolar	▪ Opacidad en vidrio esmerilado y consolidación ▪ Habitualmente difuso o simétrico

Edema pulmonar intersticial

El líquido del edema puede acumularse dentro de los tabiques interlobulillares, en el intersticio subpleural y en el intersticio peribroncovascular.

En la TCAR, el edema septal interlobulillar se visualiza como un engrosamiento septal interlobulillar liso (Figura 8.1). Debe recordarse que en pacientes sanos pueden visualizarse algunos tabiques interlobulillares muy delgados. Sin embargo, cuando se visualizan múltiples tabiques interlobulillares nítidos, los tabiques están más engrosados de lo normal.

Si se visualiza una anomalía reticular en la TCAR, puede diagnosticarse engrosamiento septal interlobulillar si las líneas delimitan lobulillos pulmonares, que pueden reconocerse por el tamaño característico y la forma poligonal. Las arterias centrilobulillares pueden visualizarse como pequeños puntos en el centro de esas estructuras poligonales y pueden ser bien visibles por el edema circundante. El engrosamiento septal interlobulillar causado por el edema suele observarse mejor en los lóbulos superiores porque en esa localización los tabiques están más desarrollados. El edema subpleural (Figura 8.2), equivalente a engrosamiento septal interlobulillar, puede visualizarse como un engrosamiento de las cisuras.

El líquido del edema también puede acumularse en el intersticio peribroncovascular. En la TCAR, el engrosamiento del intersticio que rodea los bronquios centrales presenta el aspecto de engrosamiento de la pared bronquial con el correspondiente aumento del diámetro de las arterias pulmonares (Figura 8.3).

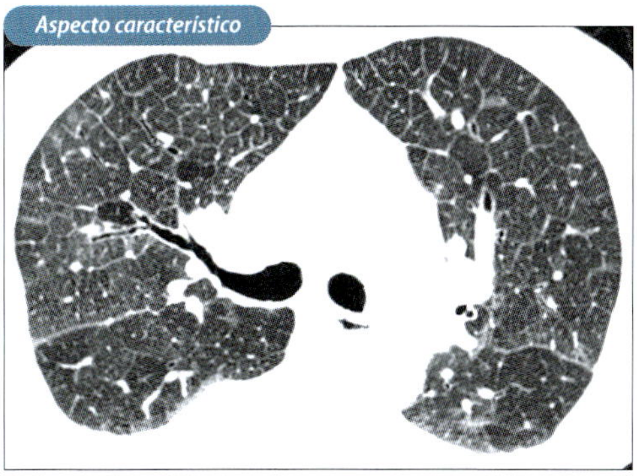

Figura 8.1 Edema pulmonar intersticial con engrosamiento septal interlobulillar: aspecto característico. Se observan múltiples opacidades lineales interconectadas lisas y delgadas que delimitan estructuras poligonales, que pueden identificarse como lobulillos pulmonares debido a su tamaño y forma característicos y a la presencia de una arteria centrilobulillar. Estas opacidades son los tabiques interlobulillares que forman el límite de los lobulillos pulmonares. La causa más frecuente de este hallazgo es el edema pulmonar. También se observa engrosamiento de las cisuras mayores.

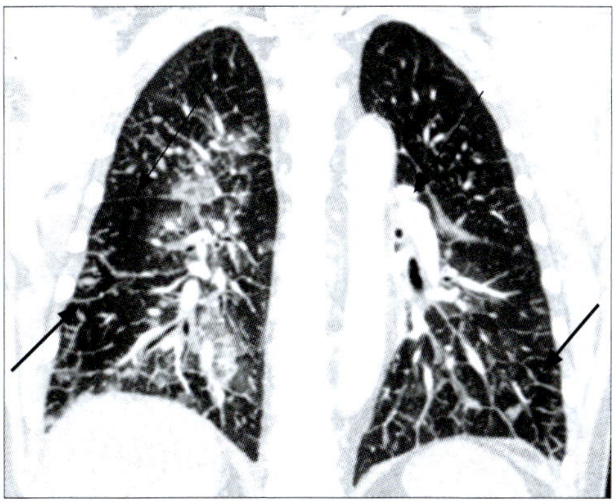

Figura 8.2 Edema pulmonar con engrosamiento septal interlobulillar y engrosamiento de las cisuras. En la reconstrucción coronal de TC, se observa engrosamiento de las cisuras (*flechas finas*). Este hallazgo representa líquido en el intersticio subpleural. También se observa engrosamiento septal interlobulillar liso (*flechas gruesas*) en la imagen de este paciente con un edema pulmonar intersticial.

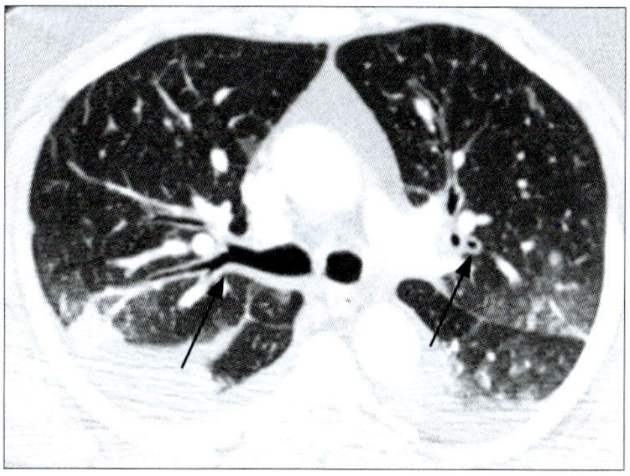

Figura 8.3 Edema pulmonar con engrosamiento intersticial peribroncovascular. Se aprecia líquido en el intersticio adyacente o circundante a los bronquios y las arterias (*flechas*). Este hallazgo se confunde fácilmente con engrosamiento de la pared bronquial. Obsérvese la ausencia de estrechamiento de la luz de los bronquios. También se observan opacidad en vidrio esmerilado y derrame pleural.

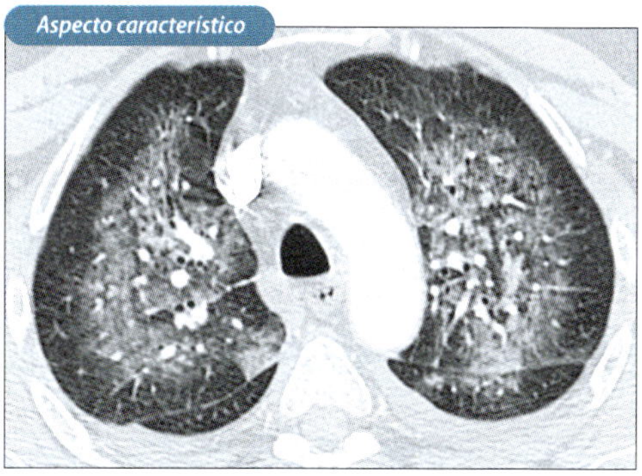

Figura 8.4 Edema pulmonar con opacidad en vidrio esmerilado simétrica: aspecto característico. Se observa opacidad en vidrio esmerilado parahiliar simétrica como manifestación del edema pulmonar.

La distribución de las anomalías asociadas a edema intersticial es variable, pero suelen ser bilaterales y simétricas. Si bien el edema con frecuencia es más grave en las regiones declives del pulmón, esta característica no es una constante.

Edema alveolar

El edema pulmonar grave provoca una acumulación excesiva de líquido en los alvéolos. Los hallazgos más frecuentes son la opacidad en vidrio esmerilado y la consolidación (Figura 8.4). En los casos de edema alveolar leve o incipiente, también pueden visualizarse nódulos centrilobulillares con opacidad en vidrio esmerilado (Figura 8.5).

Con frecuencia los hallazgos de edema intersticial y alveolar coexisten. El engrosamiento septal interlobulillar liso o el engrosamiento intersticial peribroncovascular pueden estar asociados a zonas de opacidad en vidrio esmerilado o de consolidación (Figuras 8.6 y 8.7). El patrón en empedrado irregular, que representa una combinación de opacidad en vidrio esmerilado y engrosamiento septal interlobulillar visibles en las mismas regiones pulmonares, no es infrecuente en las imágenes de pacientes con un edema pulmonar (*v.* Figura 8.7).

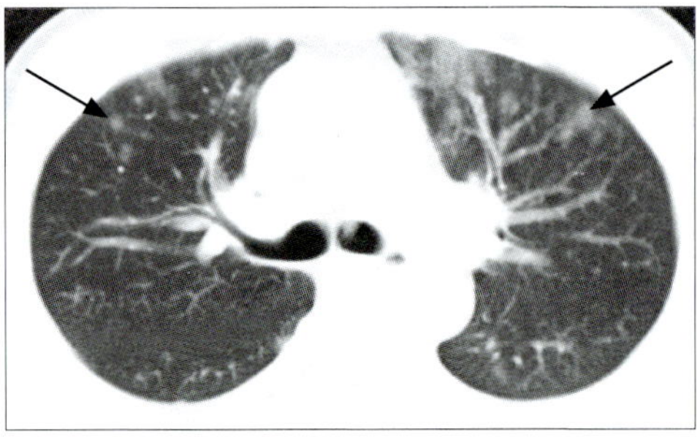

Figura 8.5 Edema pulmonar con nódulos centrilobulillares. Se observan nódulos centrilobulillares mal definidos con opacidad en vidrio esmerilado (*flechas*) en la porción anterior del pulmón bilateralmente. Esta no es una manifestación infrecuente de edema y suele observarse asociada a otros hallazgos de edema alveolar.

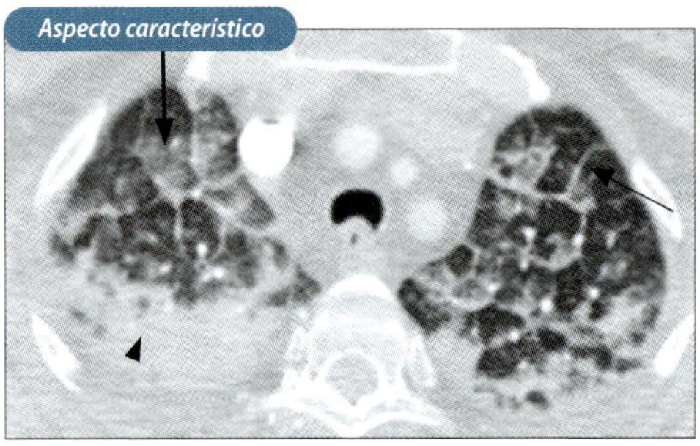

Figura 8.6 Edema pulmonar intersticial y alveolar: aspecto característico. Se observa engrosamiento septal interlobulillar liso (*flecha fina*) como manifestación de edema pulmonar intersticial. Además, se visualiza opacidad en vidrio esmerilado bilateral en parches (*flecha gruesa*) y consolidación (*punta de flecha*), un hallazgo compatible con edema alveolar. Las anomalías del edema intersticial y alveolar suelen coexistir.

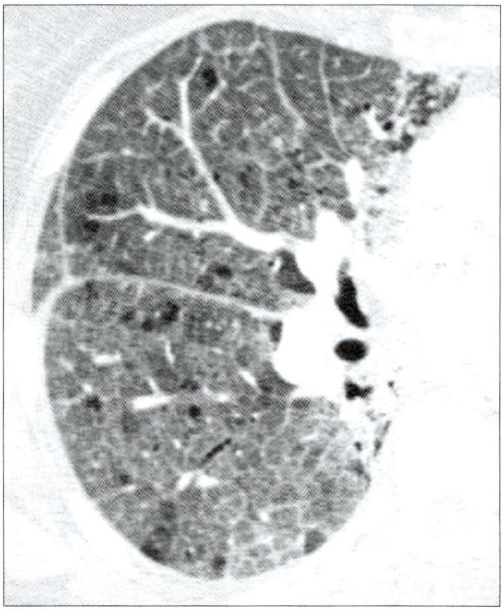

Figura 8.7 Edema pulmonar con patrón en empedrado irregular. En el pulmón derecho, se observa una combinación de opacidad en vidrio esmerilado y engrosamiento septal interlobulillar liso. Este hallazgo es inespecífico, pero el edema pulmonar es una de las causas más frecuentes de la presencia de este patrón en el contexto de síntomas agudos.

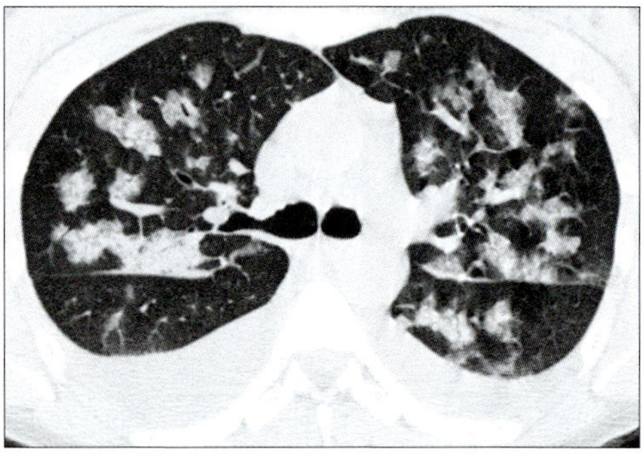

Figura 8.8 Edema pulmonar con opacidades lobulillares. Se observan áreas lobulillares de opacidad en vidrio esmerilado. El proceso es simétrico y está asociado a derrames pleurales. En ocasiones, las causas de enfermedad alveolar, como un edema pulmonar, pueden tener una distribución muy geográfica, como la observada en este caso.

Distribución del edema hidrostático

En las imágenes de pacientes con un edema hidrostático, la distribución de las anomalías suele ser difusa o simétrica. Las anomalías más importantes pueden verse en las porciones declives del pulmón debido al gradiente de presión hidrostática normal, pero esta distribución no siempre está presente. En algunos casos, el drenaje linfático puede ser menos eficiente en los lóbulos superiores que en los inferiores, lo que da lugar a una distribución del edema en los lóbulos superiores.

En ocasiones, puede observarse una distribución lobulillar o en parches de las anomalías (*v.* Figuras 8.6 y 8.8), y en algunos casos el edema puede ser asimétrico (Figura 8.9). Las causas de edema pulmonar focal o asimétrico son las siguientes.

Posición del paciente. El edema pulmonar puede afectar las regiones declives del pulmón debido a efectos gravitacionales. La posición del paciente puede influir en la ubicación del edema pulmonar. Por ejemplo, si el paciente se acuesta del lado derecho cuando duerme, es posible que se visualice un edema pulmonar derecho.

Enfisema asimétrico/enfermedad bullosa. El enfisema, especialmente cuando está asociado a bullas, puede ser asimétrico. El edema pondrá de manifiesto la preservación relativa de las zonas

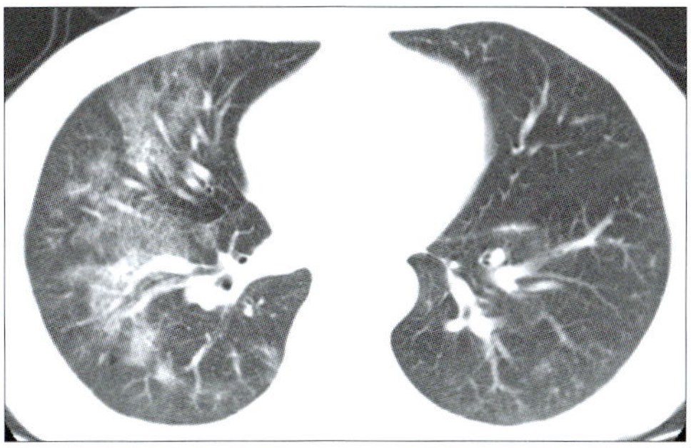

Figura 8.9 Edema pulmonar asimétrico. Si bien el edema habitualmente es un proceso simétrico, no es infrecuente observar un edema unilateral o asimétrico. Este paciente fue colocado en decúbito lateral derecho para practicar una intervención quirúrgica, lo que explica el edema unilateral del lado derecho. Se visualizan opacidad en vidrio esmerilado en parches y patrón en empedrado irregular.

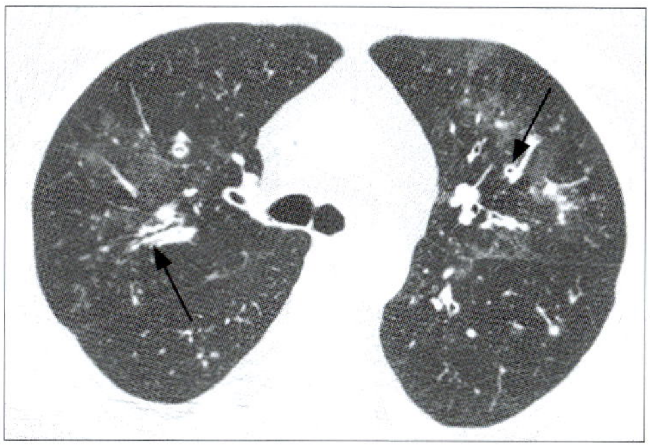

Figura 8.10 Engrosamiento de la pared bronquial asociado a enfermedad de las vías respiratorias. El engrosamiento de la pared bronquial puede asemejarse a la presencia de líquido en el intersticio peribroncovascular. Cuando se observa un estrechamiento de la luz de las vías respiratorias (*flechas*), la causa probable es el engrosamiento de la pared bronquial.

del enfisema y será más extenso en el lado contralateral.

Regurgitación mitral. En el contexto de regurgitación mitral, puede producirse un edema pulmonar focal en el lóbulo superior del pulmón derecho, especialmente cuando se asocia a rotura aguda del músculo papilar después de un infarto de miocardio. El chorro de regurgitación se dirige hacia la vena pulmonar superior derecha.

Embolia pulmonar u obstrucción vascular. En pacientes con embolia pulmonar u otras causas de obstrucción arterial pulmonar, el edema predomina en las regiones pulmonares bien perfundidas y puede tener distribución en parches.

Edema pulmonar neurogénico. El edema pulmonar puede presentar una distribución poco habitual en las imágenes de pacientes con anomalías intracraneales asociadas a traumatismo, hemorragia o convulsión. No se sabe con certeza cuál es el mecanismo exacto por el cual se produce, pero suele presentarse en pacientes sin cardiopatía. Aproximadamente el 50% de los pacientes presentan anomalías bilaterales focales en los lóbulos superiores, mientras que en el resto de los pacientes no se aprecian diferencias con otras causas de edema pulmonar. Las opacidades pueden cambiar rápidamente de ubicación, una característica que no se observa con frecuencia asociada a otras causas de edema pulmonar.

Diagnósticos diferenciales de edema hidrostático

En el contexto de síntomas agudos, el edema pulmonar es la causa más frecuente de engrosamiento septal interlobulillar liso aislado y engrosamiento intersticial peribroncovascular. Otra causa de este hallazgo es la diseminación tumoral por vía linfática, pero en esos casos el paciente suele tener una neoplasia maligna ya conocida o síntomas crónicos y progresivos. La diseminación tumoral por vía linfática suele provocar anomalías unilaterales o asimétricas, mientras que el edema hidrostático habitualmente tiene distribución simétrica.

Cuando el engrosamiento septal interlobulillar no es un signo aislado ni predominante, es un hallazgo inespecífico y no debe tenerse en cuenta para formular los diagnósticos diferenciales. Diversas enfermedades pulmonares presentan cierto engrosamiento septal.

El engrosamiento intersticial peribroncovascular se confunde fácilmente con un engrosamiento de la pared bronquial por una inflamación bronquial. Cuando se observa una impactación mucosa o un estrechamiento luminal, la causa más probable es la presencia de inflamación bronquial (Figura 8.10).

La opacidad en vidrio esmerilado y la consolidación son hallazgos inespecíficos en el contexto de síntomas agudos y pueden observarse en casos de infección, aspiración, lesión pulmonar aguda (daño alveolar difuso) y hemorragia. El diagnóstico se basa en la presentación clínica más que en los hallazgos de la TCAR. Sin embargo, cuando la opacidad en vidrio esmerilado se asocia a un engrosamiento septal interlobulillar liso significativo, la causa más probable es la presencia de edema pulmonar.

Edema por aumento de permeabilidad sin daño alveolar difuso

El edema por aumento de permeabilidad se produce por una lesión del endotelio capilar con aumento de la permeabilidad de los capilares. Habitualmente se asocia a daño alveolar difuso. El edema por aumento de la permeabilidad sin daño alveolar difuso es infrecuente y suele observarse asociado a medicamentos, reacciones a la transfusión, síndrome de shock tóxico, embolia gaseosa y síndrome pulmonar por hantavirus. Los hallazgos de la TCAR se asemejan mucho a los del edema pulmonar hidrostático con engrosamiento septal interlobulillar liso y opacidad en vidrio esmerilado.

Edema por aumento de permeabilidad con daño alveolar difuso (lesión pulmonar aguda)

El edema por aumento de permeabilidad se asocia con frecuencia, aunque no siempre, a daño alveolar difuso en el examen histopatológico. El daño alveolar difuso se caracteriza por la presencia de una lesión aguda de los alvéolos y el extremo de los capilares (por diversos mecanismos), seguida de organización del exudado y posterior cicatrización o fibrosis. El término "lesión pulmonar aguda" hace referencia a un síndrome clínico de insuficiencia respiratoria asociada a daño alveolar difuso en el examen histopatológico.

El daño alveolar difuso se divide en varias fases en función del aspecto histológico, que varía con el tiempo transcurrido entre la lesión pulmonar y la biopsia.

La fase exudativa del daño alveolar difuso se asocia a edema y hemorragia pulmonares; se presenta en un plazo de horas después de la lesión pulmonar. Es seguida por necrosis alveolar y capilar con edema progresivo, hemorragia y formación de membranas hialinas alveolares.

La fase proliferativa (de reparación o de organización) del daño alveolar difuso se asocia a la regeneración de las células que revisten el alvéolo, organización de los exudados alveolares y proliferación de fibroblastos dentro del intersticio y los espacios aéreos. Se observa a los días de una lesión pulmonar.

Estas anomalías pueden desaparecer en gran medida o pueden progresar a la fase crónica o fibrótica, por lo general al menos dos semanas después de la lesión pulmonar. Esta fase se asocia a fibrosis pulmonar progresiva y depósito de colágeno.

Los hallazgos de daño alveolar difuso en la TCAR (Tabla 8.2) se asemejan a los de edema pulmonar hidrostático, si bien existen algunas diferencias. Es muy característica la presencia de consolidación y de opacidad en vidrio esmerilado difusa o simétrica (Figura 8.11). En las fases

Tabla 8.2 Hallazgos de daño alveolar difuso en la TCAR

Iniciales	▪ Opacidad en vidrio esmerilado y consolidación de distribución difusa o simétrica ▪ Puede tener distribución periférica ▪ Ausencia de engrosamiento septal interlobulillar
Tardíos	▪ Fibrosis (reticulación irregular, bronquiectasia por tracción, panal de abeja) ▪ Distribución anterior/subpleural

iniciales del daño alveolar difuso, estas anomalías pueden tener distribución periférica, pero con el tiempo son difusas y confluentes. Las anomalías con frecuencia presentan un gradiente de aumento de la opacidad desde la región anterior a la posterior: la porción anterior del pulmón pone de manifiesto hallazgos casi normales, en tanto que la posterior presenta consolidación densa (*v.* Figura 8.11). Es característica la ausencia de engrosamiento septal interlobulillar.

No es infrecuente que el daño alveolar difuso coexista con la neumonía organizada. Cuando se presenta una neumonía organizada significativa, se pueden observar zonas de consolidación focal en parches asociadas a los otros hallazgos del daño alveolar difuso. Las causas no pulmonares (sistémicas) de daño alveolar difuso, como la sepsis, suelen presentar opacidades bilaterales y simétricas en la TCAR. Las causas pulmonares de daño alveolar difuso, como la neumonía, habitualmente se manifiestan con anomalías asimétricas o focales.

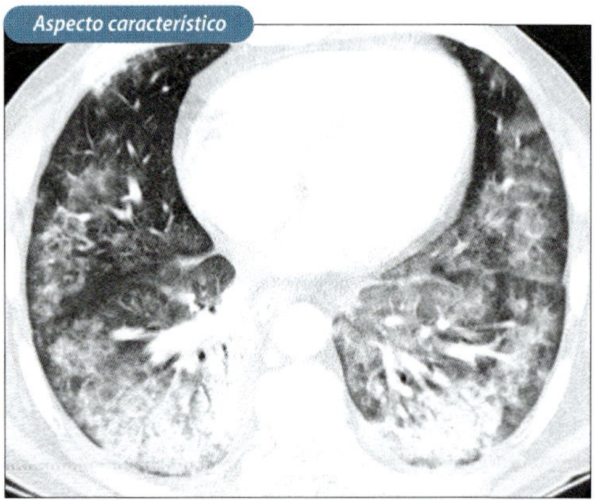

Figura 8.11 Daño alveolar difuso que genera síndrome de dificultad respiratoria aguda (SDRA): aspecto característico. El hallazgo de opacidad en vidrio esmerilado y consolidación de distribución difusa en las imágenes de un paciente con sepsis es inespecífico, pero es característico del daño alveolar difuso y del SDRA. Obsérvese la afectación más grave en la periferia del pulmón y en las regiones pulmonares declives.

Si bien los hallazgos de daño alveolar difuso en la TCAR son inespecíficos en el momento de la presentación, su evolución con el paso del tiempo puede ser característica. Con frecuencia, en un plazo de 1 a 3 semanas, se observa reticulación irregular y bronquiectasia por tracción dentro de áreas de opacidad en vidrio esmerilado y consolidación (Figura 8.12). Las áreas focales de consolidación que se observan en algunos casos de neumonía organizada pueden desaparecer en las imágenes de pacientes tratados con corticosteroides.

En los pacientes que sobreviven, los hallazgos que sugieren fibrosis, que aparecen de 1 a 3 semanas después de la presentación, suelen ser reversibles y muestran mejoría tras unas semanas o meses. Sin embargo, no es infrecuente la presencia de fibrosis residual; suele ser leve y predomina en la porción subpleural anterior del pulmón (Figura 8.13). Con el tiempo, esta evolución de los hallazgos puede servir para diferenciar el daño alveolar difuso fibrótico de otras causas de opacidad pulmonar difusa, como infección y edema pulmonar.

Síndrome de dificultad respiratoria aguda

El síndrome de dificultad respiratoria aguda (SDRA) es un síndrome clínico que puede asociarse a daño alveolar difuso. Los criterios actuales para diagnosticar este síndrome (definición de Berlín) son criterios principalmente clínicos y proponen tres categorías de SDRA. Estos criterios son los siguientes:

1. Síntomas de inicio agudo (dentro de la semana de una lesión clínica conocida o presencia de síntomas nuevos).
2. Opacidades bilaterales en las radiografías de tórax (no explicadas por derrames, atelectasias o nódulos).
3. Exclusión de insuficiencia cardíaca o sobrecarga hídrica como factores causales (con frecuencia se requiere una ecocardiografía).
4. Descenso del cociente entre la presión parcial de oxígeno en sangre arterial y la fracción de oxígeno inspirado (PaO_2/FiO_2):
   a. SDRA leve: $PaO_2/FiO_2 \leq 300$ mmHg pero > 200 mmHg.
   b. SDRA moderado: $PaO_2/FiO_2 \leq 200$ mmHg pero > 100 mmHg.
   c. SDRA grave: $PaO_2/FiO_2 \leq 100$ mmHg.

Esta definición de SDRA tiene por objetivo identificar a los pacientes con daño alveolar difuso grave; sin embargo, solo la mitad de los pacientes con SDRA presenta daño alveolar difuso en el examen histopatológico. Las causas más frecuentes del SDRA sin daño alveolar difuso son la

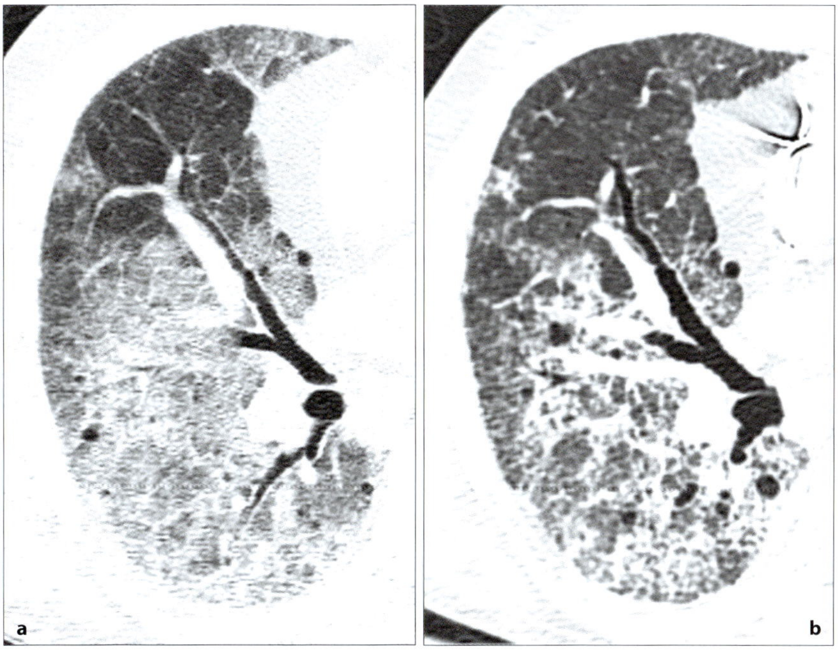

Figura 8.12 Daño alveolar difuso. En la TC inicial (**a**), se observa opacidad en vidrio esmerilado extensa. Tres semanas después (**b**), se aprecia la aparición de reticulación irregular y bronquiectasia por tracción. Esta es la evolución característica del daño alveolar difuso con el paso del tiempo.

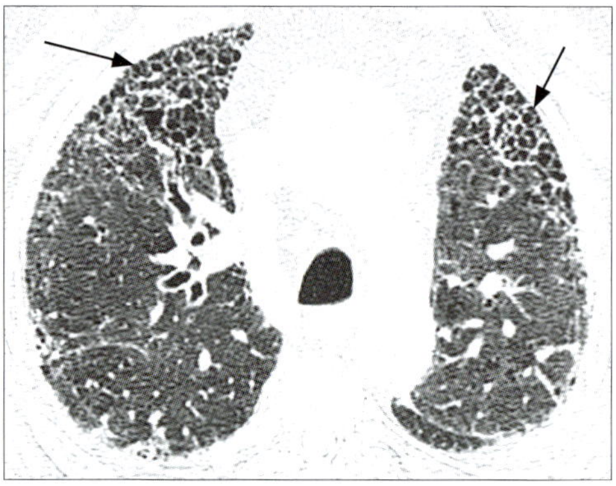

Figura 8.13 Fibrosis por síndrome de dificultad respiratoria aguda (SDRA). Los pacientes que sobreviven al SDRA pueden presentar fibrosis como secuela. Esa fibrosis habitualmente tiene distribución anterior. Los hallazgos típicos son la reticulación irregular, la bronquiectasia por tracción o el patrón en panal de abeja (*flechas*).

infección, el enfisema, el edema pulmonar cardiogénico, la hemorragia y la enfermedad pulmonar intersticial. Por otro lado, no todos los pacientes con daño alveolar difuso presentan criterios clínicos de SDRA. Al describir los hallazgos típicos en la TCAR, es más exacto decir que son compatibles con daño alveolar difuso o lesión pulmonar aguda que con SDRA.

Las causas de SDRA son en gran medida las mismas que las de daño alveolar difuso. Pueden dividirse en procesos sistémicos y procesos que afectan directamente los pulmones. Los procesos sistémicos que provocan daño alveolar difuso y SDRA son sepsis, shock, coagulación intravascular diseminada, fármacos, pancreatitis y quemaduras graves. Los procesos que afectan los pulmones y causan SDRA son neumonía, aspiración, traumatismo e inhalaciones de sustancias tóxicas. El empeoramiento agudo de pacientes con enfermedad pulmonar intersticial ya conocida es otra causa de daño alveolar difuso. Este cuadro se observa muy frecuentemente en pacientes con fibrosis pulmonar idiopática y se denomina exacerbación aguda. El daño alveolar difuso de causa desconocida recibe el nombre de neumonía intersticial aguda o síndrome de Hamman-Rich. Este síndrome se describe más detalladamente en el Capítulo 9, "Las neumonías intersticiales".

En la TCAR, los diagnósticos diferenciales de daño alveolar difuso incluyen otras causas de consolidación extensa, como edema pulmonar hidrostático, infección y hemorragia. Los hallazgos de estas enfermedades se superponen considerablemente, y no es infrecuente observar la presencia de más de un proceso. El daño alveolar difuso incipiente puede tener distribución periférica, a diferencia del edema pulmonar, que por lo general es difuso o central. El engrosamiento septal interlobulillar liso significativo sugiere edema pulmonar más que daño alveolar difuso. Los nódulos centrilobulillares con atenuación de partes blandas, la inflamación de las vías respiratorias y las opacidades en árbol en brote sugieren infección.

Acceda al eBook para consultar la lista de bibliografía.
Consulte las indicaciones en la retiración de tapa.

9
Las neumonías intersticiales

Introducción

Las neumonías intersticiales, o las neumonías intersticiales idiopáticas, son un grupo heterogéneo de enfermedades pulmonares difusas caracterizadas por diferentes grados de inflamación y fibrosis intersticial. Pueden considerarse reacciones a una lesión pulmonar que presentan patrones histológicos específicos. Están vagamente relacionadas por una serie de características comunes como la presentación clínica, las manifestaciones radiográficas y el aspecto anatomopatológico, y pueden ser idiopáticas o estar asociadas a enfermedades específicas. Este capítulo tiene por objetivo ofrecer conocimientos generales sobre las neumonías intersticiales y los trastornos clínicos con los que pueden asociarse.

Clasificación

Las neumonías intersticiales fueron inicialmente clasificadas por Liebow en la década de 1960. A medida que mejoraron los conocimientos de los patrones que las caracterizan, fueron redefinidas y reclasificadas varias veces. Si bien algunos de los términos de la clasificación original siguen siendo los mismos, otros fueron modificados o eliminados.

Es importante advertir que las neumonías intersticiales se definen como patrones histológicos y no como enfermedades. Cada patrón de neumonía intersticial puede tener su origen en un síndrome clínico idiopático (y representa en ese caso una neumonía intersticial idiopática) o puede estar asociado a una enfermedad específica. La clasificación actual se presenta en la Tabla 9.1.

Para hacer referencia a las neumonías intersticiales y a las neumonías intersticiales idiopáticas puede emplearse tanto el nombre completo como la sigla. Las siglas se emplean con mucha frecuencia, incluso en los informes.

Las neumonías intersticiales abarcan la neumonía intersticial usual (NIU), la neumonía intersticial no específica (NINE), la neumonía organizada (NO), la neumonía intersticial descamativa (NID), la neumonía intersticial linfoide (NIL),

Tabla 9.1 Clasificación de la neumonía intersticial

Patrón histológico	Síndrome clínico idiopático	Enfermedades o alteraciones asociadas
Neumonía intersticial usual	Fibrosis pulmonar idiopática	Enfermedad del tejido conjuntivo, toxicidad por fármacos, asbestosis
Neumonía intersticial no específica (NINE)	NINE idiopática	Enfermedad del tejido conjuntivo, toxicidad por fármacos, neumonitis por hipersensibilidad
Neumonía organizada	Neumonía organizada criptogénica	Fármacos, infecciones, inhalación de sustancias tóxicas
Neumonía intersticial descamativa (NID)/bronquiolitis respiratoria asociada a enfermedad pulmonar intersticial	NID idiopática	Tabaquismo, gases tóxicos
Daño alveolar difuso	Neumonía intersticial aguda	Causas conocidas de síndrome de dificultad respiratoria aguda
Neumonía intersticial linfoide (NIL)	NIL idiopática	Enfermedad del tejido conjuntivo, inmunodeficiencia
Fibroelastosis pleuroparenquimatosa (FEPP)	FEPP idiopática	Infección crónica, fármacos, enfermedad del tejido conjuntivo, trasplante de médula ósea, rechazo crónico de trasplante pulmonar

el daño alveolar difuso (DAD) y la neumonía intersticial aguda (NIA), y la fibroelastosis pleuroparenquimatosa (FEPP). La NID, al igual que la bronquiolitis respiratoria con enfermedad pulmonar intersticial (BREPI), suele estar asociada a tabaquismo y también se aborda en el Capítulo 11, "Enfermedad pulmonar asociada al tabaquismo". La NIL puede considerarse un trastorno linfoproliferativo, y se describe en detalle en el Capítulo 17, "Enfermedades neoplásicas y linfoproliferativas".

La TCAR para el diagnóstico de neumonías intersticiales

Al interpretar una tomografía computarizada de alta resolución (TCAR) de un paciente con sospecha de neumonía intersticial, es importante comprender la relación que existe entre el patrón radiológico y las características histopatológicas y clínicas del síndrome presente. En los casos típicos, el patrón de la TCAR puede predecir el patrón histopatológico.

Tomemos como ejemplo la neumonía intersticial usual (NIU). Cuando se observan hallazgos característicos de NIU en la TCAR (es decir, presencia de un "patrón de NIU"), existe un alto grado de certeza de que el resultado de la biopsia pulmonar quirúrgica también será NIU.

Sin embargo, varias enfermedades diferentes pueden asociarse a un patrón de NIU en la TCAR y en el examen histopatológico. Si la anomalía es idiopática, se considera que la NIU representa fibrosis pulmonar idiopática (FPI). Por otro lado, la NIU puede asociarse a enfermedades del tejido conjuntivo, toxicidad por fármacos y asbestosis. La NIU asociada a cada uno de estos factores puede ser indistinguible en la TCAR y en el examen histopatológico. La correlación clínica es importante para diferenciar las diversas causas de un patrón de NIU. Para cada una de las diferentes neumonías intersticiales existen asociaciones similares.

Las neumonías intersticiales son una causa frecuente de enfermedad pulmonar difusa y deberían considerarse como posible etiología cuando el paciente presenta síntomas crónicos o hallazgos de fibrosis o de infiltración pulmonar en la TCAR. Los hallazgos de la TCAR varían en función del grado de inflamación o de fibrosis presente. Los casos que tienen predominio inflamatorio generan opacidad en vidrio esmerilado o consolidación. Los casos en los que predomina un componente fibrótico se asocian a reticulación irregular, bronquiectasia por tracción o patrón en panal de abeja.

Si bien en determinados casos puede haber componentes significativos tanto de inflamación como de fibrosis, la mayoría de las neumonías intersticiales se presentan en los extremos de este espectro (Figura 9.1). El patrón de NIU se caracteriza por el predominio de fibrosis. La neumonía intersticial no específica puede ser fibrótica, celular o tener una combinación de los dos componentes. El resto de las neumonías intersticiales tienen predominio inflamatorio, aunque en algunos casos pueden progresar a fibrosis.

La distribución puede servir para diferenciar las distintas neumonías intersticiales y para distinguirlas de otras causas de enfermedad pulmonar difusa (Figura 9.2). La neumonía intersticial usual, la neumonía intersticial no específica y la neumonía intersticial descamativa con frecuencia presentan predominio periférico

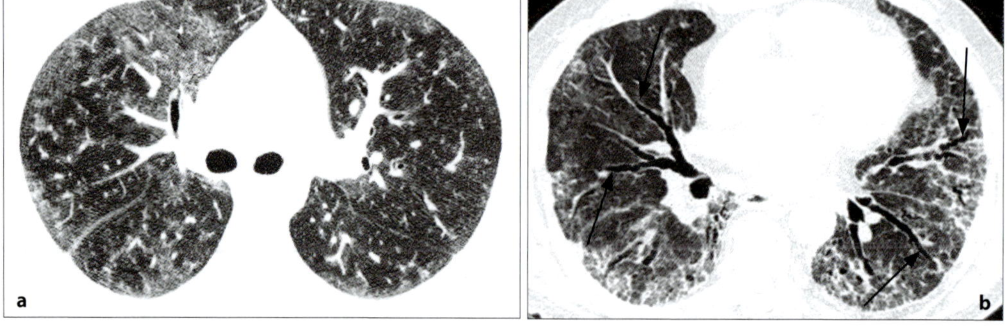

Figura 9.1 Inflamación vs. fibrosis en la TCAR. Las neumonías intersticiales presentan diferentes grados de inflamación y fibrosis. Se presentan las imágenes de dos pacientes con neumonía intersticial no específica por enfermedad del tejido conjuntivo. **a** En la TCAR, se observa opacidad en vidrio esmerilado sin signos evidentes de fibrosis, que representa la presencia de alteraciones inflamatorias posiblemente reversibles. **b** En la TCAR, se observan fibrosis evidenciada por bronquiectasia por tracción (*flechas*) y reticulación irregular. Estos hallazgos reflejan cicatrización pulmonar irreversible que no responde al tratamiento.

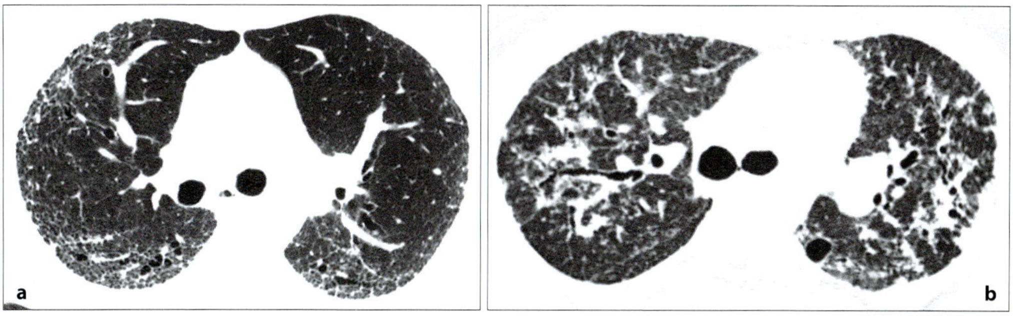

Figura 9.2 Utilidad diagnóstica de la distribución de las anomalías en la TCAR. **a** En la TCAR de este paciente con neumonía intersticial no específica (NINE) fibrótica asociada a esclerodermia, se observa el predominio periférico y subpleural de las anomalías. **b** En la TCAR de un paciente con sarcoidosis, se observan anomalías centrales y peribronquiales con preservación relativa de la región subpleural del pulmón. En el contexto de síntomas crónicos, el predominio subpleural y basal de las anomalías sugiere neumonía intersticial usual, NINE o neumonía intersticial descamativa. La distribución axial difusa o central es atípica en los casos de neumonía intersticial y sugiere la presencia de otras enfermedades, como neumonitis por hipersensibilidad o sarcoidosis.

de las anomalías, con compromiso de las bases pulmonares, incluidos los ángulos costofrénicos. Las otras neumonías intersticiales por lo general presentan afectación tanto de la región periférica como de la región central de los pulmones. Otras causas de enfermedad pulmonar difusa, como neumonitis por hipersensibilidad o sarcoidosis, suelen presentar distribución axial difusa o central y preservación de la porción inferior de los ángulos costofrénicos.

Neumonía intersticial usual

La neumonía intersticial usual (NIU) (Tabla 9.2) es un patrón frecuente y representa aproximadamente el 50% de los casos de neumonía intersticial. En el examen histopatológico, la NIU tiene un aspecto típico (Figura 9.3), que se caracteriza por los siguientes hallazgos:

- Áreas de fibrosis establecida en parches e irregulares (que reflejan heterogeneidad espacial y temporal del compromiso pulmonar).
- Panalización microscópica (quistes que contienen aire, recubiertos de epitelio bronquial y rodeados de fibrosis).
- Focos fibroblásticos (que representan fibrosis activa).
- Pulmón normal (que también refleja heterogeneidad espacial y temporal).
- Predominio pulmonar subpleural sin relación con los bronquiolos.

La enfermedad que con más frecuencia se asocia a NIU es la fibrosis pulmonar idiopática, pero hay varias enfermedades específicas que también pueden dar lugar a este patrón, incluidas las enfermedades del tejido conjuntivo, la toxicidad por fármacos y la asbestosis.

Hallazgos de la TCAR

En la TCAR de pacientes con NIU, por lo general se observa reticulación con predominio subpleural y basal. Las opacidades reticulares suelen ser irregulares y a menudo se asocian a

Tabla 9.2 Características de la neumonía intersticial usual

Frecuencia	▪ Neumonía intersticial más frecuente; 50% de los casos
Hallazgos de la TCAR	▪ Predominio subpleural, basal ▪ Panal de abeja ▪ Otros signos de fibrosis (bronquiectasia por tracción, reticulación irregular) ▪ Ausencia de perfusión en mosaico, atrapamiento aéreo, nódulos difusos, opacidad en vidrio esmerilado fuera de las áreas de fibrosis
Síndrome idiopático	▪ Fibrosis pulmonar idiopática
Enfermedades asociadas	▪ Enfermedad del tejido conjuntivo ▪ Toxicidad por fármacos (infrecuente) ▪ Asbestosis (infrecuente) ▪ Neumonitis por hipersensibilidad (habitualmente presenta hallazgos en la TCAR que no son característicos de la neumonía intersticial usual [NIU]) ▪ Sarcoidosis (habitualmente presenta hallazgos en la TCAR que no son característicos de la NIU)

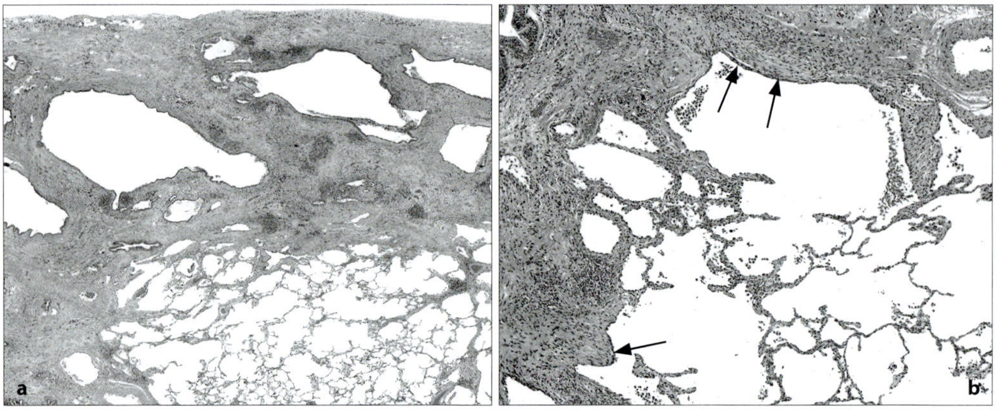

Figura 9.3 Examen histopatológico de neumonía intersticial usual. Con bajo aumento (**a**), se evidencia la heterogeneidad espacial y temporal de la neumonía intersticial usual con panalización microscópica subpleural (quistes que contienen aire) y tejido pulmonar central menos fibrótico. Con alto aumento (**b**), se identifican focos de fibroblastos (*flechas*) en la interfase entre el tejido pulmonar fibrótico y el tejido pulmonar menos afectado. (*v.* Figura a color en *eBook*).

bronquiectasia por tracción. En aproximadamente el 70% de los casos, se observa panal de abeja, cuya presencia es importante para formular un diagnóstico de certeza de NIU (Figura 9.4). El patrón en panal de abeja corresponde a la presencia de espacios aéreos quísticos agrupados con paredes bien definidas, que suelen tener entre 3 y 10 mm de diámetro y que predominan en la porción subpleural del pulmón. Al igual que el resto de las anomalías, el patrón en panal de abeja, cuando está presente, es más pronunciado y extenso en las bases pulmonares (Figura 9.5). En la TCAR de pacientes con NIU incipiente o leve, puede visualizarse reticulación con o sin bronquiectasia por tracción, sin panal de abeja.

Las áreas aisladas de opacidad en vidrio esmerilado (es decir, no asociadas a reticulación) son infrecuentes en las imágenes de pacientes con NIU. La opacidad en vidrio esmerilado suele observarse solo en las regiones pulmonares que además presentan signos de fibrosis (reticulación, bronquiectasia por tracción o panalización) y, en los casos de NIU, por lo general refleja la presencia de fibrosis microscópica.

Si bien los lóbulos superiores suelen estar afectados en los casos de NIU, los hallazgos de fibrosis predominan en las bases pulmonares y generalmente se observa compromiso de la porción posterior de los ángulos costofrénicos. Los hallazgos de fibrosis suelen tener distribución en parches, pero afectan sobre todo la región posterior y subpleural del pulmón.

Se han elaborado dos sistemas de clasificación para estandarizar la interpretación ante la sospecha de NIU y de FPI en la TCAR. Estos sistemas emplean combinaciones de hallazgos y la distribución de esos hallazgos en el pulmón para determinar el grado de confianza general del diagnóstico de NIU (alto, intermedio o bajo). En 2011, se publicó la guía de la *American Thoracic Society* (ATS) de forma consensuada con la *European Respiratory Society* (ERS), la *Japanese Respiratory Society* (JRS) y la Asociación Latinoamericana del Tórax (ALAT) (criterios de la ATS). En 2018, la Sociedad Fleischner (FS) publicó criterios modificados (criterios de la FS), que serán sometidos a revisión. Ambos criterios se resumen en la Tabla 9.3.

Criterios de alto grado de confianza para el diagnóstico de NIU

El diagnóstico de patrón de NIU mediante TCAR puede formularse con un alto grado de confianza sobre la base de cuatro criterios:

- Opacidades reticulares.
- Patrón en panal de abeja.
- Distribución subpleural y basal de las anomalías.
- Ausencia de signos atípicos de NIU.

Esta combinación de hallazgos se describe como "NIU definitiva", según los criterios de la ATS, y como "patrón característico de NIU en la TC", conforme a los criterios de la FS. La presencia de este patrón en la TCAR predice un diagnóstico histopatológico de NIU con más del 90% de certeza. En este contexto, el diagnóstico se basa principalmente en los hallazgos de la TCAR y suele considerarse innecesario practicar una biopsia pulmonar quirúrgica.

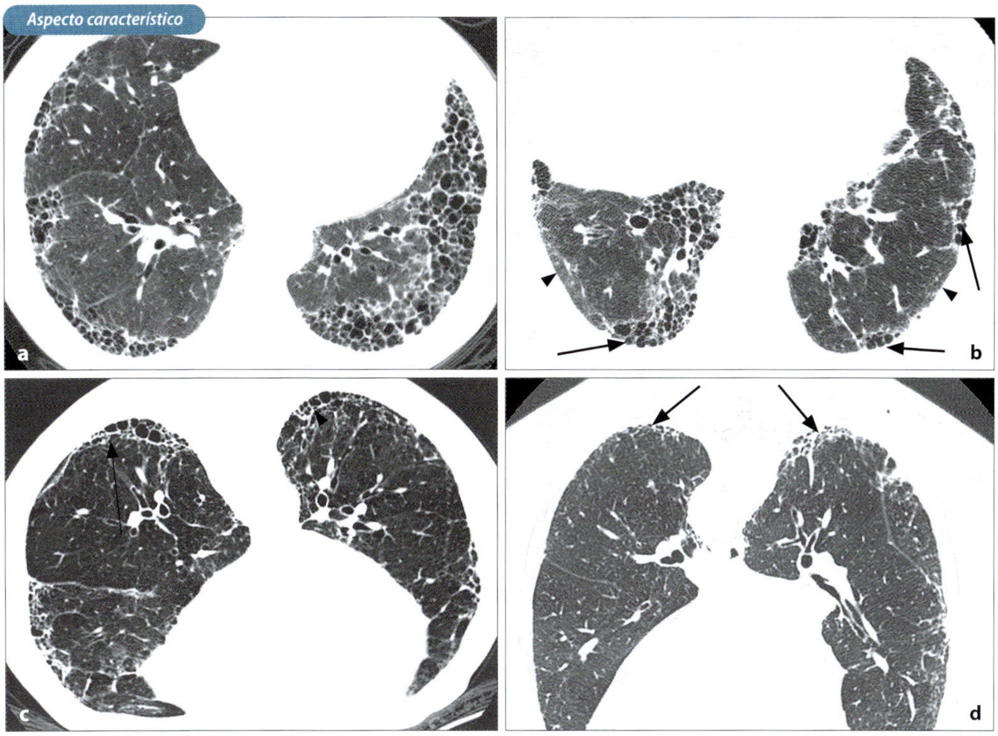

Figura 9.4 Neumonía intersticial usual (NIU): aspecto característico. **a** En la TCAR de un paciente con patrón de NIU asociado a fibrosis pulmonar idiopática, se observa panalización extensa de predominio subpleural y basal. **b** Se observa patrón en panal de abeja subpleural (*flechas gruesas*) de distribución en parches. Este hallazgo está intercalado con regiones de pulmón relativamente sano (*puntas de flecha*). **c** En la TCAR en decúbito prono de un paciente con NIU, se observa patrón en panal de abeja (*flechas*). El panal de abeja puede presentarse en una capa (*flecha fina*) o en varias capas (*punta de flecha*). **d** La NIU incipiente presenta reticulación y panal de abeja leves en la región subpleural. En este caso, se puede formular un diagnóstico confiable de panal de abeja (*flechas*), pese a las anomalías leves.

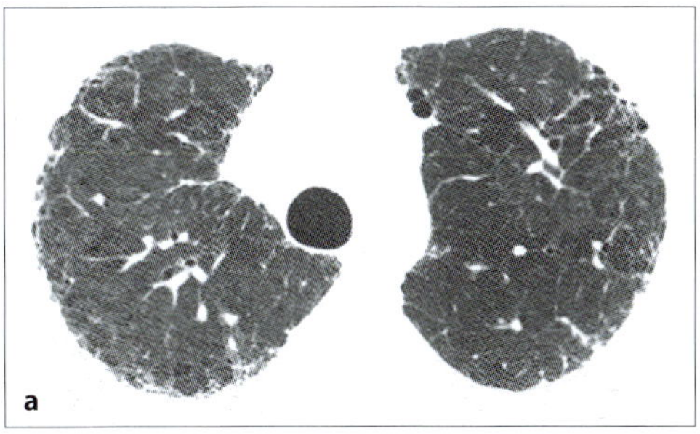

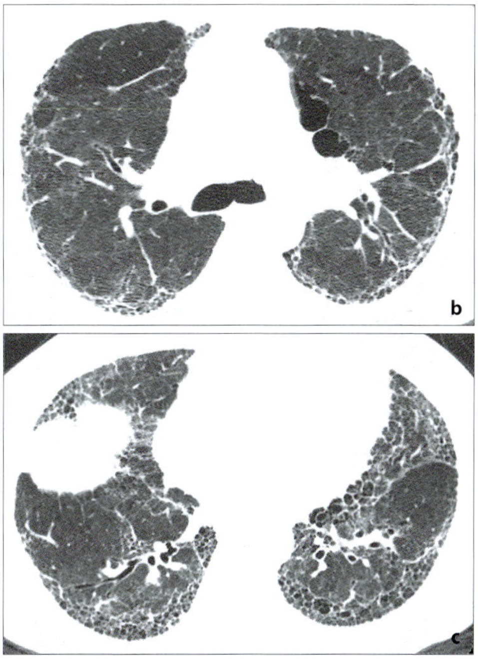

Figura 9.5 Distribución de la neumonía intersticial usual. En las imágenes de TCAR de la región del cayado aórtico (**a**), la carina traqueal (**b**) y las bases pulmonares (**c**). ▶

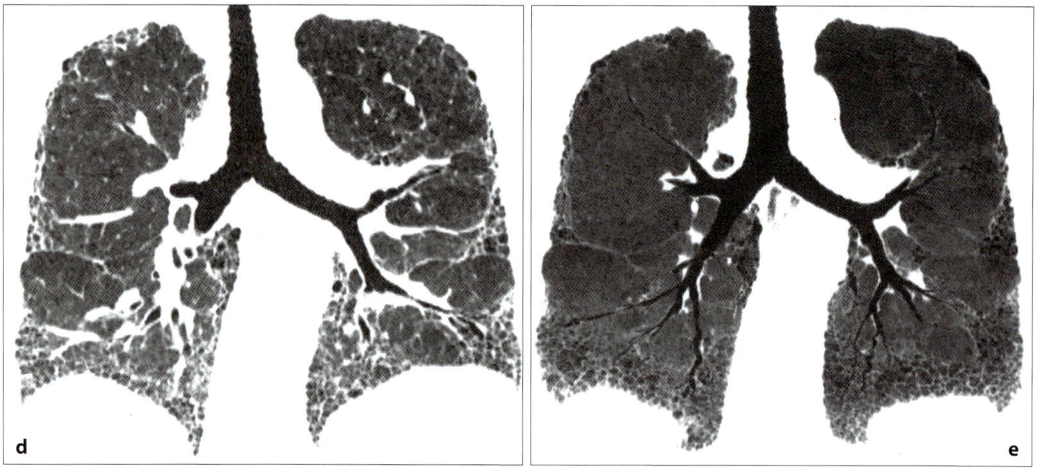

▸ **Figura 9.5 Distribución de la neumonía intersticial usual.** Se observa predominio periférico y basal del patrón en panal de abeja. En la reconstrucción coronal (**d**) y en la imagen coronal con mínima intensidad de proyección (**e**), se confirma la distribución basal de la enfermedad.

Tabla 9.3 Criterios de ATS/ERS/JRS/ALAT y la Sociedad Fleischner para el diagnóstico de neumonía intersticial usual mediante TCAR sobre la base del grado de confianza del diagnóstico de NIU

Grado de confianza de NIU	Categoría de la ATS	Categoría de la Sociedad Fleischner	Hallazgos[a]
Alto	NIU definitiva	Patrón característico de NIU en la TC	▪ Reticulación ▪ Panal de abeja ▪ Distribución subpleural/basal ▪ Ausencia de signos atípicos
Intermedio	NIU posible	Patrón probable de NIU en la TC	▪ Reticulación ▪ Sin panal de abeja ▪ Distribución subpleural/basal ▪ Ausencia de signos atípicos
	No disponible	Patrón indeterminado de NIU en la TC	▪ Hallazgos de fibrosis ▪ Distribución variable o difusa ▪ Signos imperceptibles indicativos de patrón diferente a NIU
Bajo	Incompatible con NIU	Signos en la TC muy indicativos de diagnóstico distinto a FPI	▪ Distribución peribroncovascular ▪ Distribución en campos medio y superior ▪ Presencia de signos atípicos (perfusión en mosaico, atrapamiento aéreo, opacidad en vidrio esmerilado, consolidación, nódulos, quistes)

[a]Todos los hallazgos deben estar presentes para que la categoría sea la de grado de confianza alto o intermedio en el diagnóstico de NIU. Solo un signo debe estar presente para que la categoría sea la de bajo grado de confianza de diagnóstico de NIU. NIU: neumonía intersticial usual; ATS: *American Thoracic Society; ERS: European Respiratory Society*; JRS: *Japanese Respiratory Society*; ALAT: Asociación Latinoamericana del Tórax.

Cuando los hallazgos de la TCAR se consideran diagnósticos de un patrón de NIU, los diagnósticos diferenciales abarcan FPI (Figura 9.6 a), enfermedad del tejido conjuntivo (Figura 9.6 b), asbestosis (Figura 9.6 c) y toxicidad por fármacos (Figura 9.6 d). Estas enfermedades con frecuencia son indistinguibles en la TCAR y pueden ser difíciles de diferenciar en el examen histopatológico.

Además, debe tenerse en cuenta que no todos los casos de NIU cumplen los criterios mencionados. Si bien esos criterios son específicos, no son sensibles (sensibilidad aproximada del 50%-70%). Por otro lado, no especifican el grado de panalización que debe encontrarse para formular un diagnóstico confiable de NIU. La presencia de panalización leve es suficiente. Además, si bien la bronquiectasia por tracción es un hallazgo importante para diagnosticar fibrosis, su presencia no es necesaria para que el diagnóstico de NIU sea confiable.

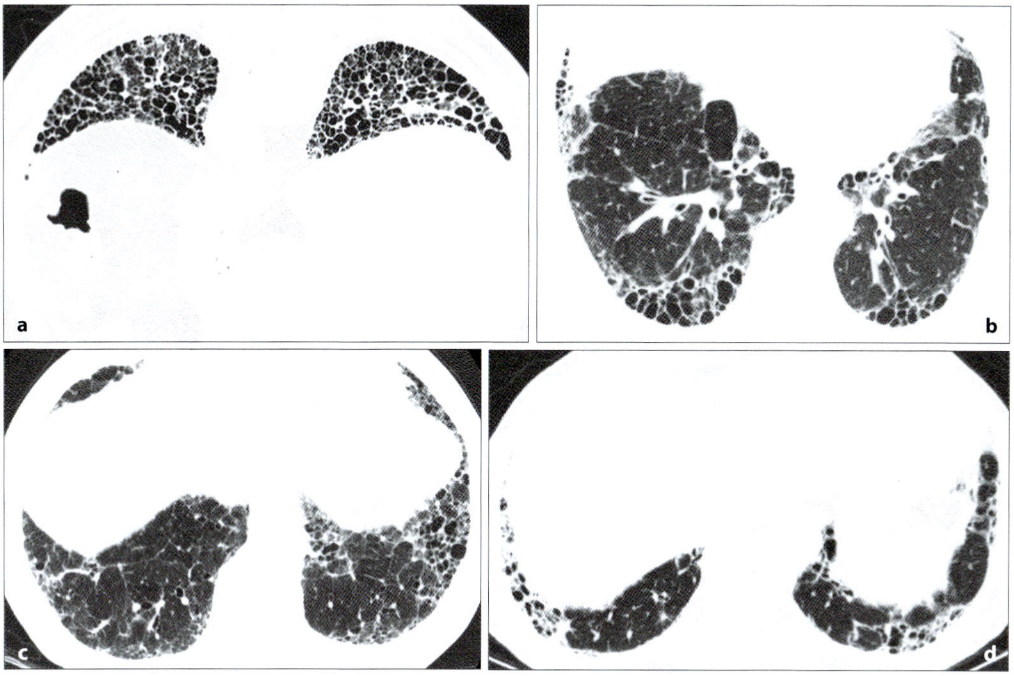

Figura 9.6 Alto grado de confianza en el diagnóstico de neumonía intersticial usual (NIU): diagnósticos diferenciales. Se presentan cuatro ejemplos de NIU en la TCAR. Se observa fibrosis de predominio subpleural y basal con patrón en panal de abeja en la TCAR de pacientes con NIU secundaria a fibrosis pulmonar idiopática (**a**), enfermedad del tejido conjuntivo (**b**), asbestosis (**c**) y toxicidad por fármacos (**d**). Cuando se manifiestan con un patrón de NIU, estas enfermedades suelen ser indistinguibles en la TCAR.

Criterios de grado de confianza intermedia para el diagnóstico de NIU

El patrón en panal de abeja es un hallazgo importante para el diagnóstico radiológico de NIU, y cuando está ausente disminuye el grado de confianza diagnóstica (Figura 9.7). Conforme a los criterios de la ATS, se considera que existe un patrón de "NIU posible" si se cumplen todos los criterios de "NIU definitiva" menos la presencia de panal de abeja; la FS hace referencia a este patrón como "patrón de NIU probable". Los criterios son los siguientes:

- Opacidades reticulares.
- Ausencia de panalización.
- Distribución subpleural y basal de las anomalías.
- Ausencia de signos que no son característicos de NIU.

Entre el 60% y el 90% de los pacientes con FPI presentan este patrón en los estudios. Entre el 10% y el 40% de los pacientes presentan neumonitis por hipersensibilidad y, en menor medida, enfermedad del tejido conjuntivo. El uso de biopsias en casos de "NIU posible" (ATS) o "NIU probable" (FS) es un tema debatido. En contextos clínicos con una incidencia relativamente baja de neumonitis por hipersensibilidad, la biopsia puede no ser necesaria porque el resultado en la mayoría de los casos será FPI. Se pueden emplear también otros signos radiológicos o clínicos para determinar la probabilidad de FPI en pacientes con "NIU posible/probable" en la TCAR. Los factores que se asocian con un riesgo más elevado de FPI son

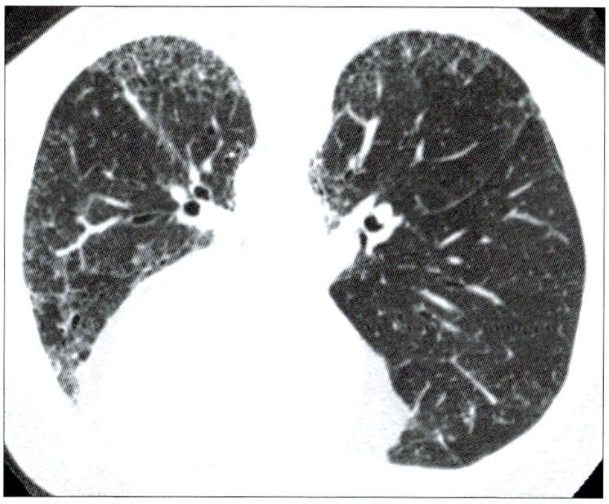

Figura 9.7 Grado de confianza intermedio en el diagnóstico de neumonía intersticial usual. Se observa reticulación periférica y subpleural, pero no patrón en panal de abeja.

la edad avanzada (mayor de 60 años), el sexo masculino y un mayor grado de bronquiectasia por tracción en la TCAR.

Los criterios de la FS incluyen una categoría más denominada "patrón indeterminado de NIU en la TC", que también corresponde a una probabilidad intermedia de FPI (Figura 9.8). Este patrón presenta las siguientes características:

- Hallazgos de fibrosis: reticulación, bronquiectasia por tracción o panal de abeja.
- Distribución variable o difusa.
- Signos poco visibles que no se consideran característicos de NIU.

El signo clave de la categoría de la FS "patrón indeterminado de NIU en la TC" es la presencia de uno o más signos que generalmente no se asocian a NIU y cuya magnitud no se considera significativa. Estos signos son los mismos enumerados bajo el título "Criterios diagnósticos de NIU de bajo grado de confianza" (*v.* Tabla 9.3).

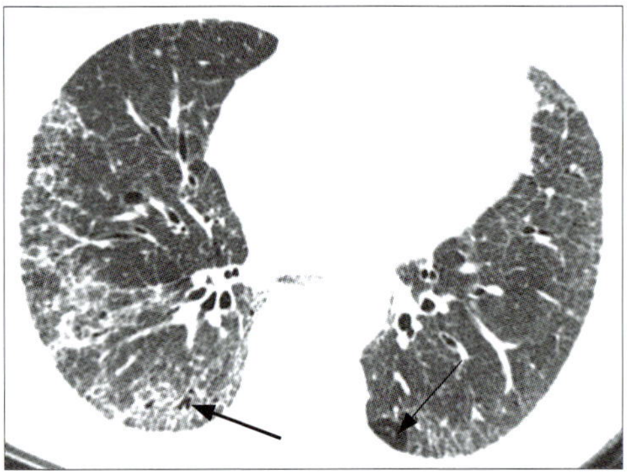

Figura 9.8 Patrón inespecífico de fibrosis. En la TCAR, se observa fibrosis periférica con reticulación irregular y bronquiectasia por tracción leve (*flecha gruesa*). Se aprecia perfusión en mosaico muy leve (*flecha fina*), pero no se visualiza panal de abeja. Este patrón no es un patrón diagnóstico de ninguna enfermedad en particular, y es necesario practicar una biopsia para formular el diagnóstico definitivo.

Criterios diagnósticos de NIU de bajo grado de confianza

Ciertos hallazgos de la TCAR no se consideran característicos de NIU y sugieren otros diagnósticos. En la clasificación de la ATS, estos hallazgos se denominan "incompatibles con NIU", y en la clasificación de la FS, "signos de la TC muy compatibles con un diagnóstico alternativo". Estos hallazgos incluyen una o más de las siguientes características:

- Predominio en campos superior o medio del pulmón (Figura 9.9).
- Predominio peribroncovascular (Figura 9.10).
- Presencia de signos en la TCAR que no son característicos de NIU (y que son más característicos de otras enfermedades), como los siguientes:
  - Perfusión en mosaico en la TC en inspiración.
  - Atrapamiento aéreo en la TC en espiración (Figura 9.11).
  - Opacidad en vidrio esmerilado (desproporcionada con respecto a la reticulación).
  - Micronódulos difusos.
  - Consolidación.
  - Quistes (fuera de las áreas de fibrosis).

Estos hallazgos no son característicos de NIU, sino de otra neumonía intersticial o de una enfermedad pulmonar diferente. La presencia de cualquiera de ellos es suficiente para determinar que la TCAR no es indicativa de patrón de NIU (Figuras 9.12 a 9.15). Cabe destacar que los hallazgos atípicos deben estar presentes en "cantidades significativas". Por ejemplo, el atrapamiento aéreo debe ser bilateral y observarse en al menos tres

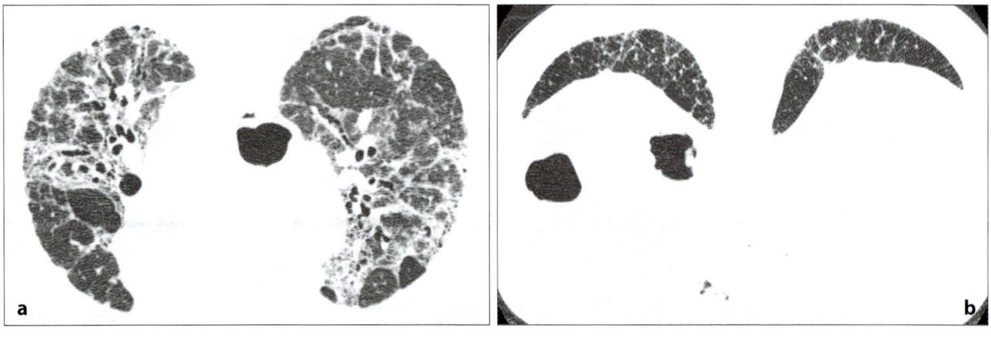

Figura 9.9 Bajo grado de confianza en el diagnóstico de neumonía intersticial usual. En la TCAR en decúbito prono de este paciente con neumonitis por hipersensibilidad, se observa una distribución de la fibrosis que no es de predominio subpleural (**a**), con preservación de los ángulos costofrénicos (**b**). Debido a que en este caso la distribución es de predominio central y en el lóbulo superior, se debe interpretar que la imagen es incompatible con una neumonía intersticial usual.

lóbulos para considerarse un hallazgo significativo; si no lo es, no se tiene en cuenta para determinar el patrón y el diagnóstico. La preservación subpleural se considera un hallazgo de distribución "peribroncovascular", por lo que es improbable que sea un patrón de NIU. Aproximadamente el 75% de los pacientes incluidos en esta categoría tendrán un diagnóstico alternativo (que no será FPI); sin embargo, el 25% sí tendrá FPI. En otras palabras, una distribución o un hallazgo atípicos en la TCAR no excluyen el diagnóstico de FPI.

Fibrosis pulmonar idiopática

La fibrosis pulmonar idiopática (FPI) es una causa frecuente de enfermedad pulmonar fibrótica difusa y es la causa más habitual de patrón de NIU (*v.* Figura 9.12).

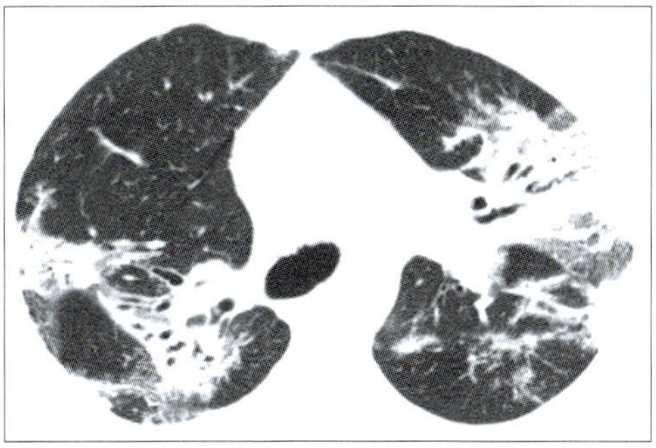

Figura 9.10 Bajo grado de confianza en el diagnóstico de neumonía intersticial usual. En la TCAR de un paciente con sarcoidosis, se observan grandes áreas consolidadas de fibrosis y distorsión de la arquitectura con distribución peribroncovascular. Debido a que en este caso la distribución es de predominio central y en el lóbulo superior, debe interpretarse que la TC es incompatible con una neumonía intersticial usual.

Un paciente con NIU idiopática tiene FPI. Si un paciente con patrón de NIU en la TCAR presenta una enfermedad o exposición a una sustancia asociadas a este patrón (p. ej., enfermedad del tejido conjuntivo o exposición al amianto), según la definición de la ATS, el diagnóstico no puede ser FPI. Cabe destacar que existen otras enfermedades pulmonares fibróticas en las que los antecedentes clínicos no indican un diagnóstico específico. Se pueden mencionar, entre otras, la sarcoidosis o la neumonitis por hipersensibilidad sin antecedentes identificables de exposición. En estos casos, los hallazgos de la TCAR habitualmente sugieren un diagnóstico diferente al de NIU.

La FPI afecta principalmente a pacientes mayores de 50 años. Es una enfermedad progresiva de mal pronóstico con una supervivencia del 50% a los tres años. Esta enfermedad no suele responder a los tratamientos convencionales con fármacos inmunosupresores, como los corticosteroides; sin embargo, dos fármacos antifibróticos, pirfenidona y nintedanib, han sido autorizados para tratar la FPI, y se ha demostrado que retrasan la progresión de la fibrosis. En este momento, estos fármacos no se usan para tratar ninguna otra enfermedad pulmonar fibrótica difusa, si bien ese tratamiento es objeto de estudio.

En muchos casos, el diagnóstico de FPI se basa únicamente en la información clínica y los hallazgos característicos en la TCAR (es decir, alto grado de confianza de diagnóstico de NIU en la TCAR). No suele practicarse una biopsia pulmonar a menos que los hallazgos de la TCAR no sean diagnósticos o característicos de NIU o los antecedentes clínicos del paciente sean indicativos de otro diagnóstico.

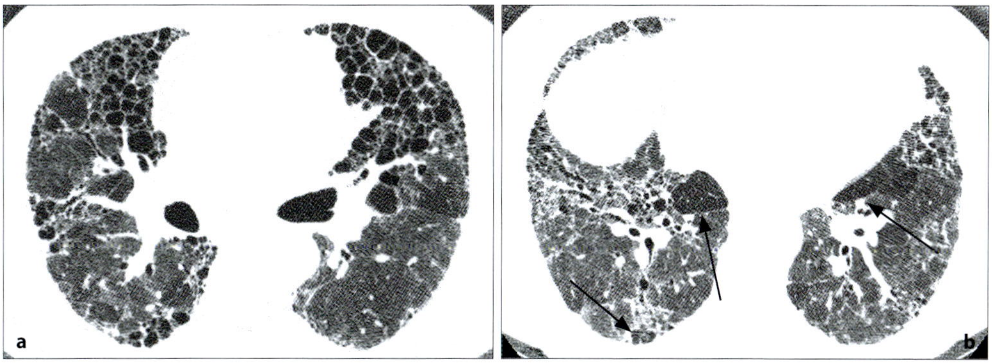

Figura 9.11 Bajo grado de confianza en el diagnóstico de neumonía intersticial usual (NIU). a En la TCAR de un paciente con neumonitis por hipersensibilidad, se observa panal de abeja extenso con predominio en la región media del pulmón. **b** En la imagen en espiración de la base pulmonar, se observa atrapamiento aéreo bilateral en parches (*flechas*). Pese a la presencia de panalización, la TCAR no sugiere un diagnóstico de NIU. Dada la distribución en el campo pulmonar medio y la presencia de atrapamiento aéreo, se debe interpretar que la imagen es incompatible con NIU.

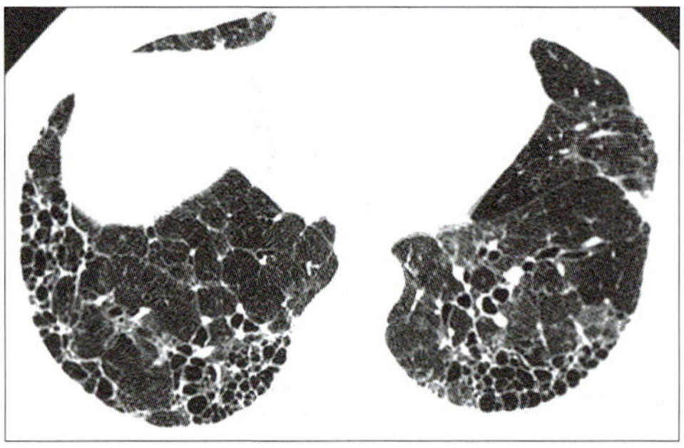

Figura 9.12 Fibrosis pulmonar idiopática. Se observa un patrón característico de neumonía intersticial usual, manifestado con panal de abeja subpleural en parches. La fibrosis pulmonar idiopática es la causa más frecuente de este patrón.

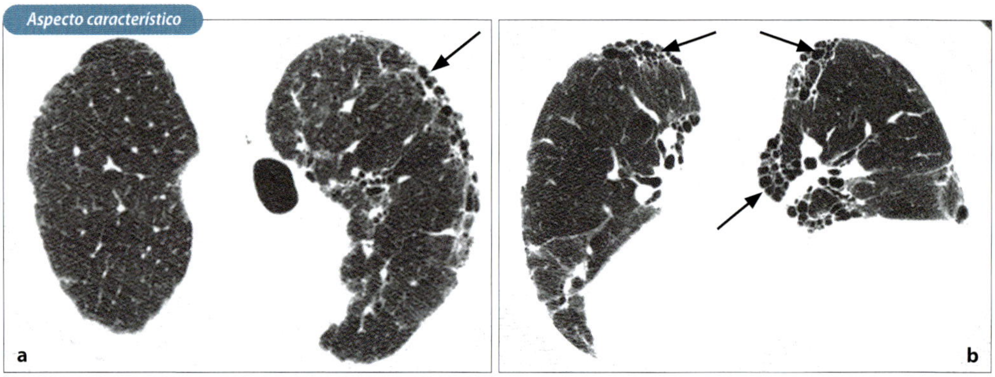

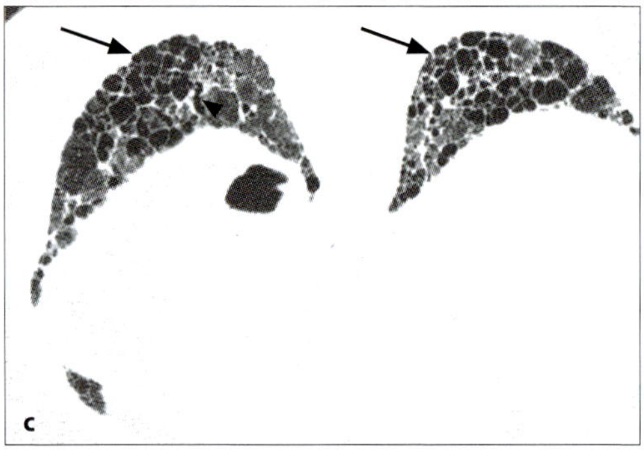

Figura 9.13 Fibrosis pulmonar idiopática (FPI): aspecto característico. En las imágenes de TCAR de la región de los campos superior (**a**), medio (**b**) e inferior (**c**) del pulmón, se observa predominio subpleural y basal del patrón en panal de abeja (*flechas*) y bronquiectasia por tracción (*punta de flecha*) compatibles con neumonía intersticial usual. En ausencia de enfermedades o exposiciones conocidas, el diagnóstico en este caso es FPI.

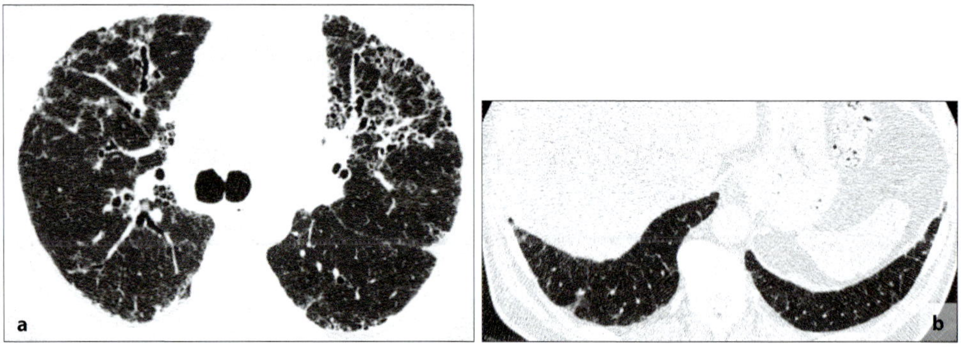

Figura 9.14 Fibrosis pulmonar idiopática (FPI) de distribución atípica. En la TCAR de este paciente con FPI y neumonía intersticial usual (NIU) confirmada por biopsia, se observan hallazgos atípicos, con fibrosis que no tiene predominio subpleural y que afecta significativamente las regiones pulmonares centrales (**a**). Además, se aprecia la preservación relativa de los ángulos costofrénicos (**b**). No es infrecuente encontrar manifestaciones atípicas de FPI. En función de los hallazgos de la TCAR, se debe interpretar que la imagen es incompatible con NIU.

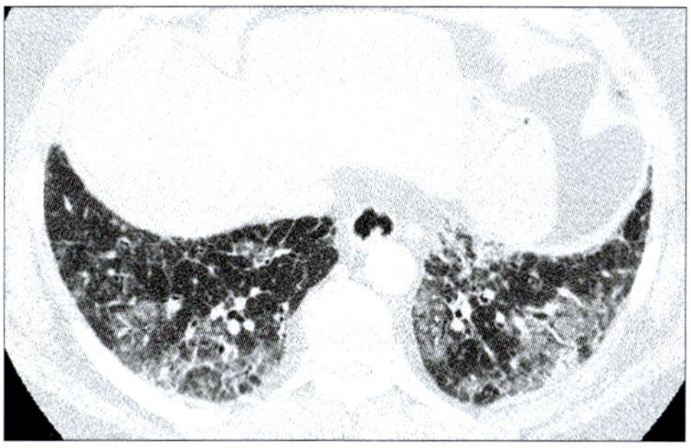

Figura 9.15 Fibrosis pulmonar idiopática con opacidad en vidrio esmerilado (OVE). Excepcionalmente, la fibrosis pulmonar idiopática puede presentar OVE como la anomalía predominante sin signos evidentes de fibrosis. En esos casos, la OVE representa fibrosis por debajo del límite de resolución de la TCAR, por lo que se requiere una biopsia para formular el diagnóstico definitivo.

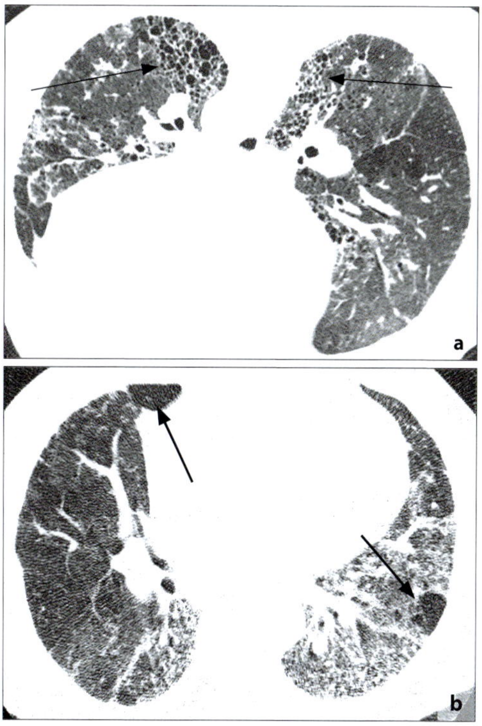

Figura 9.16 Fibrosis pulmonar idiopática (FPI) con atrapamiento aéreo leve. a En la TCAR en decúbito prono de la región del campo medio del pulmón, se observa fibrosis periférica con panalización (*flechas finas*) característica de FPI. **b** No es infrecuente la presencia de atrapamiento aéreo leve (*flechas gruesas*) en las imágenes de pacientes con FPI, y si este hallazgo es de gravedad y extensión limitadas no debería indicar otro diagnóstico.

En ausencia de signos clínicos o radiológicos que indiquen un diagnóstico alternativo, un paciente con patrón de NIU en la TCAR recibirá un diagnóstico de sospecha de FPI (*v.* Figura 9.13). Dado que los hallazgos de la TCAR pueden considerarse diagnósticos de FPI sin necesidad de realizar una biopsia, es importante ser cauto al diagnosticar un patrón de NIU definitivo.

Debe recordarse que no todos los casos de FPI presentan hallazgos característicos en la TCAR. No obstante, la TCAR sigue siendo extremadamente importante para formular el diagnóstico. Incluso si la biopsia pulmonar se interpreta con "NIU", no puede realizarse el diagnóstico clínico de FPI con certeza si en la TCAR se interpreta que los hallazgos son incompatibles con ese diagnóstico. En esos casos, se recomienda que un equipo multidisciplinario de especialistas en neumopatías evalúe minuciosamente toda la información.

Las manifestaciones atípicas de FPI en la TCAR son fibrosis que no tiene predominio subpleural ni basal (*v.* Figura 9.14), opacidad en vidrio esmerilado predominante (*v.* Figura 9.15) y áreas focales de perfusión en mosaico o de atrapamiento aéreo (Figura 9.16).

Los pacientes con FPI pueden presentar una progresión lenta o rápida de la enfermedad, con un aumento progresivo de los hallazgos de fibrosis. También pueden presentar un empeoramiento agudo de los síntomas. Este cuadro se denomina exacerbación aguda de la FPI. En la TCAR de esos pacientes, habitualmente se observa opacidad en vidrio esmerilado en áreas previamente afectadas por fibrosis o en regiones pulmonares previamente no afectadas (Figura 9.17). La opacidad en vidrio esmerilado por lo general representa daño alveolar difuso en el examen histopatológico.

Diagnósticos diferenciales

Las anomalías pulmonares asociadas a FPI por lo general no se diferencian en la TCAR de otras causas de patrón de NIU, como la enfermedad del tejido conjuntivo, la toxicidad por fármacos y la asbestosis. La diferenciación entre FPI y estas enfermedades es principalmente clínica. Los pacientes con enfermedad del tejido conjuntivo habitualmente tienen además otras manifestaciones clínicas propias de un trastorno sistémico. La posibilidad de toxicidad por fármacos se detecta examinando la lista de medicamentos del paciente. Los pacientes con asbestosis tienen antecedentes de exposición prolongada en ocupaciones de riesgo.

En la TCAR de más del 80% de los pacientes con asbestosis se observa enfermedad pleural

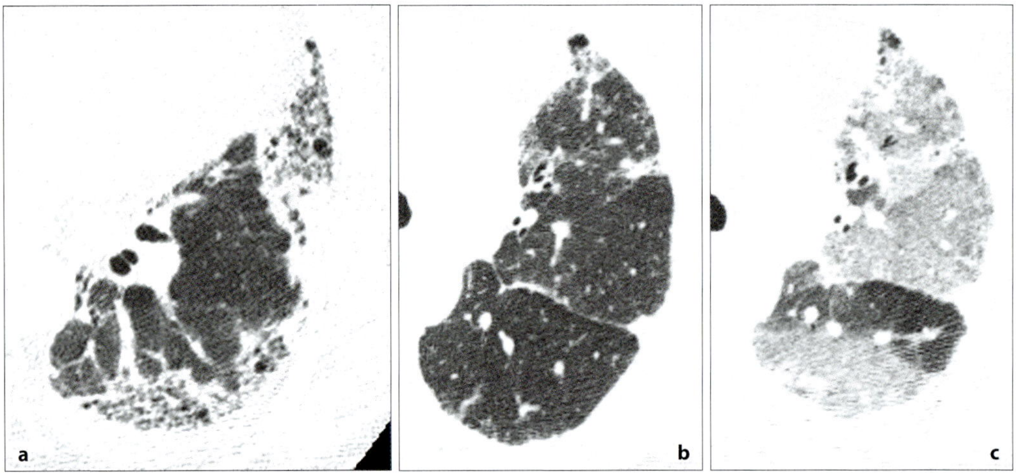

Figura 9.17 Exacerbación aguda de la fibrosis pulmonar idiopática (FPI). **a** En la TCAR de un paciente con FPI confirmada por biopsia de la región de la base del pulmón izquierdo, se observa reticulación periférica. **b** En la TCAR de la región del campo medio del pulmón, se observan anomalías mínimas. **c** En la TCAR obtenida en la misma región tres meses después, se observa aparición de opacidad en vidrio esmerilado difusa en un caso de exacerbación aguda de la FPI.

asociada. En algunos casos de asbestosis, se han descrito nódulos centrilobulillares pequeños en la periferia del pulmón, que reflejan fibrosis peribronquiolar, pero se trata de un hallazgo infrecuente y suele aparecer en el inicio de la enfermedad.

En ocasiones, el examen histopatológico puede verse limitado por error en la toma de la muestra. En otras palabras, la muestra de la biopsia puede obtenerse de una región del pulmón que no es representativa de la enfermedad general. Por ejemplo, la neumonitis por hipersensibilidad y la sarcoidosis pueden presentar un patrón histopatológico de NIU si se toman muestras de zonas de fibrosis grave. La ventaja de la TCAR es que se visualiza todo el parénquima pulmonar, y por lo general en estos casos las imágenes ponen de manifiesto signos característicos.

La neumonitis por hipersensibilidad no suele predominar en las regiones subpleurales, pero afecta todo el corte transversal del pulmón, y el compromiso es mayor en los campos pulmonares medio o superior (*v.* Figura 9.9). Además, en la TCAR de un paciente con neumonitis por hipersensibilidad pueden observarse nódulos centrilobulillares o varias zonas de perfusión en mosaico o de atrapamiento aéreo (*v.* Figura 9.11). La sarcoidosis con frecuencia predomina en los lóbulos superiores y tiene distribución central o peribroncovascular (*v.* Figura 9.10). Pueden visualizarse nódulos perilinfáticos asociados a fibrosis.

En los estudios de algunos pacientes, la neumonía intersticial no específica puede asemejarse a la NIU, porque con frecuencia se manifiesta con fibrosis de distribución subpleural y basal. Sin embargo, la neumonía intersticial no específica fibrótica habitualmente presenta reticulación de predominio peribroncovascular o preservación relativa de la región pulmonar subpleural; estos hallazgos se consideran incompatibles con el patrón de NIU. Además, el panal de abeja no es un hallazgo frecuente en los estudios de pacientes con neumonía intersticial no específica y, cuando está presente, suele ser leve y de extensión limitada (Figura 9.18).

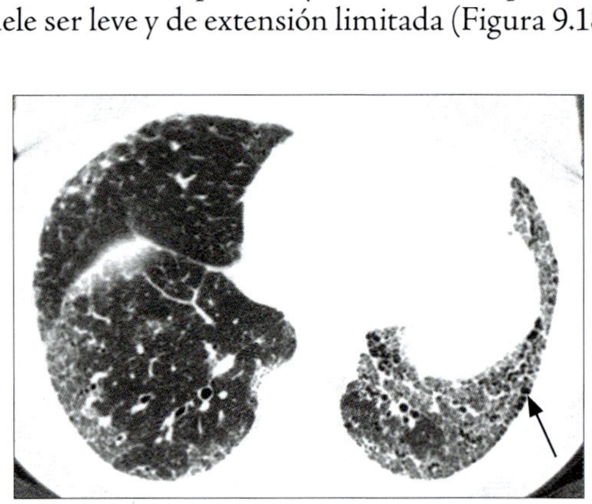

Figura 9.18 Neumonía intersticial no específica (NINE) y presencia de patrón en panal de abeja. La NINE fibrótica puede manifestarse con patrón en panal de abeja (*flecha*), pero habitualmente este hallazgo es de extensión limitada, como se observa en la imagen de este paciente con esclerodermia. Se diferencia de la neumonía intersticial usual, en la que el panal de abeja suele ser un componente significativo de la anomalía presente.

Fibrosis pulmonar familiar

Algunos pacientes con fibrosis pulmonar tienen al menos un familiar cercano con esta enfermedad. Se cree que esta agrupación familiar de enfermedad pulmonar fibrótica se debe a una predisposición genética a diversos tipos de lesión pulmonar. En pacientes que presentan ciertas alteraciones, como mutaciones de los genes que codifican la proteína C del surfactante o la telomerasa, se ha identificado una causa genética específica, pero la mayoría de los casos son idiopáticos.

La fibrosis pulmonar familiar se asocia muy estrechamente a un diagnóstico de FPI y se considera la causa de hasta el 20% de los casos de esta enfermedad. También pueden observarse factores familiares asociados a neumonitis por hipersensibilidad, enfermedad del tejido conjuntivo o a cualquier otra causa de fibrosis pulmonar. La fibrosis pulmonar familiar no es un diagnóstico en sí mismo. El diagnóstico final del paciente es el de la enfermedad subyacente, como la FPI. En los estudios histopatológicos de pacientes con fibrosis familiar, con frecuencia se observa un patrón de NIU; sin embargo, también es frecuente la presencia de hallazgos que no pueden clasificarse.

Los hallazgos de fibrosis pulmonar familiar en la TCAR son los de la enfermedad subyacente; no obstante, las manifestaciones atípicas son más frecuentes que en los casos de enfermedad no familiar (Figura 9.19). Es más común visualizar opacidad en vidrio esmerilado y distribución atípica de la fibrosis en los casos de FPI familiar que en los de FPI no familiar. Los patrones en la TCAR pueden ser diferentes dentro de la misma familia.

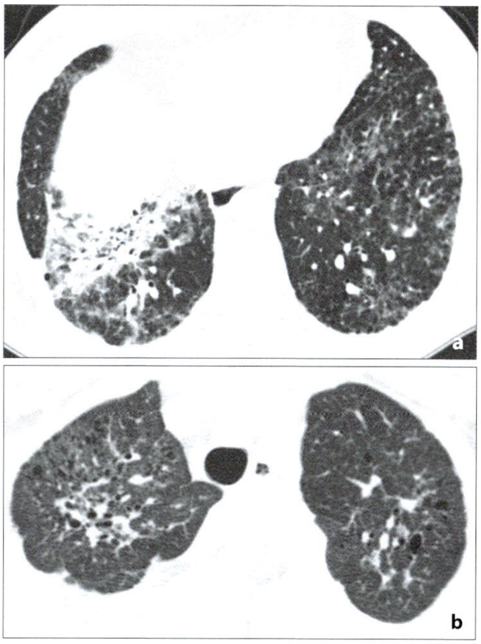

Figura 9.19 Fibrosis pulmonar familiar. Se presentan las imágenes de dos pacientes de la misma familia con fibrosis pulmonar familiar (**a-b**). En la biopsia, el patrón histológico fue el de neumonía intersticial usual. **a** En la imagen de uno de los pacientes, se observa opacidad en vidrio esmerilado en parches de predominio basal y bronquiectasia por tracción en la base pulmonar. **b** En la imagen del otro paciente, se aprecia predominio central y en lóbulos superiores de reticulación, bronquiectasia por tracción y quistes. Los hallazgos de la TCAR con frecuencia son atípicos en las imágenes de pacientes con fibrosis pulmonar familiar.

Neumonía intersticial no específica

El término "neumonía intersticial no específica" (NINE) se usó originalmente para describir un patrón histopatológico que no cumplía con los criterios de ninguna otra neumonía intersticial. Con el paso del tiempo, se ha observado que los casos clasificados como NINE en realidad representan una entidad específica con un aspecto histopatológico característico y una clara asociación con determinadas enfermedades. La enfermedad del tejido conjuntivo es la alteración sistémica que con más frecuencia se asocia a NINE, pero la NINE también puede ser una manifestación de toxicidad por fármacos o de neumonitis por hipersensibilidad, o bien un trastorno idiopático. Obsérvese que tanto la enfermedad del tejido conjuntivo como la toxicidad por fármacos pueden presentar un patrón de NIU o de NINE.

En el examen histopatológico, la NINE presenta engrosamiento uniforme de las paredes alveolares debido a inflamación o a fibrosis (Figura 9.20). Por lo general, la arquitectura pulmonar está preservada, a diferencia de la NIU, en la que está muy distorsionada. Las regiones pulmonares afectadas en los casos de NINE presentan un aspecto histopatológico uniforme; es decir, se observa homogeneidad espacial y temporal.

La NINE (Tabla 9.4) es menos frecuente que la NIU y suele afectar a pacientes más jóvenes (edad pico entre los 40 y los 50 años) con síntomas menos graves. Existen dos variantes de NINE, la celular y la fibrótica, que representan diferentes estadios de la enfermedad. En la práctica clínica es más frecuente la variante fibrótica.

Por lo general, el pronóstico de los pacientes con NINE es mejor que el de quienes presentan NIU (supervivencia de 75% a los cinco años), si bien esta diferencia no es tan significativa en los casos de NINE fibrótica.

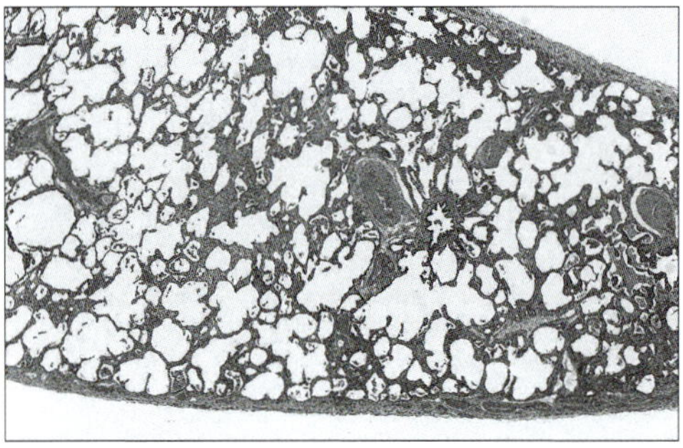

Figura 9.20 Examen histopatológico de neumonía intersticial no específica. Se observa engrosamiento difuso de las paredes alveolares debido a fibrosis, con leve distorsión de la arquitectura pulmonar subyacente. (*v.* Figura a color en *eBook*).

Tabla 9.4 Características de la neumonía intersticial no específica

Frecuencia	▪ Segunda neumonía intersticial en frecuencia; 25% de los casos
Hallazgos de la TCAR	▪ Predominio subpleural, basal ▪ Opacidad en vidrio esmerilado, reticulación irregular, bronquiectasia por tracción ▪ Panal de abeja inexistente o mínimo ▪ Preservación subpleural en el 20%-50%
Síndrome idiopático	▪ Neumonía intersticial no específica idiopática
Enfermedades asociadas	▪ Enfermedad del tejido conjuntivo ▪ Toxicidad por fármacos ▪ Neumonitis por hipersensibilidad

Hallazgos de la TCAR

Los hallazgos observados en la TCAR de pacientes con NINE dependen de la presencia de la variante celular o de la variante fibrótica. La NINE celular se manifiesta con opacidad en vidrio esmerilado como anomalía predominante, si bien con frecuencia hay reticulación fina asociada y puede apreciarse también bronquiectasia por tracción (Figura 9.21).

La NINE fibrótica presenta bronquiectasia por tracción y reticulación irregulares como hallazgos predominantes (Figura 9.22). También puede manifestarse con opacidad en vidrio esmerilado, en cuyo caso el hallazgo puede reflejar una NINE celular superpuesta. Es infrecuente observar patrón en panal de abeja asociado a NINE fibrótica, un hallazgo que se visualiza en un bajo porcentaje de los casos, y cuando está presente suele ser de extensión y gravedad limitadas.

La exacerbación aguda de la NINE, al igual que la exacerbación aguda de la FPI, puede presentarse con daño alveolar difuso en el examen histopatológico y opacidad en vidrio esmerilado y consolidación en la TCAR.

La distribución de la NINE es similar a la de la NIU, con predominio periférico y basal (Figura 9.23). Sin embargo, una distribución concéntrica periférica de las anomalías, con preservación relativa de la región subpleural pulmonar inmediata (preservación subpleural), es un hallazgo muy indicativo de NINE, que está presente en el 20%-50% de los casos (*v.* Figuras 9.21, 9.22 y 9.24). La NINE también puede presentar predominio peribroncovascular.

Si el paciente presenta enfermedad del tejido conjuntivo y sospecha de NINE, no suele practicarse una biopsia pulmonar para establecer el diagnóstico, porque se supone que la neumopatía está relacionada con el trastorno sistémico. Si no existen antecedentes de enfermedad del tejido conjuntivo y se sospecha la presencia de NINE sobre la base de los hallazgos de la TCAR, habitualmente se practica una biopsia.

Diagnósticos diferenciales

En algunos casos puede ser difícil diferenciar la NINE fibrótica de la NIU en la TCAR. Cuando se observa preservación subpleural y el patrón en panal de abeja es inexistente o leve, es muy probable que el diagnóstico sea NINE. Cuando se observa fibrosis con patrón en panal de abeja mínimo o inexistente y sin preservación subpleural, los diagnósticos posibles son NIU o NINE (Figura 9.25). Cuanto mayor es la gravedad de la fibrosis sin panalización, mayor es la probabilidad de que el diagnóstico sea NINE. La presencia de patrón en panal de abeja significativo sugiere NIU. Además, la NINE suele tener distribución concéntrica; la distribución de la NIU por lo general es en parches.

Neumonía intersticial descamativa

La neumonía intersticial descamativa (NID) (Tabla 9.5) es un patrón de lesión pulmonar asociado a tabaquismo y se abordará con mayor detalle en el Capítulo 11, "Enfermedad pulmonar asociada al tabaquismo". En pocas ocasiones, la NID se considera una reacción asociada a enfermedad del tejido conjuntivo, toxicidad por fármacos, inhalación de sustancias tóxicas y mutaciones del gen que codifica la proteína C del surfactante o un trastorno idiopático. El nombre "neumonía intersticial descamativa" es inapropiado porque la principal anomalía histopatológica es la presencia de numerosos macrófagos

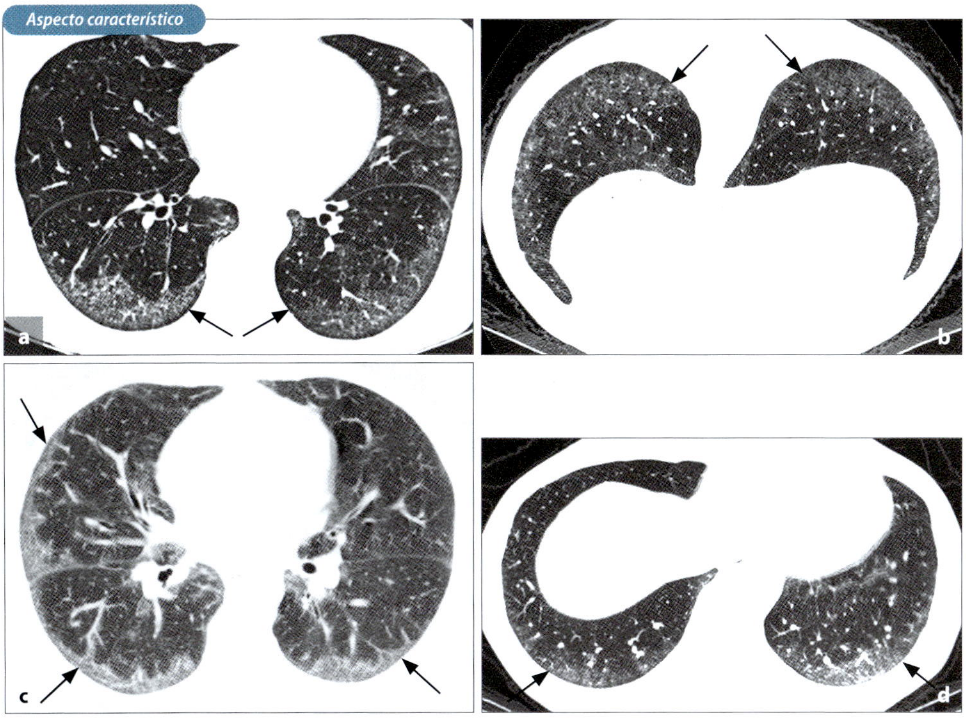

Figura 9.21 Neumonía intersticial no específica (NINE) celular: aspectos característicos. Se presentan cuatro casos de NINE celular. En todos ellos, la anomalía más significativa es la opacidad en vidrio esmerilado (*flechas*). Los hallazgos de fibrosis, como la bronquiectasia por tracción, son inexistentes o leves. La preservación relativa de la porción subpleural inmediata del pulmón (**a-c**) es muy indicativa de este diagnóstico, pero está ausente en muchos casos de NINE (**d**).

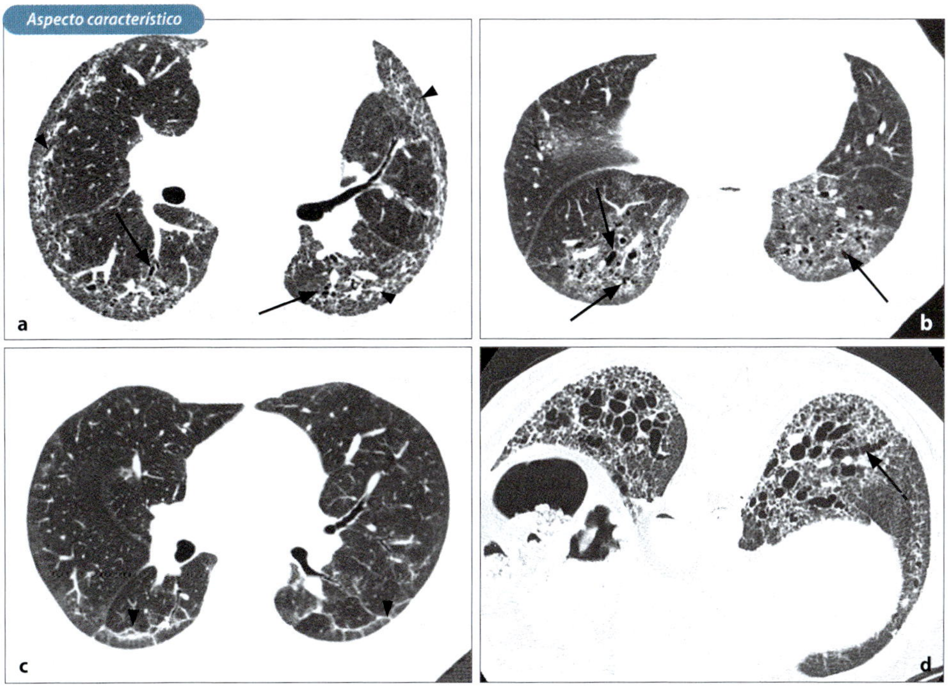

Figura 9.22 Neumonía intersticial no específica fibrótica: aspectos característicos. Se presentan cuatro ejemplos de neumonía intersticial no específica fibrótica. En todos ellos, los hallazgos predominantes son la reticulación irregular (*puntas de flecha*) y la bronquiectasia por tracción (*flechas*). La preservación de la porción subpleural inmediata del pulmón (**a-c**) es indicativa de este diagnóstico, pero puede estar ausente (**d**). El patrón en panal de abeja está ausente o es poco visible.

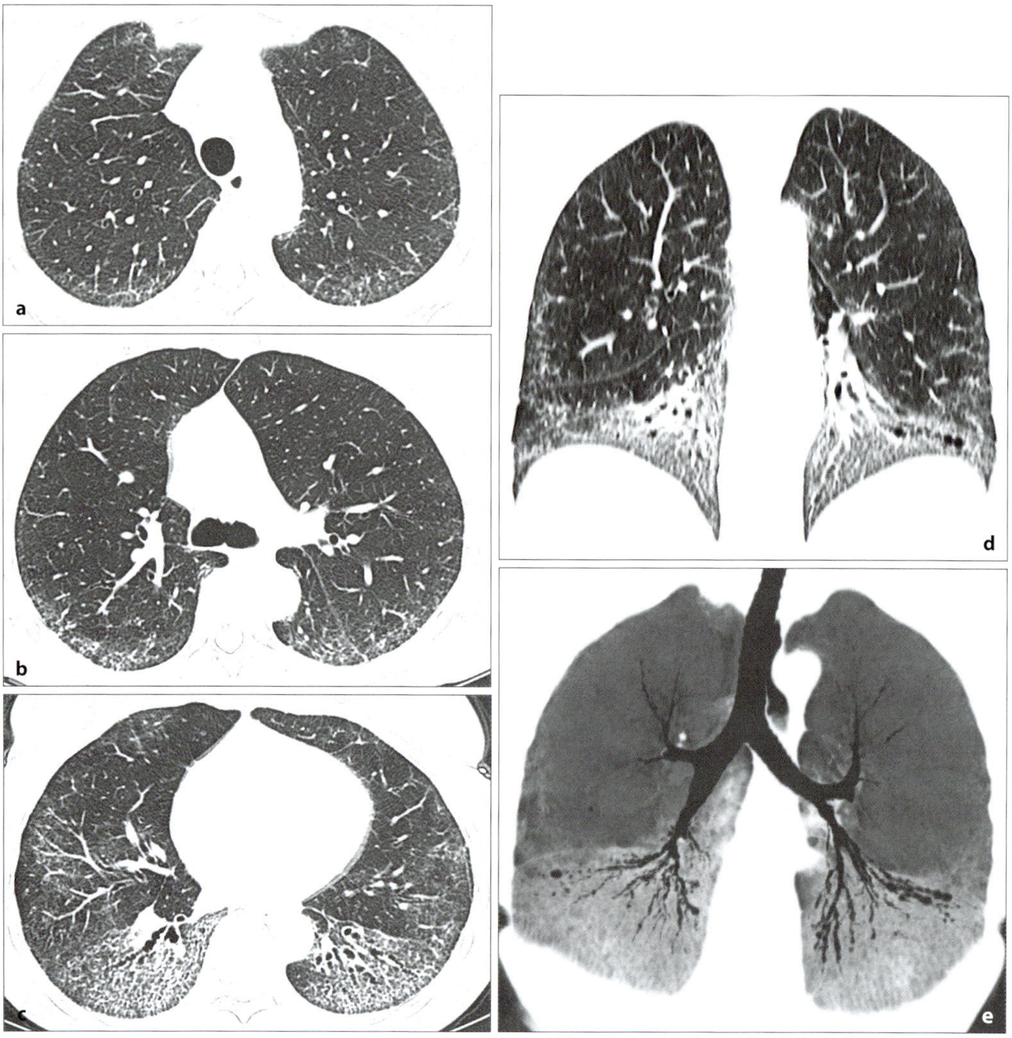

Figura 9.23 Distribución de la neumonía intersticial no específica. En las imágenes de TCAR de la región de los campos superior (**a**), medio (**b**) e inferior (**c**) de los pulmones, se observa una distribución subpleural y basal de reticulación irregular y bronquiectasia por tracción. En la reconstrucción coronal (**d**) y en la imagen coronal con mínima intensidad de proyección (**e**), se confirma la distribución basal de los hallazgos.

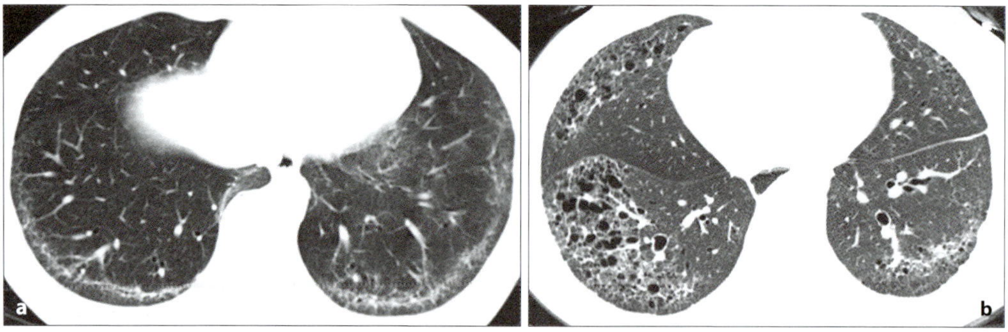

Figura 9.24 Neumonía intersticial no específica (NINE) con preservación subpleural. La distribución periférica de los hallazgos con preservación relativa del intersticio subpleural inmediato es muy indicativa de NINE. **a** En la TCAR de un paciente con NINE asociada a artritis reumatoide, se observa un anillo de reticulación irregular periférica con preservación relativa del intersticio subpleural inmediato. **b** En la imagen de un paciente con esclerodermia, se observa una mayor extensión de bronquiectasia por tracción y reticulación irregulares. Los hallazgos tienen distribución periférica; sin embargo, la región pulmonar subpleural está relativamente preservada. La porción subpleural inmediata del pulmón está menos afectada que la zona pulmonar que se encuentra a 1 cm de la pleura.

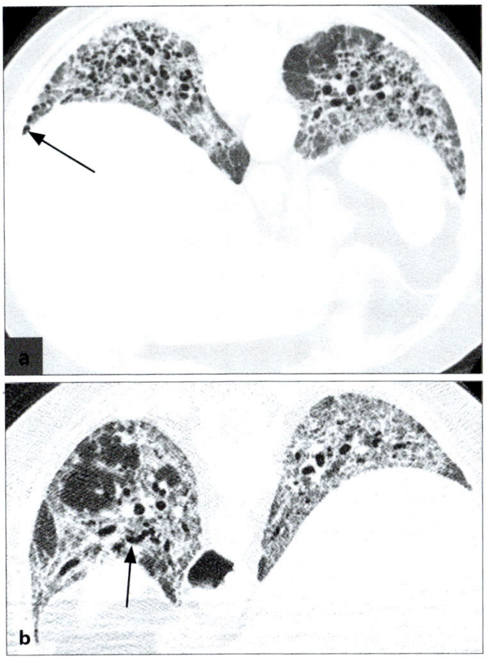

Figura 9.25 Neumonía intersticial no específica (NINE) fibrótica vs. neumonía intersticial usual (NIU). a En la TCAR en decúbito prono de un paciente con NINE, se observa panalización leve (*flecha*). Este hallazgo no es infrecuente en los casos de NINE fibrótica, pero por lo general es menos significativo que en los casos de NIU. **b** En la TCAR en decúbito prono de un paciente con fibrosis pulmonar idiopática, se observan bronquiectasia por tracción de predominio periférico y basal (*flecha*) y reticulación irregular. La ausencia de panal de abeja hace pensar en NINE, pero la NIU puede manifestarse con fibrosis grave sin panal de abeja. Si el paciente tiene antecedentes de enfermedad del tejido conjuntivo, se considera que este aspecto representa NINE; en los demás casos, se requiere una biopsia para formular el diagnóstico.

Tabla 9.5 Características de la neumonía intersticial descamativa

Frecuencia	▪ Infrecuente; 15% de los casos de neumonía intersticial
Hallazgos de la TCAR	▪ Predominio subpleural, basal ▪ Opacidad en vidrio esmerilado ▪ Quistes o enfisema ▪ Puede aparecer fibrosis con el tiempo
Síndrome idiopático	▪ Enfermedad intersticial descamativa idiopática (infrecuente)
Enfermedades asociadas	▪ Tabaquismo ▪ Enfermedad del tejido conjuntivo (infrecuente) ▪ Toxicidad por fármacos (infrecuente) ▪ Inhalación de sustancias tóxicas (infrecuente) ▪ Mutaciones de los genes de la proteína C del surfactante (infrecuente)
Enfermedades relacionadas	▪ Bronquiolitis respiratoria y bronquiolitis respiratoria asociada a enfermedad pulmonar intersticial

intraalveolares. La NID afecta a pacientes más jóvenes (edad pico de 30 a 40 años) que la neumonía intersticial no específica o la neumonía intersticial usual y por lo general responde mejor al tratamiento (supervivencia del 70%-95% a los cinco años).

La NID y la bronquiolitis respiratoria (BR) son patrones histopatológicos asociados al tabaquismo y representan diferentes momentos en un espectro de la misma anomalía asociada a la acumulación de macrófagos alveolares. En los casos de BR, el infiltrado de macrófagos tiene predominio peribronquiolar, mientras que en los de NID las anomalías son más difusas. La BR es una anomalía histopatológica incidental frecuente en fumadores. Si en el examen histopatológico de un paciente sintomático se observa BR, la enfermedad se denomina bronquiolitis respiratoria asociada a enfermedad pulmonar intersticial (BREPI).

Hallazgos de la TCAR

En la TCAR, los casos característicos de NID presentan una distribución similar a la de la neumonía intersticial usual y la neumonía intersticial no específica, es decir, de predominio periférico y basal (Figura 9.26). La opacidad en vidrio esmerilado es el hallazgo predominante (Figura 9.27); puede ser difusa o de predominio basal. Los signos de fibrosis (reticulación, bronquiectasia por tracción y panal de abeja) suelen estar ausentes o ser leves, si bien en algunos casos la NID puede progresar a un patrón fibrótico. En las regiones afectadas, pueden observarse quistes diseminados o enfisema (Figura 9.28). Estos quistes pueden ser un indicio importante para formular el diagnóstico.

En la TCAR de pacientes con BR o BREPI, habitualmente se observan nódulos centrilobulillares con opacidad en vidrio esmerilado. Los nódulos suelen afectar más las regiones centrales del campo pulmonar superior. Puede haber también perfusión en mosaico o atrapamiento aéreo, si bien este hallazgo suele ser leve.

Como la BR y la NID forman parte del espectro de la misma enfermedad, puede haber superposición de hallazgos. Así, la NID puede manifestarse con nódulos centrilobulillares con opacidad en vidrio esmerilado, perfusión en mosaico y atrapamiento aéreo, y la distribución puede ser difusa o de predominio en el lóbulo superior o en el lóbulo inferior.

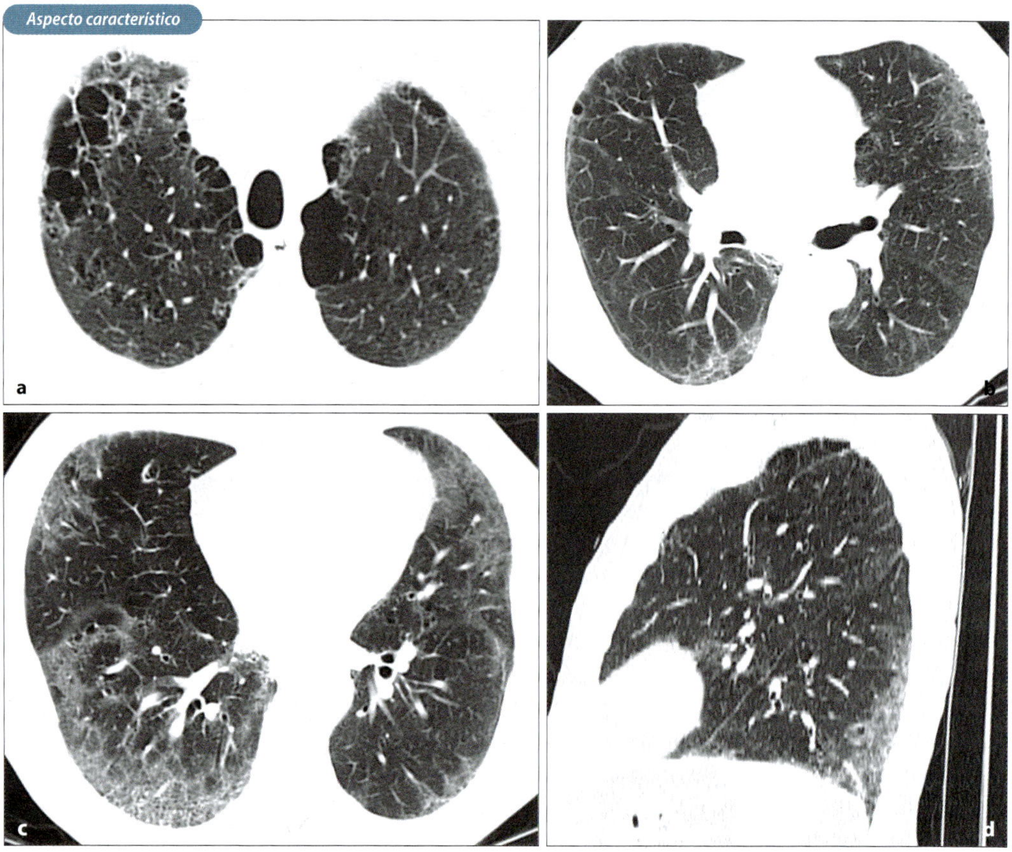

Figura 9.26 Distribución de la neumonía intersticial descamativa (NID): aspecto característico. En la TCAR de la región de los campos superior (**a**), medio (**b**) e inferior (**c**) del pulmón, se observa distribución periférica y basal de la opacidad en vidrio esmerilado. Este aspecto se aprecia también en una reconstrucción sagital (**d**). Obsérvese el enfisema en los lóbulos superiores (**a**) en la imagen de este paciente con antecedentes de tabaquismo.

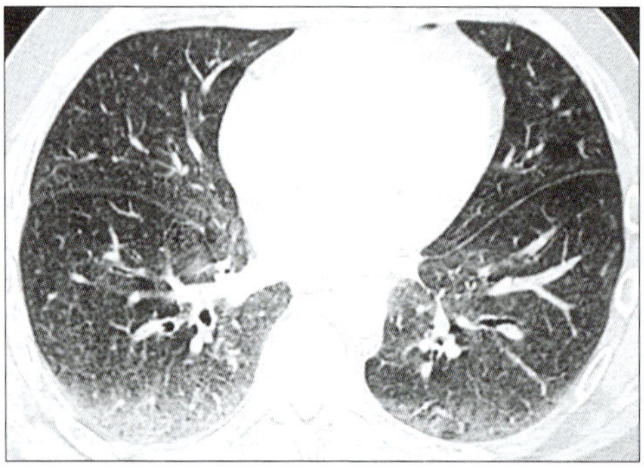

Figura 9.27 Neumonía intersticial descamativa (NID). En la TCAR, se observa opacidad en vidrio esmerilado periférica como una anomalía aislada. Este es un hallazgo inespecífico, pero en las imágenes de pacientes fumadores con síntomas crónicos, la neumonía intersticial descamativa es el diagnóstico más probable.

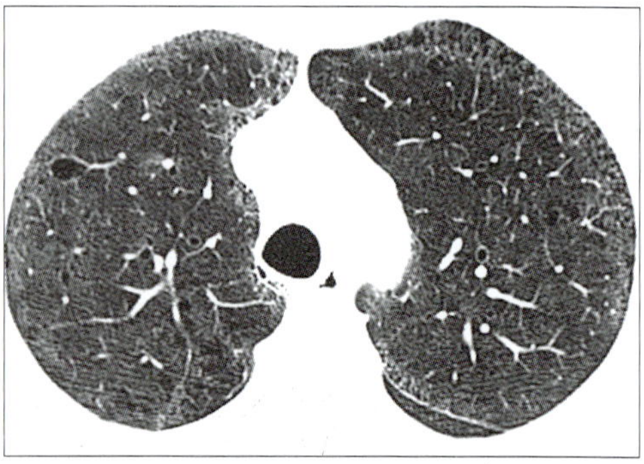

Figura 9.28 Neumonía intersticial descamativa (NID). La combinación de opacidad en vidrio esmerilado y quistes o enfisema en las mismas regiones pulmonares sugiere la presencia de NID. Si esta combinación se observa en la imagen de un paciente con antecedentes de tabaquismo, suele considerarse suficiente para diagnosticar NID sin necesidad de practicar una biopsia.

Neumonía organizada

La neumonía organizada (Tabla 9.6) es una anomalía inflamatoria no infecciosa asociada a diversas causas y enfermedades. Es un patrón relativamente común observado tanto en el examen histopatológico como en la TCAR. Se conocía previamente como bronquiolitis obliterante con neumonía organizada, pero esta denominación se dejó de lado por varias razones. En primer lugar, el término "neumonía organizada" constituye un reflejo más preciso del aspecto histopatológico de la afección. En segundo lugar, evita la confusión con enfermedades de las vías respiratorias, más precisamente con la bronquiolitis obliterante.

En el examen histopatológico, el hallazgo predominante de la neumonía organizada es la presencia de tejido de granulación intraalveolar de aspecto polipoide ramificado o redondeado en los espacios aéreos distales (Figura 9.29). Este tejido de granulación también afecta los bronquiolos, que pueden ser el sitio de inicio del proceso de reparación. Estos hallazgos se asocian a un infiltrado intersticial leve; no obstante, el tejido de granulación es el hallazgo histopatológico predominante.

Los pacientes con neumonía organizada frecuentemente presentan síntomas subagudos o crónicos de febrícula, disnea y tos, pero también es posible que la presentación sea aguda. Los síntomas suelen ser menos graves que los de la neumonía intersticial usual, y la enfermedad responde al tratamiento con esteroides, aunque no es infrecuente la recurrencia posterior al tratamiento.

Tabla 9.6 Características de la neumonía organizada

Frecuencia	▪ 10% de los casos de neumonía intersticial
Hallazgos de la TCAR	▪ Predominio peribroncovascular y subpleural ▪ Consolidación (con frecuencia con aspecto nodular o de masa) ▪ Bordes irregulares ▪ Pequeños nódulos centrilobulillares (infrecuente) ▪ Predominio en lóbulos inferiores ▪ Aparición de fibrosis después del tratamiento ▪ Signo del atolón o del halo invertido
Síndrome idiopático	▪ Neumonía organizada criptogénica
Enfermedades asociadas	▪ Enfermedad del tejido conjuntivo ▪ Toxicidad por fármacos ▪ Infección ▪ Inhalación de sustancias tóxicas ▪ Trastornos inmunitarios ▪ Enfermedad de injerto contra huésped ▪ Reacción secundaria a otro trastorno (neumonía eosinofílica crónica, neumonitis por hipersensibilidad, granulomatosis con poliangeítis, daño alveolar difuso)

Hallazgos de la TCAR

El hallazgo de neumonía organizada más característico en la TCAR es la presencia de áreas focales de consolidación, con frecuencia con aspecto nodular o de masa y de forma irregular o espiculada, que predominan en las regiones peribroncovascular y subpleural (Figura 9.30). Las zonas de consolidación están intercaladas con regiones de pulmón sano. Estos hallazgos suelen afectar más los lóbulos inferiores (Figura 9.31).

La opacidad en vidrio esmerilado no suele ser una anomalía predominante, pero puede ser la primera manifestación de neumonía organizada en estudios de pacientes inmunodeprimidos

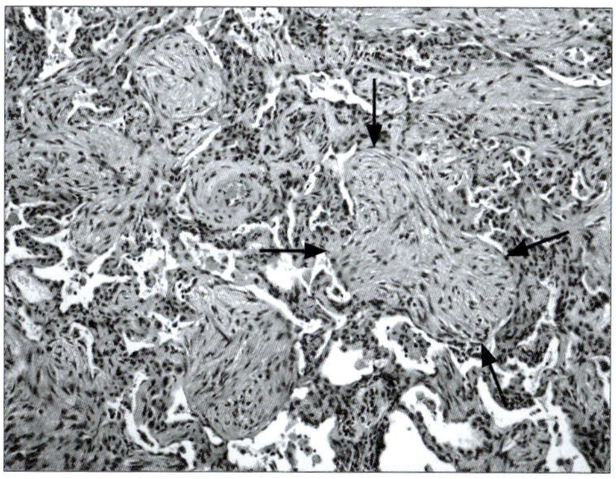

Figura 9.29 Examen histopatológico de neumonía organizada. Se observan tapones de tejido de granulación de aspecto redondeado (*flechas*) en los espacios alveolares, que corresponden a consolidación en la TCAR. (*v.* Figura a color en *eBook*).

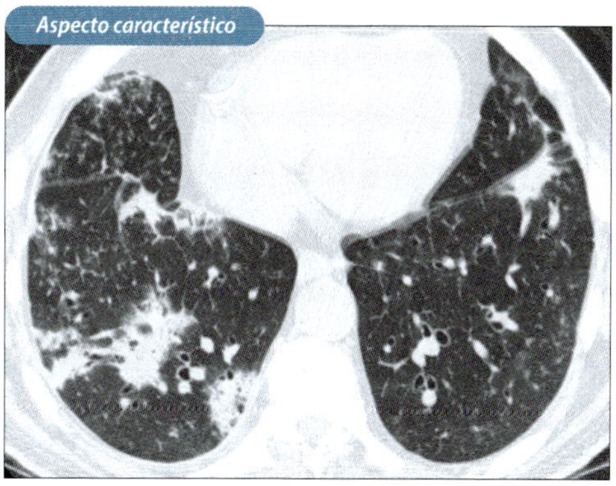

Figura 9.30 Neumonía organizada: aspecto característico. En la TCAR de este paciente, se presentan los hallazgos característicos de neumonía organizada. Se observa consolidación periférica y peribroncovascular bilateral, por lo general con aspecto nodular o de masa y márgenes irregulares. Nótese la ausencia significativa de afectación pulmonar intercalada con áreas de neumonía organizada.

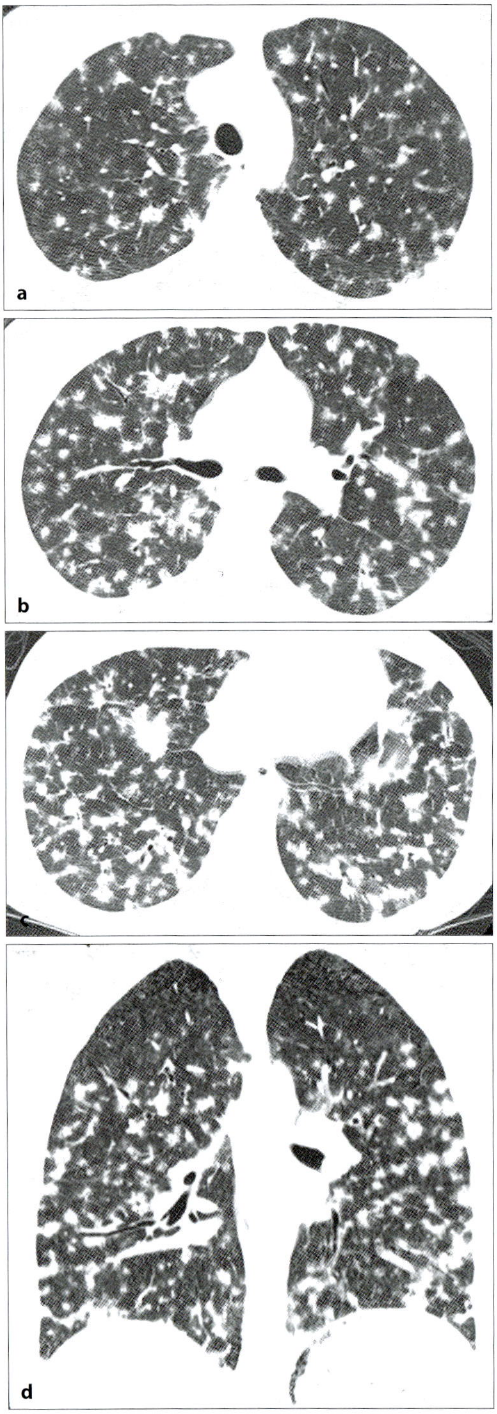

Figura 9.31 Distribución de la neumonía organizada. En las imágenes de TCAR de la región de los campos superior (**a**), medio (**b**) e inferior (**c**) del pulmón, se observan regiones nodulares de consolidación subpleural y peribroncovascular. En la reconstrucción coronal (**d**), se aprecia el predominio de la enfermedad en los lóbulos inferiores.

(Figura 9.32) o aparecer junto con la consolidación. Los nódulos centrilobulillares son un hallazgo infrecuente en los casos de neumonía organizada, pero pueden estar presentes. Si bien la neumonía organizada con el tiempo puede conducir a cicatrización pulmonar, no suele observarse fibrosis significativa.

Un hallazgo muy indicativo de neumonía organizada es el signo del atolón o signo del halo invertido. Este signo se manifiesta como un anillo completo o parcial de consolidación alrededor de una región central de opacidad en vidrio esmerilado (Figura 9.33).

En un pequeño porcentaje de casos, el signo del atolón o del halo invertido puede reflejar la presencia de diagnósticos alternativos, como infarto pulmonar, infección (p. ej., paracoccidioidomicosis o infección micótica invasiva), sarcoidosis y vasculitis (granulomatosis con poliangeítis). Cuando el signo del atolón se encuentra asociado a una de estas enfermedades, suele haber signos clínicos u otros hallazgos radiológicos que indiquen que el diagnóstico no corresponde a una neumonía organizada. Por ejemplo, la presencia del signo del atolón en las imágenes de un paciente con neutropenia debería alentar la realización de estudios para detectar una infección micótica invasiva, específicamente mucormicosis. Cuando se observa el signo del atolón pero no existe ninguno de estos signos clínicos o estos otros hallazgos radiológicos, se puede diagnosticar neumonía organizada con alto grado de confianza, ya sea que se trate de la anomalía predominante o de una reacción secundaria a una enfermedad pulmonar difusa.

Otro hallazgo que se considera específico de la neumonía organizada es la presencia de opacidades perilobulillares. En la TCAR, esta anomalía se manifiesta como opacidades lineales interconectadas que adoptan formas poligonales similares a las de los tabiques interlobulillares (Figura 9.34). Las opacidades perilobulillares se diferencian del engrosamiento septal interlobulillar por su mayor grosor y por tener un grado de definición mucho menor. Se cree que las opacidades perilobulillares se deben a anomalías presentes en la periferia del lobulillo pulmonar directamente adyacentes a los tabiques interlobulillares.

Las diversas causas de neumonía organizada incluyen enfermedad del tejido conjuntivo, infección, fármacos (Figura 9.35), inhalación de sustancias tóxicas, trastornos inmunitarios y enfermedad de injerto contra huésped. La neumonía organizada también puede ser un proceso secundario asociado

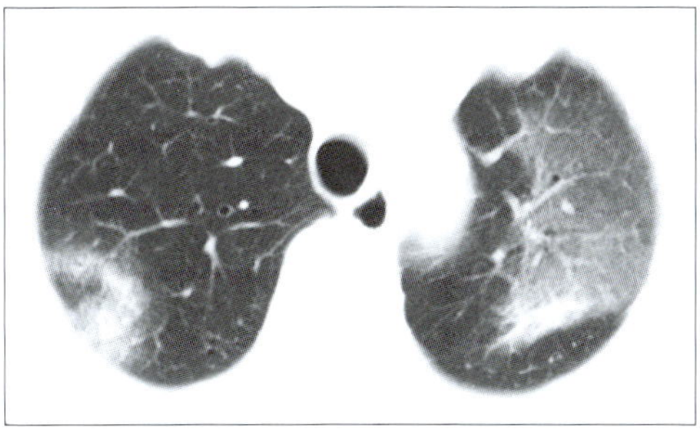

Figura 9.32 Neumonía organizada con opacidad en vidrio esmerilado. Por lo general, la anomalía predominante en los casos de neumonía organizada es la consolidación. Excepcionalmente, el principal hallazgo es la opacidad en vidrio esmerilado, especialmente en la TCAR de pacientes con antecedentes de inmunodepresión.

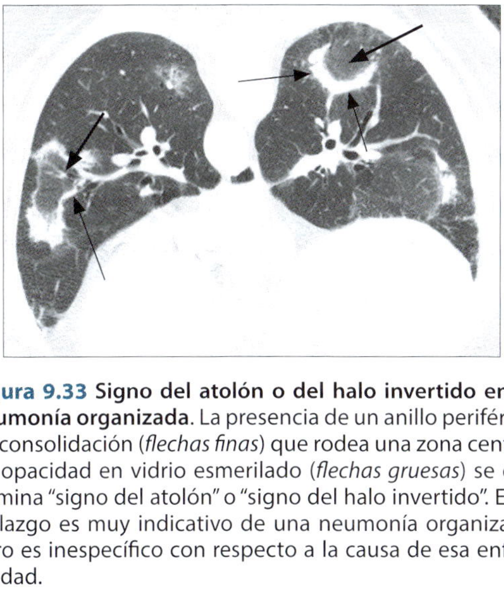

Figura 9.33 Signo del atolón o del halo invertido en la neumonía organizada. La presencia de un anillo periférico de consolidación (*flechas finas*) que rodea una zona central de opacidad en vidrio esmerilado (*flechas gruesas*) se denomina "signo del atolón" o "signo del halo invertido". Este hallazgo es muy indicativo de una neumonía organizada pero es inespecífico con respecto a la causa de esa enfermedad.

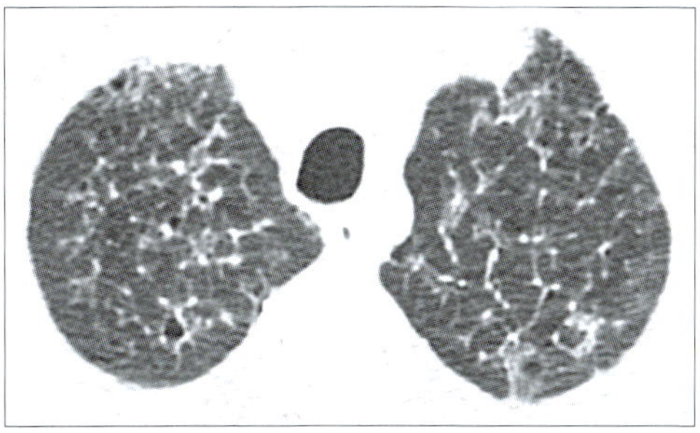

Figura 9.34 Opacidades perilobulillares. Se observan opacidades lineales interconectadas que forman estructuras poligonales semejantes a lobulillos pulmonares. Esas líneas son más gruesas y están peor definidas que los tabiques interlobulillares. Este paciente presenta una neumonía organizada criptogénica.

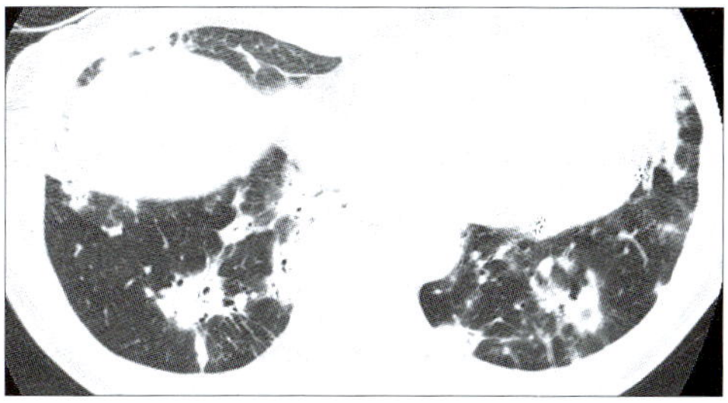

Figura 9.35 Neumonía organizada secundaria a toxicidad por amiodarona. Se observan regiones de consolidación irregular subpleural y peribroncovascular en parches con aspecto de masa. Esta combinación de hallazgos es muy indicativa de una neumonía organizada. Existen varias causas posibles de neumonía organizada, una de las cuales es la toxicidad por fármacos.

a otras enfermedades, como infecciones, neumonía eosinofílica crónica (Figura 9.36), neumonitis por hipersensibilidad, granulomatosis con poliangeítis (granulomatosis de Wegener) (Figura 9.37) y daño alveolar difuso. En estos casos, los hallazgos de la TCAR podrían ser indistinguibles de los hallazgos presentes cuando la neumonía organizada es la anomalía predominante. La neumonía organizada es idiopática en aproximadamente el 50% de los casos, y recibe entonces el nombre de neumonía organizada criptogénica (Figura 9.38).

Los diagnósticos diferenciales de neumonía organizada abarcan otras causas de consolidación en parches y crónica, como neumonía eosinofílica crónica, adenocarcinoma mucinoso invasivo, linfoma, sarcoidosis y neumonía lipoidea. Obsérvese que la neumonía eosinofílica crónica puede dar lugar a hallazgos histopatológicos y en la TCAR prácticamente indistinguibles de aquellos de la neumonía organizada; es probable que estas entidades estén relacionadas, y que solo difieran en el predominio de eosinófilos.

Neumonía intersticial aguda

La neumonía intersticial aguda (NIA) (Tabla 9.7) es una neumonía intersticial idiopática asociada al patrón histológico de daño alveolar difuso. Habitualmente se presenta como síndrome de dificultad respiratoria aguda (SDRA) sin causa identificable. También se conoce como síndrome de Hamman-Rich. La presentación clínica es similar a la de causas conocidas de SDRA. La mortalidad precoz es elevada, al igual que lo observado con otras causas de SDRA.

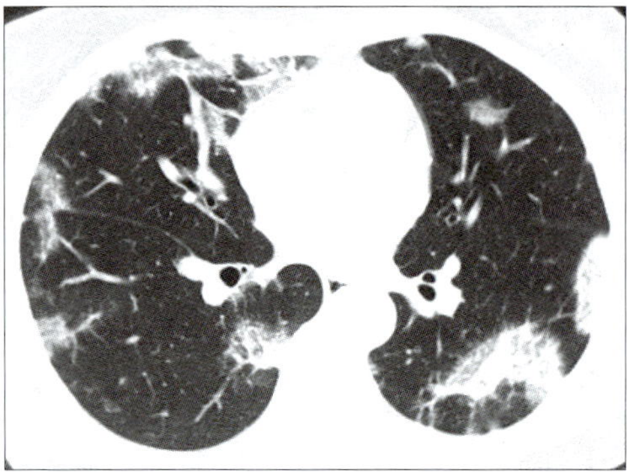

Figura 9.36 Neumonía eosinofílica crónica con neumonía organizada. Se observan áreas de consolidación focales bilaterales en parches, que son muy indicativas de neumonía organizada. La neumonía organizada puede ser la anomalía principal o una reacción secundaria a otra enfermedad pulmonar difusa, como neumonía eosinofílica crónica.

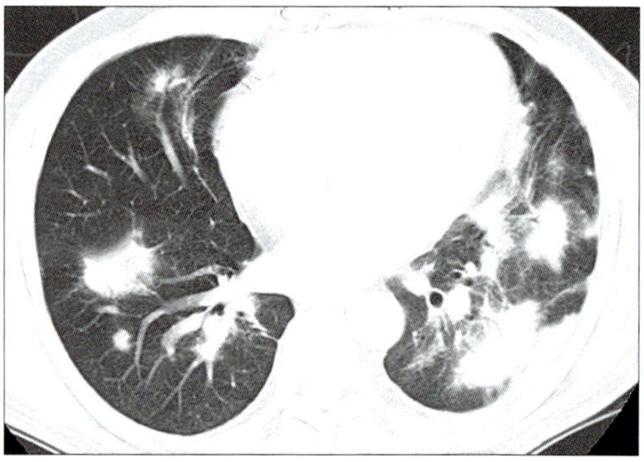

Figura 9.38 Neumonía organizada criptogénica (NOC). Se observan regiones de consolidación y de opacidad en vidrio esmerilado bilaterales en parches con aspecto de masa en la imagen de un paciente con síntomas crónicos que no presenta antecedentes ni exposiciones que sugieran el diagnóstico. La NOC representa aproximadamente el 50% de los casos de neumonía organizada.

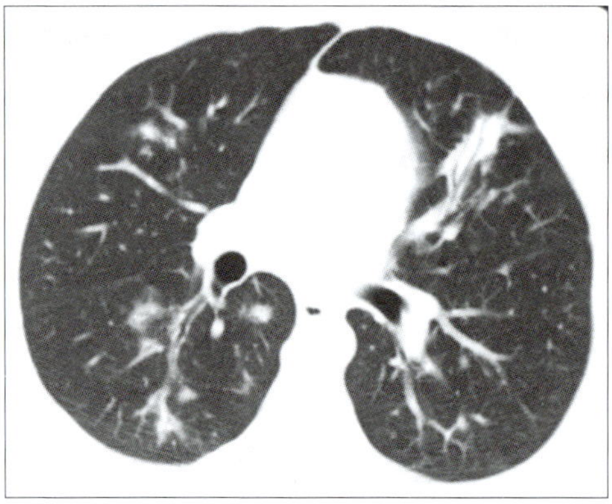

Figura 9.37 Granulomatosis con poliangeítis con neumonía organizada. Existen varias enfermedades que pueden asociarse a un patrón de neumonía organizada en el examen histopatológico y en la TCAR: neumonía eosinofílica crónica, infección, neumonitis por hipersensibilidad y granulomatosis con poliangeítis. La consolidación focal peribroncovascular en parches en la imagen de este paciente con granulomatosis con poliangeítis correspondió a una neumonía organizada en el examen histopatológico.

Tabla 9.7 Características de la neumonía intersticial aguda

Frecuencia	▪ Infrecuente; < 2% de los casos de neumonía intersticial
Patrón histológico	▪ Daño alveolar difuso
Hallazgos de la TCAR	▪ Opacidad en vidrio esmerilado y consolidación difusas ▪ Puede aparecer fibrosis con el tiempo (distribución anterior)
Diagnósticos diferenciales	▪ Otras causas de daño alveolar difuso y síndrome de dificultad respiratoria aguda

Hallazgos de la TCAR

Los hallazgos de NIA en la TCAR suelen ser iguales a los observados con otras causas de daño alveolar difuso y SDRA (*v.* Capítulo 8, "Edema pulmonar, lesión pulmonar aguda, daño alveolar difuso y el síndrome de dificultad respiratoria aguda"). Se observan áreas extensas o difusas de opacidad en vidrio esmerilado y consolidación (Figura 9.39). Si se obtienen imágenes al inicio de la enfermedad, las anomalías pueden tener distribución periférica, pero rápidamente esa distribución pasa a ser difusa. Con el tiempo, en la TCAR de los pacientes que sobreviven se observa una disminución de la opacidad en vidrio esmerilado y la consolidación. Con frecuencia aparecen reticulación irregular y otros signos de fibrosis. Finalmente, la fibrosis puede ser la única secuela de NIA. Esta fibrosis suele tener distribución periférica y anterior (Figura 9.40).

Neumonía intersticial linfoide

La neumonía intersticial linfoide (NIL) es una enfermedad linfoproliferativa asociada a enfermedad del tejido conjuntivo y a trastornos inmunitarios, como la infección por el virus de inmunodeficiencia humana o la inmunodeficiencia común variable. La forma idiopática es muy infrecuente. La neumonía intersticial linfoide se aborda con más detalle en el Capítulo 17, "Enfermedades neoplásicas y linfoproliferativas".

La presentación clínica es habitualmente la de la enfermedad sistémica subyacente, si bien los pacientes pueden presentar disnea crónica y tos seca. La NIL suele responder al tratamiento con

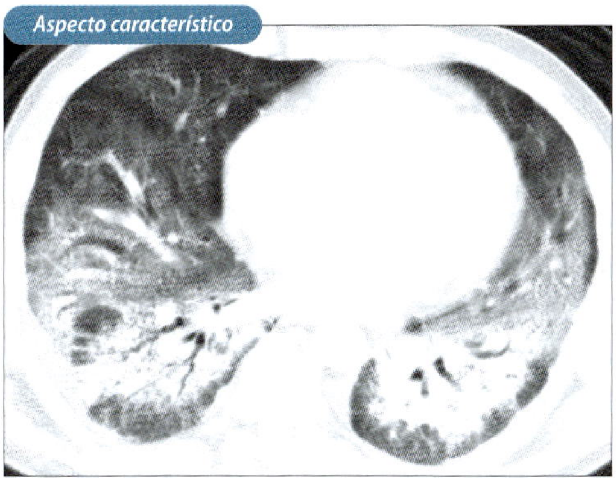

Figura 9.39 Neumonía intersticial aguda: aspecto característico. La consolidación y la opacidad en vidrio esmerilado bilaterales extensas en la imagen de un paciente con síntomas agudos pueden representar edema, daño alveolar difuso, infección o hemorragia. Este paciente recibió un diagnóstico clínico de síndrome de dificultad respiratoria aguda (SDRA), y en la biopsia pulmonar se observó daño alveolar difuso. No se identificó ninguna causa del SDRA y se diagnosticó neumonía intersticial aguda.

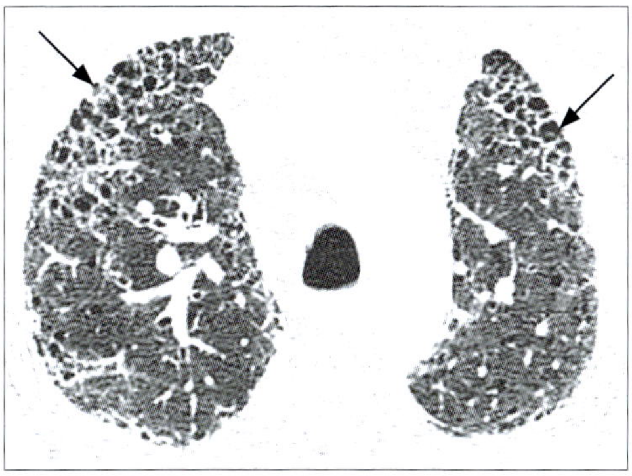

Figura 9.40 Neumonía intersticial aguda (NIA) con fibrosis. En la imagen de este paciente, obtenida un año después del diagnóstico de NIA, se observó fibrosis subpleural con patrón en panal de abeja (*flechas*) con una marcada distribución anterior. Este es un aspecto característico de la fibrosis por NIA.

esteroides, aunque puede evolucionar a fibrosis en hasta un tercio de los casos.

Hallazgos de la TCAR

El hallazgo más frecuente de NIL en la TCAR es la opacidad en vidrio esmerilado en parches (Figura 9.41). También puede observarse consolidación. Estos hallazgos son bastante inespecíficos, por lo que la anamnesis es importante para formular el diagnóstico. Los nódulos, si los hubiera, pueden ser indicativos de NIL en el contexto clínico apropiado, y su distribución suele ser centrilobulillar o perilinfática. Los nódulos centrilobulillares de la NIL reflejan la presencia

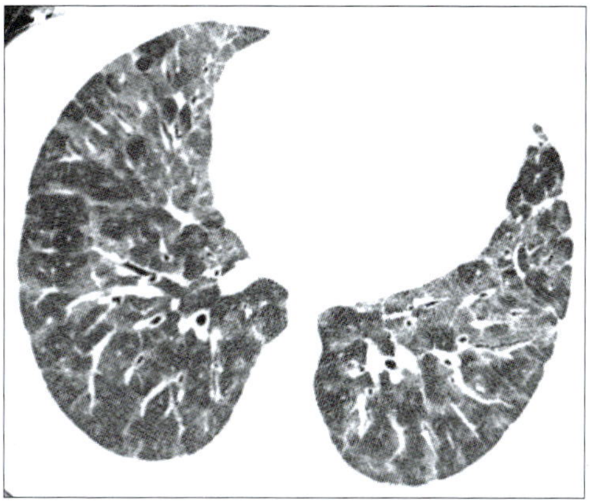

Figura 9.41 Neumonía intersticial linfoide. En la TCAR de un paciente con enfermedad del tejido conjuntivo, se observa opacidad en vidrio esmerilado bilateral en parches. Si bien este aspecto es inespecífico, en este contexto clínico un posible diagnóstico es neumonía intersticial linfoide.

de bronquiolitis folicular. Puede haber quistes asociados a otras anomalías o como única manifestación de NIL, especialmente en el contexto del síndrome de Sjögren o de otras enfermedades del tejido conjuntivo.

Fibroelastosis pleuroparenquimatosa

La fibroelastosis pleuroparenquimatosa (FEPP) es un patrón de lesión pulmonar recientemente descrito. En el examen histopatológico, se observa fibrosis pulmonar con elastosis de predominio apical y fibrosis de la pleura visceral. La FEPP puede ser idiopática o debida a causas conocidas, como infección crónica, fármacos, enfermedad del tejido conjuntivo y trasplante de médula ósea. También puede manifestarse como una forma de rechazo crónico de trasplante pulmonar. Cuando es idiopática, la edad pico de inicio se encuentra entre los 50 y los 60 años. Por lo general, es una enfermedad progresiva de mal pronóstico.

Los hallazgos característicos en la TCAR son una distribución apical y subpleural de consolidación con distorsión de la arquitectura, reticulación irregular, bronquiectasia por tracción y patrón en panal de abeja (Figura 9.42). La fibrosis se asocia a engrosamiento pleural, habitualmente con acumulación de grasa extrapleural. Con el tiempo, son característicos los signos de progresión en la TCAR.

Los diagnósticos diferenciales de FEPP en la TCAR abarcan otras causas de fibrosis en los lóbulos superiores. La presencia de un "capuchón apical", un hallazgo incidental que no debe

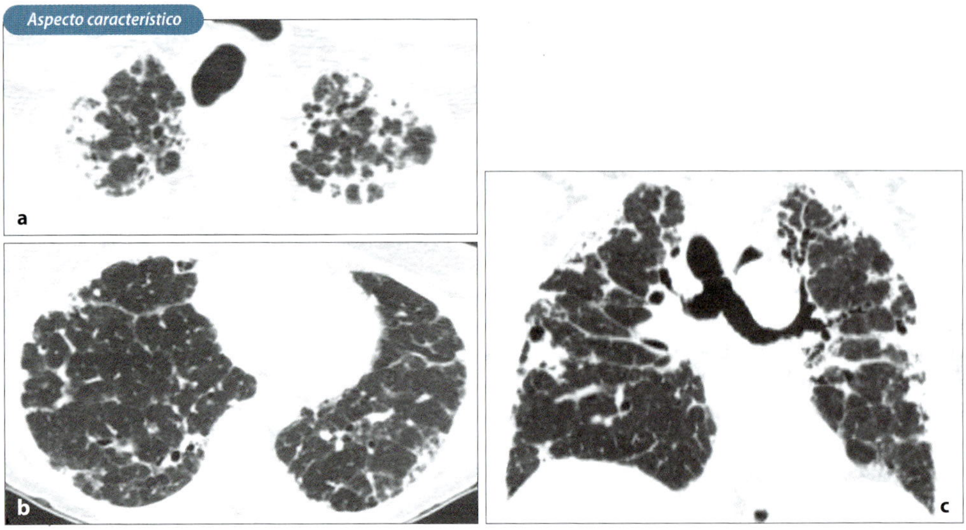

Figura 9.42 Fibroelastosis pleuroparenquimatosa: aspecto característico. En la imagen axial de la TCAR de la región del campo superior del pulmón (**a**) se observan consolidación subpleural con distorsión de la arquitectura y bronquiectasia. Se aprecia compromiso del campo pulmonar medio (**b**) mucho menos significativo. En una reconstrucción coronal (**c**), se aprecia bien la distribución subpleural y apical.

asociarse a los síntomas, también es una manifestación de fibrosis de predominio apical; sin embargo, el grado de fibrosis es menor y en las imágenes seriadas deberían observarse la estabilidad de la extensión y la gravedad del hallazgo. La sarcoidosis, la cicatrización por infección granulomatosa previa y las neumoconiosis también presentan distribución de la fibrosis en los lóbulos superiores; sin embargo, suelen tener distribución peribroncovascular y no predominio subpleural, como la FEPP. Estas enfermedades también suelen permanecer estables con el paso del tiempo o presentar una progresión más lenta que la FEPP.

Acceda al eBook para consultar la lista de bibliografía.
Consulte las indicaciones en la retiración de tapa.

10
Enfermedades del tejido conjuntivo

Introducción

Las enfermedades del tejido conjuntivo (ETC) pueden asociarse a diversas afecciones, tales como la enfermedad pulmonar difusa o focal, las anomalías pleurales o pericárdicas, las alteraciones vasculares y la enfermedad esofágica. La mayoría de los pacientes con ETC presentan manifestaciones extrapulmonares, pero en algunos casos se observan alteraciones pulmonares aisladas o como primera manifestación de la enfermedad.

En este capítulo se presenta información general sobre el abordaje diagnóstico de la enfermedad pulmonar asociada a ETC, y se abordan las manifestaciones pulmonares más frecuentes de ETC específicas.

Abordaje diagnóstico general

Las ETC pueden generar una serie de anomalías pulmonares, que reflejan las diversas formas en que reacciona el pulmón frente a una lesión (Tabla 10.1). Las neumonías intersticiales, como la neumonía intersticial usual, la neumonía intersticial no específica, la neumonía intersticial linfoide y la bronquiolitis folicular, la neumonía organizada y el daño alveolar difuso, afectan con frecuencia a pacientes con ETC. Si bien los pacientes suelen presentar un solo patrón, en ocasiones se observa una superposición de patrones. Las neumonías intersticiales se describen en detalle en el Capítulo 9, "Las neumonías intersticiales".

Tabla 10.1 Posibles anomalías asociadas a enfermedad del tejido conjuntivo

- Neumonía intersticial usual
- Neumonía intersticial no específica
- Neumonía intersticial linfoide
- Bronquiolitis folicular
- Neumonía organizada
- Daño alveolar difuso
- Bronquiolitis constrictiva
- Edema pulmonar
- Hemorragia pulmonar
- Hipertensión pulmonar
- Serositis (derrame pleural o pericárdico)
- Otras (nódulos, bronquiectasia, dilatación esofágica)

Además, los pacientes con ETC pueden presentar anomalías intratorácicas no relacionadas con una neumonía intersticial. Estas alteraciones pueden ser específicas de la ETC presente. Entre ellas, cabe mencionar el edema pulmonar, la vasculitis, la hipertensión pulmonar, la hemorragia pulmonar, el derrame pleural o pericárdico, los nódulos pulmonares, la bronquiectasia, la bronquiolitis constrictiva y la dilatación esofágica.

La presentación inicial de la enfermedad pulmonar difusa puede preceder al diagnóstico de ETC. La tomografía computarizada de alta resolución (TCAR) tiene mucha importancia para sugerir la presencia de un patrón de enfermedad pulmonar (p. ej., neumonía intersticial no específica) compatible con ETC y descartar otros diagnósticos. En algunos casos, los hallazgos de la TCAR impulsan la realización de estudios para detectar ETC.

Importancia de la TCAR en la evaluación de enfermedad del tejido conjuntivo

El papel que desempeña la TCAR en la evaluación de pacientes con ETC, presunta o confirmada, es diferente al que desempeña en la evaluación de muchas otras enfermedades pulmonares difusas. Las funciones principales de la TCAR se describen a continuación.

Diagnóstico

Existen criterios diagnósticos asociados a cada una de las ETC. Estos criterios son los síntomas clínicos, los hallazgos del examen físico y los resultados anormales de las pruebas serológicas. A excepción de la esclerodermia, la enfermedad pulmonar no se encuadra en ninguno de estos criterios.

Las pruebas serológicas suelen realizarse como prueba de detección precoz cuando el paciente presenta una neumopatía de causa desconocida; si el resultado es positivo, se lleva a cabo una investigación más profunda para detectar ETC. Los índices serológicos más útiles son los que son relativamente específicos para una ETC determinada (p. ej., Scl-70 en la esclerodermia), si bien ninguna prueba serológica es diagnóstica de una única enfermedad.

La TCAR no desempeña un papel importante en el diagnóstico de un paciente que reúne los criterios de una ETC específica, si bien puede indicar la presencia de una enfermedad pulmonar asociada. Sin embargo, puede ser útil cuando se sospecha que un paciente tiene una ETC pero no reúne los criterios diagnósticos. Se estima que hasta el 20% de los pacientes a los que se diagnosticó una enfermedad pulmonar idiopática en el momento de la presentación inicial, posteriormente reciben el diagnóstico de ETC durante el seguimiento clínico. Diversos hallazgos de la TCAR sugieren que la ETC es un factor causal. Si en la TCAR se observa un patrón de neumonía intersticial no específica, se debe buscar una ETC subyacente, porque es una de las causas más frecuentes de ese patrón. Si un paciente presenta afectación de varios espacios (más de uno de los siguientes: pulmón, pleura o pericardio, vasculatura pulmonar o esófago), se debe sospechar la presencia de ETC.

Determinación del patrón de enfermedad pulmonar

Dado que el diagnóstico de ETC se basa principalmente en los resultados clínicos y serológicos, no suele practicarse una biopsia pulmonar si el paciente presenta una ETC y alteraciones pulmonares. Sin embargo, la TCAR permite evaluar la naturaleza de la neumopatía y el patrón de lesión presente. Determinar ese patrón tiene implicancias importantes para el tratamiento y el pronóstico.

Evaluación del curso de la enfermedad y de la respuesta al tratamiento

Si bien las pruebas funcionales respiratorias (PFR) son el principal método diagnóstico para el seguimiento de los pacientes con ETC y neumopatía conocida, la TCAR tiene una función complementaria importante. Es más precisa que las PFR en los casos de enfermedad pulmonar incipiente o con afectación de varios espacios. Además, puede ser útil para diferenciar los componentes de la enfermedad pulmonar reversibles e irreversibles observados en las imágenes iniciales. Esta distinción es especialmente útil cuando el patrón predominante es el de neumonía intersticial no específica.

Patrones de enfermedad pulmonar difusa

Como la TCAR es el principal método para caracterizar una enfermedad pulmonar difusa en las imágenes de pacientes con ETC, es importante conocer las manifestaciones y los hallazgos característicos presentes.

Neumonía intersticial usual y neumonía intersticial no específica

La neumonía intersticial usual (NIU) y la neumonía intersticial no específica (NINE) son los patrones de enfermedad pulmonar difusa y fibrosis más frecuentemente observados en los estudios de pacientes con ETC. Los hallazgos característicos (Tabla 10.2) son el patrón en panal de abeja, la bronquiectasia por tracción y la reticulación irregular. La opacidad en vidrio esmerilado es más infrecuente, salvo en los casos de NINE (especialmente de tipo celular). La fibrosis muy rara vez se asocia a una neumonía intersticial linfoide y una bronquiolitis folicular, a una neumonía organizada y a una bronquiolitis constrictiva.

Por lo general, el patrón de NINE es el más frecuentemente asociado a ETC. Se observa muy habitualmente en casos de esclerodermia, polimiositis, dermatomiositis y enfermedad mixta del tejido conjuntivo. La NIU se asocia muy frecuentemente a enfermedad pulmonar reumatoide. Su aspecto es similar al de la NIU en pacientes con fibrosis pulmonar idiopática, pero el panal de abeja suele tener predominio anterior o aspecto de "burbujas", y no se observan otros hallazgos de fibrosis, como bronquiectasia por tracción. Es muy frecuente que la NINE genere opacidad en vidrio esmerilado periférica en los lóbulos inferiores con preservación subpleural o que cause reticulación con bronquiectasia por tracción con la misma distribución.

Tabla 10.2 Hallazgos de neumonía intersticial usual y neumonía intersticial no específica en la TCAR

Neumonía intersticial usual	▪ Predominio subpleural, basal ▪ Panalización ▪ Otros signos de fibrosis (bronquiectasia por tracción, reticulación irregular)
Neumonía intersticial no específica	▪ Predominio subpleural, basal ▪ Opacidad en vidrio esmerilado ▪ Fibrosis (bronquiectasia por tracción, reticulación irregular) ▪ Panalización inexistente o leve ▪ Preservación subpleural

Si bien con frecuencia la NIU y la NINE tienen diferente aspecto, en algunos casos pueden ser difíciles de diferenciar mediante la TCAR. En especial, la variante fibrótica de NINE puede asemejarse mucho a la NIU, aunque se desconoce la importancia clínica de esta distinción en pacientes con ETC. En los casos de NIU, la panalización es un hallazgo significativo (Figura 10.1), mientras que en los de NINE, ese hallazgo está ausente o tiene muy poca extensión (Figura 10.2). Cuanto mayor es la gravedad de la fibrosis en ausencia de patrón en panal de abeja, más probable es que el paciente presente NINE. La preservación subpleural es mucho más indicativa de NINE que de NIU (Figura 10.3). Si bien la presencia de opacidad en vidrio esmerilado se asocia con más frecuencia a NINE, no es un hallazgo específico que permita distinguir la NINE de la NIU. Debe recordarse que en los estudios de pacientes con ETC, pueden coexistir hallazgos característicos de NINE y de NIU.

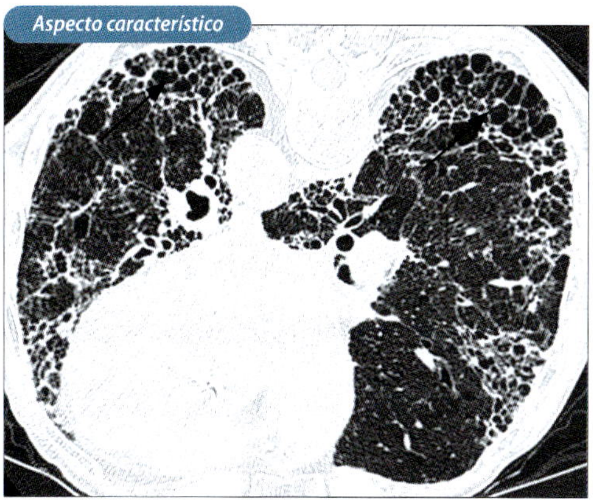

Figura 10.1 Neumonía intersticial usual asociada a artritis reumatoide: aspecto característico. En la TCAR en decúbito prono, se observa fibrosis periférica y basal con panalización extensa (*flechas*), característica de la neumonía intersticial usual. Si bien este hallazgo puede asociarse a cualquier enfermedad del tejido conjuntivo, es más frecuente su asociación con la enfermedad pulmonar reumatoide.

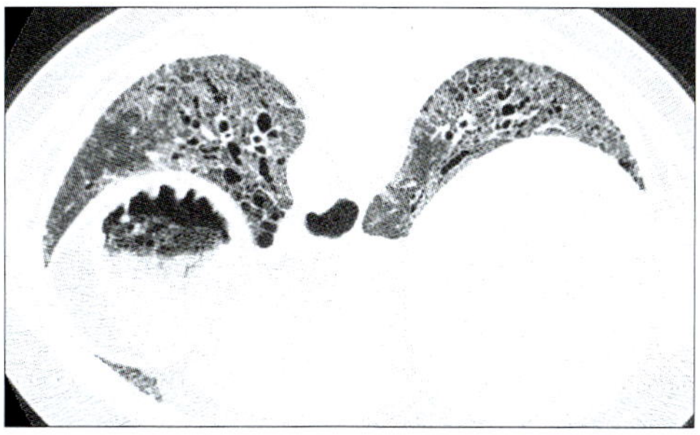

Figura 10.2 Neumonía intersticial no específica (NINE) asociada a esclerodermia. Se observan fibrosis de predominio basal con reticulación irregular y bronquiectasia por tracción. No se aprecia patrón en panal de abeja. En el contexto de una enfermedad del tejido conjuntivo, este hallazgo es compatible con NINE fibrótica, y habitualmente no es necesario practicar una biopsia para establecer el diagnóstico.

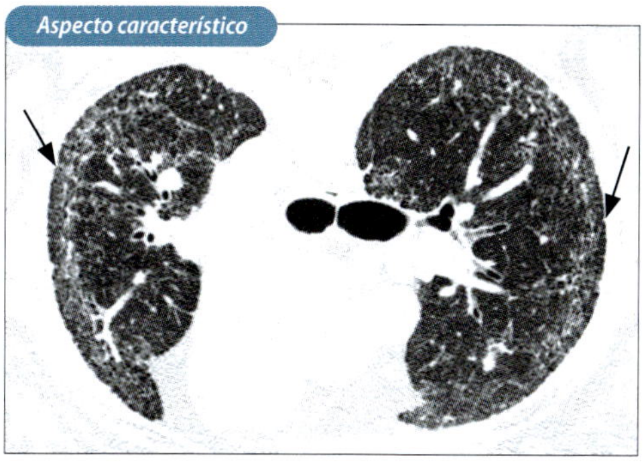

Figura 10.3 Neumonía intersticial no específica (NINE) con preservación subpleural: aspecto característico. En la TCAR en decúbito prono, se observan reticulación irregular y bronquiectasia por tracción en la región periférica del pulmón, sin patrón en panal de abeja significativo. La preservación de la región subpleural inmediata del pulmón (*flechas*) es muy indicativa de NINE. Si bien la reticulación irregular probablemente representa enfermedad irreversible (NINE fibrótica), algunas de estas anomalías pueden resolverse con tratamiento.

Neumonía intersticial linfoide y bronquiolitis folicular

Se considera que la neumonía intersticial linfoide (NIL) y la bronquiolitis folicular representan distintos momentos dentro de un mismo espectro de infiltración pulmonar linfocítica; por lo tanto, los hallazgos pueden superponerse. Los hallazgos característicos de la NIL (Tabla 10.3) son la opacidad en vidrio esmerilado en parches, los nódulos centrilobulillares o perilinfáticos y, en menor medida, la consolidación. Pueden observarse quistes pulmonares asociados a otros hallazgos (Figura 10.4) o como una anomalía aislada. Los quistes habitualmente tienen paredes delgadas, su cantidad es limitada, y pueden visualizarse vasos adyacentes a las paredes de los quistes.

Tabla 10.3 Hallazgos de neumonía intersticial linfoide y bronquiolitis folicular en la TCAR

- Nódulos centrilobulillares con opacidad en vidrio esmerilado
- Nódulos perilinfáticos
- Opacidad en vidrio esmerilado bilateral en parches
- Consolidación bilateral en parches
- Quistes pulmonares (paredes delgadas, cantidad limitada)

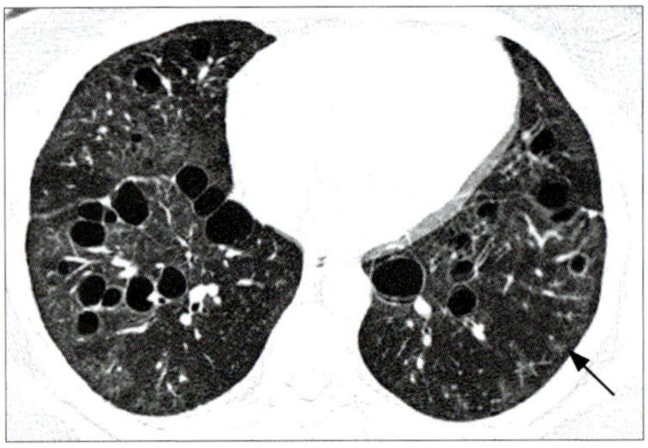

Figura 10.4 Neumonía intersticial linfoide. Se observan quistes asociados a opacidad en vidrio esmerilado en la TCAR de un paciente con polimiositis. Las áreas pequeñas de opacidad en vidrio esmerilado parecen tener distribución centrilobulillar (*flecha*).

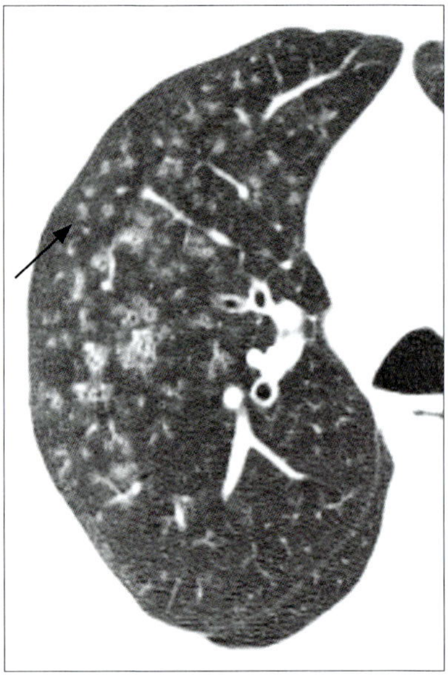

Figura 10.5 Bronquiolitis folicular. Se observan nódulos centrilobulillares con opacidad en vidrio esmerilado asociados a dilatación bronquial leve. Nótese que los nódulos se encuentran a cierta distancia de las superficies pleurales (*flecha*) y el espaciamiento entre ellos es uniforme. Este hallazgo es característico de la distribución centrilobulillar.

La bronquiolitis folicular representa infiltración linfocítica de los bronquiolos. En la TCAR, frecuentemente se manifiesta con nódulos centrilobulillares con opacidad en vidrio esmerilado (Figura 10.5). El atrapamiento aéreo y la perfusión en mosaico pueden ser otros hallazgos presentes.

Se considera que la presencia de quistes pulmonares representa atrapamiento aéreo asociado a una bronquiolitis folicular. Estos quistes habitualmente tienen paredes delgadas, no son numerosos (no más de unas decenas), predominan en las bases pulmonares, y por lo general se visualizan vasos en las paredes de los quistes o en su adyacencia.

La NIL y la bronquiolitis folicular son las ETC que se observan con más frecuencia en los estudios de pacientes con síndrome de Sjögren y, en menor medida, en casos de artritis reumatoide. Los quistes pulmonares aislados asociados al síndrome de Sjögren son muy indicativos de NIL. La NIL y la bronquiolitis folicular también pueden coexistir con otros patrones de enfermedad pulmonar. Por ejemplo, los pacientes con neumonía intersticial no específica pueden presentar nódulos centrilobulillares en la región periférica del pulmón, que representan bronquiolitis folicular.

Si no hay otros signos de fibrosis, no suele observarse opacidad en vidrio esmerilado con los otros patrones de enfermedad pulmonar crónica asociados a ETC, a excepción del de neumonía intersticial no específica. La neumonía intersticial no específica por lo general tiene distribución periférica y basal, mientras que la NIL y la bronquiolitis folicular habitualmente afectan las regiones centrales del pulmón. La opacidad en vidrio esmerilado crónica y los nódulos centrilobulillares pueden observarse en el contexto de enfermedades no relacionadas con ETC, tales como la neumonitis por hipersensibilidad y la enfermedad pulmonar por tabaquismo.

Neumonía organizada

La neumonía organizada habitualmente presenta áreas focales de consolidación con bordes irregulares y aspecto nodular o de masa (Tabla 10.4). La distribución de la consolidación suele ser peribroncovascular o subpleural (Figura 10.6). La opacidad en vidrio esmerilado es menos frecuente y es un hallazgo más común en los estudios de pacientes inmunodeprimidos. Los nódulos centrilobulillares son un hallazgo poco común. Se pueden observar distorsión de la arquitectura y dilatación bronquial leve asociadas a estas opacidades. Después del tratamiento, la

Tabla 10.4 Hallazgos de neumonía organizada en la TCAR

- Consolidación focal, de bordes irregulares, con frecuencia con aspecto nodular o de masa
- Opacidad en vidrio esmerilado (poco común)
- Nódulos centrilobulillares (infrecuente)
- Predominio peribroncovascular/subpleural
- Signo del atolón o del halo invertido

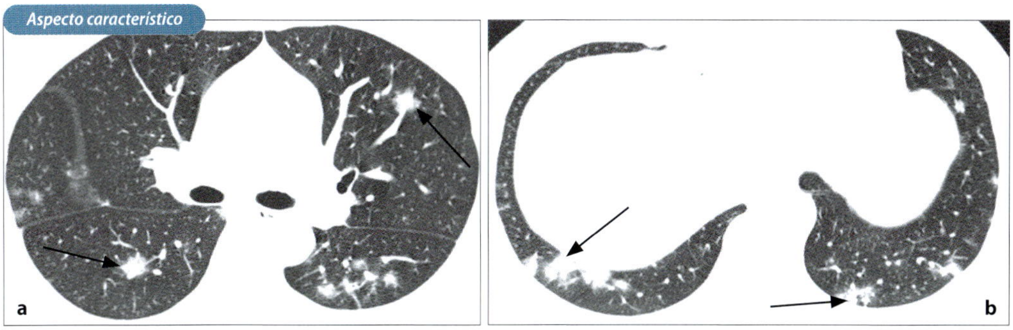

Figura 10.6 Neumonía organizada: aspecto característico. Se observan parches de consolidación peribroncovascular (**a**, *flechas*) y subpleural (**b**, *flechas*) en la TCAR de un paciente con neumonía organizada secundaria a neumopatía asociada a lupus eritematoso sistémico.

neumonía organizada puede generar una cicatrización leve o una fibrosis que se asemeja a una neumonía intersticial no específica.

La neumonía organizada como anomalía aislada es uno de los patrones menos frecuentes en casos de ETC, pero está estrechamente asociada a polimiositis y dermatomiositis y es particularmente común como manifestación del síndrome antisintetasa. Aunque puede observarse como la anomalía principal, con frecuencia se asocia a otros patrones, tales como la neumonía intersticial no específica.

La consolidación es un hallazgo infrecuentemente asociado a otras causas de enfermedad pulmonar difusa relacionada con ETC crónica, si bien en ocasiones puede observarse asociada a una neumonía intersticial linfoide. Los pacientes que toman inmunodepresores tienen predisposición a presentar infecciones que pueden asemejarse mucho a una neumonía organizada, en particular infecciones micóticas y micobacterianas (Figura 10.7). Los pacientes que presentan enfermedad pulmonar fibrótica tienen mayor riesgo de padecer neoplasias malignas, cuyos hallazgos a veces se superponen con los de la neumonía organizada.

Edema pulmonar, hemorragia pulmonar y daño alveolar difuso

El edema pulmonar, la hemorragia pulmonar y el daño pulmonar difuso son patrones infrecuentes en los estudios de pacientes con ETC. Se asocian muy estrechamente a lupus eritematoso sistémico. Los pacientes presentan un solo episodio agudo o varios.

Estos tres patrones comparten muchas características en la TCAR. Con frecuencia presentan opacidad en vidrio esmerilado difusa o simétrica. También es posible observar consolidación. El engrosamiento septal interlobulillar liso como hallazgo aislado sugiere la presencia de un edema pulmonar. La combinación de opacidad en vidrio esmerilado y engrosamiento septal interlobulillar (patrón en empedrado irregular) puede visualizarse con cualquiera de estos patrones.

Bronquiolitis constrictiva

La bronquiolitis constrictiva (Tabla 10.5) se asocia a la presencia de perfusión en mosaico o de atrapamiento aéreo en la TCAR, con o sin bronquiectasia asociada (Figura 10.8). La bronquiolitis constrictiva se manifiesta con compromiso pulmonar que varía en gravedad, desde una afectación en parches y lobulillar hasta un compromiso difuso. Por lo general, no se observan consolidación, opacidad en vidrio esmerilado, nódulos ni opacidades en árbol en brote. La bronquiolitis constrictiva no es una manifestación frecuente de ETC. Se asocia con mucha frecuencia a artritis reumatoide, lupus eritematoso sistémico y, excepcionalmente, a esclerodermia.

En el contexto de una ETC, la perfusión en mosaico puede estar también relacionada con vasculopatía crónica y con hipertensión arterial pulmonar o enfermedad tromboembólica pulmonar. Las causas respiratorias y vasculares de la perfusión en mosaico suelen diferenciarse por sus características morfológicas (Figura 10.9). La perfusión en mosaico asociada a una enfermedad de las vías respiratorias con frecuencia

Tabla 10.5 Hallazgos de bronquiolitis constrictiva en la TCAR

- Perfusión en mosaico
- Atrapamiento aéreo
- Bronquiectasia
- Ausencia de nódulos, patrón en árbol en brote salvo en casos complicados por infección

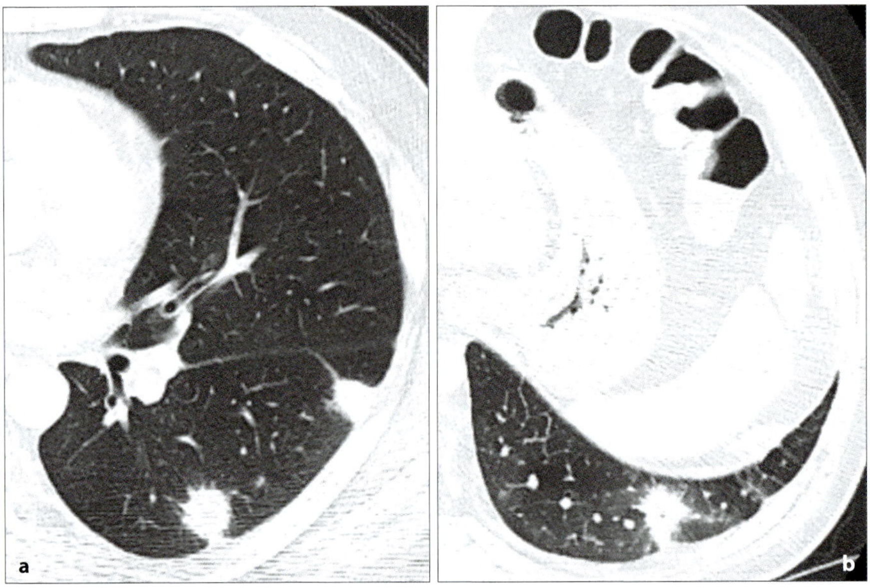

Figura 10.7 Infección micótica que se asemeja a neumonía organizada en la TCAR de un paciente con enfermedad del tejido conjuntivo. En las imágenes de TCAR en la región del campo medio del pulmón (**a**) y de la base pulmonar (**b**), se observan nódulos grandes mal definidos provocados por una infección micótica, que tienen un aspecto similar al de una neumonía organizada.

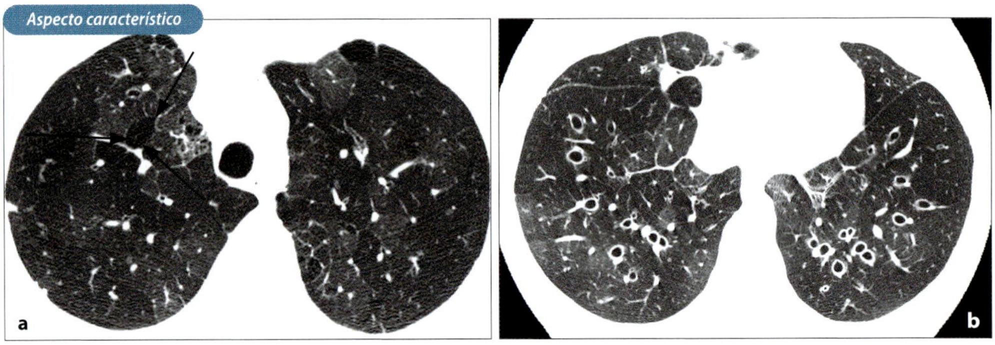

Figura 10.8 Bronquiolitis constrictiva asociada a artritis reumatoide: aspecto característico. En la TCAR del vértice (**a**), se observan parches de perfusión en mosaico con lobulillos bien delimitados con disminución de la atenuación (*flechas*). En la imagen obtenida en la región de las bases pulmonares (**b**), se observa bronquiectasia asociada a perfusión en mosaico.

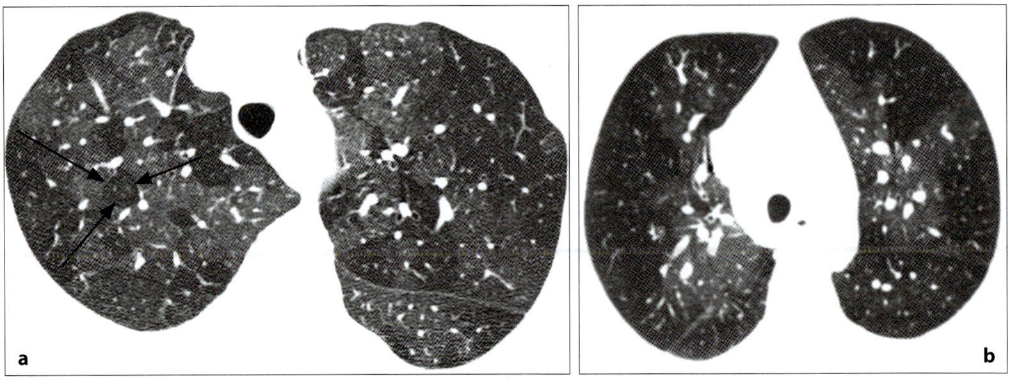

Figura 10.9 Enfermedad de las vías respiratorias vs. enfermedad vascular como causa de perfusión en mosaico. La perfusión en mosaico por enfermedad de las vías respiratorias (**a**) presenta áreas lobulillares bien delimitadas de menor atenuación pulmonar (*flechas*). La enfermedad vascular, como la embolia pulmonar crónica (**b**), presenta áreas no lobulillares periféricas más extensas de menor atenuación pulmonar.

afecta regiones más pequeñas del pulmón, tiene distribución en parches y puede presentar zonas lobulillares de menor atenuación pulmonar. La perfusión en mosaico debida a enfermedad vascular habitualmente es más extensa, tiene distribución periférica y no presenta aspecto lobulillar. La presencia de atrapamiento aéreo confirma la asociación con una enfermedad de las vías respiratorias.

La perfusión en mosaico aislada en la TCAR también puede asociarse a asma, neumonitis por hipersensibilidad y enfermedades vasculares crónicas.

Bronquiectasia

La bronquiectasia en ausencia de fibrosis se observa con mucha frecuencia en los estudios de pacientes con artritis reumatoide y síndrome de Sjögren. Este hallazgo puede deberse a infección crónica o a bronquiolitis constrictiva. Puede presentarse como hallazgo aislado o conjuntamente con engrosamiento de la pared bronquial, perfusión en mosaico o atrapamiento aéreo. En presencia de una infección, suele asociarse a nódulos centrilobulillares, opacidades en árbol en brote o consolidación.

Hipertensión pulmonar

La hipertensión pulmonar es una manifestación relativamente frecuente de ETC. Se asocia muy estrechamente a esclerodermia, lupus eritematoso sistémico y enfermedad mixta del tejido conjuntivo. Puede ser causada por fibrosis del parénquima pulmonar o vasculopatía pulmonar. La enfermedad vascular puede deberse a vasculitis, fibrosis arterial, embolia pulmonar crónica o a un trombo localizado. Cuando en la TCAR se observa la dilatación de la arteria pulmonar principal o del hemicardio derecho y la afectación del parénquima pulmonar es leve o inexistente, debe considerarse la posibilidad de una enfermedad vascular primaria (Figura 10.10).

Serositis

La inflamación de la pleura y del pericardio es un hallazgo frecuente en los estudios de pacientes con ETC. Puede manifestarse en la TC como derrame o engrosamiento pleural o pericárdico. Los derrames suelen ser exudativos; por lo tanto, pueden observarse engrosamiento y realce pleural. Los derrames no suelen asociarse a otras causas de enfermedad pulmonar difusa, tales como la fibrosis pulmonar idiopática y la neumonitis por hipersensibilidad. La combinación de enfermedad pulmonar difusa y anomalías pleurales o pericárdicas aumenta la probabilidad de que la causa sea una ETC. La serositis se asocia muy estrechamente a lupus eritematoso sistémico y artritis reumatoide.

Superposición de patrones

Aunque en los estudios de pacientes con ETC suele predominar uno de los patrones antes descritos, no es infrecuente encontrar dos o más de esos patrones al mismo tiempo. De hecho, la superposición de patrones es más indicativa de ETC que de otras causas de enfermedad pulmonar difusa. En este contexto, en la TCAR de un paciente con ETC pueden observarse hallazgos característicos de más de un patrón (Figura 10.11). Los patrones que se superponen con más frecuencia son la neumonía intersticial no específica, la neumonía intersticial linfoide, la bronquiolitis folicular y la neumonía organizada.

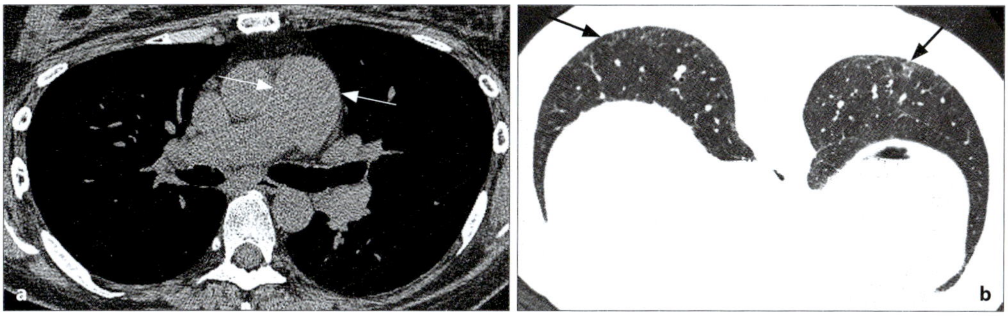

Figura 10.10 Hipertensión pulmonar con fibrosis pulmonar leve. a Se observa la dilatación de la arteria pulmonar principal (*flechas finas*) en la imagen de un paciente con esclerodermia e hipertensión pulmonar. **b** En la TCAR en decúbito prono, se observan reticulación subpleural mínima y opacidad en vidrio esmerilado (*flechas gruesas*), probablemente debidas a neumonía intersticial no específica. El grado de hipertensión pulmonar es desproporcionado con respecto a los hallazgos pulmonares, lo que sugiere la presencia de vasculitis.

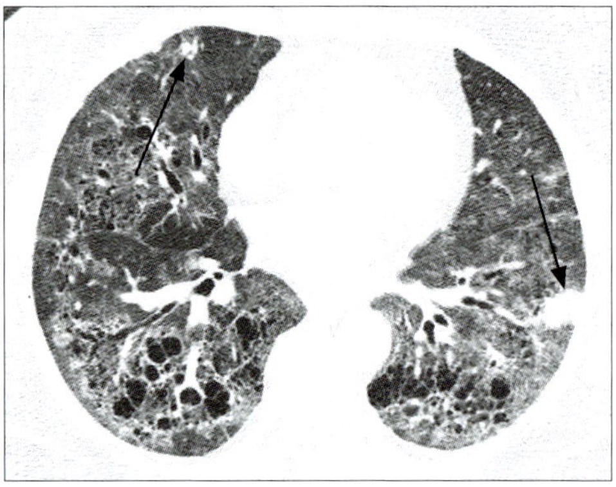

Figura 10.11 Enfermedad del tejido conjuntivo con superposición de patrones. En el examen histopatológico de este paciente con enfermedad mixta del tejido conjuntivo se observó más de un patrón de neumonía intersticial. La opacidad en vidrio esmerilado bilateral en parches y los quistes corresponden a una neumonía intersticial linfoide (*flechas*). Las áreas focales de consolidación nodular (*flechas*) corresponden a una neumonía organizada.

Hallazgos de la TCAR asociados a enfermedades del tejido conjuntivo específicas

Toda ETC puede manifestarse con cualquiera de las anomalías antes descritas, pero determinadas enfermedades suelen asociarse a anomalías específicas (Tabla 10.6). Es importante que el radiólogo reconozca el patrón presente en la TCAR y la ETC a la que se asocia con más frecuencia, sobre todo durante la presentación inicial de un caso de enfermedad pulmonar difusa. Inicialmente, los pacientes podrían no reunir todos los criterios diagnósticos de una ETC específica, y las imágenes pueden ser útiles para esclarecer la naturaleza del trastorno sistémico del paciente.

Tabla 10.6 Patrones frecuentes asociados a enfermedades del tejido conjuntivo específicas

Esclerodermia	• NINE • NIU • Hipertensión pulmonar (especialmente en casos de CREST)
Artritis reumatoide	• NIU • NINE • NIL • Bronquiectasia
Lupus eritematoso sistémico	• Daño alveolar difuso • Hemorragia • Edema • Derrames pleurales/pericárdicos
Polimiositis/ dermatomiositis	• NINE • Neumonía organizada • Daño alveolar difuso
Síndrome de Sjögren	• NINE • NIL
Enfermedad mixta del tejido conjuntivo	• NINE • NIU

NINE: neumonía intersticial no específica; NIU: neumonía intersticial usual; NIL: neumonía intersticial linfoide; CREST: calcinosis, fenómeno de Raynaud, dismotilidad esofágica, esclerodactilia y telangiectasia.

Esclerosis sistémica progresiva (esclerodermia)

La esclerosis sistémica progresiva, o esclerodermia, es una enfermedad sistémica caracterizada por manifestaciones primarias de engrosamiento e induración de la piel. Otras anomalías frecuentes son el fenómeno de Raynaud y la dismotilidad esofágica. La enfermedad pulmonar está presente en hasta el 80% de los casos. Los anticuerpos Scl-70 y anti-U3 RNP son específicos de la esclerodermia.

La mayoría de los pacientes con neumopatía relacionada con esclerodermia presentan un patrón de neumonía intersticial no específica en la TCAR (Figura 10.12), que se manifiesta como bronquiectasia por tracción de predominio subpleural y basal, reticulación irregular u opacidad en vidrio esmerilado. No es infrecuente la preservación de la región subpleural inmediata del pulmón, y este hallazgo respalda el diagnóstico de neumonía intersticial no específica.

Cuando se observa panal de abeja significativo, es más probable el diagnóstico de neumonía intersticial usual, el segundo patrón en orden de frecuencia asociado a esclerodermia (Figura 10.13). La hipertensión pulmonar también puede afectar a pacientes con esclerodermia, debido a enfermedad del parénquima pulmonar o a vasculopatía.

Síndrome CREST

El síndrome CREST es una variante de la esclerodermia, con afectación más limitada. CREST es la sigla correspondiente a **C**alcinosis, fenómeno de **R**aynaud, dismotilidad **E**sofágica, esclerodactilia (***S****clerodactyly*) y **T**elangiectasia. Los pacientes con este síndrome presentan una mayor incidencia de enfermedad vascular pulmonar y una menor incidencia de enfermedad pulmonar fibrótica que otros pacientes con esclerodermia.

Artritis reumatoide

La artritis reumatoide afecta principalmente las manos, en especial las articulaciones interfalángicas proximales y metacarpofalángicas. El factor reumatoide habitualmente está elevado. Aproximadamente el 40% de los pacientes con artritis reumatoide presentan enfermedad pulmonar.

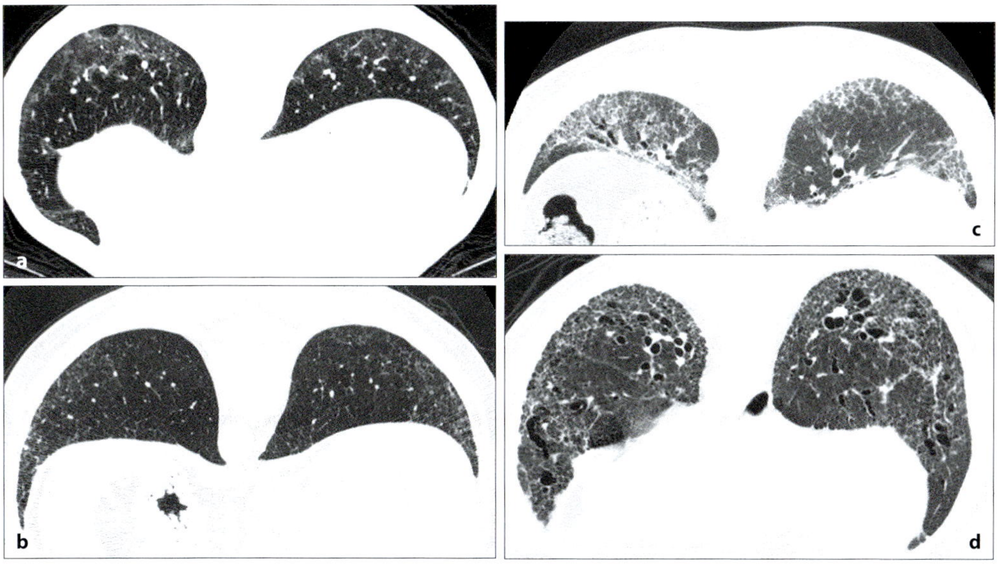

Figura 10.12 Espectro de anomalías de una neumonía intersticial no específica (NINE) asociada a esclerodermia. Se presentan las TCAR en decúbito prono de cuatro pacientes con NINE asociada a esclerodermia. **a** En la TCAR en decúbito prono de un paciente con NINE celular, se observa opacidad en vidrio esmerilado periférica y basal sin signos de fibrosis. **b** En la TCAR en decúbito prono, se observa reticulación irregular muy incipiente sin bronquiectasia por tracción ni patrón en panal de abeja; este hallazgo podría representar NINE fibrótica o celular. **c** En este caso, la reticulación irregular es más extensa y está asociada a bronquiectasia por tracción, un hallazgo compatible con NINE fibrótica. **d** En el estadio avanzado de la enfermedad con fibrosis grave, se observan bronquiectasia por tracción y reticulación irregular extensas.

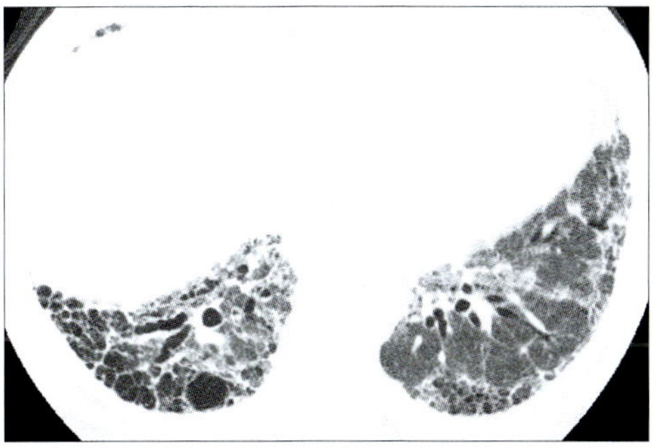

Figura 10.13 Neumonía intersticial usual (NIU) asociada a esclerodermia. En la imagen de un paciente con esclerodermia, se observa fibrosis periférica basal con patrón en panal de abeja compatible con un patrón de NIU. Este aspecto es indistinguible del de la fibrosis pulmonar idiopática y de otras causas de patrón de NIU.

Los patrones más frecuentemente asociados a artritis reumatoide son los de neumonía intersticial usual y neumonía intersticial no específica. La neumonía intersticial usual presenta un predominio de fibrosis periférico y basal con panalización, que es indistinguible de la fibrosis pulmonar idiopática (Figura 10.14). La neumonía intersticial no específica presenta predominio basal de opacidad en vidrio esmerilado, bronquiectasia por tracción o reticulación con o sin preservación subpleural. La bronquiolitis folicular y la neumonía intersticial linfoide, así como la neumonía organizada, son patrones que se observan con poca frecuencia asociados a artritis reumatoide.

La bronquiectasia es un hallazgo frecuente en la TCAR de pacientes con artritis reumatoide, incluso si no presentan enfermedad pulmonar fibrótica. La bronquiolitis puede deberse a infección crónica o a bronquiolitis constrictiva.

Los nódulos reumatoides visibles en la TC son una manifestación infrecuente, y los pacientes por lo general son asintomáticos. Esos nódulos pueden ser únicos o múltiples, pueden aumentar de tamaño y presentar cavitación. Los nódulos reumatoides, al igual que los nódulos cavitados por otras causas, pueden ocasionar fístulas broncopleurales.

Lupus eritematoso sistémico

El lupus eritematosos sistémico (LES) tiene diversas manifestaciones clínicas posibles, tales como exantema, úlceras bucales, fotosensibilidad, artritis y serositis. También es frecuente el compromiso renal, neurológico y hematológico. Los estudios serológicos pueden detectar diferentes anticuerpos, p. ej., anticuerpos antinucleares,

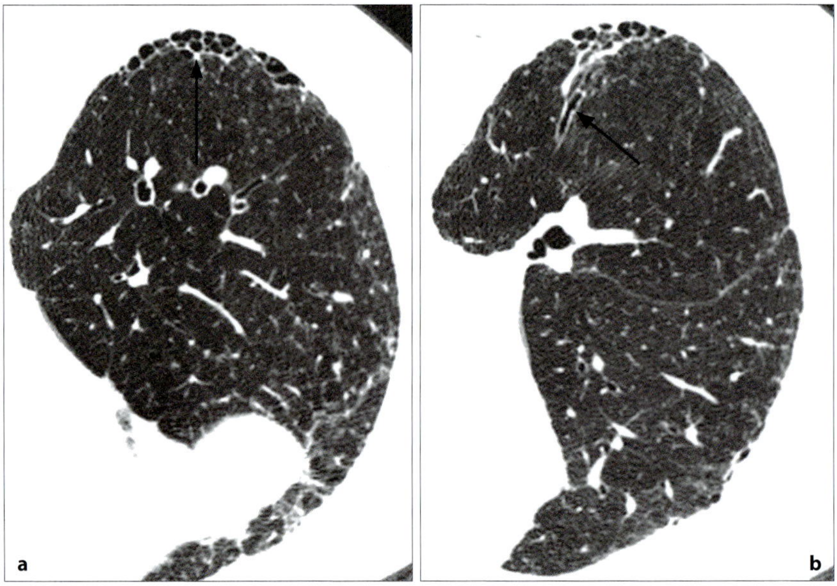

Figura 10.14 Neumonía intersticial usual (NIU) asociada a artritis reumatoide. Se observa patrón en panal de abeja (**a**, *flecha*) y bronquiectasia por tracción leve (**b**, *flecha*) en las regiones subpleurales del pulmón. El patrón de NIU es el que se observa con más frecuencia en las imágenes de pacientes con enfermedad pulmonar intersticial asociada a artritis reumatoide.

anticuerpos antifosfolipídicos, anticuerpos anti-ADN bicatenario o de doble cadena y anticuerpos anti-Sm. Los anticuerpos anti-ADN bicatenario son específicos de los enfermos con LES.

La enfermedad pulmonar asociada a LES es algo diferente a la asociada a otras ETC. El daño alveolar difuso, la hemorragia alveolar difusa y el edema pulmonar son las manifestaciones más frecuentes (Figura 10.15). En los estudios de pacientes con la denominada "neumonitis por lupus", se observa una combinación de estos hallazgos. Los aspectos en la TCAR son similares, con áreas extensas o difusas de opacidad en vidrio esmerilado o consolidación. Los pacientes que sufren múltiples episodios de hemorragia pulmonar con el tiempo pueden presentar fibrosis.

La serositis es una manifestación frecuente de LES. Pueden observarse derrames pleurales o pericárdicos aislados o asociados a enfermedad pulmonar. También puede apreciarse engrosamiento o realce pleural o pericárdico, que refleja la presencia de un derrame exudativo. Puede observarse también bronquiolitis constrictiva o bronquiectasia.

El síndrome del pulmón evanescente o encogido es una manifestación poco frecuente de LES; los pacientes presentan disnea y defectos restrictivos en las pruebas funcionales respiratorias, pero no se observan signos de enfermedad del parénquima pulmonar en la TCAR. El hallazgo radiológico principal es la elevación de los hemidiafragmas, que puede deberse a debilidad muscular o a disfunción del nervio frénico.

Las neumonías intersticiales y la fibrosis pulmonar son manifestaciones infrecuentes de LES, pero pueden observarse neumonía intersticial usual, neumonía intersticial no específica y neumonía organizada.

Polimiositis y dermatomiositis

Las manifestaciones de miositis incluyen debilidad muscular, artritis y síntomas inespecíficos. La dermatomiositis se caracteriza además por la presencia de alteraciones cutáneas. Suelen detectarse anticuerpos anti-Jo-1, que son específicos de miositis inflamatoria. Los síntomas pulmonares con frecuencia se deben a enfermedad pulmonar intersticial crónica, pero también pueden ser causados por debilidad de los músculos respiratorios y por aspiración recurrente secundaria a debilidad del músculo faríngeo.

La enfermedad pulmonar difusa más frecuentemente asociada a miositis es la neumonía intersticial no específica (Figura 10.16). En la TCAR, con frecuencia se observa predominio basal y subpleural de opacidad en vidrio esmerilado, reticulación irregular o bronquiectasia por tracción con o sin preservación subpleural.

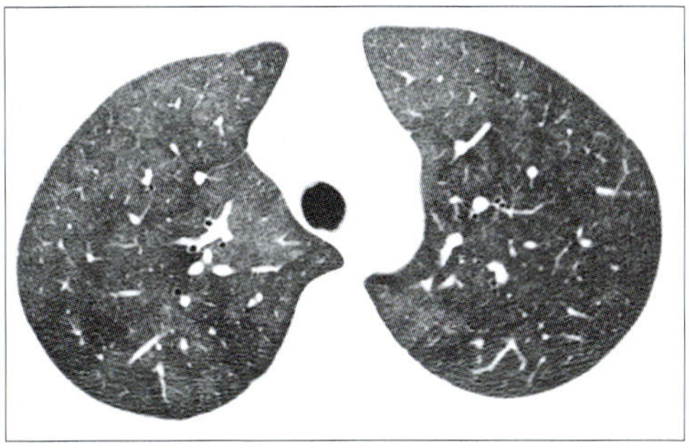

Figura 10.15 Hemorragia pulmonar asociada a lupus eritematoso sistémico. La opacidad en vidrio esmerilado simétrica bilateral en el contexto de lupus eritematoso sistémico es un hallazgo inespecífico y podría representar edema, daño alveolar difuso, infección atípica o hemorragia.

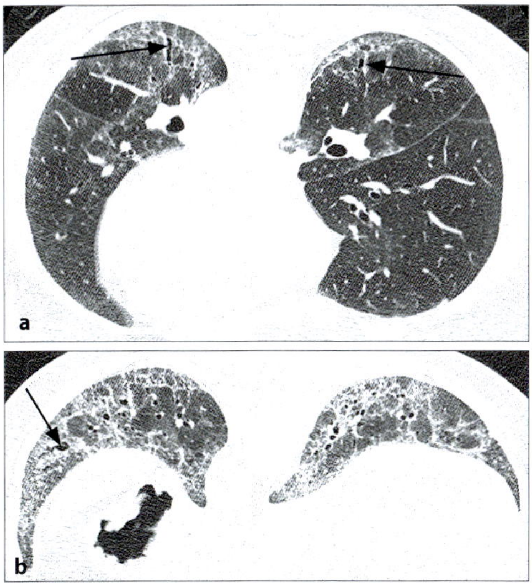

Figura 10.16 Polimiositis con neumonía intersticial no específica. En la TCAR en decúbito prono en la región de los campos medio (**a**) e inferior (**b**) del pulmón, se observan bronquiectasia por tracción y reticulación irregular de predominio periférico y basal (*flechas*). Se aprecia la preservación relativa del intersticio subpleural inmediato.

La neumonía organizada también es un patrón frecuente, y se manifiesta con consolidación en parches. Puede haber superposición de neumonía intersticial no específica y neumonía organizada con consolidación en las regiones subpleural y basal (Figura 10.17).

No es infrecuente la presentación aguda de daño alveolar difuso con aparición rápida de opacidad en vidrio esmerilado extensa en la TCAR. La neumonía intersticial usual es una manifestación poco común de miositis. Entre los patrones que rara vez se asocian a miositis se encuentra la neumonía intersticial linfoide.

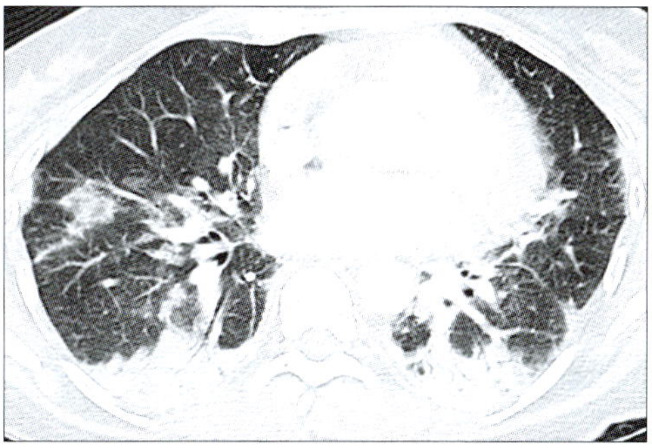

Figura 10.17 Polimiositis con superposición de neumonía intersticial no específica (NINE) y neumonía organizada. En la TCAR, se observa consolidación en las regiones subpleural y posterior. La distribución es característica de la NINE, pero no así la consolidación. En el examen histopatológico, se observaron componentes tanto de NINE como de neumonía organizada. La consolidación en la TCAR es más característica de la neumonía organizada.

Síndrome de Sjögren

El síndrome de Sjögren es una ETC que se caracteriza por afectación predominantemente ocular y bucal. La disfunción de las glándulas lagrimales y salivales produce xeroftalmía y xerostomía. Es frecuente la presencia de autoanticuerpos anti-SSA y anti-SSB.

Los patrones de enfermedad pulmonar más frecuentemente asociados al síndrome de Sjögren son neumonía intersticial no específica y neumonía intersticial linfoide. Los hallazgos de neumonía intersticial no específica en la TCAR son similares a los de la esclerodermia. En la TCAR de pacientes con síndrome de Sjögren, pueden observarse neumonía organizada y neumonía intersticial usual, pero estos patrones son relativamente infrecuentes.

La neumonía intersticial linfoide habitualmente se manifiesta con múltiples quistes pulmonares como anomalía aislada (Figura 10.18). Los quistes suelen ser redondos y de paredes delgadas. Afectan todas las regiones pulmonares y son menos numerosos que los observados en los casos de linfangioleiomiomatosis y de histiocitosis de células de Langerhans; habitualmente no son más que unas decenas. La opacidad en vidrio esmerilado y los nódulos centrilobulillares con opacidad en vidrio esmerilado también pueden asociarse a neumonía intersticial linfoide o bronquiolitis folicular, pero este hallazgo es menos frecuente que la presencia de quistes aislados.

Otras enfermedades linfoproliferativas pueden asociarse al síndrome de Sjögren. La hiperplasia linfoide focal representa una proliferación

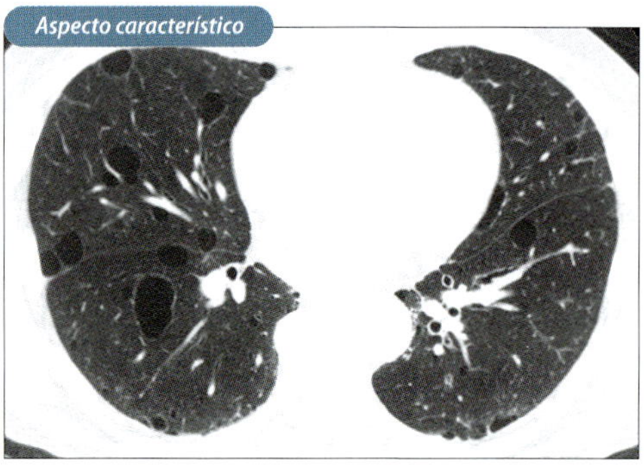

Figura 10.18 Neumonía intersticial linfoide asociada a síndrome de Sjögren: aspecto característico. En los casos de neumonía intersticial linfoide, los quistes pulmonares pueden aparecer como una anomalía aislada, especialmente en el contexto del síndrome de Sjögren. El aspecto es redondeado y la cantidad es limitada.

reactiva benigna de las células linfoides. La manifestación más frecuente en la TCAR es un nódulo pulmonar solitario o una región focal de consolidación. También se ha descrito la presencia de múltiples nódulos. La incidencia de linfoma es mucho mayor en los estudios de pacientes con síndrome de Sjögren que en los de la población general, y este hallazgo puede asemejarse a hiperplasia linfoide focal. Por lo general se practica una biopsia de las anomalías sospechosas para diferenciar estas dos entidades.

Enfermedad mixta del tejido conjuntivo

Como su nombre lo indica, las características de la enfermedad mixta del tejido conjuntivo se superponen con las de otras ETC, principalmente esclerodermia, lupus eritematoso sistémico y miositis. Es frecuente la presencia de anticuerpos anti-RNP, que puede preceder a la aparición de los síntomas. Aproximadamente el 60% de los pacientes presentan enfermedad pulmonar.

Los patrones más frecuentemente observados son los de neumonía intersticial no específica y neumonía intersticial usual y, en menor medida, neumonía intersticial linfoide, neumonía organizada y enfermedad vascular pulmonar.

Neumonía intersticial con características de autoinmunidad

La neumonía intersticial con características de autoinmunidad es el nombre que recibe la enfermedad que presentan los pacientes con algunas características de ETC, pero que no reúnen todos los criterios diagnósticos de una ETC específica. Se han usado otras denominaciones en el pasado para describir esta entidad: ETC indiferenciada, ETC con predominio pulmonar y enfermedad pulmonar intersticial con características de autoinmunidad. Para formular el diagnóstico, los pacientes deben presentar signos de una neumonía intersticial en la TCAR o en el examen histopatológico y se deben descartar otras causas de una neumonía intersticial (p. ej., toxicidad por fármacos).

Los criterios diagnósticos de neumonía intersticial con características de autoinmunidad se organizan en tres dominios: clínico, serológico y morfológico. Debe observarse la presencia de al menos un hallazgo en dos de esos tres dominios. Tanto la TCAR como el examen histopatológico quedan incluidos en el dominio morfológico. Los hallazgos de la TCAR incluidos son los siguientes:

- Patrones de enfermedad pulmonar en la TCAR:
  - Neumonía intersticial no específica.
  - Neumonía organizada.
  - Superposición de neumonía intersticial no específica y neumonía organizada.
  - Neumonía intersticial linfoide.
- Enfermedad con afectación de varios espacios (además de una neumonía intersticial):
  - Derrame o engrosamiento pleural.
  - Derrame o engrosamiento pericárdico.
  - Enfermedad de las vías respiratorias.
  - Vasculopatía pulmonar.

Por ejemplo, en la TCAR de un paciente que presenta disnea, se observa opacidad en vidrio esmerilado periférica y basal con preservación subpleural, indicativa de neumonía intersticial no específica. Se detecta la presencia de factor reumatoideo, pero el paciente no presenta manifestaciones clínicas de ETC. En las radiografías de las manos, se observan hallazgos normales. Este paciente podría clasificarse como un paciente con enfermedad intersticial con características de autoinmunidad con presencia de un hallazgo, tanto en el campo serológico como en el morfológico.

11
Enfermedad pulmonar asociada al tabaquismo

Introducción

La asociación entre el consumo de cigarrillos y el cáncer de pulmón es bien conocida, pero la enfermedad pulmonar difusa también es una causa comprobada de morbilidad relacionada con el tabaquismo. Existen diversas manifestaciones de neumopatía difusa asociada al tabaquismo que tienen diferentes tratamientos y pronósticos. En este capítulo se abordan las principales manifestaciones de la enfermedad pulmonar difusa asociada a la inhalación del humo procedente de cigarrillos: bronquiolitis respiratoria, neumonía intersticial descamativa, enfisema, histiocitosis de células de Langerhans, neumonía eosinofílica aguda y fibrosis relacionada con el tabaquismo.

Bronquiolitis respiratoria y neumonía intersticial descamativa

La bronquiolitis respiratoria (BR) y la neumonía intersticial descamativa (NID) representan una reacción similar del pulmón a la inhalación del humo de cigarrillos, si bien difieren respecto de su incidencia, la gravedad de la anomalía específica presente y la asociación con los síntomas. En el caso de la BR, la inhalación de humo procedente de cigarrillos provoca cambios reactivos bronquiolares y peribronquiolares, caracterizados por la presencia de áreas focales de acumulación de macrófagos alveolares e inflamación intersticial leve. En los casos de NID, la acumulación intraalveolar de macrófagos y la inflamación son más generalizadas. La NID es sintomática con más frecuencia que la BR.

La BR se observa en el examen histopatológico de casi todos los fumadores, pero solo una pequeña minoría de pacientes presenta síntomas. Se cree que la BR es un factor que predispone al desarrollo de enfisema centrilobulillar. Se supone que la infiltración celular y la inflamación crónicas asociadas a BR con el tiempo genera destrucción pulmonar y enfisema.

Cuando la BR se asocia a síntomas, la enfermedad recibe el nombre de "bronquiolitis respiratoria asociada a enfermedad pulmonar intersticial" (BREPI).

Tanto la BREPI como la NID habitualmente afectan a pacientes jóvenes (edad pico de 30 a 40 años) y presentan un pronóstico considerablemente mejor que la mayoría de las otras enfermedades pulmonares intersticiales y una buena respuesta al abandono del tabaquismo o al tratamiento con corticosteroides. Si no reciben el tratamiento apropiado, hasta el 25% de los pacientes con NID con el tiempo pueden presentar fibrosis pulmonar.

Hallazgos de bronquiolitis respiratoria y neumonía intersticial descamativa en la TCAR

Los hallazgos de BR y NID en la tomografía computarizada de alta resolución (TCAR) son diferentes (Tablas 11.1 y 11.2) pero suelen coexistir, dada la superposición presente entre estas dos entidades. Por lo general, en la TCAR de pacientes con BR o BREPI se observan nódulos centrilobulillares con opacidad en vidrio esmerilado, que reflejan el infiltrado de macrófagos bronquiolar y peribronquiolar característico de esta enfermedad (Figura 11.1). Estos nódulos suelen predominar en los lóbulos superiores y en las regiones centrales del pulmón, una distribución

Tabla 11.1 Hallazgos de bronquiolitis respiratoria en la TCAR

Hallazgos en la TCAR
▪ Nódulos centrilobulillares con opacidad en vidrio esmerilado ▪ Perfusión en mosaico o atrapamiento aéreo leves ▪ Distribución central, en lóbulos superiores

Tabla 11.2 Hallazgos de neumonía intersticial descamativa en la TCAR

Hallazgos en la TCAR
▪ Opacidad en vidrio esmerilado ▪ Radiotransparencias focales con densidad de aire (quistes o enfisema) ▪ Distribución subpleural y basal

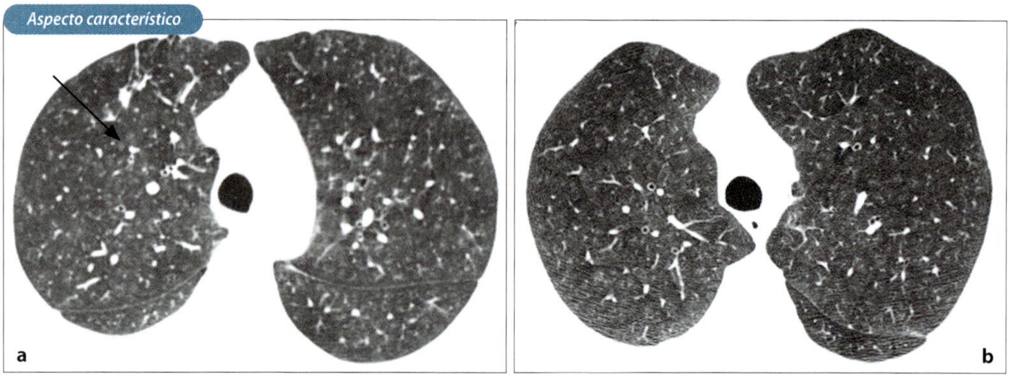

Figura 11.1 Bronquiolitis respiratoria y bronquiolitis respiratoria asociada a enfermedad pulmonar intersticial: aspecto característico. a En la TCAR de un fumador asintomático, se observan nódulos centrilobulillares con opacidad en vidrio esmerilado (*flecha*), hallazgo característico de la inflamación y la infiltración celular peribronquiolar observadas en la bronquiolitis respiratoria (BR). **b** En la TCAR de un paciente con disnea leve, se observan nódulos centrilobulillares con opacidad en vidrio esmerilado de mayor diámetro y extensión, que reflejan BR. Dado que en este caso la BR se asocia a síntomas, se denomina bronquiolitis respiratoria asociada a enfermedad pulmonar intersticial.

similar a la del enfisema centrilobulillar. Puede observarse perfusión en mosaico o atrapamiento aéreo asociados, pero este hallazgo suele ser leve (Figura 11.2).

La NID casi siempre se manifiesta con opacidad en vidrio esmerilado como hallazgo predominante, por lo general de distribución subpleural y basal (Figura 11.3; *v.* también Figuras 9.26-9.28), una distribución similar a la de la neumonía intersticial usual y la neumonía intersticial no específica. Se pueden observar quistes diseminados o enfisema en parches asociados a las áreas de opacidad en vidrio esmerilado (Figura 11.4). La presencia de opacidad en vidrio esmerilado combinada con quistes o enfisema en los estudios de un fumador es muy indicativa de este diagnóstico. En la minoría de los casos, se produce fibrosis en zonas previamente afectadas por opacidad en vidrio esmerilado. La fibrosis se manifiesta con reticulación irregular y bronquiectasia por tracción (Figura 11.5). El patrón en panal de abeja es infrecuente, aunque los quistes asociados a NID pueden asemejarse en ocasiones al panal de abeja.

Dado que la BR y la NID representan un espectro de anomalías, puede haber superposición de los hallazgos característicos de estas entidades en la TCAR de fumadores (Figura 11.6). La distribución de la opacidad en vidrio esmerilado puede ser de predominio subpleural y basal o de predominio en la región central y en los lóbulos superiores. Se puede observar opacidad en vidrio esmerilado en parches combinada con nódulos centrilobulillares en vidrio esmerilado. Los quistes o el enfisema, la perfusión en mosaico y el atrapamiento aéreo pueden asociarse a cualquiera de estas anomalías. En los estudios de pacientes con

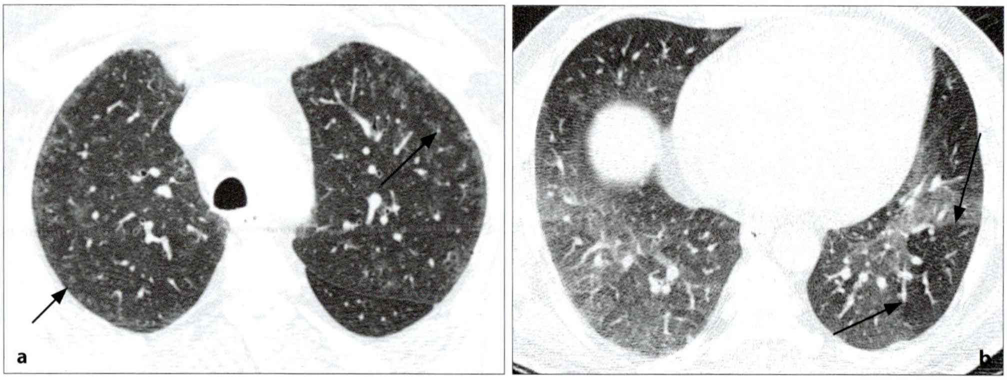

Figura 11.2 Bronquiolitis respiratoria con atrapamiento aéreo leve. En la TCAR obtenida en la región de los lóbulos superiores (**a**), se observan nódulos centrilobulillares con opacidad en vidrio esmerilado (*flechas*). En la TCAR en espiración obtenida en la región de los lóbulos inferiores (**b**), se observa atrapamiento aéreo en parches (*flechas*).

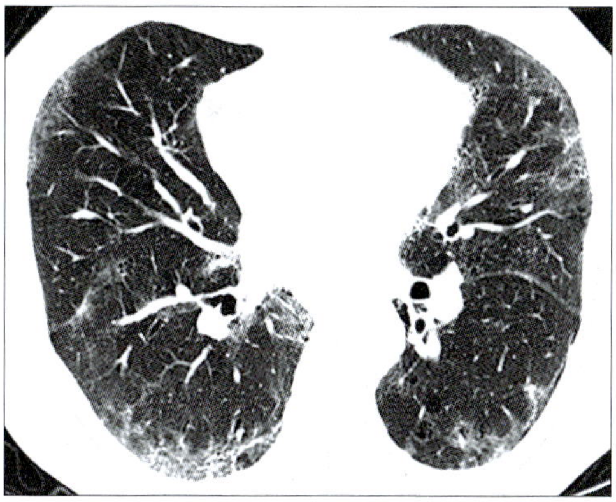

Figura 11.3 Neumonía intersticial descamativa. En la TCAR de un fumador con neumonía intersticial descamativa, se observan áreas periféricas de opacidad en vidrio esmerilado.

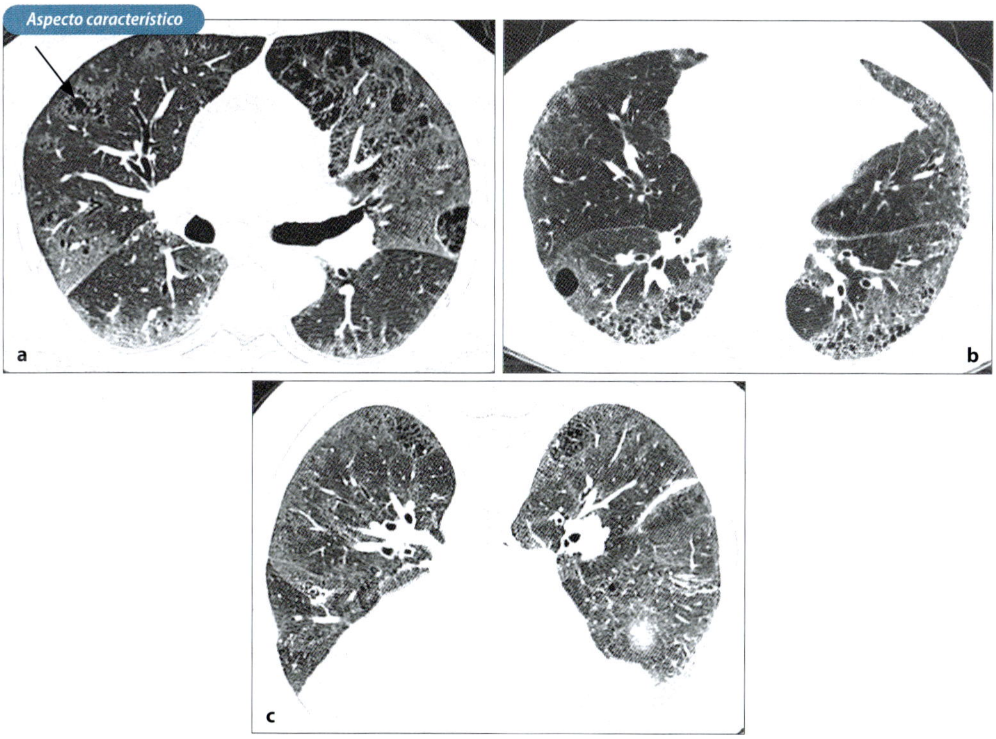

Figura 11.4 Neumonía intersticial descamativa: aspecto característico. **a** Se observa opacidad en vidrio esmerilado en parches con predominio subpleural. Nótese la presencia de enfisema focal o quistes dentro de las áreas de opacidad en vidrio esmerilado (*flecha*). Esta combinación es particularmente indicativa de neumonía intersticial descamativa (NID). **b** La opacidad en vidrio esmerilado subpleural se asocia a radiotransparencias quísticas con densidad de aire. Las radiotransparencias quísticas pueden diferenciarse del panal de abeja porque muchas no son subpleurales y no hay signos de fibrosis, tales como bronquiectasia por tracción. **c** En la TC en decúbito prono de un fumador con NID, se observa opacidad en vidrio esmerilado de predominio predominantemente periférico y radiotransparencias quísticas.

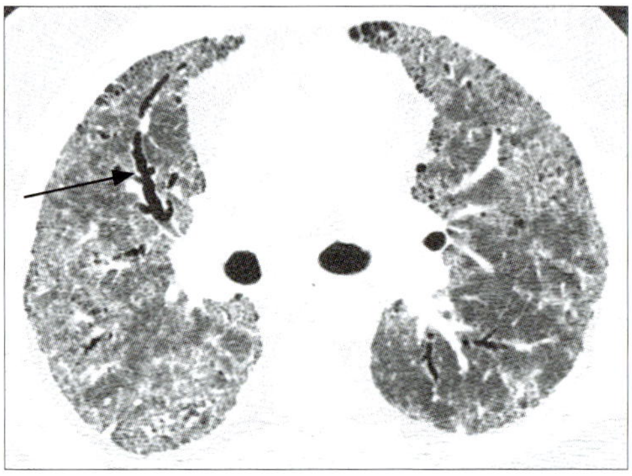

Figura 11.5 Neumonía intersticial descamativa con fibrosis. La fibrosis es una secuela infrecuente de la neumonía intersticial descamativa y habitualmente se manifiesta con bronquiectasia por tracción (*flecha*) o reticulación irregular superpuesta a opacidad en vidrio esmerilado. Es infrecuente la presencia de patrón en panal de abeja.

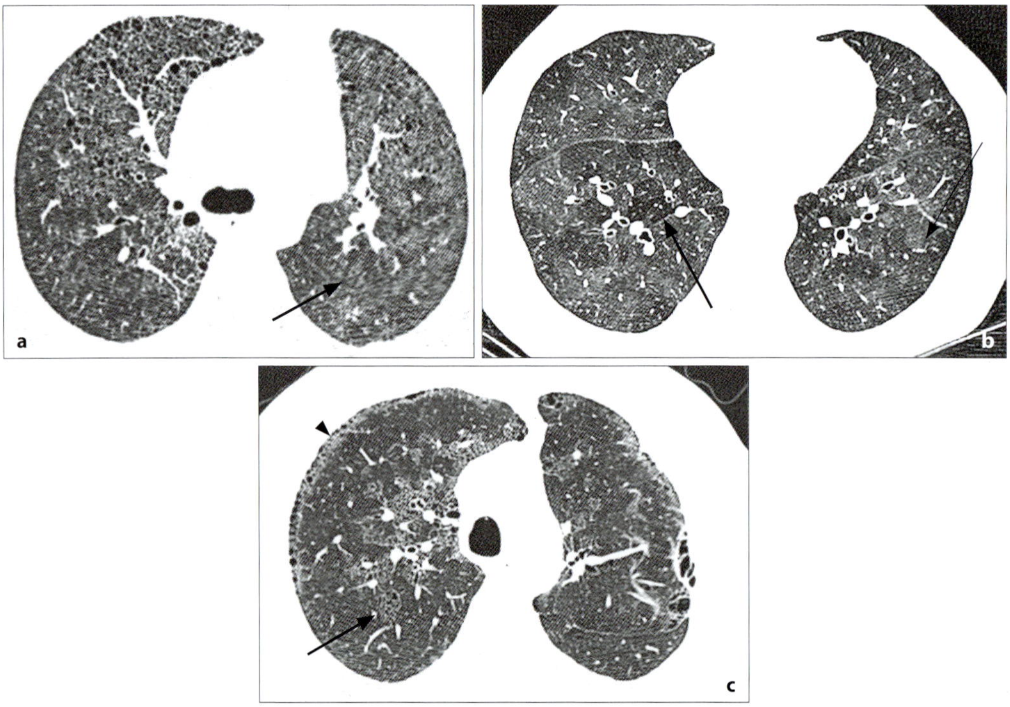

Figura 11.6 Superposición de bronquiolitis respiratoria y neumonía intersticial descamativa en la TCAR de tres pacientes. **a** Se observan una combinación de nódulos centrilobulillares con opacidad en vidrio esmerilado (*flecha*) y parches de opacidad en vidrio esmerilado más difusa y enfisema. **b** En la TCAR se observan una combinación de opacidad en vidrio esmerilado (*flecha fina*) y perfusión en mosaico lobulillar (*flecha gruesa*). Este hallazgo representa el "signo del queso de cerdo". **c** La opacidad en vidrio esmerilado en parches se asocia a radiotransparencias quísticas. Las áreas más periféricas de opacidad en vidrio esmerilado (*punta de flecha*) son más características de la neumonía intersticial descamativa, mientras que las áreas lobulillares centrales en vidrio esmerilado (*flecha*) son más características de la bronquiolitis respiratoria.

BR y con NID, puede observarse el signo del queso de cerdo, caracterizado por opacidad en vidrio esmerilado asociada a perfusión en mosaico en la TCAR en inspiración o a atrapamiento aéreo en la TCAR en espiración.

Diagnósticos diferenciales

Los diagnósticos diferenciales de BR y de NID en el contexto de síntomas crónicos abarcan otras afecciones que producen opacidad en vidrio esmerilado, nódulos centrilobulillares en vidrio esmerilado, quistes y perfusión en mosaico. Una causa frecuente de estos hallazgos es la neumonitis por hipersensibilidad (Figura 11.7). Si bien se cree que es menos probable que los fumadores presenten neumonitis por hipersensibilidad, el tabaquismo no descarta el diagnóstico de esta enfermedad. La presencia de fibrosis asociada a opacidad en vidrio esmerilado o nódulos centrilobulillares es más indicativa de neumonitis por hipersensibilidad, porque la fibrosis es infrecuente en casos de BR o de NID (Figura 11.8). Además, la perfusión en mosaico y el atrapamiento aéreo asociados a neumonitis por hipersensibilidad suelen ser más significativos.

La bronquiolitis folicular y la neumonía intersticial linfoide constituyen un espectro de anomalías que pueden manifestarse con nódulos centrilobulillares en vidrio esmerilado, opacidad en vidrio esmerilado y perfusión en mosaico o atrapamiento aéreo leves. Los pacientes con bronquiolitis folicular y neumonía intersticial linfoide por lo general tienen antecedentes de enfermedad del tejido conjuntivo o de inmunodepresión. Otras causas de nódulos centrilobulillares con opacidad en vidrio esmerilado son las infecciones virales agudas, las neumoconiosis por exposición a tierras raras y las vasculopatías, tales como la hemorragia.

La neumonía intersticial no específica puede tener una distribución idéntica a la de la NID, con anomalías subpleurales y basales (Figura 11.9). Los pacientes por lo general tienen antecedentes de enfermedad del tejido conjuntivo o de alguna exposición identificable. La presencia de fibrosis sugiere neumonía intersticial no específica.

Enfisema

La infiltración celular y la inflamación crónicas secundarias a la inhalación de humo pueden provocar con el tiempo destrucción de tejido pulmonar y enfisema. Los hallazgos de la TCAR se repasan brevemente en este capítulo (Tabla 11.3) y se describen en detalle en el Capítulo 5, "Disminución de la atenuación pulmonar: enfisema, perfusión en mosaico y enfermedad pulmonar quística".

Enfisema centrilobulillar

El enfisema centrilobulillar se asocia muy estrechamente al tabaquismo. Los hallazgos de enfisema centrilobulillar en la TCAR suelen ser diagnósticos, por lo que no se requiere una biopsia pulmonar. La TCAR puede ser más sensible

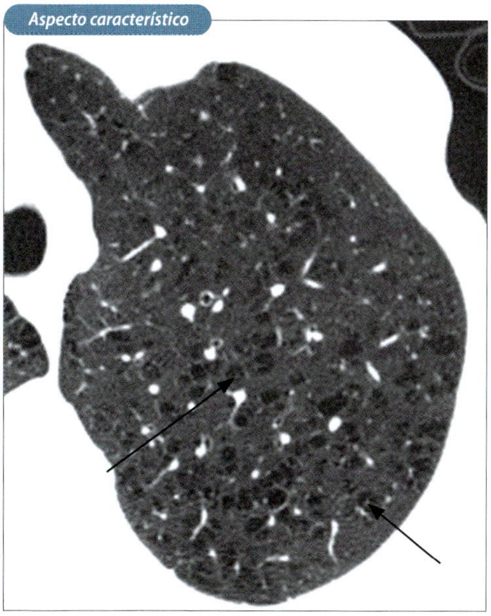

Figura 11.7 Enfisema centrilobulillar: aspecto característico. En la TCAR del pulmón izquierdo, se observan las características morfológicas típicas del enfisema centrilobulillar. Se visualizan radiotransparencias focales de atenuación de aire en las regiones centrales del pulmón sin paredes visibles. Se observa una arteria centrilobulillar en el centro de algunas de esas radiotransparencias (*flechas*).

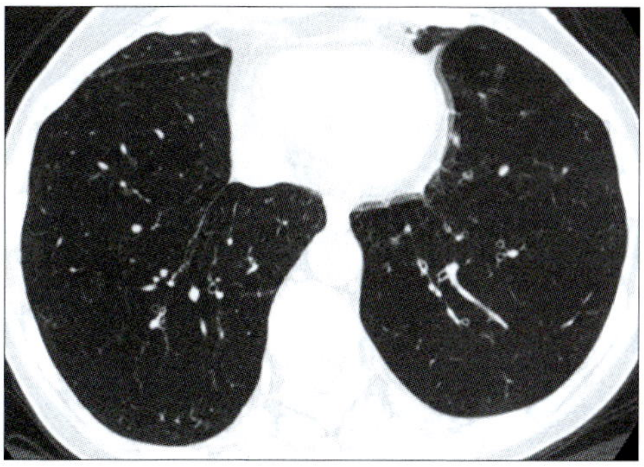

Figura 11.8 Enfisema panlobulillar asociado a tabaquismo. Cuando es extenso, el enfisema asociado a tabaquismo puede tener distribución panlobulillar. Este enfisema se manifiesta como radiotransparencia pulmonar difusa con vasos pequeños.

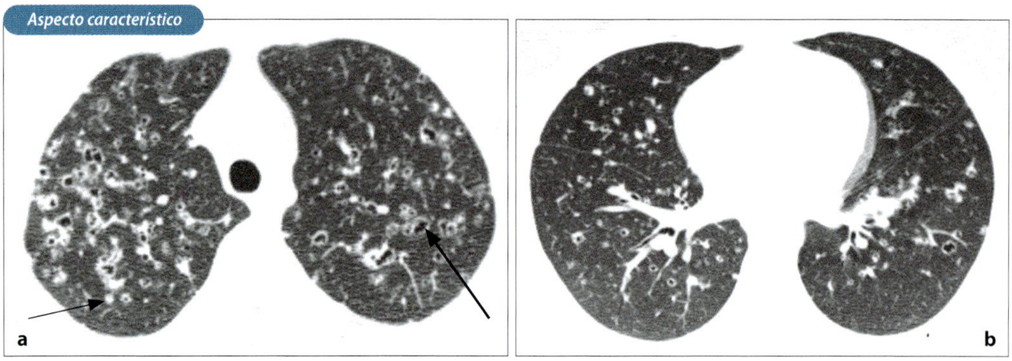

Figura 11.9 Histiocitosis de células de Langerhans en estadio incipiente: aspecto característico. En la TCAR, se observa una combinación de nódulos con atenuación de tejidos blandos (*flecha fina*) y nódulos cavitados o quistes (*flecha gruesa*). Los quistes tienen forma irregular y espesor variable de la pared. Estos quistes afectan mucho más los lóbulos superiores (**a**) que los inferiores (**b**). Los nódulos son característicos de la enfermedad incipiente.

Tabla 11.3 Hallazgos de enfisema en la TCAR

Centrilobulillar	▪ Distribución central, en lóbulos superiores ▪ Radiotransparencias focales con densidad de aire ▪ Paredes habitualmente invisibles ▪ Arterias centrilobulillares (puntos) en el centro de las radiotransparencias
Paraseptal	▪ Distribución subpleural ▪ Radiotransparencias focales con densidad de aire ▪ Radiotransparencias con paredes finas bien definidas ▪ Quistes en una sola capa ▪ Puede observarse enfisema centrilobulillar asociado
Panlobulillar	▪ Distribución difusa, en lóbulos inferiores ▪ Aumento de la radiotransparencia pulmonar, anomalía habitualmente no focal ▪ Vasos pequeños en las regiones afectadas

que las pruebas funcionales respiratorias en los casos de enfermedad incipiente.

Los hallazgos de enfisema centrilobulillar en la TCAR consisten en radiotransparencias focales de atenuación de aire sin paredes bien definidas (es decir, agujeros negros), que afectan las regiones central y superior del pulmón (*v.* Figura 11.7). En el centro de estas radiotransparencias focales pueden observarse pequeños vasos, que representan las arterias centrilobulillares. También pueden apreciarse bullas.

Enfisema paraseptal

El enfisema paraseptal puede observarse asociado a un enfisema centrilobulillar. En muchos casos está relacionado con el tabaquismo. Este tipo de enfisema se presenta en una sola capa de quistes subpleurales de atenuación de aire con paredes muy delgadas. Cuando son extensas, las áreas de enfisema paraseptal representan bullas.

Enfisema panlobulillar

El enfisema panlobulillar con frecuencia se asocia a una deficiencia de α_1-antritipsina, pero también puede observarse en casos graves de enfisema por tabaquismo (*v.* Figura 11.8). En la TCAR, se observa radiotransparencia pulmonar difusa con vasos muy pequeños. Cuando el enfisema está asociado a una deficiencia de α_1-antritipsina, suele predominar en los lóbulos inferiores. En los casos asociados a tabaquismo, puede afectar más los lóbulos superiores.

Histiocitosis de células de Langerhans

En adultos, la histiocitosis de células de Langerhans (HCL) pulmonar afecta principalmente a fumadores. A semejanza de la BR y la NID, el pico de edad de presentación de la HCL en adultos es aproximadamente 30-40 años. Los síntomas son muy variables. Los pacientes pueden ser asintomáticos o presentar disnea grave. Algunos pacientes pueden necesitar un trasplante pulmonar. Al igual que lo observado en cualquier enfermedad pulmonar quística, la presentación clínica inicial puede ser la aparición de un neumotórax.

Hallazgos de la TCAR

En la TCAR, el aspecto de la HCL (Tabla 11.4) varía en función del estadio de la enfermedad. En los casos de enfermedad incipiente, habitualmente se observan pequeños nódulos pulmonares diseminados; con el tiempo, estos nódulos pueden presentar cavitación (*v.* Figura 11.9). Los nódulos

Tabla 11.4 Hallazgos de histiocitosis de células de Langerhans en la TCAR

▪ Nódulos centrilobulillares con atenuación de tejidos blandos
▪ Cavitación de nódulos con progresión a quistes de paredes gruesas
▪ Quistes irregulares con formas extrañas
▪ Predominio en lóbulos superiores; preservación de los ángulos costofrénicos
▪ Neumotórax espontáneo

de la HCL suelen tener una atenuación similar a los tejidos blandos, si bien en pocos casos pueden observarse nódulos centrilobulillares con opacidad en vidrio esmerilado como manifestación primaria.

A medida que la enfermedad avanza, se forman quistes pulmonares de paredes gruesas y puede observarse una combinación de nódulos, nódulos cavitados y quistes. Los quistes suelen ser irregulares y presentan formas extrañas, ramificadas o de trébol (Figura 11.10). En los casos de enfermedad avanzada, los quistes prácticamente reemplazan el pulmón sano (Figura 11.11). Con el tiempo, presentan paredes finas, y puede ser difícil diferenciarlos del enfisema centrilobulillar.

Las anomalías de la HCL son de predominio marcado en el lóbulo superior, con preservación relativa de las bases pulmonares y los ángulos costofrénicos. Es infrecuente observar derrames pleurales asociados.

Diagnósticos diferenciales

Los diagnósticos diferenciales de la HCL abarcan otras enfermedades pulmonares quísticas (Figura 11.12), en particular linfangioleiomiomatosis. Las dos enfermedades pueden producir enfermedad pulmonar quística extensa. Sin embargo, por lo general pueden diferenciarse. En los casos de HCL, los quistes tienen formas extrañas, predominan en los lóbulos superiores y pueden tener paredes gruesas. En cambio, los quistes de la linfangioleiomiomatosis suelen ser redondeados, de paredes delgadas y de distribución difusa. Además, la linfangioleiomiomatosis afecta casi exclusivamente a mujeres. Es improbable que un varón con enfermedad pulmonar quística tenga linfangioleiomiomatosis. Otras enfermedades pulmonares quísticas, tal como la neumonía intersticial linfoide, suelen manifestarse con menos cantidad de quistes.

La presencia de nódulos favorece el diagnóstico de HCL, mientras que la presencia de derrames pleurales favorece el de linfangioleiomiomatosis. Otras causas de nódulos cavitados, tales como los émbolos sépticos, la infección micótica, la granulomatosis de Wegener, las metástasis quísticas (p. ej., carcinoma endometrial) y la papilomatosis traqueobronquial pueden asemejarse a la HCL, pero los nódulos presentes en estas enfermedades suelen tener mayor diámetro.

Neumonía eosinofílica aguda

La neumonía eosinofílica aguda (NEA) habitualmente se clasifica con las demás enfermedades pulmonares eosinofílicas; sin embargo, se ha comprobado que la mayoría de los pacientes con NEA son fumadores y, en particular, fumadores que modificaron su hábito tabáquico (p. ej., aumento de la cantidad de cigarrillos diaria) en el transcurso del mes previo a la aparición de los síntomas agudos. Los pacientes presentan síntomas agudos similares a los de edema pulmonar, infección o daño alveolar difuso. El aspecto más característico en la TCAR es la combinación de opacidad en vidrio esmerilado difusa y engrosamiento

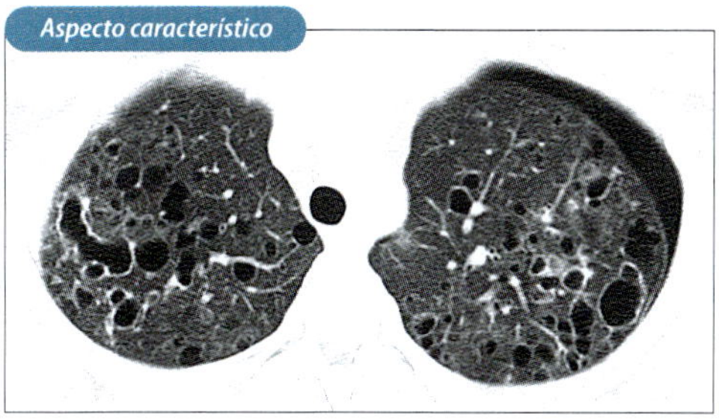

Figura 11.10 Histiocitosis de células de Langerhans avanzada con quistes: aspecto característico. Se observa el predominio de quistes en la imagen de este fumador. Los quistes son irregulares. Algunos tienen paredes delgadas y otros, paredes gruesas. También se aprecia un neumotórax en el pulmón izquierdo. A excepción de los síntomas agudos asociados al neumotórax, el paciente era asintomático.

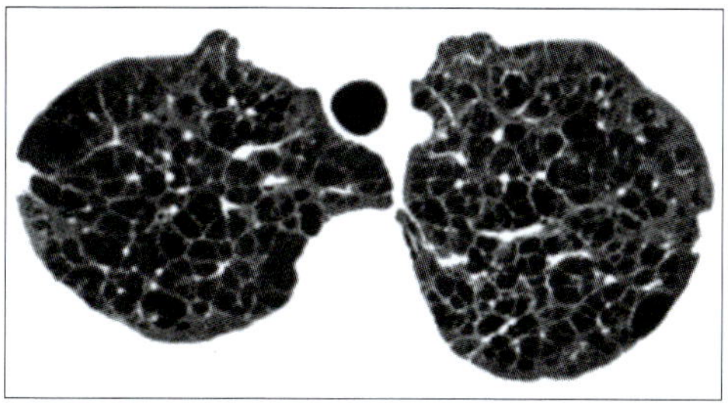

Figura 11.11 Quistes en la histiocitosis de células de Langerhans. Cuando la enfermedad es grave, los quistes asociados a histiocitosis de células de Langerhans son extensos y pueden reemplazar casi todo el parénquima pulmonar. Habitualmente no se observan nódulos en este estadio. Este patrón puede ser difícil de diferenciar del enfisema extenso.

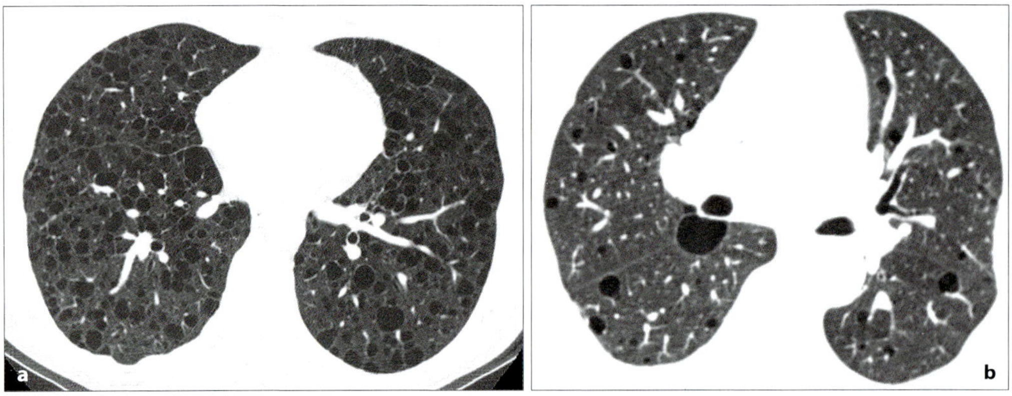

Figura 11.12 Diagnósticos diferenciales de histiocitosis de células de Langerhans (HCL). Tanto la HCL como la linfangioleiomiomatosis (LAM) pueden causar enfermedad pulmonar quística extensa. **a** Los quistes de la LAM se diferencian de los de la HCL porque son redondeados y homogéneos. En los casos de LAM, la presencia de nódulos es infrecuente y no se observa preservación de las bases pulmonares. **b** Quistes pulmonares en un caso de neurofibromatosis. Los quistes son menos numerosos que los asociados a HCL y son redondeados.

septal interlobulillar liso, un hallazgo que se asemeja a edema pulmonar. El diagnóstico de NEA es importante porque la enfermedad responde al tratamiento con corticosteroides. Esta entidad se aborda con más detalle en el Capítulo 13, "Neumonitis por hipersensibilidad y enfermedad pulmonar eosinofílica".

Enfermedad pulmonar fibrótica

La fibrosis pulmonar es un hallazgo frecuente en los estudios histopatológicos de fumadores y suele observarse en pacientes asintomáticos. La presencia de fibrosis en fumadores se describe mediante dos términos histopatológicos: "fibrosis intersticial asociada a tabaquismo" y "agrandamiento del espacio aéreo con fibrosis". Estos hallazgos pueden representar las secuelas fibróticas de la BR y la NID subclínicas, si bien la TCAR de la mayoría de los pacientes con fibrosis intersticial asociada a tabaquismo es normal, y los hallazgos histopatológicos se encuentran por debajo del límite de resolución de la TCAR. En otros casos, pueden observarse hallazgos característicos de BR y NID. Cabe destacar que no es infrecuente encontrar opacidad en vidrio esmerilado como signo de fibrosis microscópica en este contexto; por lo tanto, los hallazgos de fibrosis más característicos en la TCAR (reticulación, bronquiectasia por tracción y patrón en panal de abeja) suelen estar ausentes.

La fibrosis pulmonar asociada a enfisema (Figura 11.13) se caracteriza por un volumen pulmonar relativamente normal en las pruebas funcionales respiratorias debido a la presencia simultánea de una anomalía restrictiva y una anomalía obstructiva. Sin embargo, la capacidad de difusión del monóxido de carbono suele ser anormal, incluso si los demás parámetros son casi normales. Estos pacientes tienen un riesgo más elevado de presentar hipertensión pulmonar.

Los fumadores tienen un mayor riesgo de presentar fibrosis pulmonar idiopática (FPI). Entre el 40% y el 80% de los pacientes con FPI tienen antecedentes de tabaquismo. La presencia de enfisema puede complicar el diagnóstico de enfermedad pulmonar fibrótica en la TCAR. El enfisema centrilobulillar o paraseptal en la periferia del pulmón puede confundirse con patrón en panal de abeja, en particular cuando se observan opacidad en vidrio esmerilado o reticulación adyacentes. En esos casos, las anomalías presentes en la porción inferior de los pulmones en la TCAR pueden ser más diagnósticas de fibrosis, porque el enfisema suele ser un proceso de predominio en los lóbulos superiores. Cuando se observa un enfisema significativo, los criterios para describir el patrón de neumonía intersticial usual en la TCAR deberían ser más amplios.

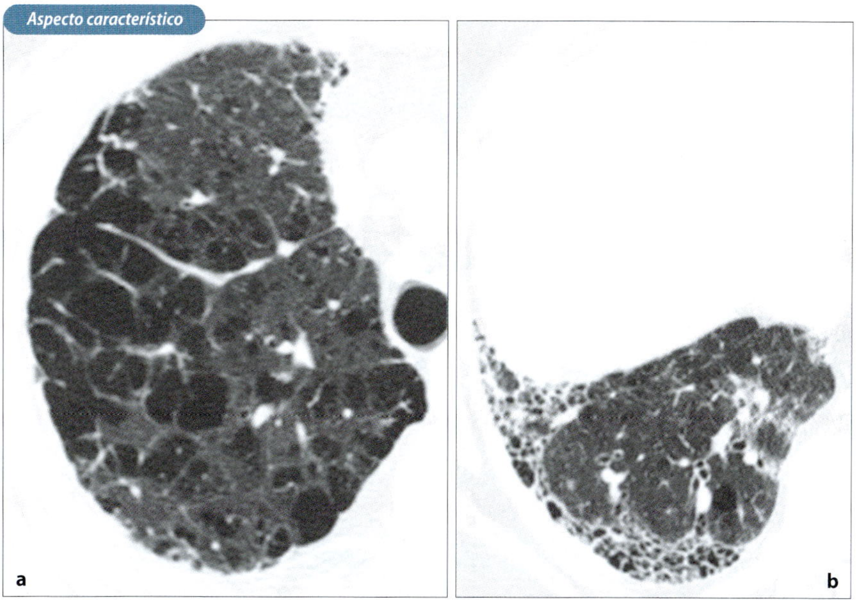

Figura 11.13 Combinación de fibrosis pulmonar y enfisema: aspecto característico. **a** Se observa enfisema centrilobulillar en los lóbulos superiores. **b** Se observa fibrosis en los lóbulos inferiores, que da lugar a una panalización periférica, compatible con una neumonía intersticial usual. Esta combinación se asocia a volúmenes pulmonares relativamente normales en las pruebas funcionales respiratorias y a una mayor incidencia de hipertensión pulmonar.

Acceda al eBook para consultar la lista de bibliografía.
Consulte las indicaciones en la retiración de tapa.

12
Sarcoidosis

Introducción

La sarcoidosis es una enfermedad mediada por el sistema inmunitario que se caracteriza por la presencia de granulomas no caseificantes. Es de causa desconocida, pero pueden existir factores causales ambientales infecciosos y no infecciosos, así como factores genéticos e inherentes al huésped. La sarcoidosis habitualmente afecta a personas de menos de 50 años, pero puede presentarse también en pacientes de más edad.

La sarcoidosis afecta el tórax en al menos el 90% de los casos, y aproximadamente el 25% de los pacientes tienen síntomas respiratorios, por lo general disnea, en el momento del diagnóstico. Por esta razón, el primer método diagnóstico cuando se sospecha sarcoidosis suele ser la tomografía computarizada de alta resolución (TCAR). Hasta la mitad de los pacientes con sarcoidosis son asintomáticos, y se llega al diagnóstico por hallazgos casuales observados en exámenes diagnósticos realizados con otros fines.

La incidencia de la sarcoidosis es muy variable en distintas poblaciones. La enfermedad afecta con mayor frecuencia a personas de ascendencia escandinava y a afroamericanos. Es mucho menos prevalente en la población asiática y en países cercanos al ecuador que en la población estadounidense. La mortalidad por sarcoidosis (aproximadamente, del 1% al 5%) es baja en comparación con la de otras enfermedades pulmonares difusas.

Estadificación de la sarcoidosis

La estadificación de la sarcoidosis se basa en los hallazgos de la radiografía simple, y la TCAR aún no ha sido validada con estos fines. La radiografía de tórax tiene menor sensibilidad que la TCAR para detectar alteraciones leves en el parénquima pulmonar o linfadenopatía.

Los estadios basados en los hallazgos de la radiografía de tórax son los siguientes:

- Estadio 0: radiografía de tórax normal.
- Estadio I: solo linfadenopatía hiliar.
- Estadio II: linfadenopatía hiliar + enfermedad pulmonar parenquimatosa.
- Estadio III: solo enfermedad pulmonar parenquimatosa.
- Estadio IV: fibrosis.

Este sistema de estadificación es útil para determinar el pronóstico y prever la probabilidad de regresión espontánea de los hallazgos sin tratamiento. Entre el 60% y el 90% de los pacientes con estadio II de la enfermedad presentan regresión espontánea, mientras que esa remisión se observa solo entre el 10% y el 20% con estadio III de la enfermedad.

Anomalías pulmonares asociadas a sarcoidosis

Las anomalías pulmonares observadas en los casos de sarcoidosis son una manifestación de la presencia de granulomas intersticiales o en las vías respiratorias y el posterior desarrollo de fibrosis pulmonar u obstrucción de las vías respiratorias. Las anomalías que pueden visualizarse en la TCAR son nódulos perilinfáticos, consolidación y masas, opacidad en vidrio esmerilado, perfusión en mosaico, atrapamiento aéreo, reticulación irregular, bronquiectasia por tracción, quistes y patrón en panal de abeja (Tabla 12.1). Estas anomalías suelen predominar en los lóbulos superiores, si bien no siempre es el caso.

Nódulos perilinfáticos

La sarcoidosis se caracteriza por la presencia de granulomas a lo largo de los vasos linfáticos pulmonares. Los conglomerados de granulomas microscópicos dan lugar a pequeños nódulos de distribución perilinfática, descritos en detalle en el Capítulo 3, "Enfermedad pulmonar nodular". Los nódulos suelen provocar afectación pulmonar en parches: se observan regiones pulmonares afectadas, mientras que otras no presentan afectación.

Las estructuras que habitualmente son afectadas por nódulos perilinfáticos son las siguientes:

- Intersticio peribroncovascular parahiliar.
- Intersticio (peribroncovascular) centrilobulillar.

Tabla 12.1 Hallazgos característicos de sarcoidosis en la TCAR

Nódulos	▪ Distribución perilinfática ▪ Predominio peribroncovascular y subpleural ▪ Nódulos bien definidos ▪ Nódulos satélites y signo de la galaxia
Consolidación	▪ En parches, bilateral ▪ Distribución peribroncovascular y subpleural
Enfermedad de las vías respiratorias	▪ Estenosis u obstrucción bronquial ▪ Atelectasia ▪ Perfusión en mosaico ▪ Atrapamiento aéreo
Fibrosis	▪ Reticulación irregular ▪ Bronquiectasia por tracción ▪ Masas fibróticas parahiliares ▪ Enfermedad quística ▪ Patrón en panal de abeja (infrecuente) ▪ Distribución en lóbulos superiores, peribroncovascular

- Intersticio subpleural.
- Tabiques interlobulillares.

Los nódulos de la sarcoidosis por lo general son bien definidos y muestran predilección por el intersticio peribroncovascular parahiliar y el intersticio subpleural (Figuras 12.1-12.3). Con frecuencia, se observan grupos de nódulos alrededor de los bronquios centrales y las arterias pulmonares. En estos sitios pueden observarse conglomerados de nódulos similares a masas. Los nódulos y los conglomerados de nódulos también aparecen con frecuencia en el intersticio subpleural, incluido el intersticio adyacente a las cisuras. Es habitual que la distribución de los nódulos de la sarcoidosis esté limitada a las regiones peribroncovasculares y subpleurales, si bien la gravedad de la afectación en esos sitios puede variar mucho (*v.* Figuras 12.1-12.3).

Cuando los nódulos peribroncovasculares son numerosos, o cuando afectan la pared de las vías

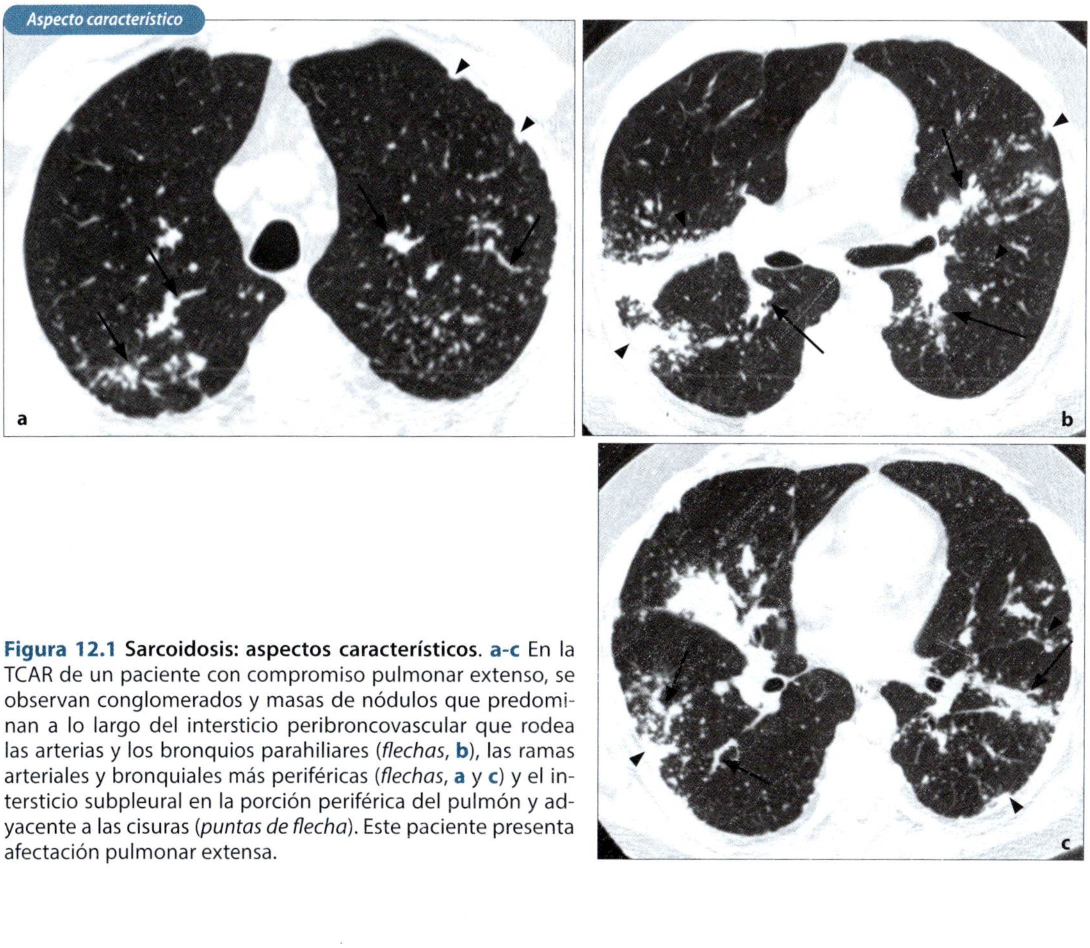

Figura 12.1 Sarcoidosis: aspectos característicos. a-c En la TCAR de un paciente con compromiso pulmonar extenso, se observan conglomerados y masas de nódulos que predominan a lo largo del intersticio peribroncovascular que rodea las arterias y los bronquios parahiliares (*flechas*, **b**), las ramas arteriales y bronquiales más periféricas (*flechas*, **a** y **c**) y el intersticio subpleural en la porción periférica del pulmón y adyacente a las cisuras (*puntas de flecha*). Este paciente presenta afectación pulmonar extensa.

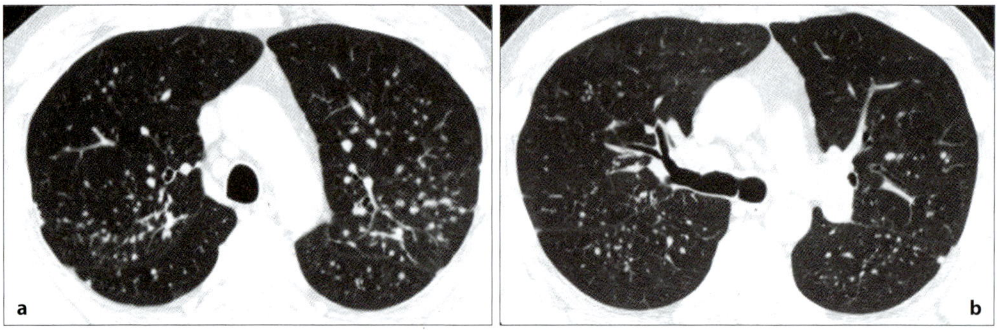

Figura 12.2 Patrón característico de sarcoidosis con nódulos peribroncovasculares y subpleurales. a En la TCAR, se observan nódulos diseminados en las regiones parahiliares, si bien en esta imagen es más difícil identificar una relación clara con las vías respiratorias y los bronquios que en la Figura 12.1. Se visualizan fácilmente nódulos subpleurales. **b** En un nivel inferior, los nódulos son menos numerosos. El predominio de los nódulos en los lóbulos superiores es característico de la sarcoidosis.

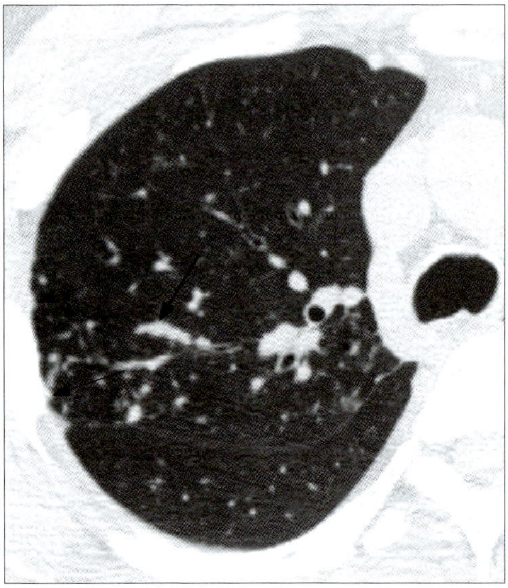

Figura 12.3 Patrón característico de sarcoidosis con nódulos peribroncovasculares y subpleurales. En la TCAR de este paciente con compromiso limitado del lóbulo superior del pulmón derecho se visualizan nódulos peribroncovasculares (*flecha gruesa*) y subpleurales (*flechas finas*).

respiratorias, pueden generar estrechamiento u obstrucción de los bronquios centrales y producir en ocasiones colapso lobular (Figura 12.4).

Excepcionalmente, los nódulos de la sarcoidosis presentan predominio centrilobulillar (Figura 12.5) o en los tabiques interlobulillares (Figura 12.6). En esos casos, también suelen visualizarse en el intersticio subpleural y el intersticio peribroncovascular.

La sarcoidosis en ocasiones tiene un aspecto que simula la presencia de nódulos de distribución aleatoria (*v.* Capítulo 3, "Enfermedad pulmonar nodular"); sin embargo, suele haber algún signo que indica que el patrón es perilinfático. En esos casos, los nódulos habitualmente no son uniformes, y se observa una mayor cantidad de nódulos peribroncovasculares o subpleurales que la esperable si la distribución fuera aleatoria (Figura 12.7).

Dado que los nódulos de la sarcoidosis afectan el intersticio que rodea las vías respiratorias centrales y periféricas, frecuentemente la biopsia transbronquial permite confirmar histológicamente la presencia de la enfermedad. No obstante, los resultados de la biopsia en estos casos deben interpretarse en el contexto de los hallazgos de la TCAR y la presentación clínica. Los granulomas no caseificantes, característicos de la sarcoidosis, pueden también observarse como una manifestación de otras enfermedades. Por lo tanto, el diagnóstico de certeza se basa en la compatibilidad de los hallazgos histopatológicos, radiológicos y clínicos.

Diagnósticos diferenciales

Si bien la gran mayoría de los casos (más del 90%) en los que se observan nódulos perilinfáticos en la TCAR corresponden a pacientes con sarcoidosis, los diagnósticos diferenciales (Tabla 12.2) abarcan diseminación tumoral por vía linfática, neumonía intersticial linfoide, neumoconiosis, como silicosis y neumoconiosis de los mineros del carbón, y amiloidosis. La anamnesis es importante para sugerir la presencia de uno de estos diagnósticos alternativos. Por ejemplo, los pacientes con neumonía intersticial linfoide habitualmente tienen antecedentes de enfermedad del tejido conjuntivo o inmunodepresión. La diseminación tumoral por vía linfática por lo general se observa

Tabla 12.2 Diagnósticos diferenciales de sarcoidosis

Hallazgos	Diagnósticos diferenciales
Nódulos perilinfáticos	▪ Diseminación tumoral por vía linfática ▪ Neumoconiosis ▪ Amiloidosis ▪ Neumonía intersticial linfoide
Consolidación en parches	▪ Neumonía organizada ▪ Neumonía eosinofílica crónica ▪ Adenocarcinoma mucinoso invasivo ▪ Linfoma ▪ Neumonía lipoidea
Fibrosis en lóbulos superiores	▪ Neumonitis por hipersensibilidad ▪ Tuberculosis o infección micótica previas ▪ Neumoconiosis ▪ Radiación ▪ Espondilitis anquilosante
Linfadenopatía hiliar simétrica	▪ Neumoconiosis ▪ Metástasis ▪ Amiloidosis ▪ Enfermedad de Castleman

en pacientes que presentan una neoplasia maligna ya conocida. Los pacientes con neumoconiosis presentan antecedentes de exposición prolongada. La sarcoidosis suele afectar a una población de pacientes más jóvenes que la afectada por otras causas de nódulos perilinfáticos.

Las características morfológicas y la distribución de los nódulos también pueden ser útiles para sugerir que la sarcoidosis es la causa probable de la presencia de nódulos perilinfáticos. Los nódulos de la sarcoidosis con frecuencia predominan en el intersticio peribroncovascular y subpleural. Los nódulos asociados a diseminación de cáncer por vía linfática, la segunda causa de nódulos perilinfáticos por orden de frecuencia, suelen predominar a lo largo de los tabiques interlobulillares. Además, la diseminación linfangítica del cáncer puede ser unilateral o de predominio basal, mientras que la sarcoidosis por lo general es bilateral, simétrica y de predominio en los lóbulos

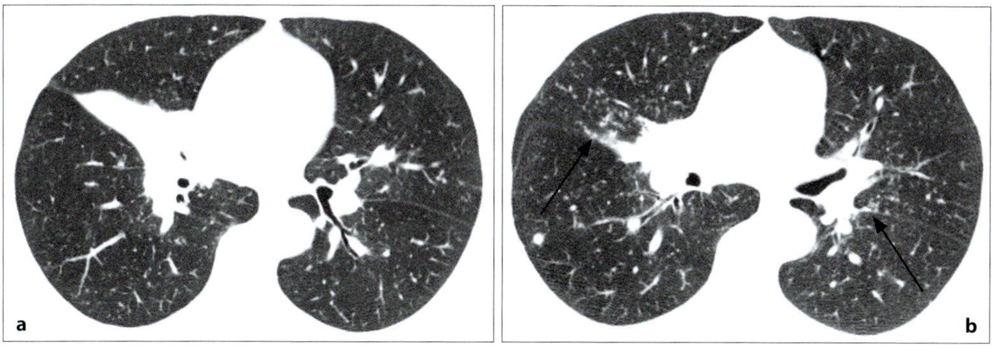

Figura 12.4 Sarcoidosis con atelectasia del lóbulo medio del pulmón derecho. Los granulomas peribroncovasculares extensos o los granulomas endobronquiales pueden causar estenosis u obstrucción bronquial. **a** En la imagen de este paciente, la atelectasia del lóbulo medio del pulmón derecho es resultado de la afectación bronquial. **b** En la imagen de este paciente, obtenida en un nivel diferente, se observan nódulos diseminados con compromiso de las cisuras (*flechas*).

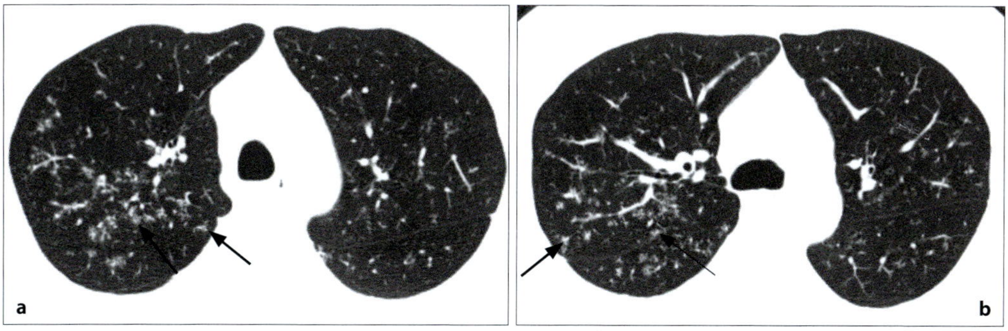

Figura 12.5 Nódulos centrilobulillares asociados a sarcoidosis. a-b En la TCAR de este paciente, los nódulos predominan a lo largo de las estructuras centrilobulillares y están mal definidos (*flechas gruesas*). También se visualizan algunos nódulos subpleurales diseminados (*flecha fina*, **b**). El intersticio peribroncovascular se extiende hacia la periferia del pulmón, a lo largo de los bronquiolos y las arterias centrilobulillares. En algunos casos, los granulomas de la sarcoidosis predominan a lo largo de estas estructuras y dan lugar a nódulos centrilobulillares bien definidos o mal definidos.

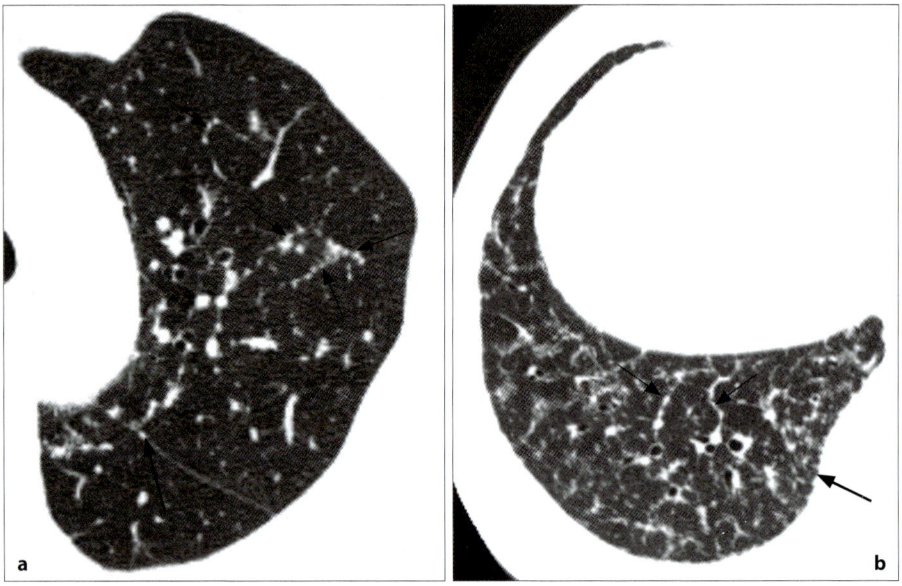

Figura 12.6 Engrosamiento septal interlobulillar en los estudios de dos pacientes con sarcoidosis. Excepcionalmente, la sarcoidosis se manifiesta con engrosamiento septal interlobulillar nodular como una de las anomalías predominantes. **a** En la imagen de un paciente con compromiso pulmonar limitado, se visualiza engrosamiento septal nodular (*flechas finas*) en el lóbulo superior del pulmón izquierdo. También se aprecian algunos nódulos subpleurales (*flecha gruesa*). **b** En la imagen de otro paciente, se observa engrosamiento septal interlobulillar nodular de predominio en el lóbulo inferior del pulmón derecho (*flechas finas*) y también se visualizan nódulos subpleurales (*flecha gruesa*).

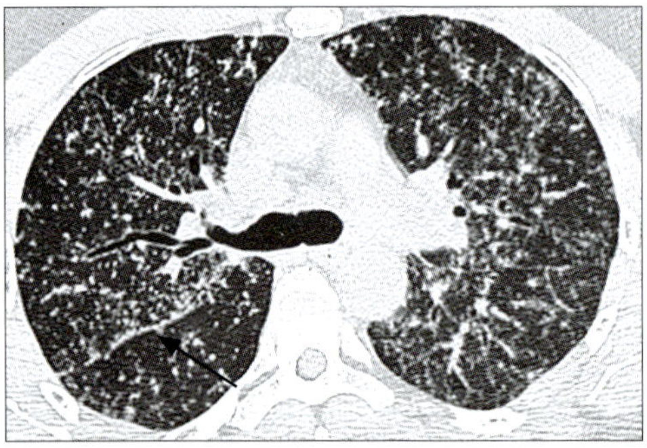

Figura 12.7 Sarcoidosis que se asemeja a distribución aleatoria de los nódulos. A primera vista, los nódulos parecen de distribución aleatoria, con compromiso pulmonar uniforme. Después de un examen más minucioso, se aprecia que los nódulos se distribuyen en parches y que hay más nódulos a lo largo de las cisuras (*flecha*) de lo esperable en casos de patrón aleatorio.

superiores. Los nódulos peribroncovasculares de la diseminación tumoral por vía linfática habitualmente se asocian a otros signos de neoplasia maligna en el tórax. Los nódulos de las neumoconiosis pueden predominar en las regiones centrilobulillares y por lo general afectan la región posterior de los lóbulos superiores.

Consolidación y masas

La sarcoidosis puede manifestarse con consolidación con aspecto de masa, que representa enfermedad granulomatosa confluente. Dado que las masas de granulomas suelen ser peribronquiales, se pueden visualizar broncogramas aéreos (Figuras 12.8-12.10). Este aspecto a veces se denomina "sarcoidosis alveolar", pese a que los granulomas no afectan los espacios alveolares.

La consolidación asociada a sarcoidosis con frecuencia se presenta en parches, predomina en los lóbulos superiores y tiene una distribución peribroncovascular. Puede tener aspecto de masa. Pueden visualizarse nódulos pequeños aislados ("nódulos satélites") en la periferia de las áreas de consolidación (*v.* Figuras 12.8-12.10), lo que demuestra que la consolidación representa enfermedad granulomatosa confluente y no un proceso alveolar. La presencia de una zona de consolidación similar a una masa rodeada de nódulos aislados recibe el nombre de "signo de la galaxia", que se observa con mucha frecuencia en los estudios de pacientes con sarcoidosis.

A diferencia de lo observado en casos de neumonía, la consolidación asociada a la sarcoidosis

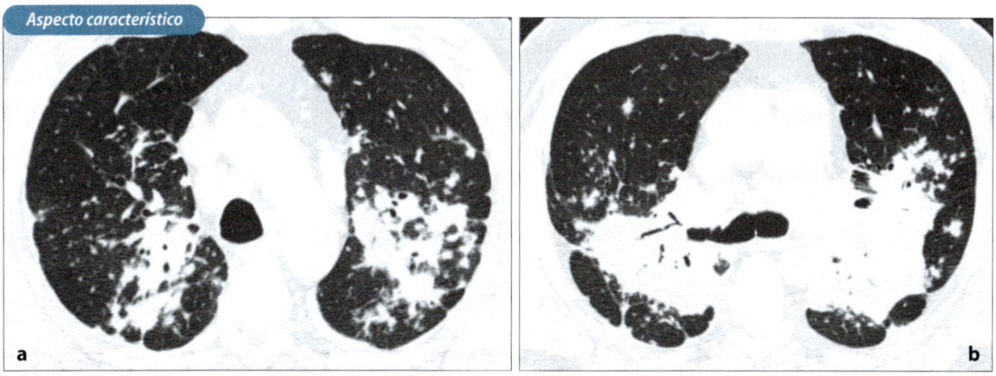

Figura 12.8 Sarcoidosis "alveolar" y el signo de la galaxia: aspecto característico. a-b Los granulomas peribroncovasculares confluentes generan consolidación parahiliar con aspecto de masa. Se visualizan broncogramas aéreos dentro de las áreas de consolidación. Los pequeños nódulos adyacentes a las grandes masas son nódulos satélites. La combinación de la masa voluminosa y los nódulos satélites que la rodean se denomina "signo de la galaxia".

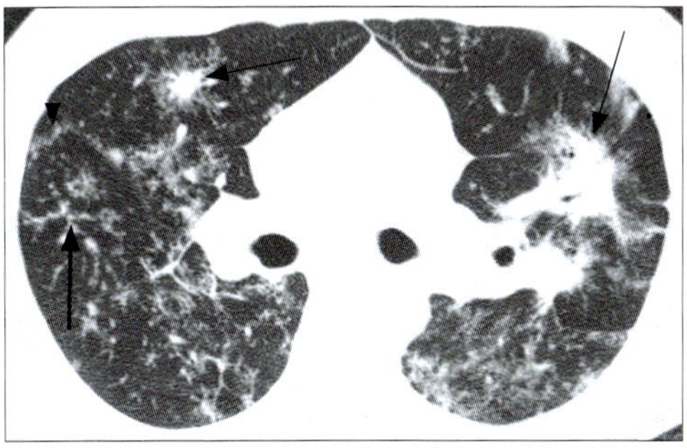

Figura 12.9 Consolidación asociada a sarcoidosis. En los casos de sarcoidosis, puede observarse una combinación de consolidación (*flechas finas*) y nódulos peribroncovasculares (*flecha gruesa*) y subpleurales (*punta de flecha*) más separados. La consolidación representa enfermedad granulomatosa confluente.

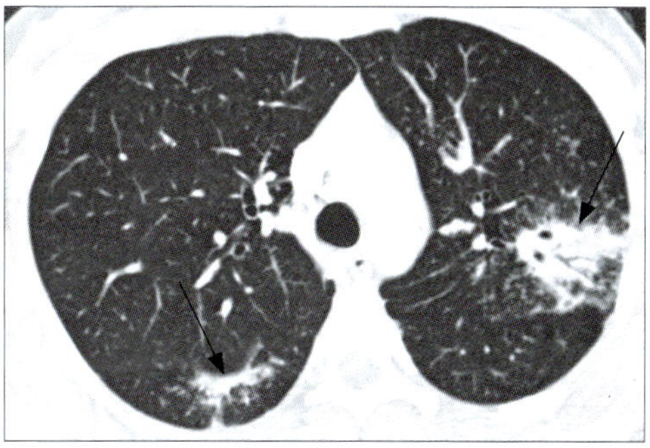

Figura 12.10 Consolidación asociada a sarcoidosis. Se observa consolidación en parches adyacente a los bronquios y las cisuras (*flechas*) con un broncograma aéreo visible en el lóbulo superior del pulmón izquierdo. Se aprecian nódulos pequeños en los bordes de las áreas de consolidación (nódulos satélites). Este hallazgo puede ayudar a diferenciar la sarcoidosis de otras causas de consolidación crónica y se denomina "signo de la galaxia".

es crónica y persiste con el tiempo. Los diagnósticos diferenciales de consolidación crónica abarcan neumonía organizada, neumonía eosinofílica crónica, adenocarcinoma mucinoso invasivo, linfoma y neumonía lipoidea. El signo del halo invertido o del atolón (*v.* Capítulo 4, "Aumento de la atenuación pulmonar: opacidad en vidrio esmerilado y consolidación") es muy indicativo de neumonía organizada y en muy pocos casos se asocia a sarcoidosis. El signo de la galaxia, si bien se visualiza con frecuencia en los estudios de pacientes con sarcoidosis, también se asocia a silicosis y neumoconiosis de los mineros del carbón, talcosis, otras enfermedades granulomatosas y adenocarcinoma mucinoso invasivo.

Opacidad en vidrio esmerilado

Excepcionalmente, la sarcoidosis se manifiesta con opacidad en vidrio esmerilado como hallazgo predominante (Figura 12.11). La opacidad en vidrio esmerilado asociada a sarcoidosis refleja la presencia de numerosos granulomas microscópicos. Incluso cuando es la anomalía predominante, pueden verse pequeños nódulos aislados como hallazgo asociado. Cuando no se visualizan esos nódulos, la TCAR es inespecífica. Dado que los hallazgos pulmonares en estos casos no son específicamente indicativos de sarcoidosis, el único indicio diagnóstico podría ser la presencia de linfadenopatía.

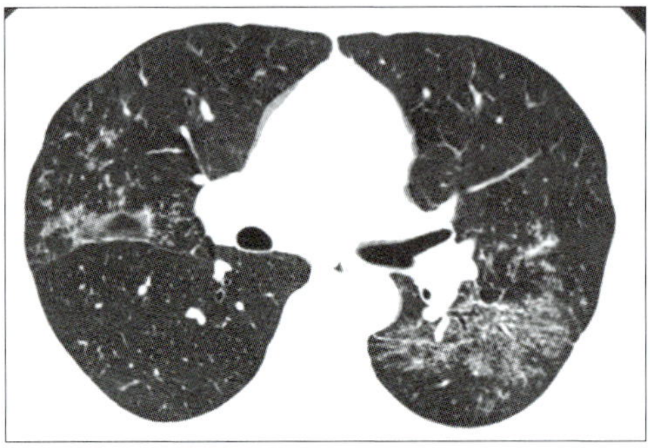

Figura 12.11 Sarcoidosis con opacidad en vidrio esmerilado (OVE). Se observa OVE en parches en el pulmón izquierdo, pero se aprecian también pequeños nódulos aislados, incluso dentro de las áreas de OVE. La OVE como hallazgo aislado es una manifestación infrecuente de sarcoidosis.

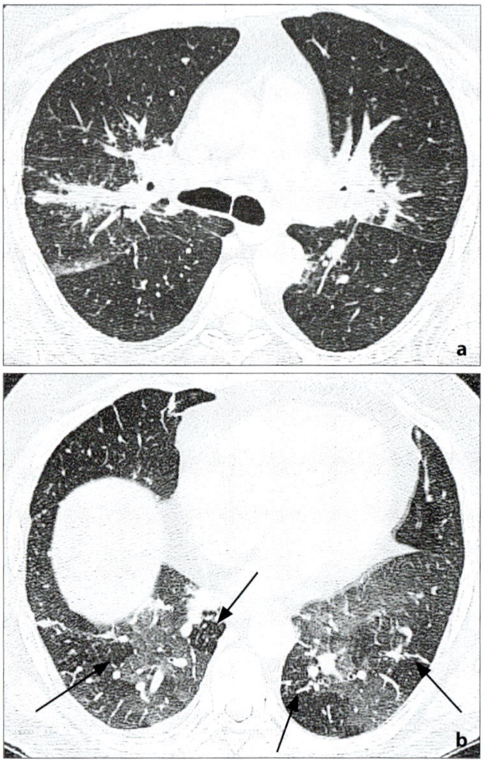

Figura 12.12 Sarcoidosis con atrapamiento aéreo. **a** Se observa el engrosamiento intersticial peribroncovascular característico en los lóbulos superiores de un paciente con sarcoidosis. **b** En una imagen posespiratoria, las regiones de atrapamiento aéreo en parches (*flechas*) en las bases pulmonares reflejan la presencia de estenosis u obstrucción de las vías respiratorias pequeñas por granulomas o fibrosis asociada.

Anomalías de las vías respiratorias

En ocasiones, se observa engrosamiento nodular de las paredes de las grandes vías respiratorias en la TCAR de pacientes con sarcoidosis. Los nódulos, de unos milímetros de diámetro y de tamaño similar a los nódulos pulmonares asociados a esta enfermedad, se proyectan hacia la luz de las vías respiratorias.

Puede observarse perfusión en mosaico o atrapamiento aéreo asociados a obstrucción o estenosis de las pequeñas vías respiratorias por la presencia de granulomas (Figura 12.12). Según cuál sea el grado de obstrucción bronquial o bronquiolar, la distribución de estos hallazgos puede ser lobulillar, segmentaria o lobular (*v.* Figura 12.4).

La perfusión en mosaico y el atrapamiento aéreo no suelen ser hallazgos aislados en los estudios de pacientes con sarcoidosis. En el momento de la presentación, las anomalías de las vías respiratorias casi siempre se asocian a otros hallazgos, como nódulos (*v.* Figura 12.12). Sin embargo, después del tratamiento, puede persistir la enfermedad de las vías respiratorias, incluso tras la desaparición de los nódulos.

La combinación de atrapamiento aéreo y nódulos puede observarse con otras enfermedades pulmonares difusas, tales como neumonitis por hipersensibilidad, bronquiolitis respiratoria, bronquiolitis folicular e infecciones atípicas. En estos casos, los nódulos difieren de los asociados a sarcoidosis porque son de opacidad en vidrio esmerilado, en tanto que los nódulos de la sarcoidosis suelen ser densos y bien definidos. Las neumoconiosis y la neumonía intersticial linfoide pueden manifestarse con nódulos perilinfáticos y perfusión en mosaico y atrapamiento aéreo como hallazgos asociados. Es infrecuente que la diseminación tumoral por vía linfática y la amiloidosis den lugar a perfusión en mosaico y atrapamiento aéreo.

Fibrosis

La fibrosis afecta a aproximadamente el 20% de los pacientes con sarcoidosis y se asocia a mal pronóstico. Habitualmente tiene distribución central, peribroncovascular y en los lóbulos superiores. Es frecuente observar reticulación irregular (Figura 12.13). En los estudios de algunos pacientes, pueden visualizarse masas fibróticas (Figura 12.14). Las masas con frecuencia se asocian a bronquiectasia por tracción y broncogramas aéreos irregulares. También puede observarse patrón en panal de abeja (Figura 12.15), pero la distribución general de la fibrosis difiere de la observada en los casos de fibrosis pulmonar idiopática. Esta última presenta una distribución basal y periférica de la fibrosis.

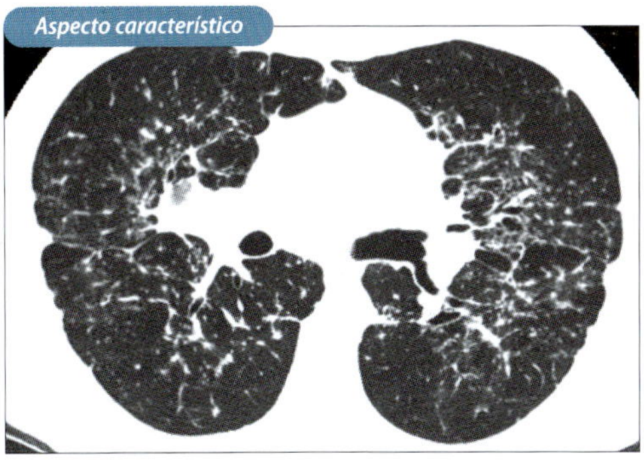

Figura 12.13 Sarcoidosis con fibrosis: aspecto característico. Se observa el predominio de las opacidades reticulares irregulares en las regiones parahiliares y peribroncovasculares de los lóbulos superiores. También se visualiza la distorsión de las cisuras y las áreas subpleurales de fibrosis.

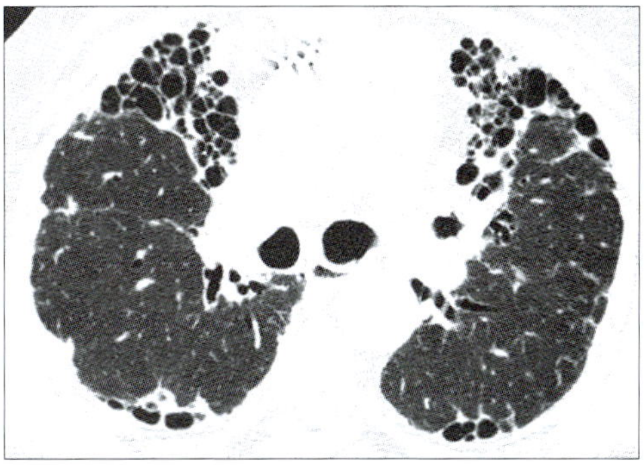

Figura 12.15 Patrón en panal de abeja asociado a sarcoidosis. El patrón en panal de abeja puede ser una manifestación de sarcoidosis en estadios avanzados. La distribución es diferente a la de la fibrosis pulmonar idiopática porque predomina en los lóbulos superiores o por el compromiso considerable de las regiones pulmonares centrales.

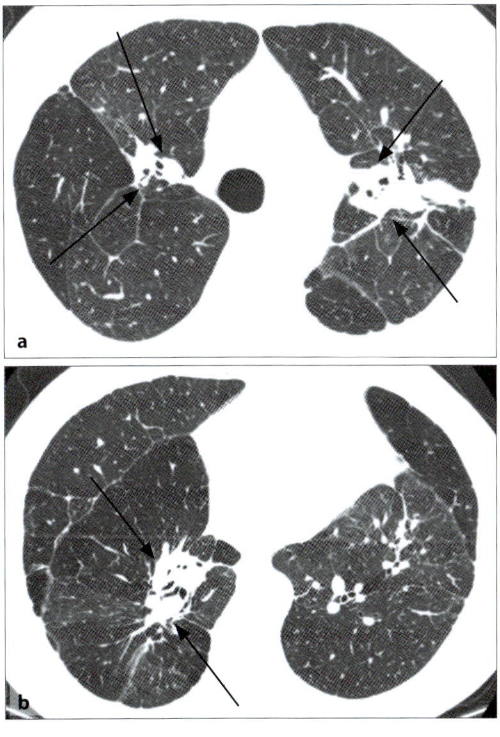

Figura 12.14 Sarcoidosis con masas fibróticas. **a** La fibrosis pulmonar asociada a sarcoidosis generalmente predomina en los lóbulos superiores y las regiones peribroncovasculares (*flechas*). Pueden formarse masas de tejido fibroso. Como se observa en este caso, hay pérdida de volumen y distorsión de la arquitectura asociadas, y se puede visualizar dilatación de los bronquios (es decir, bronquiectasia por tracción) dentro de las masas. **b** En algunos casos, se observan masas de fibrosis similares (*flechas*) en los lóbulos inferiores.

Las regiones confluentes de fibrosis pueden manifestarse como áreas de consolidación similares a masas con distorsión de la arquitectura, que habitualmente rodean los bronquios centrales (Figura 12.16). Este hallazgo puede denominarse "fibrosis masiva progresiva", si bien esa denominación suele hacer referencia a anomalías similares asociadas a silicosis. Las áreas consolidadas de fibrosis pueden diferenciarse de la "sarcoidosis alveolar" por la presencia de bronquiectasia por tracción y distorsión de la arquitectura como hallazgos asociados. Dado el predominio de la enfermedad en los lóbulos superiores, los hilios suelen estar retraídos hacia arriba.

En los estudios de pacientes con sarcoidosis, pueden observarse quistes grandes en áreas de fibrosis, que pueden representar bronquios dilatados (bronquiectasia por tracción) o áreas de enfisema (Figura 12.17). En estadios avanzados de sarcoidosis, es frecuente la presencia de bronquiectasia por tracción. El micetoma es una complicación común de la sarcoidosis quística.

Los diagnósticos diferenciales de sarcoidosis fibrótica abarcan otras enfermedades pulmonares crónicas de predominio en los lóbulos superiores, tales como muchas neumoconiosis, especialmente silicosis o neumoconiosis de los mineros del carbón, tuberculosis o infección micótica previas, fibrosis por radiación y espondilitis anquilosante. Si bien la neumonitis por hipersensibilidad habitualmente predomina en los campos pulmonares medios, no es infrecuente la distribución de la fibrosis en los lóbulos superiores, y los hallazgos pueden superponerse con los característicos de la sarcoidosis. La fibrosis masiva progresiva se asocia muy frecuentemente a sarcoidosis, neumoconiosis o infecciones granulomatosas previas.

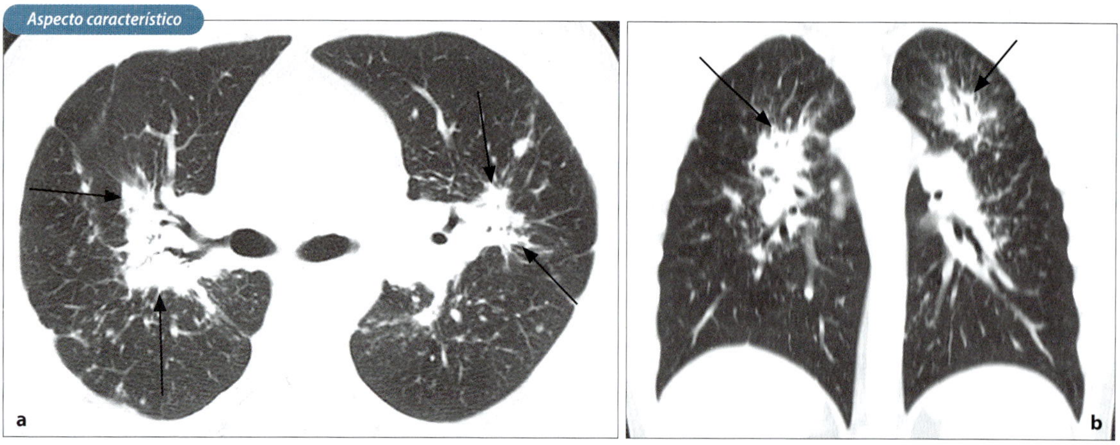

Figura 12.16 Sarcoidosis semejante a fibrosis masiva progresiva: aspecto característico. En las imágenes axial (**a**) y coronal (**b**) de un paciente con sarcoidosis, se observan masas de fibrosis consolidada (*flechas*) y bronquiectasia por tracción dentro de las regiones pulmonares centrales. Estos hallazgos se asemejan a la fibrosis masiva progresiva observada en los estudios de pacientes con silicosis.

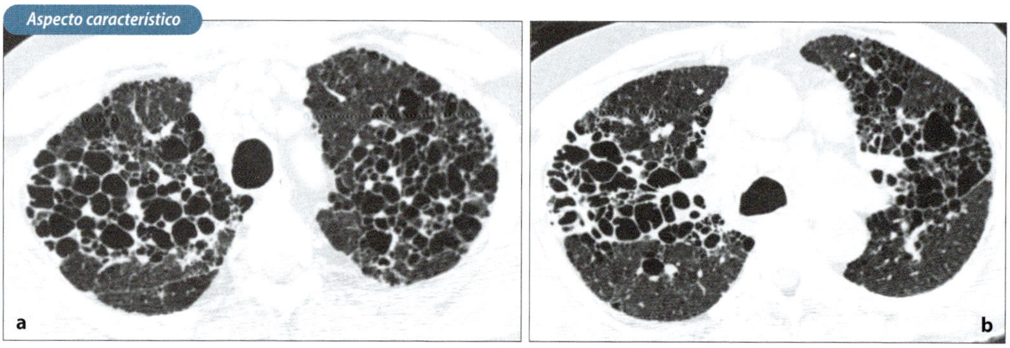

Figura 12.17 Bronquiectasia por tracción y formación de quistes asociados a sarcoidosis en estadios avanzados: aspecto característico. En las imágenes obtenidas en la región de los campos superior (**a**) y medio (**b**) de los pulmones de un paciente con sarcoidosis avanzada, se observa enfermedad quística extensa parahiliar y en los lóbulos superiores. Puede ser difícil diferenciar la dilatación bronquial de los quistes o del enfisema. La presencia de micetoma es frecuente en los estudios de pacientes con esta manifestación de fibrosis asociada a sarcoidosis.

Linfadenopatía

La linfadenopatía hiliar y la linfadenopatía mediastínica son manifestaciones frecuentes de la sarcoidosis y pueden presentarse como una anomalía aislada o conjuntamente con enfermedad del parénquima pulmonar. La linfadenopatía habitualmente es simétrica y afecta los ganglios hiliares, paratraqueales, de la ventana aortopulmonar o subcarinales (Figura 12.18). Es muy característico el compromiso hiliar.

Si bien la presencia de adenopatía en la TC puede servir para respaldar el diagnóstico de sarcoidosis, debe tenerse en cuenta que muchos pacientes con hallazgos diagnósticos o muy indicativos de sarcoidosis en la TCAR no presentan signos de adenopatía. El diagnóstico de sarcoidosis puede basarse simplemente en la presencia de anomalías pulmonares características.

La linfadenopatía asociada a sarcoidosis puede ser hipermetabólica en la tomografía por emisión de positrones, con valores estandarizados de captación que se superponen con los del cáncer (Figura 12.19). La distribución simétrica de linfadenopatía hiliar y mediastínica en el estudio de un paciente que presenta el perfil demográfico apropiado es muy indicativa de sarcoidosis. Los ganglios linfáticos pueden estar calcificados o no. La calcificaciones pueden ser difusas, borrosas y centrales; pueden tener aspecto de "cáscara de huevo" (Figura 12.20) o pueden ser heterogéneas. Es infrecuente la necrosis de los ganglios linfáticos.

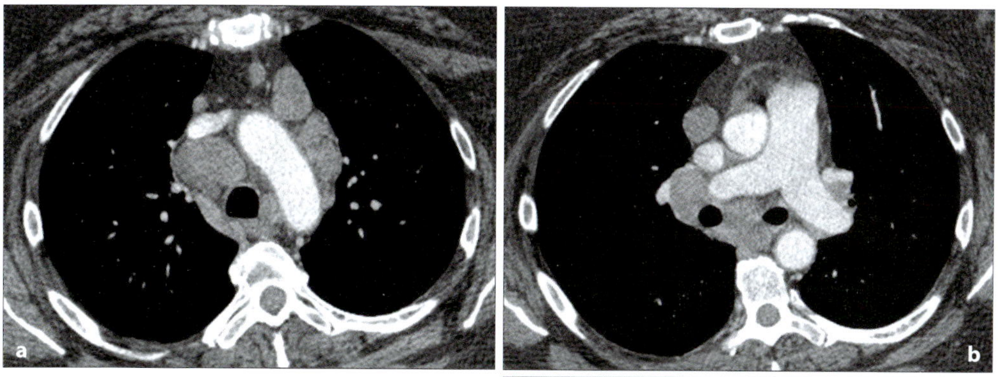

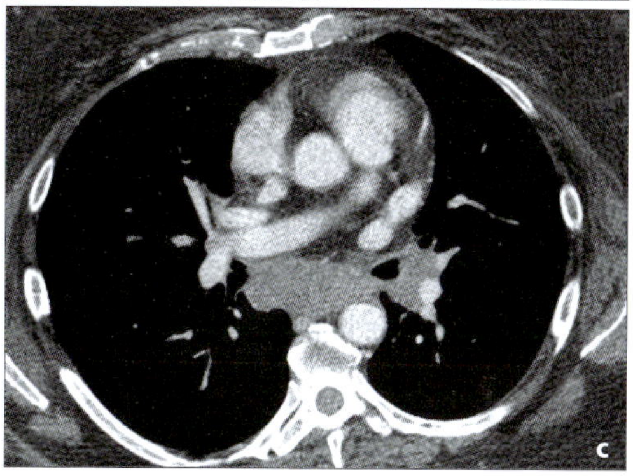

Figura 12.18 Linfadenopatía asociada a sarcoidosis. **a-c** Se observa linfadenopatía simétrica en las regiones paratraqueal, aortopulmonar, subcarinal e hiliar. La combinación de afectación simétrica e hiliar es muy indicativa de sarcoidosis. Sin embargo, no es necesaria la presencia de adenopatía en la TCAR para el diagnóstico de esta enfermedad.

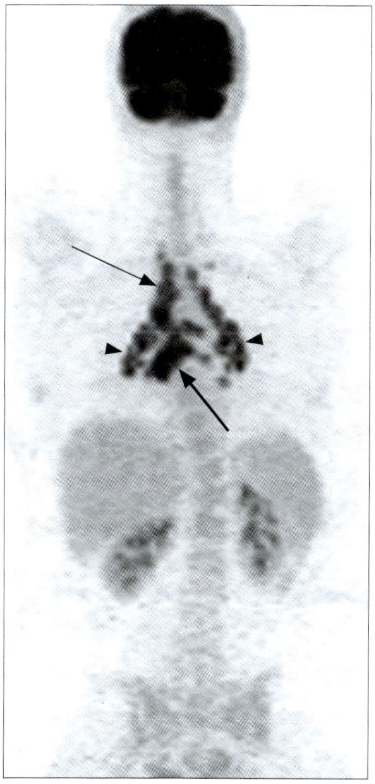

Figura 12.19 Tomografía por emisión de positrones (TEP) para el diagnóstico de sarcoidosis. La distribución de la captación en los ganglios linfáticos es la misma en la TEP que en la TC, con compromiso paratraqueal (*flecha fina*), subcarinal (*flecha gruesa*) e hiliar (*puntas de flecha*). La captación de estos ganglios en la TEP puede ser similar a la de las neoplasias malignas.

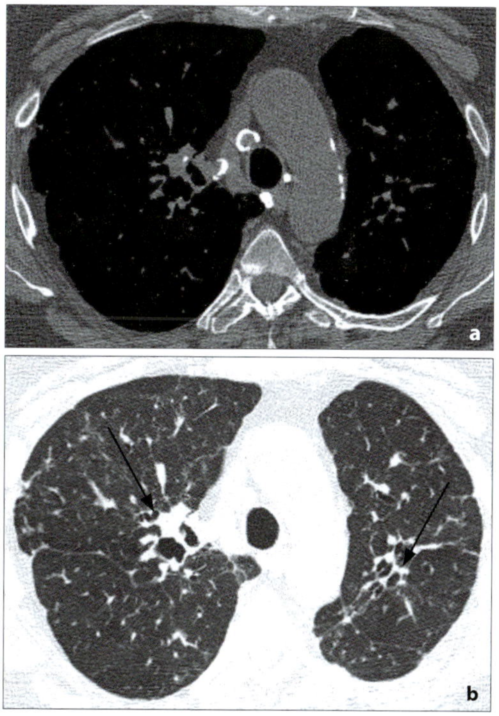

Figura 12.20 Adenopatía mediastínica calcificada en "cáscara de huevo" asociada a sarcoidosis. Los ganglios asociados a sarcoidosis pueden calcificarse. El patrón de calcificación es variable, pero puede ser de distribución periférica o en cáscara de huevo, denso o borroso. En la imagen de este paciente, la calcificación en cáscara de huevo (**a**) se asocia a fibrosis parahiliar y bronquiectasia por tracción (*flechas*, **b**).

Los diagnósticos diferenciales (Tabla 12.3) abarcan otras causas de linfadenopatía simétrica, tales como neumoconiosis, amiloidosis y enfermedad de Castleman. Las metástasis son una causa infrecuente de enfermedad simétrica, pero en ocasiones se observa este patrón en los casos de tumores gastrointestinales, tumores genitourinarios, cáncer de pulmón, cáncer de mama y leucemia. Las infecciones granulomatosas, tales como infecciones micobacterianas o micóticas, por lo general son asimétricas. Siempre debe tenerse en cuenta la posibilidad de linfoma ante la sospecha de sarcoidosis, pero en la mayoría de los casos de linfoma el patrón es asimétrico.

Tabla 12.3 Diagnósticos diferenciales de linfadenopatía asociada a sarcoidosis

Habitualmente simétrica	▪ Neumoconiosis ▪ Amiloidosis ▪ Enfermedad de Castleman
Rara vez simétrica	▪ Metástasis ▪ Linfoma ▪ Infección micobacteriana/micótica

13

Neumonitis por hipersensibilidad y enfermedad pulmonar eosinofílica

Neumonitis por hipersensibilidad

La neumonitis por hipersensibilidad (NH) se caracteriza por la presencia de una respuesta inmunitaria exagerada secundaria a la inhalación de antígenos orgánicos. Hay diversas fuentes posibles de antígenos, tales como microbios, animales, partículas procedentes de plantas y diferentes sustancias químicas. Si bien se han propuesto distintas clasificaciones, habitualmente se considera que la NH se divide en tres fases o categorías (aguda, subaguda y crónica). Estas categorías proporcionan un marco de referencia útil a partir del cual analizar los espectros clínico, histopatológico y radiológico de los hallazgos.

La NH aguda es infrecuente y es el resultado de la exposición a concentraciones altas de antígenos, que desencadena un cuadro de inicio repentino caracterizado por tos, disnea y fiebre. El ejemplo más característico de NH aguda es la neumopatía conocida como "pulmón de granjero", producida por la exposición a heno enmohecido.

La NH subaguda es frecuente y se manifiesta con síntomas similares a los de la NH aguda, aunque menos graves. La exposición que desencadena los síntomas es más prolongada y se extiende de semanas a meses.

La NH crónica también es frecuente y es secundaria a la exposición a concentraciones bajas de antígenos durante años. Habitualmente se asocia a fibrosis pulmonar.

Existen diferencias notables en la prevalencia de la NH en función de la exposición a antígenos. Por ejemplo, hasta el 15% de los criadores de palomas desarrollan NH. Sin embargo, solo en el 50% de los casos de NH confirmada hay una exposición identificable, incluso tras realizar una anamnesis minuciosa y una evaluación del ambiente al que está expuesto el paciente. Se cree que el tabaquismo tiene un efecto relativamente protector contra el desarrollo de NH, pero no previene esta enfermedad.

Examen histopatológico

Los hallazgos histopatológicos que pueden observarse son muy variados. La fase subaguda se caracteriza por inflamación intersticial e infiltración celular. En la fase crónica, el hallazgo predominante es la fibrosis. Cualquiera sea el signo predominante, los hallazgos suelen ser bronquiolocéntricos (Figura 13.1), lo que refleja el predominio de la enfermedad en las vías respiratorias. Un hallazgo característico es la presencia de granulomas mal definidos (Figura 13.2). Estos granulomas difieren de los granulomas pequeños y bien definidos de la sarcoidosis. La neumonía organizada también es un patrón histopatológico frecuente de la NH. Pueden observarse hallazgos indistinguibles de la neumonía intersticial no específica o de la neumonía intersticial usual. En estos casos, la presencia de una exposición identificable o los hallazgos de la tomografía computarizada de alta resolución (TCAR) pueden sugerir el diagnóstico correcto.

Hallazgos de la TCAR

Los hallazgos de NH en la TCAR varían en función de la presentación clínica.

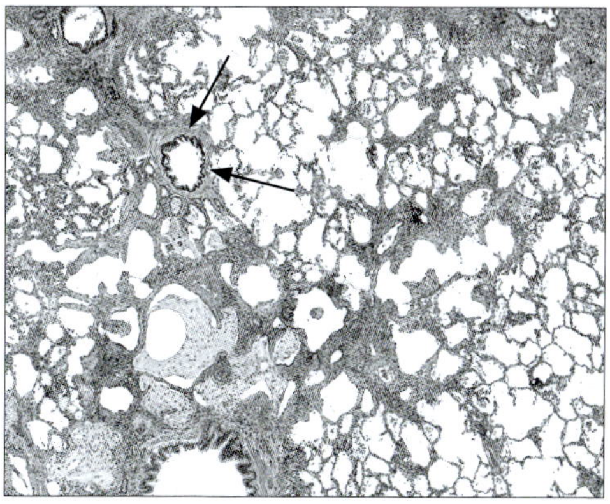

Figura 13.1 Examen histopatológico de neumonitis por hipersensibilidad. Con bajo aumento, se observa una inflamación intersticial difusa y la fibrosis más pronunciada alrededor de las vías respiratorias (*flechas*). (*v.* Figura a color en *eBook*).

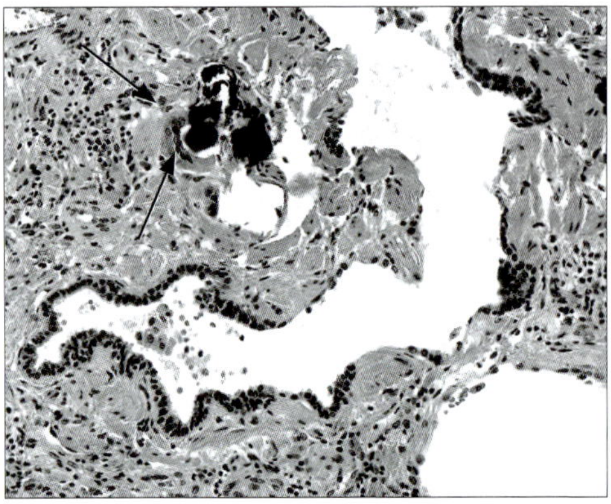

Figura 13.2 Examen histopatológico. Con alto aumento, se observa un granuloma mal definido (*flechas*), formado por una célula gigante multinucleada e histiocitos. Se aprecia un cuerpo de Schaumann calcificado, un hallazgo frecuente asociado a granulomas. (*v.* Figura a color en *eBook*).

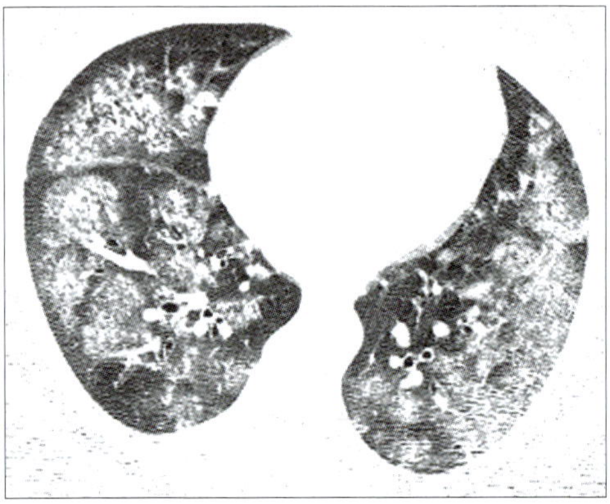

Figura 13.3 Neumonitis por hipersensibilidad (NH) aguda. Se observa opacidad en vidrio esmerilado extensa bilateral en la imagen de un paciente con NH aguda secundaria a exposición a moho. Estas anomalías son inespecíficas y más extensas que las observadas habitualmente en los casos de NH subaguda.

Neumonitis por hipersensibilidad aguda

Los hallazgos de la NH aguda no han sido documentados detalladamente, porque en esta fase no suelen solicitarse imágenes. Los hallazgos de la TCAR pueden ser similares a los de la NH subaguda, aunque de mayor extensión (Figura 13.3), y puede observarse consolidación con mayor frecuencia.

Neumonitis por hipersensibilidad subaguda

El diagnóstico de NH subaguda habitualmente se basa en la presencia de una combinación de anomalías, tales como opacidad en vidrio esmerilado, nódulos centrilobulillares en vidrio esmerilado, perfusión en mosaico o atrapamiento aéreo y el signo del queso de cerdo (Tabla 13.1).

Tabla 13.1 Hallazgos de neumonitis por hipersensibilidad subaguda en la TCAR

- OVE en parches
- Nódulos centrilobulillares con OVE
- Perfusión en mosaico y atrapamiento aéreo
- Signo del queso de cerdo (combinación de OVE y perfusión en mosaico/atrapamiento aéreo)
- Distribución en campos pulmonares medio o inferior, preservación de los ángulos costofrénicos

OVE: opacidad en vidrio esmerilado.

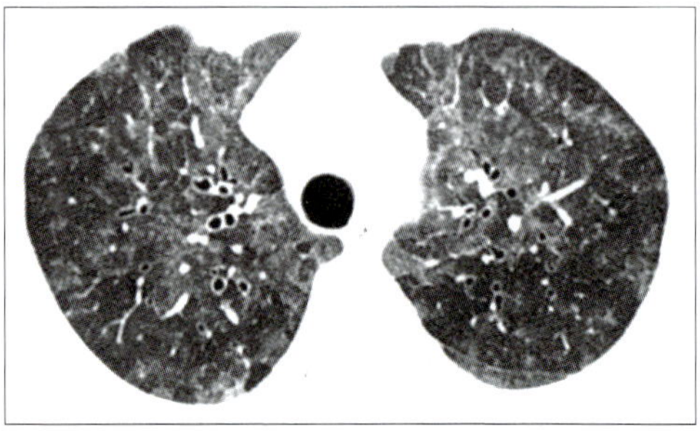

Figura 13.4 Neumonitis por hipersensibilidad (NH) subaguda con opacidad en vidrio esmerilado. La opacidad en vidrio esmerilado en parches es un hallazgo inespecífico que puede asociarse a diversos trastornos. Puede ser la única manifestación de NH subaguda, pero con más frecuencia se asocia a otros hallazgos, tales como la perfusión en mosaico y los nódulos centrilobulillares.

Opacidad en vidrio esmerilado

La opacidad en vidrio esmerilado (OVE) asociada a NH suele presentarse en parches y tener distribución bilateral. Puede aparecer como signo aislado, en cuyo caso es un hallazgo inespecífico (Figura 13.4). La OVE aislada puede asociarse a diversas enfermedades agudas (infecciones, edema, daño alveolar difuso y hemorragia) y crónicas (adenocarcinoma mucinoso invasivo, neumonías intersticiales, neumonía organizada, neumonía eosinofílica, neumonía lipoidea y proteinosis alveolar). Cuando se asocia a otros hallazgos de NH subaguda, tales como el atrapamiento aéreo, la especificidad de la OVE para el diagnóstico de NH aumenta considerablemente.

Nódulos centrilobulillares con opacidad en vidrio esmerilado

Este es un hallazgo frecuente de la NH subaguda y refleja inflamación peribronquiolar, infiltración celular y granulomas mal definidos. La NH es la causa más común de la presencia de nódulos centrilobulillares con OVE asociados a síntomas subagudos y crónicos. Los nódulos suelen ser difusos o simétricos (Figura 13.5). En el contexto de una exposición identificable a un antígeno orgánico, la presencia de un patrón de nódulos centrilobulillares difusos con OVE se considera diagnóstica de NH subaguda. Los diagnósticos diferenciales de nódulos centrilobulillares con OVE abarcan bronquiolitis respiratoria, bronquiolitis folicular, infecciones atípicas y vasculopatías, incluida la hemorragia pulmonar.

Perfusión en mosaico, atrapamiento aéreo y el signo del queso de cerdo

La perfusión en mosaico y el atrapamiento aéreo en las imágenes en espiración pueden asociarse a otras anomalías (Figuras 13.5 b y 13.6) o pueden ser un hallazgo aislado (Figura 13.7). La perfusión en mosaico se manifiesta con una o más áreas focales de menor atenuación pulmonar asociadas a la disminución del diámetro vascular en la región radiotransparente (*v.* Capítulo 5, "Disminución de la atenuación pulmonar: enfisema, perfusión en mosaico y enfermedad pulmonar quística"). Refleja la presencia de bronquiolitis y obstrucción bronquiolar causada por la inflamación de los bronquiolos, con menor diámetro vascular y atenuación pulmonar debido a vasoconstricción refleja. Con frecuencia, las zonas de perfusión en mosaico y de atrapamiento aéreo tienen un aspecto lobulillar (es decir, representan lobulillos pulmonares secundarios), y habitualmente hay múltiples lobulillos afectados

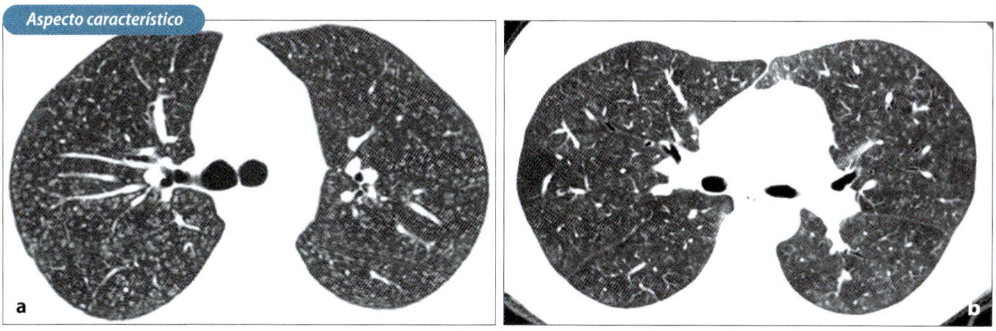

Figura 13.5 Neumonitis por hipersensibilidad (NH) subaguda con nódulos centrilobulillares con opacidad en vidrio esmerilado: aspectos característicos. a-b La NH es la causa más frecuente de nódulos centrilobulillares difusos con opacidad en vidrio esmerilado. En el contexto de una exposición apropiada, tal como en el caso de este paciente con exposición crónica a moho, la TCAR debe considerarse diagnóstica de NH. Si no hay antecedentes de exposición, es necesario practicar una biopsia para realizar el diagnóstico. En la imagen de otro paciente (**b**), los nódulos centrilobulillares están asociados a áreas de perfusión en mosaico de baja atenuación.

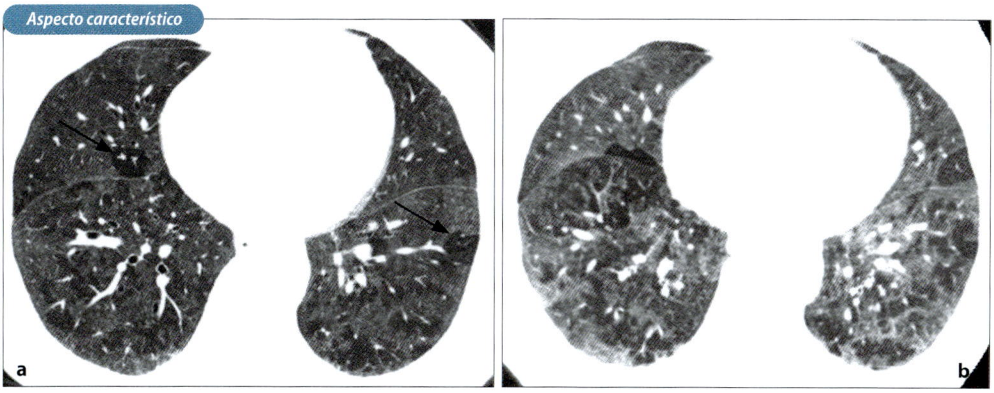

Figura 13.6 Neumonitis por hipersensibilidad (NH) subaguda con perfusión en mosaico y atrapamiento aéreo: aspecto característico. a En la TCAR de una persona de 66 años aficionada a la cría de aves, se observan áreas lobulillares y en parches de menor atenuación pulmonar (*flechas*), que representan perfusión en mosaico. También se aprecia opacidad en vidrio esmerilado. **b** En una imagen dinámica en espiración, se observa atrapamiento aéreo dentro de las zonas de perfusión en mosaico. La perfusión en mosaico o el atrapamiento aéreo pueden verse conjuntamente con otras anomalías o como hallazgo aislado en las imágenes de pacientes con NH obtenidas en el momento de la presentación inicial o después del tratamiento. No es infrecuente que estas sean las únicas anomalías que persisten tras el tratamiento de la NH subaguda.

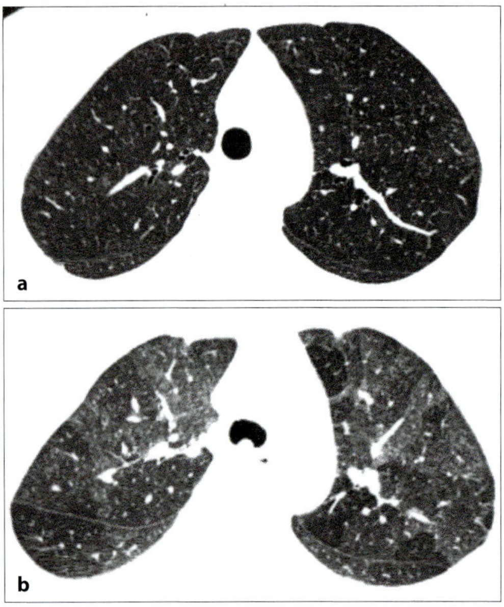

Figura 13.7 Neumonitis por hipersensibilidad (NH) subaguda con perfusión en mosaico y atrapamiento aéreo como hallazgos aislados. **a** El aspecto de la imagen en inspiración es prácticamente normal, a excepción de la perfusión en mosaico leve. **b** En la imagen en espiración, se visualiza claramente atrapamiento aéreo. Este hallazgo puede observarse en las imágenes de pacientes con NH subaguda antes o después del tratamiento.

en varios lóbulos. Este hallazgo puede persistir tras el tratamiento de la NH y después de la desaparición de la OVE o de los nódulos. Cuando se observa como una anomalía aislada, los diagnósticos diferenciales abarcan asma y bronquiolitis constrictiva.

La combinación de parches de perfusión en mosaico y OVE recibe el nombre de "signo del queso de cerdo", el cual es muy indicativo de NH (Figura 13.8). Tanto la OVE como la perfusión en mosaico deben estar presentes. La OVE refleja la infiltración celular característica de la NH, mientras que la perfusión en mosaico refleja obstrucción bronquiolar. Se denomina "signo del queso de cerdo" por su semejanza con el embutido que recibe ese nombre (*v.* Capítulo 5, "Disminución de la atenuación pulmonar: enfisema, perfusión en mosaico y enfermedad pulmonar quística").

Los diagnósticos diferenciales del signo del queso de cerdo abarcan neumonía intersticial descamativa y bronquiolitis respiratoria, bronquiolitis folicular y neumonía intersticial linfoide, sarcoidosis e infecciones atípicas.

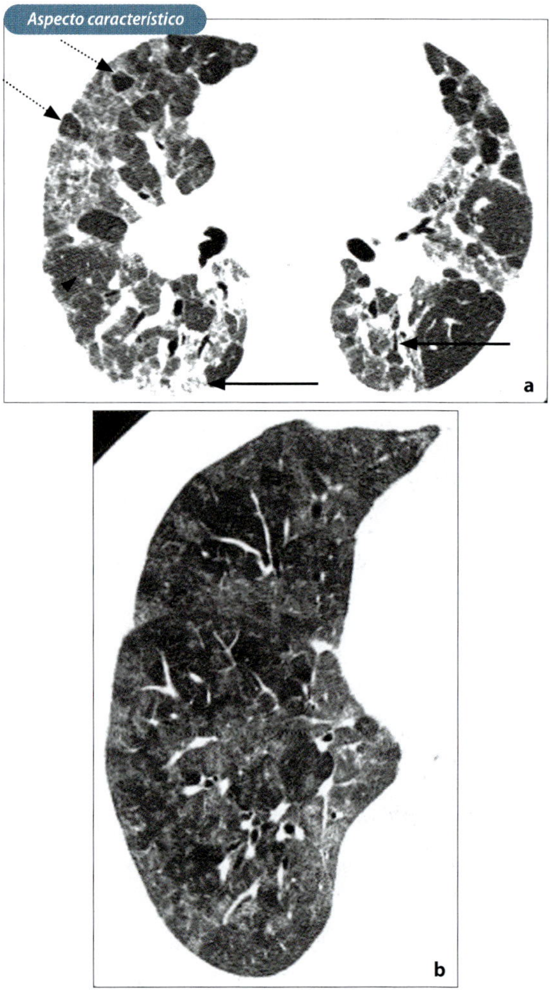

Figura 13.8 Neumonitis por hipersensibilidad (NH) subaguda con el signo del queso de cerdo en la TCAR de dos pacientes: aspectos característicos. **a** La combinación de perfusión en mosaico lobulillar (*puntas de flecha*), áreas geográficas de opacidad en vidrio esmerilado (*flechas gruesas*) y pulmón sano (*flecha punteada*) constituye el signo del queso de cerdo y es muy indicativa de NH. **b** En la imagen de otro paciente con NH, se visualizan con claridad áreas geográficas de perfusión en mosaico y opacidad en vidrio esmerilado. En las imágenes en espiración se visualizó atrapamiento aéreo.

Consolidación

La presencia de consolidación es un hallazgo infrecuente de la NH. Sin embargo, puede ser el signo predominante en casos de NH aguda o NH subaguda coexistente con la neumonía organizada secundaria (Figura 13.9). En la TCAR, los parches de consolidación de la NH pueden ser indistinguibles de los observados en los casos de neumonía organizada criptogénica, neumonía eosinofílica, adenocarcinoma mucinoso invasivo y otras causas de consolidación crónica.

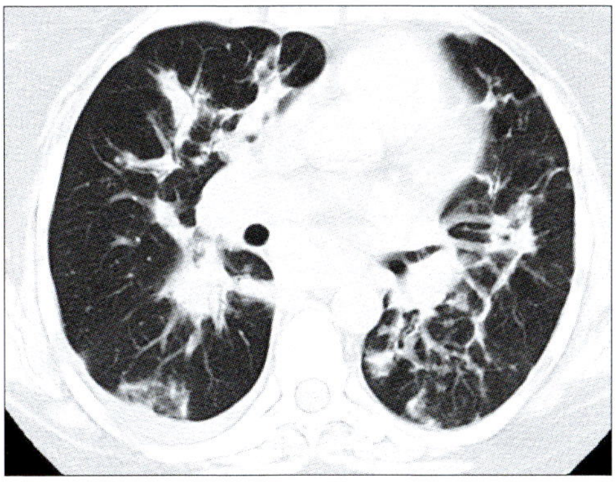

Figura 13.9 Neumonitis por hipersensibilidad (NH) subaguda con neumonía organizada. Se observa una consolidación peribroncovascular en parches en la imagen de un paciente con NH, un hallazgo característico de neumonía organizada. Si bien la neumonía organizada suele observarse en los estudios histopatológicos de pacientes con NH, es un hallazgo que se visualiza muy pocas veces en la TCAR como anomalía predominante.

Distribución de las anomalías

En los estudios de pacientes con NH, suele observarse un predominio de las anomalías en el campo pulmonar medio y la preservación de la porción inferior de los ángulos costofrénicos (Figura 13.10). Sin embargo, no es infrecuente observar una distribución de los hallazgos en los lóbulos superiores, y en un pequeño porcentaje de los casos se observa un predominio en los lóbulos inferiores. La distribución puede ayudar a diferenciar la NH de las neumonías intersticiales que habitualmente predominan en las bases pulmonares (neumonía intersticial usual, neumonía intersticial no específica y neumonía intersticial descamativa) y que presentan afectación de los ángulos costofrénicos. Además, en el plano axial, la NH suele ser de distribución difusa o central, mientras que las neumonías intersticiales habitualmente son periféricas y subpleurales.

Neumonitis por hipersensibilidad crónica

El hallazgo cardinal de la NH crónica es la fibrosis. La presencia de patrón de fibrosis y las anomalías asociadas pueden servir para distinguir la NH de otras enfermedades pulmonares fibróticas (Tabla 13.2). Los signos de fibrosis más frecuentemente asociados a NH son la bronquiectasia por tracción y la reticulación irregular (*v.* Figura 13.10). También puede observarse patrón en panal de abeja (Figura 13.11). La distribución de la fibrosis es la misma que las anomalías presentes en los casos de NH subaguda, que con frecuencia afectan las regiones centrales del pulmón y los campos pulmonares medio o superior (*v.* Figuras 13.10 y 13.11). Esta distribución

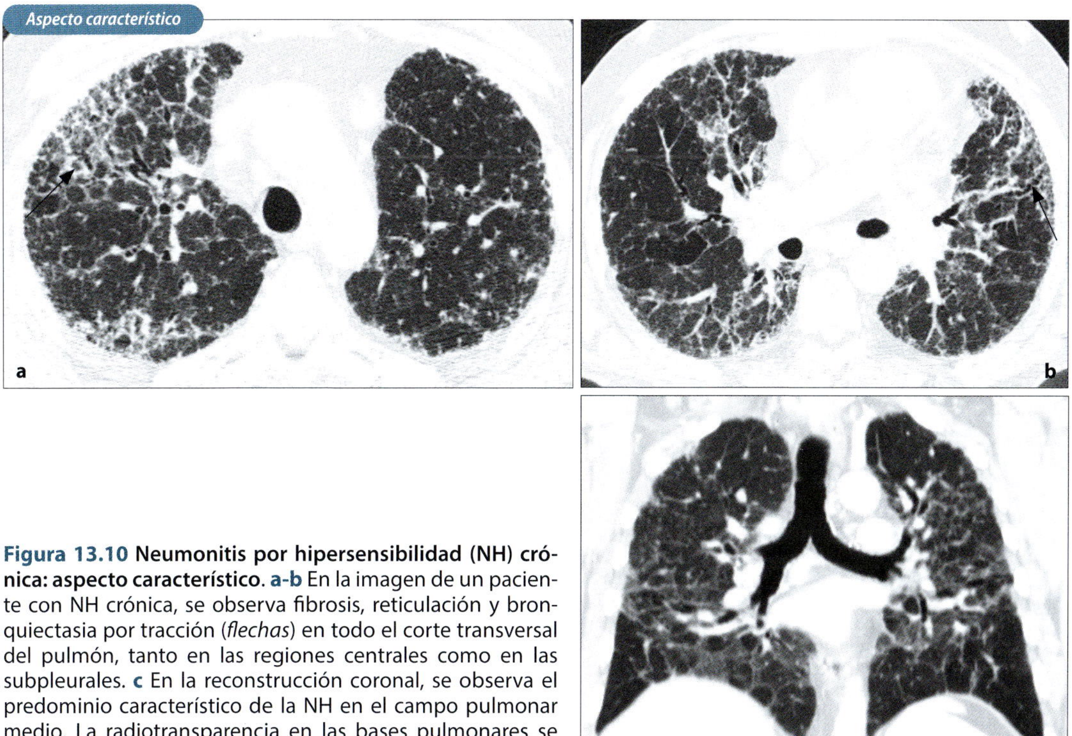

Figura 13.10 Neumonitis por hipersensibilidad (NH) crónica: aspecto característico. a-b En la imagen de un paciente con NH crónica, se observa fibrosis, reticulación y bronquiectasia por tracción (*flechas*) en todo el corte transversal del pulmón, tanto en las regiones centrales como en las subpleurales. **c** En la reconstrucción coronal, se observa el predominio característico de la NH en el campo pulmonar medio. La radiotransparencia en las bases pulmonares se debe a perfusión en mosaico.

Tabla 13.2 Hallazgos de neumonitis por hipersensibilidad crónica en la TCAR

- Reticulación irregular
- Bronquiectasia por tracción
- Patrón en panal de abeja
- Hallazgos asociados de neumonitis por hipersensibilidad subaguda (nódulos centrilobulillares, perfusión en mosaico, atrapamiento aéreo)
- Distribución en campos medio o inferior del pulmón, preservación de los ángulos costofrénicos
- Distribución difusa o central en el plano axial

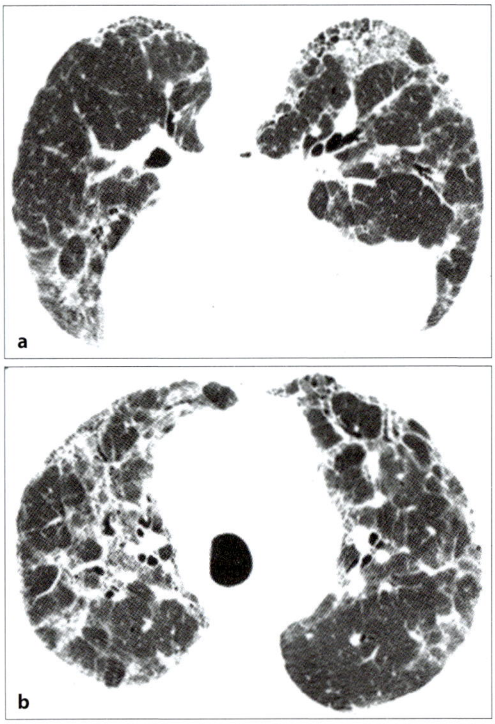

Figura 13.11 Neumonitis por hipersensibilidad crónica con patrón en panal de abeja. a Se visualiza patrón en panal de abeja en la porción posterior de la base pulmonar. **b** En la imagen obtenida en la región de los lóbulos superiores, se observa fibrosis más extensa, que afecta todo el corte transversal del pulmón. Las áreas de preservación lobulillar probablemente representan perfusión en mosaico. A diferencia de lo observado en los casos de fibrosis pulmonar idiopática, la fibrosis en este caso afecta significativamente la región pulmonar central y los lóbulos superiores.

permite distinguir la NH crónica de la fibrosis asociada a neumonía intersticial usual o a neumonía intersticial no específica.

La combinación de fibrosis pulmonar con perfusión en mosaico o atrapamiento aéreo, una combinación similar a la observada en el signo del queso de cerdo pero con fibrosis en lugar de OVE, es indicativa de NH crónica (Figuras 13.11

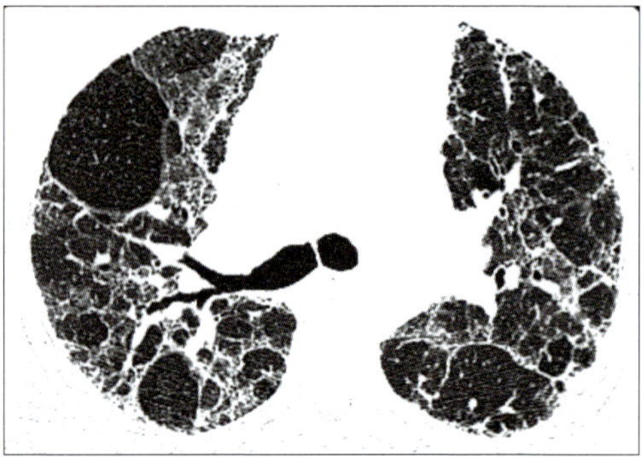

Figura 13.12 Neumonitis por hipersensibilidad crónica con fibrosis y perfusión en mosaico. Se observa compromiso de los lóbulos superiores con reticulación y bronquiectasia por tracción. Se visualizan múltiples radiotransparencias lobulillares y multilobulillares que reflejan perfusión en mosaico.

y 13.12). La presencia de perfusión en mosaico o atrapamiento aéreo significativos (afectación de múltiples lobulillos en al menos tres lóbulos) se considera "incompatible con el diagnóstico de neumonía intersticial usual".

Los hallazgos de la NH crónica pueden superponerse con los de la NH subaguda. La fibrosis característica de la NH crónica puede asociarse a OVE o a nódulos centrilobulillares, que son hallazgos característicos de la NH subaguda (Figura 13.13).

Las manifestaciones atípicas de NH en la TCAR incluyen hallazgos que se asemejan a la neumonía intersticial no específica o, rara vez, a la neumonía intersticial usual.

Enfermedades pulmonares eosinofílicas

Las enfermedades pulmonares eosinofílicas (Tabla 13.3) representan un grupo heterogéneo de trastornos caracterizados por la presencia de una alteración pulmonar y por un aumento de los eosinófilos en el tejido pulmonar o en la sangre. Cabe destacar que muchas neumopatías "no eosinofílicas" pueden presentar un leve incremento del número de eosinófilos. Por ejemplo, el asma, una enfermedad que no se caracteriza por la presencia de infiltración eosinofílica como anomalía primaria, puede asociarse a un aumento leve de eosinófilos en sangre y en la biopsia pulmonar. La eosinofilia periférica está presente en la mayoría de las enfermedades pulmonares eosinofílicas, a excepción de la neumonía eosinofílica aguda.

Las enfermedades pulmonares eosinofílicas pueden clasificarse en neumopatías eosinofílicas de causa conocida o desconocida (idiopáticas).

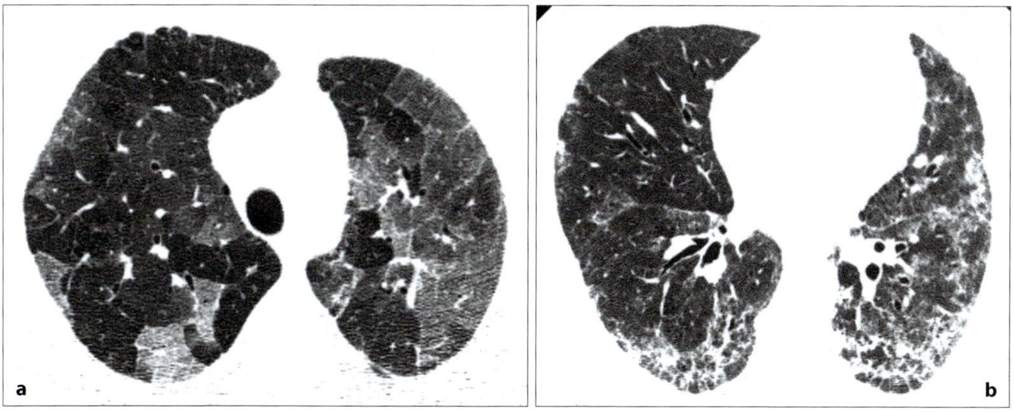

Figura 13.13 Superposición de neumonitis por hipersensibilidad subaguda y crónica. **a** En la TCAR en la región de los lóbulos superiores, se observan hallazgos característicos de neumonitis por hipersensibilidad subaguda, con parches de opacidad en vidrio esmerilado (OVE) y perfusión en mosaico (signo del queso de cerdo). **b** En la TCAR obtenida en la región de las bases pulmonares, se observa OVE con reticulación extensa indicativa de fibrosis. No es infrecuente que la neumonitis por hipersensibilidad se manifieste con una combinación de hallazgos de enfermedad subaguda y crónica en la misma TCAR.

Tabla 13.3 Características de los trastornos eosinofílicos

Enfermedad	Características	Hallazgos de la TCAR
Trastornos eosinofílicos idiopáticos		
Eosinofilia pulmonar simple	Aguda, remisión espontánea antes de transcurrido un mes, síntomas leves	Áreas migratorias de consolidación periférica en lóbulos superiores
Neumonía eosinofílica aguda	Aguda, un solo episodio, ausencia de eosinofilia periférica, puede evolucionar a SDRA	OVE difusa y consolidación
NEC	Crónica, enfermedad eosinofílica idiopática más frecuente, asma en el 50% de los casos	Consolidación periférica y broncovascular
Síndrome hipereosinofílico	Compromiso multiorgánico (con más frecuencia cardíaco y del sistema nervioso), varones de 30 a 50 años	Opacidad en vidrio esmerilado difusa/ consolidación y engrosamiento septal interlobulillar
Granulomatosis eosinofílica con poliangeítis (Churg-Strauss)	Compromiso de los pulmones, del sistema nervioso central y cutáneo	Consolidación no segmentaria u OVE generalmente de distribución periférica, que se asemeja a NEC
Trastornos eosinofílicos de causa conocida		
Aspergilosis broncopulmonar alérgica	Reacción de hipersensibilidad frente a *Aspergillus* en las vías respiratorias, asma o antecedentes de fibrosis quística	Bronquiectasia en campos pulmonares superior o medio (con frecuencia quística), otros signos de enfermedad de las vías respiratorias
Granulomatosis broncocéntrica	Idiopática o secundaria a asma, inmunodepresión o enfermedad del tejido conjuntivo	Masas, consolidación lobulillar, impactación en vías aéreas
Trastornos asociados a fármacos	Fármacos más frecuentes: bleomicina, amiodarona, nitrofurantoína, fenitoína y metotrexato	Se asemeja a trastornos eosinofílicos idiopáticos
Infecciones parasitarias	Infrecuente en países desarrollados, viajes a regiones endémicas	Variables: nódulos, consolidación, NEC

SDRA: síndrome de dificultad respiratoria aguda; OVE: opacidad en vidrio esmerilado; NEC: neumonía eosinofílica crónica.

Las de causa conocida son la aspergilosis broncopulmonar alérgica, la granulomatosis broncocéntrica, las neumopatías eosinofílicas secundarias a tratamiento farmacológico y las debidas a infecciones parasitarias.

Las enfermedades pulmonares eosinofílicas de causa desconocida son la eosinofilia pulmonar simple, la neumonía eosinofílica crónica, el síndrome hipereosinofílico y el síndrome de Churg-Strauss (también conocido como "granulomatosis eosinofílica con poliangeítis"; *v.* Capítulo 7, "Enfermedades pulmonares vasculares y hemorragia pulmonar"). Si bien la neumonía eosinofílica aguda se clasificaba anteriormente como un trastorno idiopático, estudios recientes indican que la mayoría de los casos están asociados a tabaquismo. Las enfermedades idiopáticas pueden clasificarse a la vez en función de la presentación aguda o crónica. La presentación aguda se observa en la eosinofilia pulmonar simple y la neumonía eosinofílica aguda. La neumonía eosinofílica crónica y el síndrome hipereosinofílico se asocian a síntomas crónicos.

Enfermedades eosinofílicas idiopáticas

Eosinofilia pulmonar simple (síndrome de Löffler)

El síndrome de Löffler es una enfermedad infrecuente de causa desconocida que se caracteriza por una presentación aguda seguida de remisión espontánea, habitualmente antes de transcurrido un mes de la presentación. La enfermedad es asintomática u oligosintomática, pero se observan anomalías en la radiografía de tórax o en la TC.

El hallazgo más característico en la TCAR es la presencia de zonas migratorias de consolidación no segmentaria (Figura 13.4). Con frecuencia es un hallazgo periférico que se observa en los campos medio o superior del pulmón. Al tiempo que aparecen nuevas áreas de consolidación, otras desaparecen, y por lo general se observa la remisión completa antes de transcurrido un mes. Puede haber opacidad en vidrio esmerilado, nódulos y engrosamiento de la pared bronquial asociados a la consolidación, pero estos hallazgos no son particularmente indicativos de esta enfermedad.

Neumonía eosinofílica aguda

La neumonía eosinofílica aguda (NEA) se caracteriza por el inicio rápido de los síntomas, que aparecen habitualmente menos de una semana antes de la presentación. La NEA se manifiesta con un episodio único que no vuelve a presentarse después del tratamiento; sin embargo, puede evolucionar a síndrome de dificultad respiratoria aguda y muerte. Si bien previamente se clasificaba como un trastorno idiopático, la mayoría de los casos de NEA se asocian a tabaquismo, en particular a fumadores que modificaron sus hábitos tabáquicos (p. ej., que aumentaron la cantidad de cigarrillos diaria) durante el mes previo a la presentación aguda. A diferencia de otras enfermedades pulmonares eosinofílicas, la NEA por lo general no presenta eosinofilia periférica, si bien es característico el aumento de eosinófilos en el líquido del lavado broncoalveolar.

Los hallazgos característicos en la TCAR consisten en opacidad en vidrio esmerilado difusa o extensa (Figura 13.15) o consolidación. En el estudio histopatológico, estos hallazgos corresponden a infiltración eosinofílica y daño alveolar difuso. Pueden observarse engrosamiento septal interlobulillar liso y nódulos como hallazgos asociados, que en el contexto de síntomas agudos suelen ser indistinguibles de otras causas de enfermedad pulmonar difusa, tales como edema pulmonar, síndrome de dificultad respiratoria aguda, infecciones atípicas y hemorragia. En general, la NEA responde muy bien al tratamiento con corticosteroides, y se observa una rápida mejoría de los síntomas y la desaparición de las anomalías radiológicas en el transcurso de días o semanas.

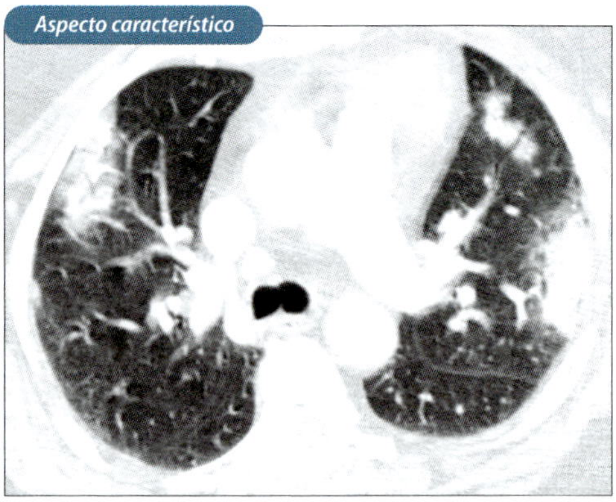

Figura 13.14 Eosinofilia pulmonar simple (síndrome de Löffler): aspecto característico. En la imagen de un paciente que presentaba tos de dos semanas de evolución, se observa la consolidación no segmentaria periférica bilateral en los lóbulos superiores. En las radiografías de tórax seriadas, se apreció que la consolidación era migratoria. Este aspecto es característico de la eosinofilia pulmonar simple; no obstante, es necesario correlacionar los hallazgos con el aumento de eosinófilos en sangre y pulmonares.

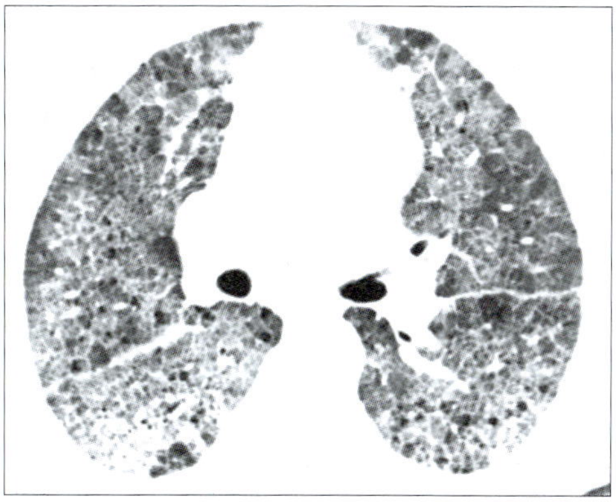

Figura 13.15 Neumonía eosinofílica aguda. Se observa la presencia de opacidad en vidrio esmerilado difusa y engrosamiento septal interlobulillar. Estos hallazgos son inespecíficos, pero muy frecuentemente se asocian a edema, infección, daño alveolar difuso y hemorragia. No se observaron signos clínicos de ninguna de estas enfermedades, por lo que se practicó una biopsia pulmonar. En el examen histopatológico, se confirmó el diagnóstico de neumonía eosinofílica aguda.

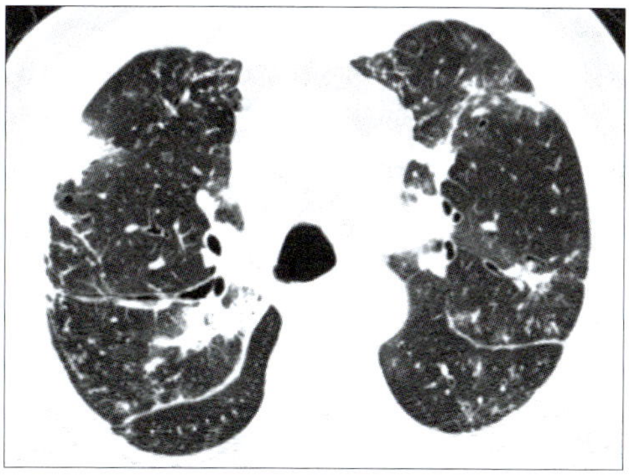

Figura 13.16 Neumonía eosinofílica crónica (NEC). Se observa la consolidación no segmentaria periférica en parches en los lóbulos superiores de este paciente con tos y disnea de cuatro meses de evolución. Si bien este hallazgo es en sí mismo inespecífico, el aumento de eosinófilos en el pulmón o en sangre asociada a estos signos es muy indicativa de NEC.

Neumonía eosinofílica crónica

La neumonía eosinofílica crónica (NEC) es el más frecuente de los trastornos eosinofílicos idiopáticos. Los pacientes presentan síntomas crónicos, a menudo de varios meses de evolución. El asma es una enfermedad frecuentemente asociada, que afecta aproximadamente a la mitad de los pacientes. Por lo general, se observa eosinofilia sanguínea. El tratamiento con esteroides suele dar lugar a una resolución inmediata. Cabe destacar que la NEC puede considerarse una reacción a fármacos, infecciones parasitarias y a otras lesiones pulmonares. Por lo tanto, la NEC idiopática es un diagnóstico de exclusión.

La consolidación es el hallazgo más frecuente en la TCAR (Figura 13.16). Por lo general, la distribución es periférica y en los lóbulos superiores (Figura 13.17), y con frecuencia se describe como el "negativo fotográfico del edema pulmonar". Sin embargo, se observan más habitualmente parches de consolidación bilateral de distribución tanto peribroncovascular como subpleural. Puede observarse el signo del atolón o del halo invertido (*v.* Capítulo 4, "Aumento de la atenuación pulmonar: opacidad en vidrio esmerilado y consolidación") (Figura 13.18). Los nódulos pequeños, la opacidad en vidrio esmerilado y la reticulación son hallazgos menos característicos. Después del tratamiento, por lo general se observa una resolución completa, pero pueden persistir áreas lineales de atelectasia o cicatrización, que pueden ser paralelas a la superficie pleural.

Estos hallazgos son muy similares a los de la neumonía organizada y, de hecho, las dos entidades pueden ser indistinguibles. En el examen histopatológico, se observa con frecuencia una neumonía organizada asociada a NEC, y existe una superposición significativa de los dos patrones. En los casos de NEC (Figura 13.19), es más característico el predominio de las anomalías en el lóbulo superior, mientras que en los de neumonía organizada se observa un predominio en el lóbulo inferior. Otras causas de consolidación crónica que pueden asemejarse a NEC son la sarcoidosis, el adenocarcinoma mucinoso, el linfoma y la neumonía lipoidea.

Síndrome hipereosinofílico

El síndrome hipereosinofílico es un trastorno sistémico de evolución prolongada (habitualmente más de seis meses) que se caracteriza por la infiltración multiorgánica de eosinófilos. Es muy frecuente el compromiso cardíaco y del sistema nervioso central, pero aproximadamente el 40% de los pacientes presenta enfermedad pulmonar. Afecta sobre todo a varones de 20 a 40 años de edad.

Las anomalías en la TCAR habitualmente reflejan edema pulmonar relacionado con compromiso cardíaco, más que con enfermedad pulmonar. Los hallazgos consisten en opacidad en vidrio esmerilado difusa o simétrica (Figura 13.20) o consolidación. El engrosamiento septal interlobulillar liso también es un hallazgo frecuente. Cuando se observa infiltración de eosinófilos, es muy característica la presencia de nódulos. Estos

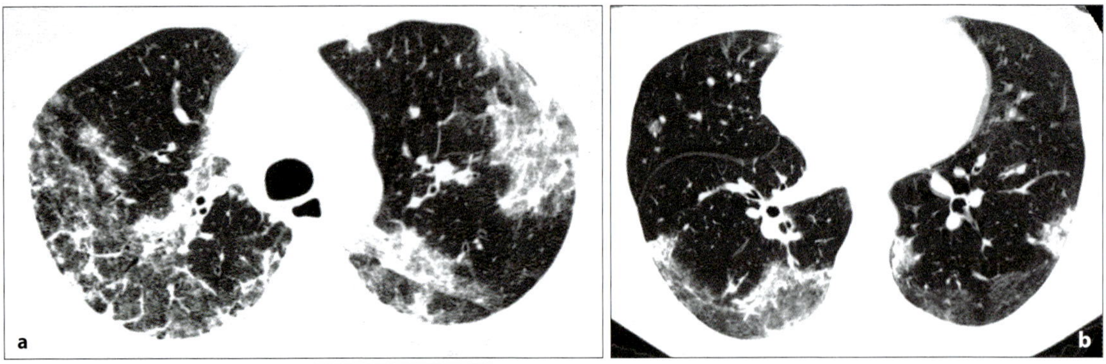

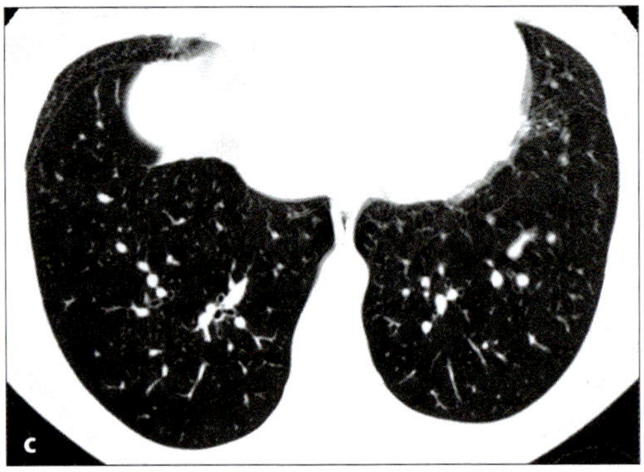

Figura 13.17 Neumonía eosinofílica crónica. En las imágenes obtenidas de los campos superior (**a**), medio (**b**) e inferior (**c**) del pulmón, se observa predominio periférico y en lóbulos superiores de consolidación y opacidad en vidrio esmerilado. Estos hallazgos son característicos de la neumonía eosinofílica crónica.

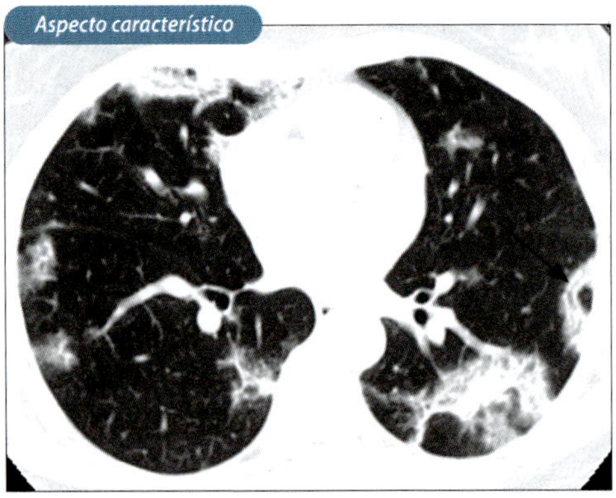

Figura 13.18 Neumonía eosinofílica crónica (NEC): aspecto característico. Se observa la consolidación bilateral en parches, de predominio periférico. La presencia de un anillo de consolidación alrededor de un área central de opacidad en vidrio esmerilado (*flecha*), hallazgo conocido como "signo del atolón", es compatible con una neumonía organizada y NEC.

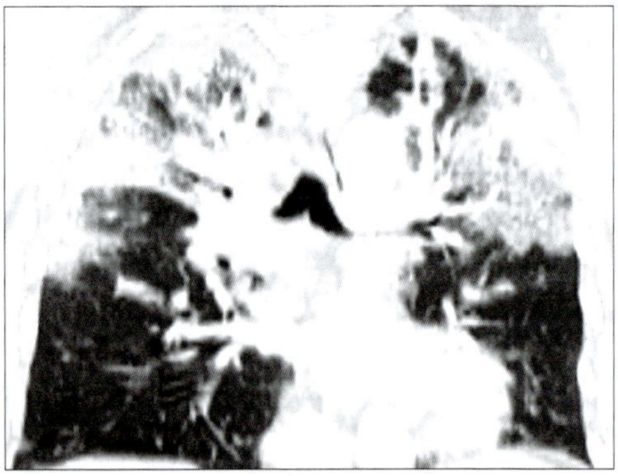

Figura 13.19 Neumonía eosinofílica crónica (NEC) con distribución en lóbulos superiores. En la TC coronal de un paciente con disnea crónica, se observa la consolidación extensa de predominio periférico. El aspecto y la distribución son característicos de la NEC. La neumonía organizada, que puede asemejarse mucho a la NEC, habitualmente presenta predominio en los lóbulos inferiores.

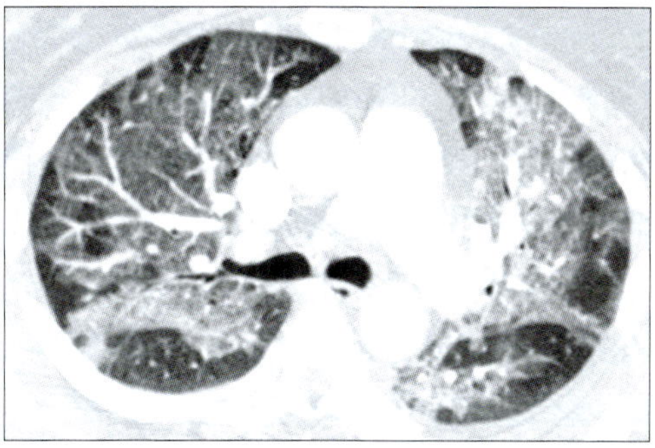

Figura 13.20 Síndrome hipereosinofílico. Se observa opacidad en vidrio esmerilado difusa inespecífica en la imagen de un paciente con disnea de ocho meses de evolución. Este hallazgo puede asociarse a varios trastornos, pero en el contexto de síndrome hipereosinofílico, se debe a la infiltración de eosinófilos en el pulmón o a un edema pulmonar secundario a cardiopatía.

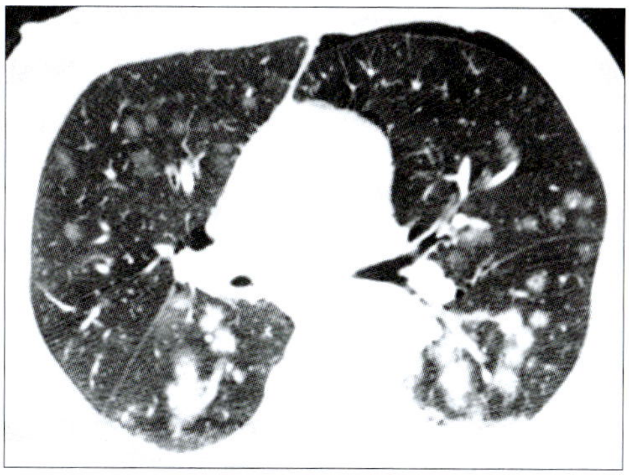

Figura 13.21 Síndrome de Churg-Strauss. Se observan áreas nodulares, lobulillares y centrilobulillares de consolidación y opacidad en vidrio esmerilado en la imagen de un paciente con antecedentes de asma. Ante la sospecha de enfermedad eosinofílica, la naturaleza lobulillar de las anomalías puede sugerir la presencia de síndrome de Churg-Strauss.

nódulos suelen tener 1 cm de diámetro o menos y con frecuencia están rodeados por un halo de opacidad en vidrio esmerilado.

Granulomatosis eosinofílica con poliangeítis (síndrome de Churg-Strauss)

La granulomatosis eosinofílica con poliangeítis (antes denominada síndrome de Churg-Strauss) es una enfermedad con características de un trastorno eosinofílico y de vasculitis. Afecta principalmente a pacientes con antecedentes de asma o alergia, pero con frecuencia se asocia a asma de inicio tardío. Es un trastorno sistémico con afectación predominantemente pulmonar, del sistema nervioso central y de la piel. Otros signos característicos son eosinofilia (más del 10% de la cifra total de leucocitos), neuropatía, opacidades pulmonares transitorias o migratorias, afectación sinusal y un aumento de eosinófilos tisulares.

Los hallazgos característicos en la TCAR son la consolidación no segmentaria o la opacidad en vidrio esmerilado, con frecuencia de distribución periférica, que se asemeja a NEC. Estas anomalías pueden tener distribución lobulillar (Figura 13.21). Este hallazgo puede ayudar a diferenciar esta enfermedad de otras enfermedades pulmonares eosinofílicas, tales como la neumonía eosinofílica crónica. Otros hallazgos son nódulos centrilobulillares, engrosamiento septal interlobulillar y engrosamiento de la pared bronquial.

Trastornos eosinofílicos de causa conocida

Aspergilosis broncopulmonar alérgica

La aspergilosis broncopulmonar alérgica (ABPA) es una enfermedad que afecta predominantemente a pacientes con asma o con fibrosis quística (*v.* Capítulo 6, "Enfermedades de las vías respiratorias"). El diagnóstico habitualmente es clínico y se basa en la presencia de eosinofilia periférica, aumento de la concentración sérica de IgE y reactividad frente a *Aspergillus fumigatus* en las pruebas cutáneas de pacientes con síntomas que no responden a los tratamientos convencionales del asma. Esta enfermedad se caracteriza por una reacción de hipersensibilidad ante la colonización de las vías respiratorias por *Aspergillus*. Este microorganismo no invade el pulmón en sí mismo, sino que induce la inflamación en la luz de las vías respiratorias.

Los criterios mínimos para diagnosticar ABPA son los siguientes:

- Asma.
- Reactividad cutánea inmediata a *Aspergillus*.
- IgE sérica total mayor de 1000 ng/mL.
- Aumento de IgE/IgA específicas frente a *Aspergillus*.
- Bronquiectasia central sin bronquiectasia distal.

El hallazgo de ABPA más característico en la TCAR es la bronquiectasia con afectación central de los campos medio o superior del pulmón. La ausencia de compromiso de las vías respiratorias distales en las regiones afectadas es particularmente indicativa de ABPA. La bronquiectasia suele ser unilateral o asimétrica, a diferencia de las enfermedades simétricas, tales como la fibrosis quística. Puede observarse bronquiectasia cilíndrica, varicosa o quística (Figura 13.22). El engrosamiento de la pared bronquial y la impactación mucoide suelen estar asociados a la dilatación bronquial. La impactación mucoide puede presentar un aumento de la atenuación por la acumulación de iones de calcio y de metal.

La combinación de bronquiectasia central con impactación mucoide de alta densidad es particularmente indicativa de este diagnóstico. Puede haber signos de inflamación de las pequeñas vías respiratorias (nódulos centrilobulillares, opacidades en árbol en brote y bronquiectasia), pero habitualmente predominan las anomalías en las grandes vías respiratorias.

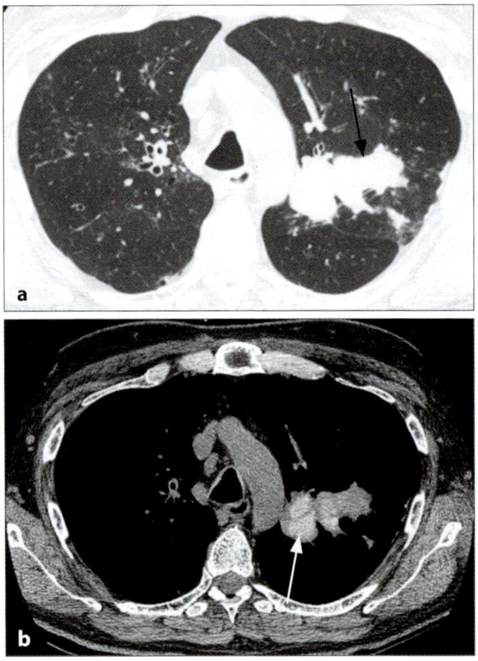

Figura 13.22 Aspergilosis broncopulmonar alérgica. **a** Se observa bronquiectasia focal con impactación mucoide (*flecha*) en el lóbulo superior del pulmón izquierdo. **b** La impactación mucoide (*flecha*) presenta alta atenuación. Este hallazgo es muy indicativo de aspergilosis broncopulmonar alérgica.

Granulomatosis broncocéntrica

La granulomatosis broncocéntrica es una enfermedad infrecuente caracterizada en el examen histopatológico por una inflamación granulomatosa necrosante alrededor de los bronquiolos y los pequeños bronquios. Afecta con frecuencia a personas con asma y se asocia a especies de *Aspergillus*, por lo que presenta similitudes con la ABPA. También puede afectar a personas no asmáticas y, en ese caso, es idiopática o se asocia a trastornos tales como inmunodepresión o enfermedad del tejido conjuntivo. Los hallazgos en la TCAR no han sido bien documentados. Se han descrito masas, consolidación lobulillar e impactación de las vías respiratorias.

Trastornos eosinofílicos por tratamientos farmacológicos

Las reacciones medicamentosas que afectan los pulmones se describen con mayor detalle en el Capítulo 15, "Complicaciones terapéuticas: Enfermedad pulmonar asociada a fármacos y radiación". Estas reacciones pueden estar asociadas a uno de diversos patrones. La enfermedad pulmonar eosinofílica es una manifestación infrecuente de una reacción medicamentosa; puede asemejarse mucho a cualquiera de los trastornos eosinofílicos idiopáticos. Por lo tanto, antes de formular el diagnóstico de un trastorno eosinofílico idiopático, es importante evaluar los antecedentes farmacológicos. Los fármacos que con más frecuencia dan lugar a este patrón son los quimioterapéuticos, tales como la bleomicina, la amiodarona, la nitrofurantoína, la fenitoína y el metotrexato.

Infecciones parasitarias

Las infecciones parasitarias son poco comunes en Estados Unidos, pero se observan con frecuencia en regiones tropicales y subtropicales, como África, América del Sur y Asia meridional. Las anomalías pulmonares pueden deberse a la invasión directa de parásitos o a una reacción alérgica secundaria a infecciones en otros sitios del organismo. Es característica la presencia de eosinofilia periférica.

Los hallazgos de infecciones parasitarias en la TCAR son variables y dependen del microorganismo causal, pero suelen ser inespecíficos, y para formular el diagnóstico es importante establecer la correlación con viajes a regiones endémicas. Es frecuente la presencia de nódulos, habitualmente de más de 1 cm de diámetro, con bordes irregulares u opacidades en vidrio esmerilado adyacentes. Estos hallazgos pueden ser migratorios y son muy característicos de las infecciones por *Ascaris lumbricoides, Clonorchis sinensis, Paragonimus westermani* y esquistosomas. La infección extensa por *Strongyloides stercoralis* puede dar lugar a opacidad en vidrio esmerilado difusa o consolidación como manifestación de diseminación pulmonar difusa del microorganismo. Las reacciones alérgicas a los gérmenes o los antígenos liberados durante el tratamiento pueden provocar neumonía eosinofílica u otras reacciones antes descritas.

Acceda al eBook para consultar la lista de bibliografía.
Consulte las indicaciones en la retiración de tapa.

14
Infecciones pulmonares

Introducción

La infección es una causa frecuente de enfermedad pulmonar, tanto en pacientes inmunodeprimidos como en pacientes inmunocompetentes. Este capítulo se ocupa de un abordaje general de los casos de presunta infección, de la función de la tomografía computarizada de alta resolución (TCAR) y de sus hallazgos característicos. Se describen además los distintos patrones de infección en función del tipo de germen causal.

Función de la TCAR en la evaluación de infecciones

La TCAR tiene diversas funciones en la evaluación de pacientes con presunta infección: detectar anomalías, diferenciar las enfermedades pulmonares infecciosas de las no infecciosas, identificar el germen o los gérmenes más probablemente involucrados y realizar el seguimiento de la infección.

Detección de anomalías

La TCAR es un método muy sensible para detectar infecciones pulmonares. Sin embargo, las infecciones virales que solo afectan las vías respiratorias superiores pueden ser difíciles de reconocer mediante TC. La detección de la enfermedad cobra particular importancia en los casos de pacientes inmunodeprimidos que presentan presunta infección pulmonar y síntomas mínimos o inexistentes o cuyas radiografías de tórax son normales. Si no se observan anomalías en la TCAR, pueden descartarse la mayoría de los agentes causales de infección pulmonar.

Diferenciación de enfermedades pulmonares infecciosas y no infecciosas

Para interpretar la TCAR, es importante reconocer los hallazgos de infección que aparecen con frecuencia en las imágenes y su especificidad. También deben conocerse las causas no infecciosas de anomalías pulmonares que pueden simular una infección. Dada la frecuencia de las infecciones, habitualmente se consideran una causa de alteraciones pulmonares en el contexto de síntomas agudos, aunque no siempre es así. Las alteraciones, tales como la aspiración, el edema pulmonar, el daño alveolar difuso y la hemorragia pulmonar, pueden manifestarse con síntomas similares a los de una infección. Además, ciertas enfermedades pulmonares inflamatorias difusas no infecciosas, tales como la neumonitis por hipersensibilidad, la neumonía organizada y la neumonía eosinofílica aguda, pueden manifestarse con síntomas agudos.

Identificación del microorganismo causal más probable

Una vez que se determina que la infección es una posible causa de las alteraciones pulmonares, se debe considerar cuál es el germen o los gérmenes causales más probables. Para ello, es fundamental el reconocimiento de hallazgos específicos en la TCAR. Es importante tener en cuenta que puede haber una superposición significativa de patrones en la TCAR, que reflejan la posibilidad de que diferentes infecciones o más de un microorganismo sean responsables de las anomalías. Casi siempre es necesario elaborar el diagnóstico diferencial para interpretar la TCAR de pacientes con sospecha de infección.

La TCAR es muy útil para diferenciar infecciones causadas por microorganismos atípicos (virus, bacterias atípicas tales como *Chlamydia* y *Mycoplasma pneumoniae*, y *Pneumocystis jirovecii*) de las causadas por gérmenes más comunes (bacterias típicas, micobacterias y hongos).

Las infecciones por microorganismos atípicos suelen manifestarse con anomalías bilaterales difusas, simétricas o extensas. La opacidad en vidrio esmerilado suele ser un componente significativo de los hallazgos de la TCAR. Otros gérmenes habitualmente dan lugar a anomalías unilaterales o asimétricas y en parches. En estos casos, la consolidación suele ser un hallazgo significativo.

Por ejemplo, la presencia de una región focal única de consolidación en las imágenes de un paciente con infección por virus de inmunodeficiencia humana (VIH) o síndrome de inmunodeficiencia adquirida (sida) es más probablemente reflejo de una infección bacteriana común que de una infección por *P. jirovecii*, lo cual tiene implicancias diagnósticas y terapéuticas importantes.

Seguimiento posterior al inicio del tratamiento

Una vez iniciado el tratamiento de la infección, el seguimiento consiste en la evaluación de los síntomas clínicos y la obtención de radiografías de tórax. La TCAR es un método alternativo cuando los síntomas clínicos son ambiguos o cuando no se identifica la enfermedad con claridad en las radiografías de tórax. Cabe destacar que después de iniciado el tratamiento puede producirse un empeoramiento temporario de los hallazgos en las imágenes, que suele apreciarse en las primeras dos semanas y que no debe interpretarse necesariamente como un agravamiento de la infección. También puede observarse un empeoramiento paradójico de las anomalías observadas en las imágenes durante un período en el que el sistema inmunitario del paciente comienza a recuperarse. Por ejemplo, puede observarse una recuperación de la cifra de leucocitos en un paciente previamente neutropénico o un aumento de linfocitos en un paciente con sida que recibió el tratamiento antirretroviral. Este fenómeno se denomina "síndrome inflamatorio de reconstitución inmunitaria".

Consideraciones clínicas

Estado inmunitario

Conocer el estado inmunitario del paciente es importante para identificar la causa infecciosa más probable de las anomalías en la TCAR.

Las infecciones que afectan a pacientes inmunocompetentes abarcan infecciones causadas por bacterias (de los géneros *Streptococcus, Chlamydia, Haemophilus* y *Mycoplasma*), infecciones virales (por virus de la gripe y por adenovirus), infecciones por hongos ambientales (coccidioidomicosis, histoplasmosis, blastomicosis) e infecciones micobacterianas (tuberculosas y no tuberculosas).

Las infecciones que afectan a pacientes inmunodeprimidos varían en función del tipo de inmunodepresión. Por ejemplo, los pacientes con infección por VIH tienen predisposición a presentar infecciones por gérmenes específicos, tales como *Cryptococcus, P. jirovecii* y citomegalovirus, que rara vez afectan a huéspedes inmunocompetentes. Los huéspedes con neutropenia tienen predisposición a infectarse con un grupo diferente de microorganismos, tales como hongos del género *Candida, Aspergillus*, especies de hongos que causan mucormicosis y *Escherichia coli*.

Las infecciones bacterianas son frecuentes, independientemente del estado inmunitario del paciente. Además, debe tenerse en cuenta que los pacientes inmunodeprimidos pueden estar infectados por más de un microorganismo a la vez, lo que genera una combinación de manifestaciones en la TCAR. Por otro lado, un paciente inmunodeprimido puede también infectarse con otro microorganismo durante el tratamiento de la infección inicial.

Consideraciones geográficas

Ciertas infecciones presentan una distribución regional o geográfica significativamente variable, que depende de las diferencias medioambientales. Por ejemplo, la coccidioidomicosis es una infección relativamente frecuente en el sudoeste de los Estados Unidos, pero es infrecuente en los estados centrales o del este. La histoplasmosis y la blastomicosis tienen otra distribución geográfica. Las infecciones parasitarias son más frecuentes en países poco desarrollados o en países tropicales.

Hallazgos de infección en la TCAR

En el contexto de síntomas agudos, la infección casi siempre se considera la causa de las anomalías en la TCAR. En pacientes con síntomas crónicos, la presencia de infección es menos probable, si bien determinadas infecciones, tales como las causadas por micobacterias atípicas y hongos, pueden tener una evolución crónica, al igual que las enfermedades que predisponen a infecciones crónicas, tales como la fibrosis quística o la inmunodeficiencia. Los hallazgos presentes en la TCAR determinarán la probabilidad de que la causa sea infecciosa. En la Tabla 14.1 se presentan los hallazgos de infección más frecuentes en la TCAR y los diagnósticos diferenciales.

Opacidad en vidrio esmerilado y consolidación

Ante la presencia de opacidad en vidrio esmerilado o consolidación como hallazgos secundarios a infección, el germen más probablemente responsable depende de la distribución de las anomalías. Cuando se observan anomalías difusas o simétricas, las causas más probables de infecciones son microorganismos atípicos (virus, bacterias atípicas, tales como especies de *Chlamydia, M. pneumoniae* y *P. jirovecii*) (Figura 14.1). Además, es

Tabla 14.1 Hallazgos de infección y diagnósticos diferenciales

Hallazgo o patrón en la TCAR	Infecciones más frecuentes	Causas no infecciosas
Opacidades difusas (vidrio esmerilado > consolidación)	▪ Virales ▪ Bacterianas atípicas ▪ Neumonía por *Pneumocystis jirovecii*	▪ Edema pulmonar ▪ Daño alveolar difuso ▪ Hemorragia
Opacidades focales o asimétricas (consolidación > vidrio esmerilado)	▪ Bacterianas ▪ Micobacterianas ▪ Micóticas	▪ Aspiración ▪ Adenocarcinoma mucinoso invasivo
Nódulos centrilobulillares (atenuación tejidos blandos)	▪ Bacterianas ▪ Micobacterianas ▪ Micóticas	▪ Aspiración ▪ Vasculopatías (edema, hemorragia) ▪ Adenocarcinoma mucinoso invasivo

Nódulos centrilobulillares (atenuación en vidrio esmerilado)	▪ Virales
	▪ Bacterianas atípicas
	▪ Neumonía por *Pneumocystis jirovecii*
		▪ Síntomas agudos:
		  ▪ Edema pulmonar
		  ▪ Hemorragia
		  ▪ Neumonitis por hipersensibilidad
		▪ Síntomas crónicos:
		  ▪ Neumonitis por hipersensibilidad
		  ▪ Bronquiolitis respiratoria
		  ▪ Bronquiolitis folicular
		  ▪ Hipertensión pulmonar

Árbol en brote	▪ Cualquier infección aguda ▪ Enfermedades que predisponen a infección crónica (fibrosis quística, inmunodeficiencia, etc.)	▪ Aspiración ▪ Sarcoidosis ▪ Adenocarcinoma mucinoso invasivo ▪ Bronquiolitis folicular ▪ Talcosis ▪ Metástasis intravasculares ▪ Panbronquiolitis
Nódulos grandes y cavidades	▪ Émbolos sépticos ▪ Absceso pulmonar bacteriano ▪ Micóticas ▪ Micobacterianas ▪ Por *Nocardia* y actinomicetos	▪ Neoplasia maligna ▪ Vasculitis ▪ Papilomatosis traqueobronquial
Patrón aleatorio de nódulos pequeños	▪ Tuberculosis ▪ Infección micótica (coccidioidomicosis, histoplasmosis, blastomicosis)	▪ Neoplasia maligna

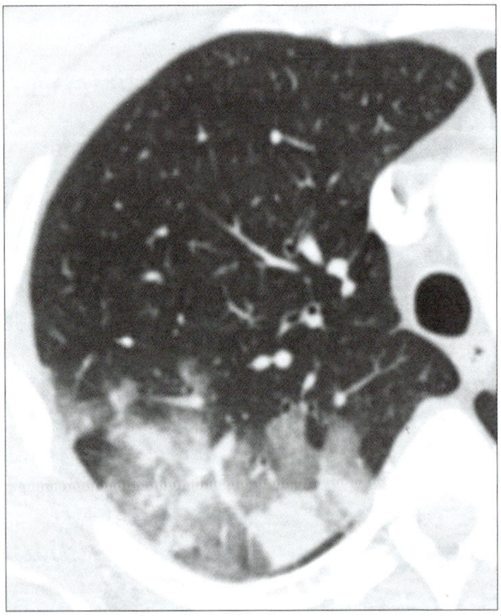

Figura 14.1 Opacidad en vidrio esmerilado y consolidación. Se observan opacidad en vidrio esmerilado con patrón geográfico y consolidación en la imagen de un paciente con infección por adenovirus.

más probable que el microorganismo causal sea un germen atípico si la anomalía predominante es la opacidad en vidrio esmerilado. Las opacidades en vidrio esmerilado pueden tener distribución lobulillar.

Cuando se observan anomalías en parches, focales o asimétricas, se deben considerar en primer lugar las infecciones bacterianas, micóticas y micobacterianas. Estas infecciones se manifiestan muy frecuentemente con consolidación como el hallazgo predominante.

La opacidad en vidrio esmerilado y la consolidación son hallazgos inespecíficos y en el contexto de síntomas agudos pueden asociarse a infección, aspiración, edema pulmonar, daño alveolar difuso y hemorragia.

Nódulos centrilobulillares con atenuación de tejidos blandos

En el contexto de síntomas agudos, los nódulos centrilobulillares con atenuación de tejidos blandos (Figura 14.2) pueden deberse a infección.

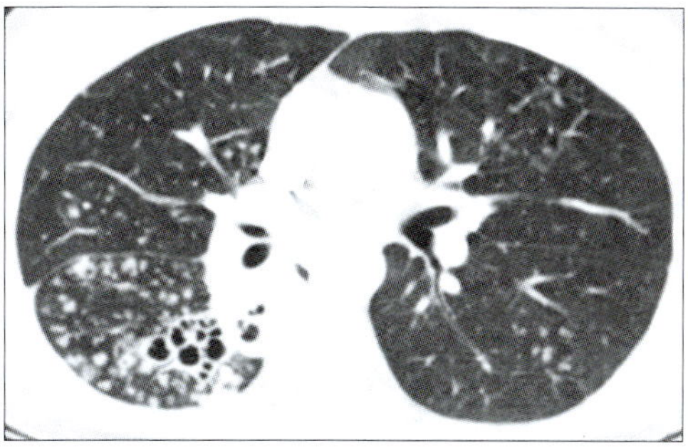

Figura 14.2 Nódulos centrilobulillares con atenuación de tejidos blandos asociados a tuberculosis. Se observan nódulos centrilobulillares con atenuación de tejidos blandos en el lóbulo inferior del pulmón derecho. En la imagen de este paciente con tuberculosis por reactivación, esta distribución centrilobulillar es compatible con la diseminación endobronquial de la infección. Obsérvense las lesiones cavitadas.

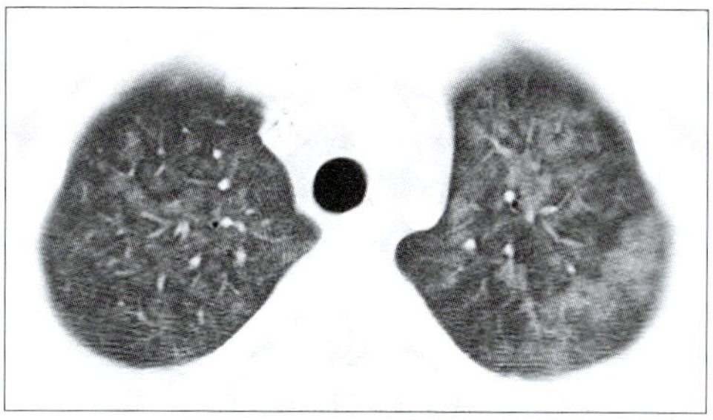

Figura 14.3 Nódulos centrilobulillares con opacidad en vidrio esmerilado (OVE) asociados a una infección por citomegalovirus. Se observan nódulos con OVE simétricos, espaciados de manera uniforme, con distribución centrilobulillar. Este aspecto es más característico de infecciones por gérmenes atípicos. En el contexto de síntomas agudos, las posibles causas no infecciosas son el edema pulmonar, el daño alveolar difuso, la hemorragia y la neumonitis por hipersensibilidad.

La causa más frecuente es la diseminación endobronquial de bacterias, micobacterias u hongos. Este hallazgo representa una manifestación temprana de bronconeumonía.

Debe considerarse también la posibilidad de aspiración, cuando los hallazgos se encuentran en las zonas declives del pulmón. En ocasiones, las vasculopatías, tales como edema pulmonar o hemorragia, pueden manifestarse con nódulos centrilobulillares con atenuación de tejidos blandos. Se debe pensar en la posibilidad de una causa vascular cuando las anomalías son difusas o bilaterales y simétricas. En el contexto de síntomas crónicos, las causas más frecuentes de nódulos centrilobulillares con atenuación de tejidos blandos son la infección o la aspiración crónicas o recurrentes y el adenocarcinoma mucinoso invasivo.

Nódulos centrilobulillares con opacidad en vidrio esmerilado

En el contexto de síntomas agudos, la infección es una de las causas de la presencia de nódulos centrilobulillares con opacidad en vidrio esmerilado (Figura 14.3). Este hallazgo es muy característico de las infecciones que producen inflamación peribronquiolar sin impactación o taponamiento mucoide bronquiolar, tales como infecciones virales e infecciones bacterianas atípicas, como las debidas a especies de *Chlamydia* y a *M. pneumoniae*.

Los diagnósticos diferenciales abarcan causas vasculares, tales como edema pulmonar y hemorragia pulmonar, además de neumonitis por hipersensibilidad. En el contexto de síntomas crónicos, los nódulos de este tipo no suelen representar infección y son más característicos de neumonitis por hipersensibilidad, bronquiolitis respiratoria, bronquiolitis folicular e hipertensión pulmonar.

Patrón de árbol en brote

En los estudios de pacientes con síntomas agudos, el signo del árbol en brote (Figura 14.4) es muy indicativo de infección. No es un hallazgo específico respecto del tipo de infección, pero las infecciones más probables en este contexto son las bacterianas y las micobacterianas. Es menos frecuente que las infecciones micóticas y virales se asocien a esta anomalía. En ocasiones, la aspiración sin infección produce el signo del árbol en brote en el contexto de síntomas agudos.

En el contexto de síntomas crónicos, el patrón de árbol en brote también suele deberse a infección, ya sea a infecciones crónicas o a infecciones agudas recurrentes. Una causa frecuente de infección crónica con patrón de árbol en brote es la provocada por micobacterias atípicas. La bronquiectasia de cualquier causa, la fibrosis quística, la inmunodeficiencia, la discinesia ciliar primaria, la aspergilosis broncopulmonar alérgica y las alteraciones del cartílago bronquial también pueden generar infección crónica con patrón de árbol en brote, pero en estos casos también se observa un compromiso significativo de las grandes vías respiratorias.

La panbronquiolitis es predominantemente una enfermedad de las pequeñas vías respiratorias que se manifiesta con patrón de árbol en brote, aunque es infrecuente. En el contexto clínico

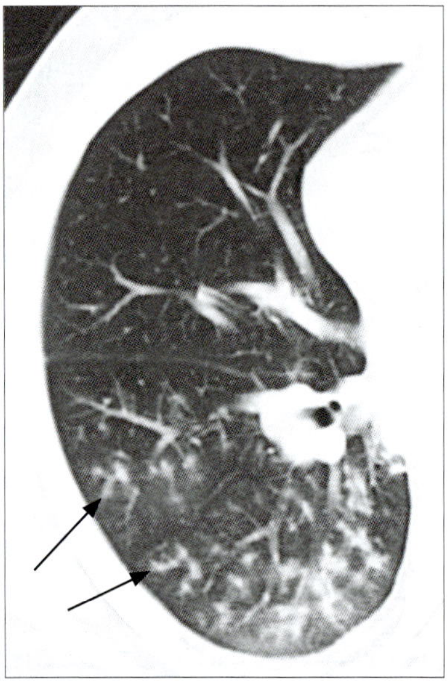

Figura 14.4 Patrón de árbol en brote. Se observa opacidad tubular ramificada con nódulos asociados (*flechas*) en las regiones periféricas del lóbulo inferior del pulmón derecho de un paciente con bronconeumonía bacteriana. El signo del árbol en brote es muy indicativo de infección, y con frecuencia el análisis de esputo determina el diagnóstico.

apropiado, las causas no infecciosas de patrón de árbol en brote que deben tenerse en cuenta son la sarcoidosis, el adenocarcinoma mucinoso invasivo, la bronquiolitis folicular, la talcosis y las metástasis intravasculares.

Engrosamiento de la pared de las vías respiratorias y tapones mucosos

En el estudio de un paciente con presunta infección, el engrosamiento de la pared bronquial y, en ocasiones, los tapones mucosos (Figura 14.5) se deben a las infecciones de las grandes vías respiratorias y suelen asociarse a otras anomalías, tales como nódulos centrilobulillares, consolidación o patrón de árbol en brote (*v.* Capítulo 6, "Enfermedades de las vías respiratorias"). A veces se observan como un hallazgo aislado, en cuyo caso los patógenos más probables son microorganismos atípicos (virus, especies de *Chlamydia*, *M. pneumoniae*).

Otras causas frecuentes de engrosamiento de la pared bronquial e impactación de mucus en la luz de los bronquios incluyen el asma y la bronquitis aguda o crónica. Este hallazgo debe diferenciarse del engrosamiento del intersticio peribroncovascular, que puede observarse asociado a edema pulmonar y a la diseminación tumoral por vía linfática.

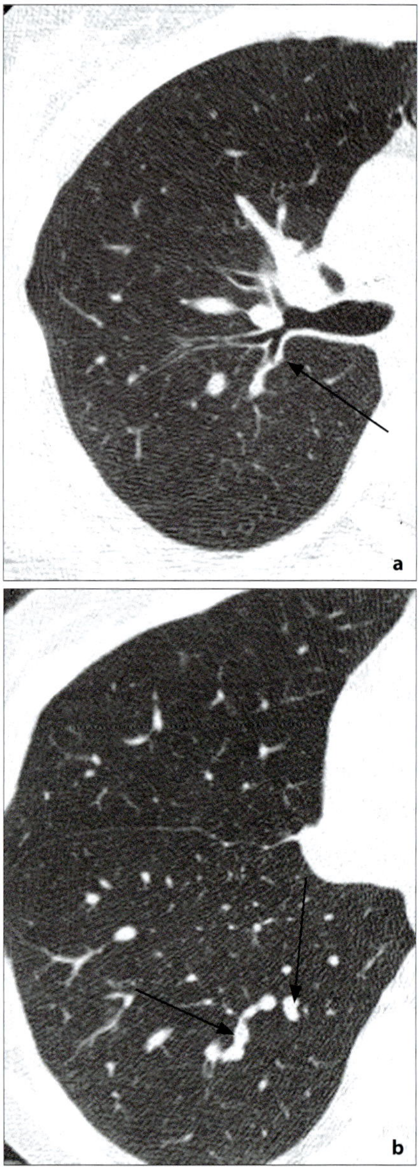

Figura 14.5 Inflamación de las vías respiratorias. a-b El engrosamiento de la pared de las vías respiratorias (*flecha*, **a**) y los tapones mucosos (*flechas*, **b**) pueden ser los únicos signos de infección. Como hallazgo aislado, es muy característico de infección viral, tal como en el caso de este paciente con infección por rinovirus.

Nódulos grandes y cavidades

Los nódulos grandes (de más de 1 cm de diámetro) y las cavidades comúnmente se deben a infección. Las infecciones que con más frecuencia producen estos patrones son la embolia séptica (Figura 14.6), el absceso pulmonar bacteriano y las infecciones micóticas y micobacterianas. Las infecciones por *Nocardia* y por *Actinomyces* son infecciones infrecuentes que suelen manifestarse con nódulos grandes o cavidades. Un nivel

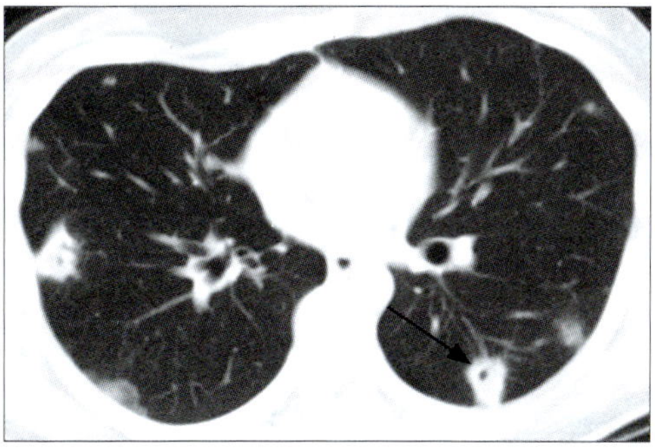

Figura 14.6 Nódulos grandes y cavidades. La infección es la causa más frecuente de la presencia de nódulos grandes y cavidades (*flecha*). Las infecciones que con más frecuencia producen este patrón son la embolia séptica, los abscesos bacterianos, las infecciones micóticas y las infecciones micobacterianas. El diagnóstico de este paciente fue embolia séptica secundaria a endocarditis infecciosa.

hidroaéreo dentro de un nódulo cavitado o de una masa sugiere la presencia de infección bacteriana.

Las causas no infecciosas de formación de nódulos grandes y cavidades son el cáncer, las vasculitis, como la granulomatosis de Wegener, y afecciones infrecuentes como la papilomatosis traqueobronquial. La anamnesis es importante para diferenciar las causas infecciosas de las no infecciosas. El grosor de la pared de la cavidad también puede ser útil para hacer esta diferenciación. Un grosor de menos de 5 mm sugiere la presencia de un proceso benigno, en tanto que un grosor superior a 15 mm sugiere un proceso maligno (Figura 14.7). Un grosor parietal de entre 5 y 15 mm no es útil para predecir si el proceso es benigno o maligno.

Patrón aleatorio de nódulos pequeños (infección miliar)

Se habla de "patrón nodular aleatorio" cuando los nódulos pequeños no tienen una distribución específica con respecto a las estructuras pulmonares o al lobulillo pulmonar (*v.* Capítulo 3, "Enfermedad pulmonar nodular"). Por lo general, los nódulos aleatorios presentan una distribución difusa y homogénea con afectación del intersticio subpleural. Habitualmente son nódulos con atenuación de tejidos blandos, con bordes bien definidos y fácilmente visibles cuando apenas tienen unos milímetros de diámetro.

Los diagnósticos diferenciales de nódulos aleatorios abarcan principalmente tuberculosis miliar o infecciones por otras micobacterias, infección micótica miliar (p. ej., histoplasmosis y coccidioidomicosis) y diseminación hematógena de un tumor.

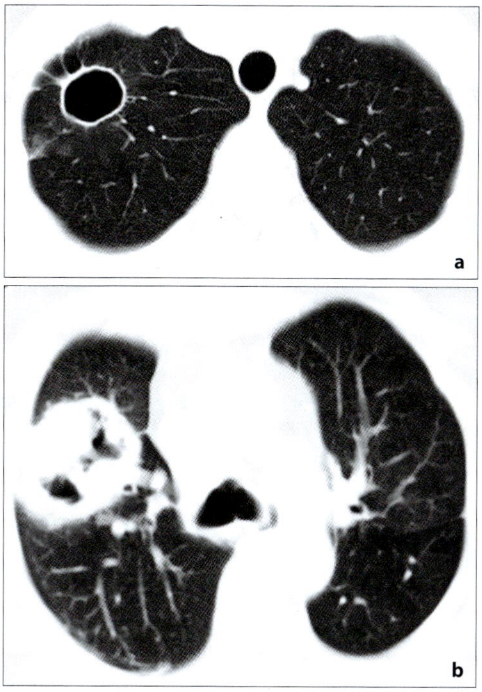

Figura 14.7 Grosor de la pared de las cavidades. El grosor de la pared de una cavidad ayuda a determinar la probabilidad de una causa benigna o maligna. Si el grosor parietal es menor de 5 mm, la causa es probablemente un proceso benigno (**a**), como en el caso de este paciente con coccidioidomicosis en fase de resolución. Si el grosor parietal es mayor de 15 mm, es probable que la causa sea un proceso maligno (**b**), como en el caso de este paciente con carcinoma epidermoide pulmonar primario.

Infecciones bacterianas

Las infecciones bacterianas son frecuentes y, por lo general, deben considerarse la causa infecciosa más probable de muchas anomalías en la TCAR. Pueden ser infecciones intrahospitalarias o extrahospitalarias. Las infecciones intrahospitalarias más frecuentes son las provocadas por *Staphylococcus aureus, Pseudomonas aeruginosa, E. coli*, especies de *Acinetobacter*, especies de *Klebsiella* y *Haemophilus influenzae*. Los microorganismos que con más frecuencia causan infecciones extrahospitalarias son *Streptococcus pneumoniae, H. influenzae, S. aureus* y gérmenes gramnegativos. Las infecciones bacterianas atípicas, tales como las causadas por especies de *Chlamydia* y por *M. pneumoniae*, también son infecciones bacterianas extrahospitalarias frecuentes, pero presentan signos peculiares en las imágenes. Estas infecciones se abordarán más adelante conjuntamente con las causadas por virus y por *P. jirovecii*, dado que comparten muchas características.

Las infecciones bacterianas habitualmente dan lugar a uno de tres patrones: neumonía lobar, bronconeumonía (Tabla 14.2) y neumonía atípica (descritos a continuación). Obsérvese que estos patrones, sobre todo la bronconeumonía y la neumonía lobular, pueden superponerse considerablemente.

Neumonía lobar

La neumonía lobar es una infección que se origina y se centra predominantemente en los espacios alveolares. La diseminación hacia los alvéolos adyacentes se produce a través de los poros de Kohn, pequeños poros interalveolares, y los canales de Lambert. Por lo general no se observa diseminación asociada por las vías respiratorias. La infección está limitada por las cisuras.

Este patrón es muy característico de las infecciones por especies de *Streptococcus*, *H. influenzae*, especies de *Klebsiella* y *Moraxella catarrhalis*. Los hallazgos de la TCAR (Figura 14.8) son los siguientes:

- Consolidación delimitada por las cisuras.
- Broncogramas aéreos prominentes.

Tabla 14.2 Hallazgos de neumonía lobar y bronconeumonía en la TCAR

Neumonía lobar	Bronconeumonía
▪ Consolidación, lóbulo único o múltiples lóbulos, distribución no segmentaria ▪ Ausencia frecuente de nódulos ▪ Broncogramas aéreos en regiones de consolidación	▪ Consolidación, en parches, asimétrica, distribución segmentaria ▪ Nódulos centrilobulillares, patrón de árbol en brote ▪ Engrosamiento de la pared de las vías respiratorias y tapones mucosos

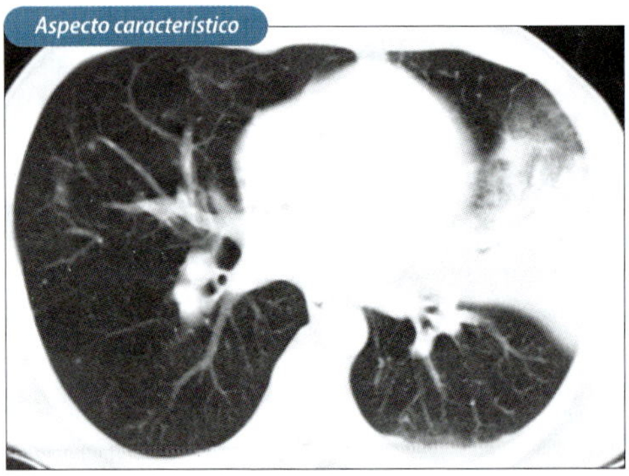

Figura 14.8 Neumonía lobar: aspecto característico. En la TCAR de un paciente con infección por *Streptococcus pneumoniae*, se observa consolidación en la língula. Obsérvese que la consolidación está delimitada por la cisura mayor. En el resto del pulmón, solo se observan anomalías muy leves. Los nódulos y el signo del árbol en brote no son característicos de este patrón. Este aspecto es característico de las infecciones del espacio alveolar.

- Afectación de un lóbulo o de varios lóbulos, con distribución no segmentaria.

Los diagnósticos diferenciales de neumonía lobar abarcan infecciones micobacterianas y micóticas, que pueden dar lugar a un área aislada de consolidación. La distribución en los lóbulos superiores podría indicar una de estas infecciones, si bien no se trata de un hallazgo constante.

Bronconeumonía

La característica distintiva de este patrón es la diseminación endobronquial de la infección. La infección se centra en las vías respiratorias y suele asociarse a tapones mucosos. El proceso se disemina desde el bronquiolo centrilobulillar, forma un nódulo centrilobulillar y puede seguir extendiéndose hasta afectar al lobulillo pulmonar completo. Los lobulillos adyacentes afectados pueden formar áreas confluentes de consolidación. Este patrón es característico de las infecciones por *S. aureus*, *P. aeruginosa*, especies de *Klebsiella* y *E. coli*. Los hallazgos de este tipo de diseminación observados en la TCAR (Figura 14.9) son los siguientes:

- Nódulos centrilobulillares con atenuación de tejidos blandos (diversos tamaños, bordes mal definidos).
- Opacidades en árbol en brote.
- Engrosamiento de la pared de las vías respiratorias, tapones mucosos y dilatación.
- Consolidación.
- Distribución en parches, lobulillar o segmentaria.

Los diagnósticos diferenciales de la bronconeumonía abarcan infecciones micobacterianas y micóticas. La infección micobacteriana muy frecuentemente presenta diseminación endobronquial. En los casos de tuberculosis, suele haber un foco predominante de neumonía cavitada en los lóbulos superiores. Las infecciones micobacterianas no tuberculosas, tales como las causadas por *Mycobacterium avium-intracellulare*, suelen presentar inflamación extensa de las vías respiratorias con consolidación asociada leve. Las enfermedades micóticas habitualmente no producen este patrón, a menos que se trate de pacientes inmunodeprimidos. Un ejemplo de este tipo de infección es la aspergilosis invasiva de la vía aérea.

Embolia séptica

La embolia séptica (embolización de un coágulo infectado) con mucha frecuencia es secundaria a endocarditis infecciosa; sin embargo, también es posible que se deba a otras causas, como trombos

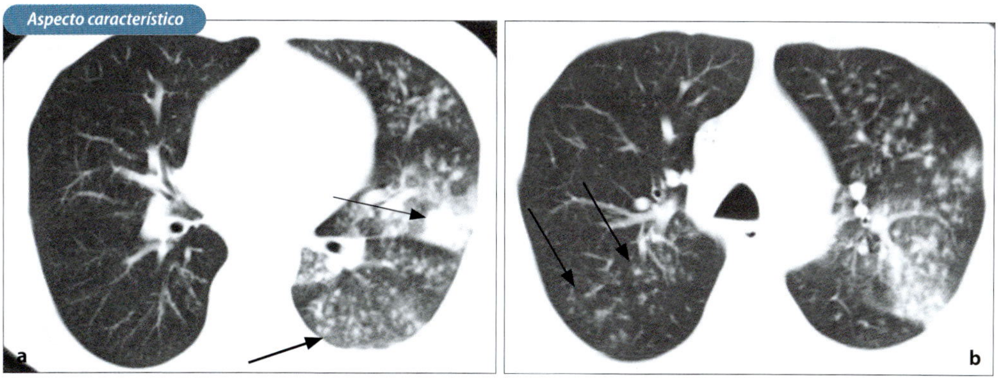

Figura 14.9 Bronconeumonía: aspecto característico. a Las infecciones bacterianas que se diseminan por las vías respiratorias se caracterizan por la presencia de parches de nódulos centrilobulillares mal definidos asimétricos de diversos tamaños (*flecha gruesa*) que evolucionan a áreas de consolidación confluente (*flecha fina*). **b** Obsérvese la distribución segmentaria de los hallazgos en los lóbulos superiores (*flechas*).

asociados al uso de catéteres. La oclusión de las arterias pulmonares por émbolos sépticos puede originar infartos infectados. Los hallazgos característicos en la TCAR consisten en nódulos y masas múltiples bilaterales con cavitación. Puede observarse un vaso que se dirige hacia esos nódulos o masas ("signo del vaso nutricio"). A diferencia de lo observado en presencia de infartos asépticos, las masas y los nódulos asociados a émbolos sépticos no necesariamente son periféricos ni tienen forma de cuña.

Infecciones bacterianas infrecuentes

Infección por *Actinomyces*

Los actinomicetos forman parte de la flora bucal normal y, si se diseminan por aspiración, pueden producir una neumonía. Los factores que predisponen al desarrollo de infección son el alcoholismo, la mala higiene bucodental y las enfermedades pulmonares preexistentes, tales como enfisema o bronquiectasia. En la TCAR, la infección por *Actinomyces* habitualmente se manifiesta con uno o más nódulos, masas o consolidación. La primera manifestación puede ser la presencia de un nódulo. Con frecuencia se observa un solo nódulo o algunos nódulos, y por lo general no se aprecia enfermedad nodular diseminada. Los nódulos pueden presentar un anillo periférico de opacidad en vidrio esmerilado. Con el tiempo, aumentan de tamaño y forman una masa o región focal de consolidación. La consolidación suele presentar cavitación y producir zonas de baja densidad sin realce. En los casos de infecciones avanzadas, puede observarse compromiso pleural y de la pared torácica.

Infección por *Nocardia*

Los gérmenes del género *Nocardia* son habitantes naturales del suelo. La infección por *Nocardia* habitualmente se asocia a inmunodepresión (p. ej., infección por VIH), trasplante de órganos, leucemia, linfoma y tratamiento prolongado con inmunodepresores. Los signos radiológicos son similares a los observados en las infecciones por *Actinomyces*: uno o más nódulos, masas (Figura 14.10) y consolidación. Estos signos pueden asociarse a linfadenopatía.

Infecciones micobacterianas

La infección micobacteriana habitualmente se clasifica en infección tuberculosa (tuberculosis) y no tuberculosa o infección micobacteriana atípica. Si bien la presentación y el aspecto en la TCAR se superponen, con frecuencia pueden diferenciarse.

Tuberculosis

La tuberculosis (TB) es una enfermedad frecuente en todo el mundo, pero la prevalencia en Estados Unidos y en otros países desarrollados es significativamente menor que en los países del Tercer Mundo. En Estados Unidos, la incidencia de TB es mayor en pacientes con infección por VIH y en otros pacientes inmunodeprimidos que en la población general. Es un problema significativo de salud pública, por lo que el diagnóstico y el tratamiento inmediatos son importantes.

Los estudios por imágenes permiten detectar la presencia de TB y diferenciarla de otras enfermedades. Existen diversos patrones de infección asociados a TB (Tabla 14.3), si bien puede observarse una superposición de esos patrones. La TB

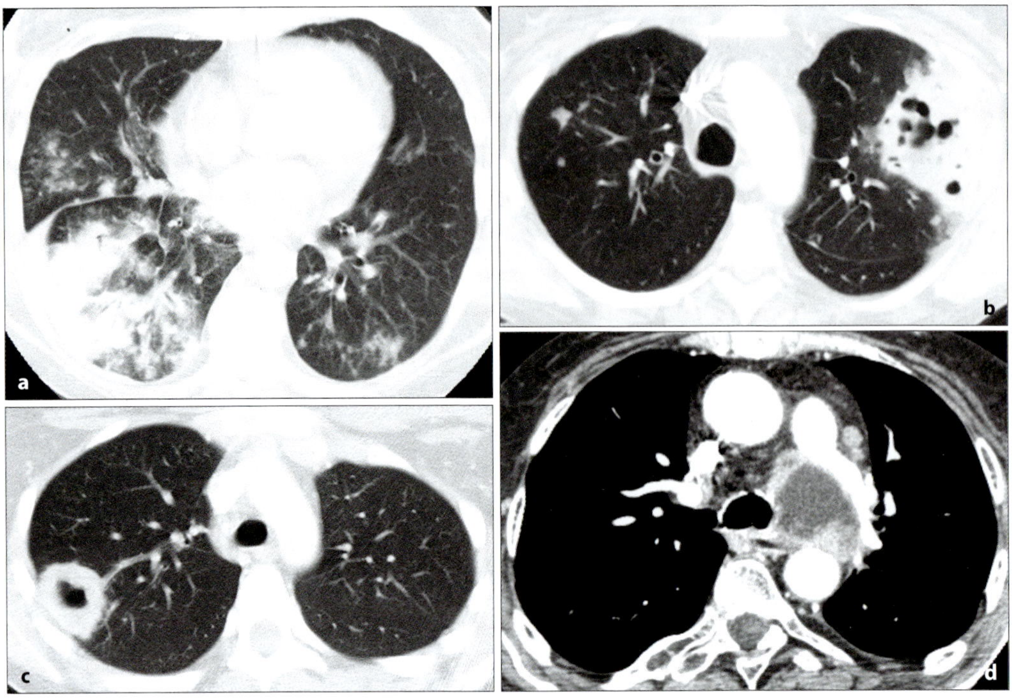

Figura 14.10 Neumonía por *Nocardia*. **a** La consolidación focal en el lóbulo inferior del pulmón derecho se asocia a nódulos centrilobulillares. Este aspecto es muy indicativo de bronconeumonía bacteriana típica, pero este paciente finalmente recibió el diagnóstico de infección por *Nocardia*. **b** Se observa una masa cavitada solitaria en el lóbulo inferior del pulmón derecho. Este hallazgo es una manifestación posible de infección por *Nocardia*, pero se asocia con más frecuencia a infecciones bacterianas, micóticas y micobacterianas. **c** Se observa consolidación focal con cavitación en el lóbulo superior del pulmón izquierdo. Las causas más frecuentes de esta anomalía son las infecciones micobacterianas o micóticas, pero la infección por *Nocardia* puede asociarse a este hallazgo. **d** Se observa linfadenopatía mediastínica necrótica en la ventana aortopulmonar. Este hallazgo estaba asociado a consolidación cavitada en el lóbulo inferior del pulmón izquierdo (no aparece en la imagen).

Tabla 14.3 Hallazgos de tuberculosis en la TCAR

Primaria	Posprimaria	Miliar
▪ Consolidación, lóbulo superior o inferior ▪ Linfadenopatía ▪ Nódulo inespecífico ▪ Consolidación + linfadenopatía: muy indicativo del diagnóstico	▪ Consolidación, lóbulos superiores o segmento superior de lóbulos inferiores ▪ Cavidades ▪ Nódulos centrilobulillares u opacidades en árbol en brote ▪ Derrame o engrosamiento pleural	▪ Nódulos bien definidos ▪ Nódulos habitualmente < 3 mm ▪ Difusa, homogénea ▪ Distribución aleatoria en la TCAR

no puede descartarse empleando exclusivamente estudios por imágenes, pero en la mayoría de los casos se observan anomalías que corresponden a uno de tres patrones distintos: TB primaria, TB posprimaria y TB miliar.

Tuberculosis primaria

La infección inicial por *Mycobacterium tuberculosis* habitualmente desencadena una respuesta inflamatoria que aísla los bacilos y evita la progresión de la enfermedad. En muchos casos, no se observa una anomalía identificable en las radiografías ni en la TC.

Si se visualiza una anomalía en la TC, suele ser un nódulo solitario, que representa una reacción granulomatosa al foco inicial de infección (Figura 14.11). Puede observarse o no adenopatía regional; las adenopatías suelen presentar baja atenuación. Tanto el nódulo como los ganglios linfáticos afectados con el tiempo pueden calcificarse.

La primoinfección puede presentar una evolución más grave y dar origen a una infección sintomática, sobre todo si el paciente es un niño o una persona inmunodeprimida. En estos casos, las manifestaciones en la TC consisten en

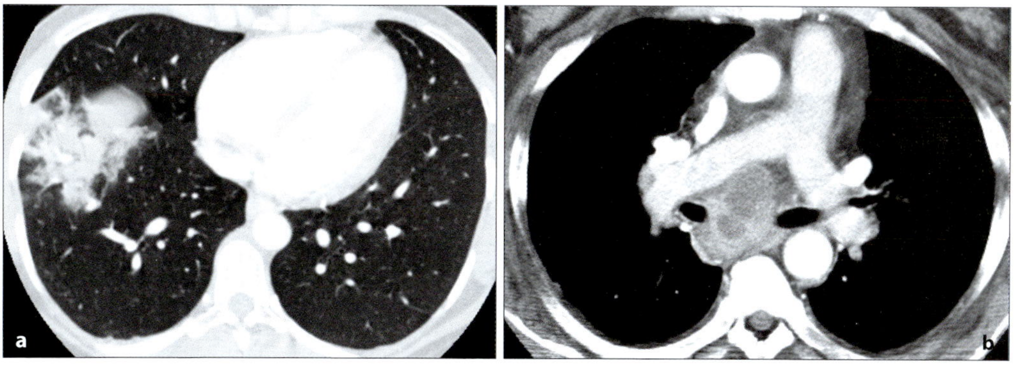

Figura 14.11 Tuberculosis primaria en las imágenes de dos pacientes. a Se observa un área inespecífica de consolidación en el segmento anterior del lóbulo inferior del pulmón derecho. Este aspecto es muy frecuentemente una manifestación de neumonía bacteriana adquirida en la comunidad. Este paciente recibió el diagnóstico de tuberculosis mediante un análisis de esputo. **b** Se visualiza linfadenopatía necrótica en el espacio subcarinal. Este hallazgo, si se presenta aislado, también puede ser una manifestación de tuberculosis primaria. El diagnóstico de este paciente se realizó mediante broncoscopia con biopsia por punción.

consolidación pulmonar inespecífica lobulillar o en parches, un nódulo pulmonar o linfadenopatía. La combinación de consolidación pulmonar y linfadenopatía es muy indicativa del diagnóstico, porque la linfadenopatía significativa no se asocia habitualmente a una infección bacteriana extrahospitalaria.

Tuberculosis posprimaria (TB por reactivación o secundaria)

En algún momento después de la infección inicial, la TB puede reactivarse y provocar enfermedad local progresiva o diseminación. Cuando esto ocurre, la infección predomina en regiones del organismo con presión parcial de oxígeno elevada. La mayor presión parcial de oxígeno en los pulmones se encuentra en los lóbulos superiores, debido a la relación ventilación-perfusión relativamente alta de esa zona. Como la TB se desarrolla en un ambiente rico en oxígeno, la infección tiene mayor probabilidad de recidivar en esa región. Si ello ocurre, desencadena una respuesta inflamatoria muy pronunciada caracterizada por necrosis, cicatrización y reacción pleural. Los hallazgos característicos de reactivación de la TB en la TCAR son los siguientes:

- Consolidación en sitios característicos (segmentos apicales y posteriores de los lóbulos superiores y segmentos superiores de los lóbulos inferiores) (Figura 14.12).
- Cavidades.
- Diseminación endobronquial (nódulos centrilobulillares con atenuación de tejidos blandos y patrón de árbol en brote).
- Cicatrización pulmonar (incluso en estadios relativamente tempranos de la infección).
- Derrame o engrosamiento pleural.

La reactivación de la TB con frecuencia genera fibrosis apical significativa como secuela de la infección activa. Esta fibrosis generalmente es bilateral pero asimétrica. El grado de fibrosis causado por la TB habitualmente es más grave que el de una infección bacteriana.

Otras causas de consolidación cavitada en los lóbulos superiores son las infecciones micóticas (en particular la coccidioidomicosis y la histoplasmosis) y las infecciones bacterianas.

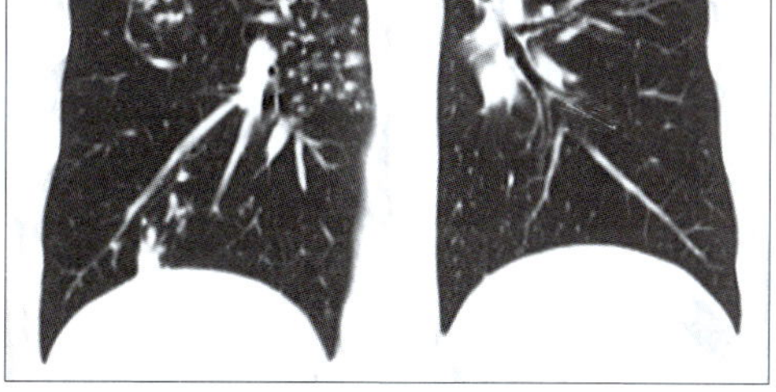

Figura 14.12 Tuberculosis por reactivación: aspecto característico. En la reconstrucción coronal, se observan cavidades en el lóbulo superior del pulmón derecho conjuntamente con nódulos centrilobulillares agrupados con atenuación de tejidos blandos y opacidades en árbol en brote.

Tuberculosis miliar

Cuando la diseminación hematógena de la TB no es limitada por una respuesta inmunitaria, puede haber una diseminación extensa de microorganismos con compromiso pulmonar difuso, ya sea en el contexto de una infección primaria o secundaria.

En la TCAR, la TB miliar se manifiesta con múltiples nódulos pequeños difusos de distribución aleatoria (Figura 14.13), que presentan distribución uniforme en el plano axial. Se observan nódulos subpleurales. Los nódulos suelen tener de 1 a 2 mm de diámetro, pero sin tratamiento pueden aumentar de tamaño. En algunos casos, puede observarse el predominio apical o basal. Los diagnósticos diferenciales de TB miliar abarcan la diseminación hematógena de enfermedad micótica (coccidioidomicosis, histoplasmosis y blastomicosis) o la enfermedad metastásica.

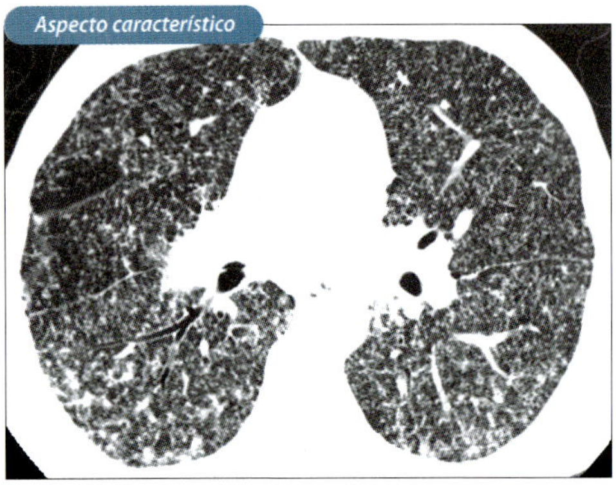

Figura 14.13 Tuberculosis miliar: aspecto característico. Se observan nódulos difusos muy pequeños bien definidos. La distribución es uniforme. Se aprecia compromiso de las superficies pleurales, incluidas las cisuras. Esto indica distribución aleatoria. Los diagnósticos diferenciales incluyen tuberculosis miliar, infección micótica miliar y diseminación hematógena de una neoplasia maligna.

Infección por micobacterias no tuberculosas (atípicas)

Los diversos microorganismos incluidos en la categoría de micobacterias no tuberculosas producen anomalías similares en la TCAR. De estos, el más frecuente es *Mycobacterium avium-intracellulare*, también conocido como complejo *Mycobacterium avium* (CMA). La infección por CMA con frecuencia se manifiesta con síntomas crónicos, y su gravedad puede fluctuar con el tiempo, a diferencia de otras infecciones, que habitualmente son agudas en el momento de la presentación y se resuelven con tratamiento. Existen diversos patrones de enfermedad, que pueden afectar a personas inmunocompetentes o inmunodeprimidas.

El patrón más frecuentemente observado en la TCAR en los casos de infección por micobacterias no tuberculosas (Figura 14.14) se asocia a pacientes inmunocompetentes, más comúnmente a mujeres de edad avanzada (mayores de 60 años). La principal característica es la enfermedad de las vías respiratorias, que predomina en el lóbulo medio y la língula. Por lo general, se observan bronquiectasia, engrosamiento de la pared de las vías respiratorias e impactación mucoide. También se aprecian con frecuencia

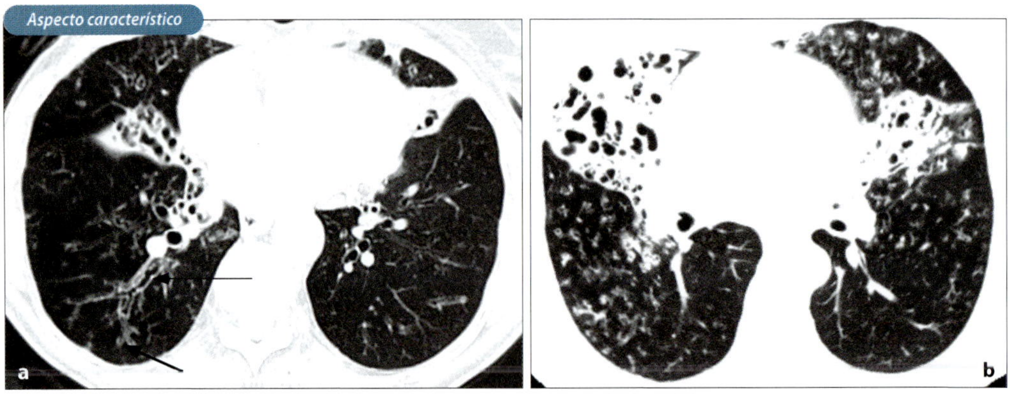

Figura 14.14 Infección micobacteriana no tuberculosa (complejo *Mycobacterium avium-intracellulare*) en las imágenes de dos pacientes: aspecto característico. a En la imagen de este paciente con infección por *Mycobacterium avium-intracellulare* se observa inflamación extensa de las vías respiratorias con engrosamiento de las paredes. La bronquiectasia varicosa (*flecha fina*), el engrosamiento de la pared bronquiolar (*flecha gruesa*) y la atelectasia casi completa del lóbulo medio y la língula (*puntas de flecha*) son muy indicativos de una infección micobacteriana atípica. **b** En la imagen de una mujer de 67 años que presentaba tos, se observa bronquiectasia grave que afecta el lóbulo medio y la língula, y se visualizan numerosos nódulos centrilobulillares y algunas opacidades en árbol en brote. En la imagen de una mujer de esta edad, este aspecto es muy indicativo de infección por complejo *Mycobacterium avium-intracellulare*.

nódulos centrilobulillares y opacidades en árbol en brote. En los casos graves, puede observarse colapso parcial o completo del lóbulo medio y la língula. Por lo general, hay ausencia relativa de consolidación. Esta combinación de anomalías en la TCAR de una mujer de edad avanzada es muy predictiva de infección por CMA. Los diagnósticos diferenciales incluyen aspiración e infecciones bacterianas recurrentes.

Otro patrón de infección por micobacterias no tuberculosas se asocia a pacientes inmunodeprimidos, con frecuencia hombres de edad avanzada. Suele asemejarse a la TB, con consolidación en los lóbulos superiores, cavitación y diseminación endobronquial de la infección.

Las manifestaciones poco habituales de las infecciones por micobacterias no tuberculosas, incluyen la consolidación pulmonar inespecífica, que se asemeja a las infecciones bacterianas, y los nódulos y masas (Figura 14.15), que se asemejan a las infecciones micóticas. No es infrecuente detectar esos nódulos o masas como anomalías radiológicas incidentales en estudios de pacientes asintomáticos. La infección extrapulmonar por micobacterias no tuberculosas afecta con frecuencia a pacientes inmunodeprimidos, en particular a los que padecen sida. La linfadenopatía necrótica con realce es característica de la infección extrapulmonar por micobacterias no tuberculosas (Figura 14.16).

Infección micótica

La infección micótica presenta una amplia diversidad de manifestaciones, y los hallazgos se superponen considerablemente con los asociados a infecciones bacterianas y micobacterianas. Las infecciones micóticas que afectan a pacientes inmunocompetentes y a pacientes inmunodeprimidos son causadas por diferentes hongos.

Hallazgos de la TCAR

Varios patrones se asocian a infección micótica (Tabla 14.4).

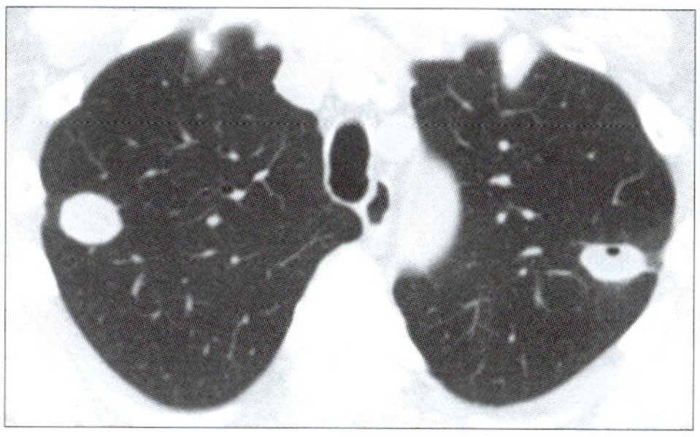

Figura 14.15 Infección micobacteriana no tuberculosa. Se observan nódulos aislados bien definidos bilateralmente. Se aprecia un área pequeña de cavitación en el nódulo del pulmón izquierdo. Este patrón se asocia muy frecuentemente a infección micótica o a embolia séptica; sin embargo, en ocasiones, la infección micobacteriana atípica puede presentar este aspecto.

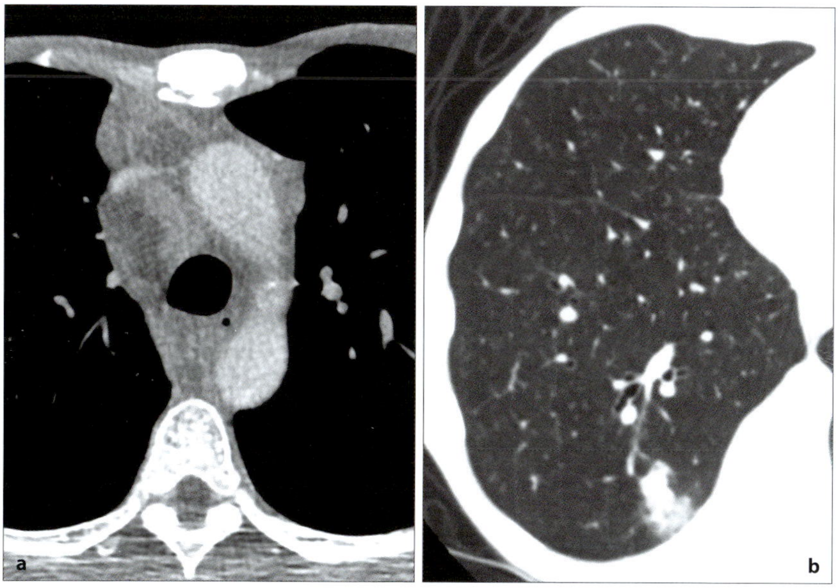

Figura 14.16 Infección micobacteriana no tuberculosa. Se observa linfadenopatía mediastínica necrótica (**a**) como manifestación primaria de infección micobacteriana no tuberculosa extrapulmonar en la imagen de un paciente con síndrome de inmunodeficiencia adquirida. No se observaron anomalías pulmonares, a excepción de una pequeña región de consolidación (**b**).

Tabla 14.4 Manifestaciones de infección micótica en la TCAR

- Consolidación cavitada en lóbulo superior
- Nódulo pulmonar solitario
- Linfadenopatía
- Bronconeumonía o neumonía lobar
- Consolidación nodular o con aspecto de masa
- Distribución aleatoria de nódulos pequeños

Consolidación cavitada en los lóbulos superiores

La consolidación cavitada en los lóbulos superiores puede asemejarse a reactivación de la TB (Figura 14.17). Es muy característica de la coccidioidomicosis, la histoplasmosis, la blastomicosis y la aspergilosis crónica. El mecanismo de diseminación a los lóbulos superiores es muy similar al de la TB. Los hallazgos característicos consisten en consolidación que afecta los lóbulos superiores o los segmentos superiores de los lóbulos inferiores con cavitación y, en ocasiones, diseminación endobronquial. También puede observarse derrame o engrosamiento pleural. Estas anomalías pueden con el tiempo provocar fibrosis pulmonar significativa en los lóbulos superiores y pérdida de volumen.

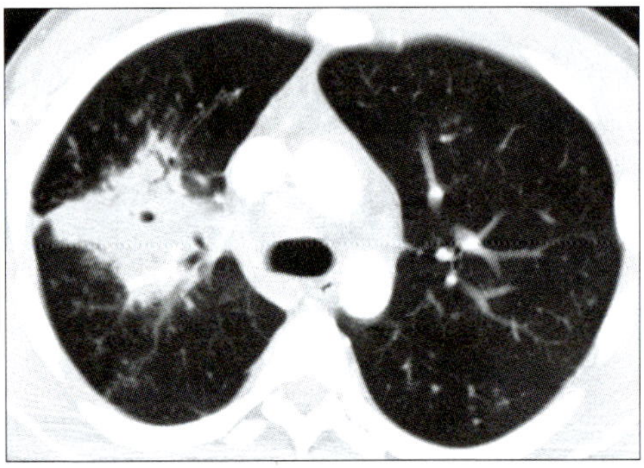

Figura 14.17 Coccidioidomicosis. Se observa consolidación cavitada en el lóbulo superior del pulmón derecho, con nódulos diseminados en la periferia de la masa voluminosa. Los hallazgos de infecciones micóticas y micobacterianas en la TCAR pueden superponerse considerablemente.

Nódulo pulmonar solitario o linfadenopatía

Esta manifestación de infección micótica se asemeja a la observada en los casos de TB primaria, pero se asocia con mucha más frecuencia a enfermedad micótica. Las micosis que más frecuentemente producen este patrón son la coccidioidomicosis, la histoplasmosis, la blastomicosis y la criptococosis. La manifestación más habitual es la presencia de un nódulo pulmonar aislado (Figura 14.18). También pueden observarse linfadenopatía hiliar y mediastínica conjuntamente con el nódulo o como anomalía aislada. El nódulo, por lo general, presenta cavitación y suele desarrollar una pared delgada con el paso del tiempo. Los pacientes con frecuencia son asintomáticos, por lo que el diagnóstico diferencial primario en estos casos es una neoplasia maligna.

Bronconeumonía y neumonía lobar

La bronconeumonía asociada a una infección micótica puede ser indistinguible de una infección bacteriana típica (Figura 14.19). La

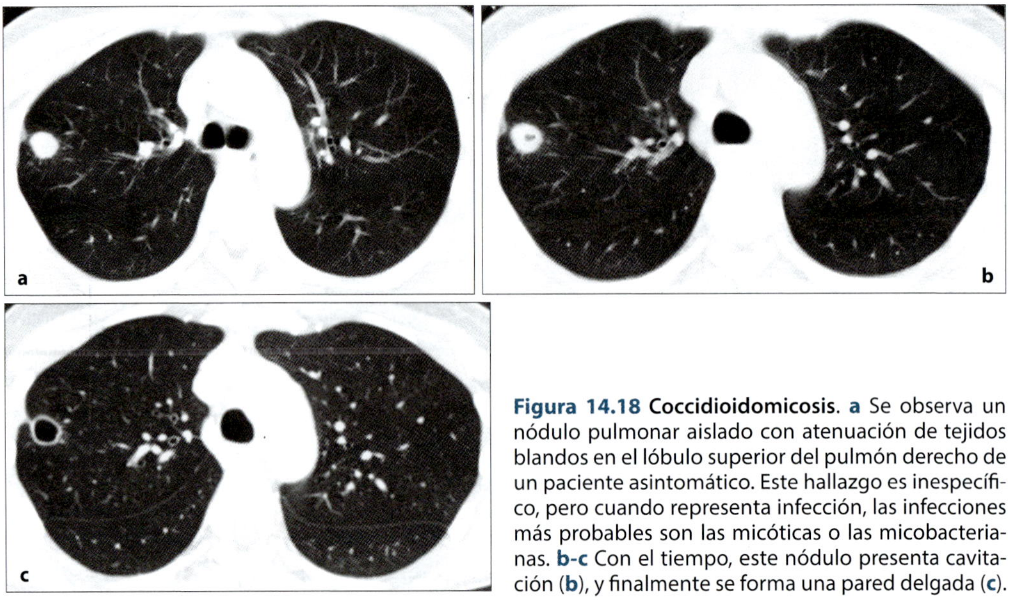

Figura 14.18 Coccidioidomicosis. a Se observa un nódulo pulmonar aislado con atenuación de tejidos blandos en el lóbulo superior del pulmón derecho de un paciente asintomático. Este hallazgo es inespecífico, pero cuando representa infección, las infecciones más probables son las micóticas o las micobacterianas. **b-c** Con el tiempo, este nódulo presenta cavitación (**b**), y finalmente se forma una pared delgada (**c**).

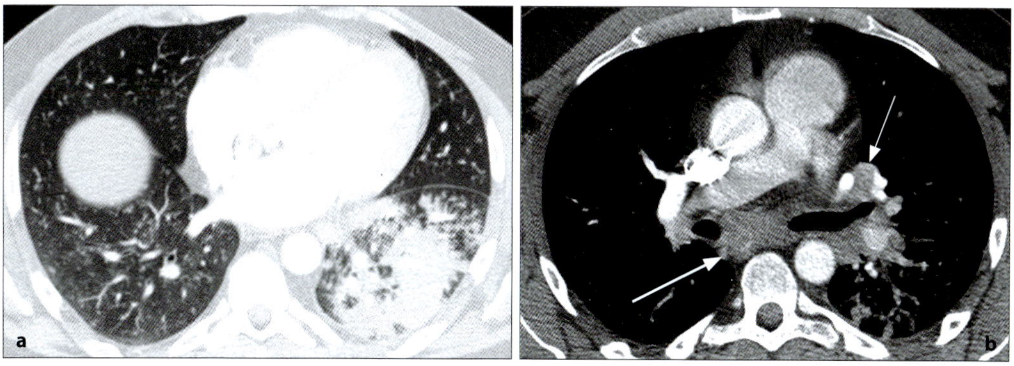

Figura 14.19 Coccidioidomicosis. Se observa consolidación focal en el lóbulo inferior del pulmón izquierdo (**a**). Si bien este hallazgo es inespecífico respecto del tipo de infección, se observa linfadenopatía extensa asociada (**b**) en el hilio izquierdo (*flecha fina*, **b**) y el mediastino (*flecha gruesa*, **b**). La linfadenopatía es un hallazgo inusual en los casos de infección bacteriana no complicada y sugiere la presencia de hongos o micobacterias como agentes causales.

consolidación segmentaria asimétrica en parches, unilateral o bilateral, con nódulos centrilobulillares e inflamación de las vías respiratorias puede asemejarse a bronconeumonía bacteriana. Una región no segmentaria de consolidación que afecta un solo lóbulo puede simular una neumonía lobar bacteriana. Esta no es una manifestación frecuente de infección micótica y habitualmente se asocia a infecciones primarias.

Al igual que en lo observado en las infecciones bacterianas, puede haber superposición de bronconeumonía y neumonía lobar.

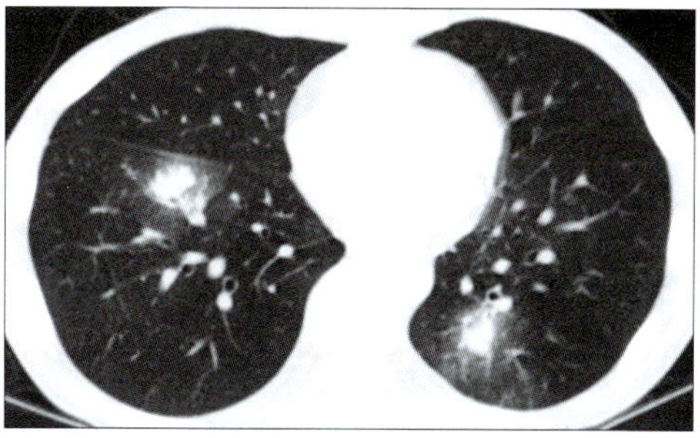

Figura 14.20 Aspergilosis. Se observan áreas focales nodulares de consolidación con opacidad en vidrio esmerilado adyacente (signo del halo) en la imagen de un paciente con neutropenia. En este contexto clínico, la causa más probable es una infección micótica, tal como aspergilosis angioinvasiva.

Áreas de consolidación nodular o con aspecto de masa

Las regiones múltiples bilaterales de consolidación nodular o con aspecto de masa (Figura 14.20) son una manifestación frecuente de infección micótica en los estudios de pacientes inmunodeprimidos. Este patrón es característico de la aspergilosis, la mucormicosis, las infecciones por especies de *Candida* y las infecciones por especies de *Cryptococcus*. Las anomalías suelen estar diseminadas bilateralmente y por lo general se aprecian regiones focales grandes (mayores de 1 cm) de consolidación redondeada con márgenes mal definidos. No suele observarse afectación pulmonar significativa entre los nódulos, y la diseminación endobronquial no es una manifestación característica de la enfermedad. Puede observarse un halo de opacidad en vidrio esmerilado alrededor de los nódulos (signo del halo). En la imagen de un paciente inmunodeprimido con neutropenia, el signo del halo sugiere aspergilosis angioinvasiva, pero en el resto de los casos este signo no es específico de ningún microorganismo en particular. También puede observarse el signo del atolón o del halo invertido. En el contexto de neutropenia, este hallazgo es muy indicativo de una infección micótica angioinvasiva, en particular mucormicosis (Figura 14.21).

En los casos de pacientes inmunodeprimidos, los diagnósticos diferenciales abarcan neumonía organizada (p. ej., por reacción medicamentosa o enfermedad de injerto contra huésped), enfermedad linfoproliferativa e infartos por embolia pulmonar. Otras causas que pueden asemejarse a este patrón son el adenocarcinoma mucinoso invasivo, la neumonía eosinofílica y la sarcoidosis; sin embargo, la presentación clínica de estas enfermedades es muy diferente.

Distribución aleatoria de nódulos pulmonares pequeños

Un patrón de nódulos pequeños de distribución aleatoria puede asociarse a infección micótica. Este patrón se asemeja mucho al de la TB

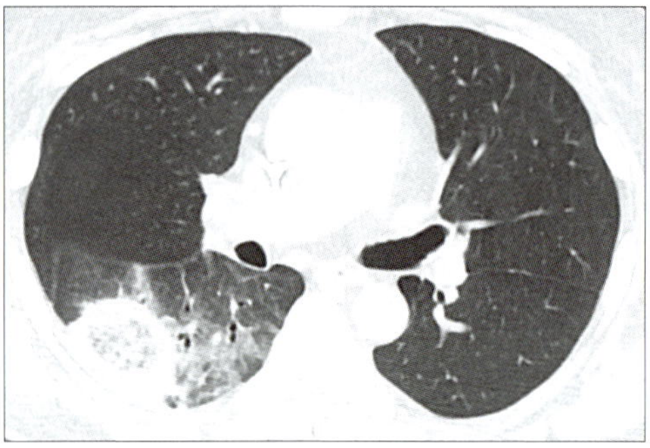

Figura 14.21 Mucormicosis. Se observa un área redondeada de consolidación con opacidad en vidrio esmerilado central en el lóbulo inferior del pulmón derecho de un paciente con neutropenia. En este contexto clínico, el signo del atolón o del halo invertido es muy indicativo de infección micótica angioinvasiva, en particular, mucormicosis.

miliar. Los nódulos aleatorios pueden visualizarse asociados a los demás patrones antes descritos y representan diseminación hematógena difusa de la infección a los pulmones. Este patrón no sólo es muy característico de la coccidioidomicosis, la histoplasmosis y la blastomicosis, sino que también puede asociarse a candidiasis.

Infecciones atípicas

En esta categoría se incluyen las infecciones bacterianas atípicas, las infecciones virales y la infección por *P. jirovecii* (Tabla 14.5). Las bacterias atípicas más frecuentes de esta categoría son *M. pneumoniae*, *Chlamydia pneumoniae* y *Legionella pneumophila*.

Las infecciones atípicas comparten hallazgos clínicos y radiológicos que las distinguen de las infecciones bacterianas típicas, tales como las infecciones por especies de *Streptococcus*, de la TB y de las micosis. Los síntomas respiratorios suelen ser más leves que los que presentan los pacientes con otras infecciones. Los síntomas extrapulmonares son más frecuentes y más graves, y no suele observarse leucocitosis. Además, estos microorganismos no suelen responder a los antibióticos administrados para tratar infecciones por bacterias típicas.

Las infecciones atípicas pueden asociarse a opacidad en vidrio esmerilado en parches, difusa o centrilobulillar (Figuras 14.22 y 14.23). Este hallazgo es muy característico de las infecciones virales y la infección por especies de *Pneumocystis*. La presencia de opacidad en vidrio esmerilado y quistes llenos de aire (neumatoceles) en el estudio de un paciente inmunodeprimido sugiere infección por *Pneumocystis*. Los quistes se asocian más a infección por *P. jirovecii* que a otras infecciones atípicas (Figura 14.24).

Las infecciones atípicas también pueden presentar hallazgos similares a los de la bronconeumonía (Figura 14.25). Inicialmente, estas infecciones producen inflamación de las paredes de las vías respiratorias y del intersticio peribronquiolar, con impactación limitada de las vías aéreas. A medida que la infección avanza, pueden aparecer áreas de impactación bronquiolar, nódulos centrilobulillares y consolidación peribronquiolar. Al principio, los nódulos centrilobulillares suelen presentar opacidad en vidrio esmerilado, pero pueden evolucionar a nódulos con atenuación de tejidos blandos. Pueden aparecer áreas más extensas de opacidad en vidrio esmerilado y consolidación. En el examen histopatológico, representan áreas de daño alveolar difuso. La perfusión en mosaico o el atrapamiento aéreo asociados reflejan estenosis de las pequeñas vías respiratorias por inflamación. Los hallazgos característicos de la TCAR de pacientes con este patrón de infección son los siguientes:

- Engrosamiento de la pared de las vías respiratorias, con o sin dilatación.
- Nódulos centrilobulillares (con opacidad en vidrio esmerilado, al principio; luego con atenuación de tejidos blandos).
- Perfusión en mosaico o atrapamiento aéreo.
- Opacidad en vidrio esmerilado y consolidación simétricas o difusas.

Cuando un paciente presenta una infección, la TCAR es un método muy preciso para distinguir infecciones atípicas de otros tipos de infecciones. Las infecciones atípicas suelen manifestarse con anomalías bilaterales y de distribución extensa. La opacidad en vidrio esmerilado se observa más frecuentemente en los estudios de pacientes con infecciones atípicas que en los de aquellos que

Tabla 14.5 Características de las infecciones atípicas

Microorganismos	• Virus • Bacterias atípicas (*Mycoplasma pneumoniae, Chlamydia pneumoniae, Legionella pneumophila*) • *Pneumocystis jirovecii*
Hallazgos en la TCAR	• Engrosamiento de la pared de las vías respiratorias • Dilatación bronquial leve • Nódulos centrilobulillares • Perfusión en mosaico o atrapamiento aéreo • Opacidad en vidrio esmerilado y consolidación simétricas o difusas

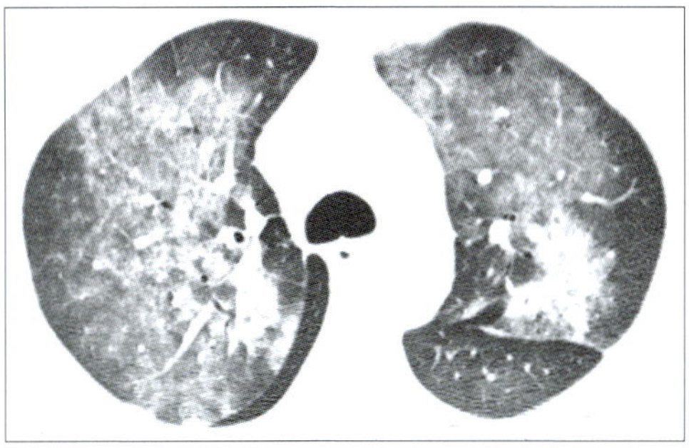

Figura 14.22 Neumonía atípica. Se observa consolidación y opacidad en vidrio esmerilado bilaterales extensas. La distribución bilateral y la presencia de opacidad en vidrio esmerilado favorecen el diagnóstico de neumonías atípicas, tales como la neumonía viral, la neumonía bacteriana atípica o la neumonía por *Pneumocystis jirovecii*. El diagnóstico de este paciente fue infección por adenovirus.

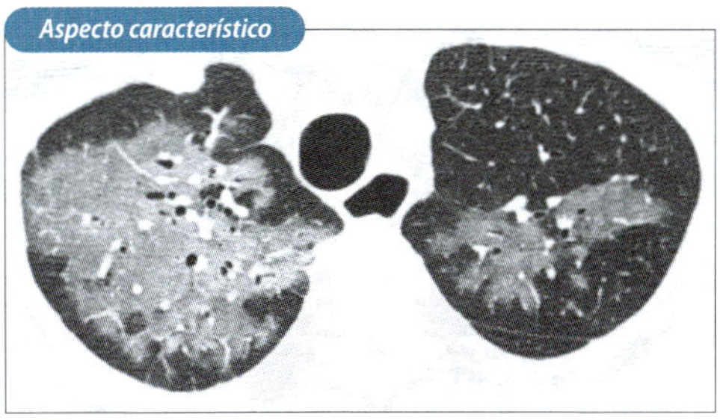

Figura 14.23 Neumonía atípica: aspecto característico. Se observa opacidad en vidrio esmerilado extensa bilateral en la imagen de un paciente con neumonía por citomegalovirus. La distribución bilateral y la presencia de opacidad en vidrio esmerilado como anomalía significativa sugieren que la etiología infecciosa más probable es una infección atípica.

presentan infecciones bacterianas, micobacterianas o micóticas.

Las infecciones virales y las infecciones bacterianas atípicas pueden asociarse a engrosamiento de las vías respiratorias, tapones mucosos, nódulos centrilobulillares (*v.* Figura 14.25) y opacidades en árbol en brote. Estas anomalías también suelen tener distribución simétrica. También pueden observarse perfusión en mosaico o atrapamiento aéreo, lo que refleja el predominio de este proceso en las vías respiratorias. La inflamación de las vías respiratorias no es característica de la infección por *P. jirovecii*.

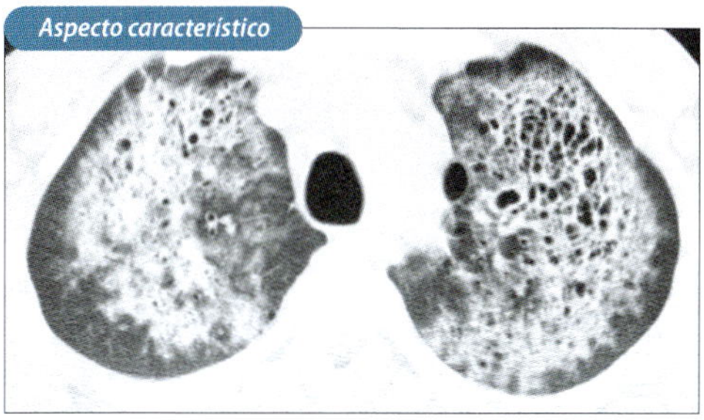

Figura 14.24 Neumonía por *Pneumocystis jirovecii* en la imagen de un paciente con VIH: aspecto característico. Se observan opacidad en vidrio esmerilado simétrica y consolidación asociadas a quistes (neumatoceles). Los neumatoceles se asocian con mucha frecuencia a infecciones por *Pneumocystis jirovecii*, virales y bacterianas. La distribución y los antecedentes de infección por el virus de inmunodeficiencia humana son más indicativos de infección por *Pneumocystis jirovecii*.

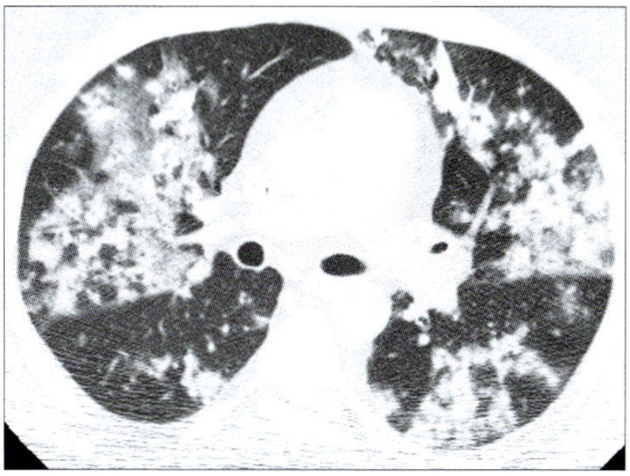

Figura 14.25 Neumonía por varicela. Se observan consolidación y nódulos con atenuación de tejidos blandos bilaterales extensos. Los nódulos tienen distribución centrilobulillar. Los nódulos con atenuación de tejidos blandos pueden asociarse a cualquier tipo de infección, pero la distribución bilateral observada en este caso es más indicativa de infección atípica.

Acceda al eBook para consultar la lista de bibliografía.
Consulte las indicaciones en la retiración de tapa.

15

Complicaciones terapéuticas: enfermedad pulmonar asociada a fármacos y radiación

Enfermedad pulmonar asociada a fármacos

La enfermedad pulmonar asociada a fármacos suele pasar inadvertida o diagnosticarse erróneamente. Las clases de fármacos que con más frecuencia provocan neumopatía son los quimioterápicos, los medicamentos cardíacos y los antibióticos.

La enfermedad pulmonar difusa por fármacos puede asociarse a una serie de hallazgos en la tomografía computarizada de alta resolución (TCAR) (Tabla 15.1). Estos hallazgos reflejan las manifestaciones características de diferentes patrones de lesión pulmonar abordados en otros capítulos del libro e incluyen muchas de las neumonías intersticiales descritas en el Capítulo 9, "Las neumonías intersticiales".

Los patrones de lesión pulmonar más frecuentemente asociados a toxicidad farmacológica son el edema pulmonar y la hemorragia pulmonar, el daño alveolar difuso, la neumonía organizada, la neumonía intersticial no específica y la neumonía eosinofílica. Otros patrones menos frecuentes de toxicidad farmacológica son neumonitis por hipersensibilidad, reacción sarcoidea, bronquiolitis constrictiva, vasculitis pulmonar e hipertensión pulmonar, neumonía intersticial descamativa y neumonía intersticial linfoide.

No hay hallazgos de TCAR específicos que sugieran la presencia de toxicidad farmacológica. Las reacciones medicamentosas deben considerarse en los diagnósticos diferenciales de los distintos patrones antes descritos. Es necesario mantener un alto grado de sospecha y establecer una correlación con los antecedentes farmacéuticos para formular un diagnóstico de confianza. Más adelante se describen los patrones de neumopatía asociados a fármacos.

En el sitio web http://www.pneumotox.com se ofrece una base de datos exhaustiva para conocer los tipos de reacciones medicamentosas asociadas a fármacos específicos o los fármacos capaces de producir una reacción tóxica específica. Es una fuente de consulta muy recomendable cuando se sospecha toxicidad pulmonar por fármacos a

Tabla 15.1 Patrones de enfermedad pulmonar asociada a fármacos y agentes causales más frecuentes

Patrones	Fármacos
Edema pulmonar	Ácido acetilsalicílico, nitrofurantoína, heroína, metotrexato, ciclofosfamida, carmustina, interleucina-2
Hemorragia pulmonar	Anticoagulantes, ciclofosfamida, penicilamina
Daño alveolar difuso	Carmustina, busulfán, ciclofosfamida, bleomicina, amiodarona, metotrexato, ácido acetilsalicílico, opiáceos, cocaína
Neumonía organizada	Carmustina, bleomicina, doxorrubicina, ciclofosfamida, amiodarona, nitrofurantoína, cefalosporinas, tetraciclina, anfotericina B, sales de oro, fenitoína, sulfasalacina, cocaína
Neumonía intersticial no específica	Bleomicina, busulfán, ciclofosfamida, metotrexato, amiodarona, nitrofurantoína, hidroclorotiazida, estatinas, fenitoína, oro
Neumonía intersticial usual	Ciclofosfamida, clorambucilo, nitrofurantoína, pindolol
Neumonía eosinofílica	Bleomicina, amiodarona, nitrofurantoína, antidepresivos, betabloqueantes, hidroclorotiazida, antiinflamatorios no esteroideos, fenitoína, sulfasalacina, cocaína
Neumonitis por hipersensibilidad	Metotrexato, ciclofosfamida, mesalamina, fluoxetina, amitriptilina, paclitaxel
Reacción sarcoidea	Interferón
Vasculitis e hipertensión pulmonar	Fenfluramina, busulfán, metilfenidato y metadona
Bronquiolitis constrictiva	Penicilamina y sulfasalacina

partir de los hallazgos de la tomografía computarizada (TC) o de la anamnesis. Cabe destacar que cada fármaco de la lista por lo general se asocia a una gran variedad de patrones diferentes. Algunas de esas asociaciones están bien documentadas en la bibliografía médica, mientras que otras se basan únicamente en un caso clínico. Debe considerarse cuán fuerte es esa asociación al decidir si la causa más probable de la enfermedad pulmonar es un fármaco. También es importante considerar el momento de la exposición en relación con la aparición de los síntomas y las anomalías radiológicas. Las manifestaciones clínicas de enfermedad pulmonar asociada a fármacos muy frecuentemente comienzan semanas o meses después de iniciado el tratamiento farmacológico; sin embargo, el inicio de los síntomas puede variar de minutos a años a partir del inicio del tratamiento. Los pacientes con enfermedad pulmonar preexistente tienen un mayor riesgo de sufrir neumopatía por fármacos, por lo que no es infrecuente la presencia de enfermedad pulmonar difusa (con frecuencia leve y subclínica) antes del inicio del tratamiento con el fármaco desencadenante.

Edema pulmonar

Las drogas que afectan el corazón o la vasculatura sistémica pueden provocar un edema pulmonar hidrostático. Un ejemplo es la cocaína. Los hallazgos de la TCAR son característicos de cualquier causa de edema hidrostático (Figura 15.1). Puede observarse también un derrame pleural.

El tratamiento farmacológico también puede generar un edema pulmonar por el aumento de la permeabilidad. El inicio suele ser repentino. Los hallazgos de la TCAR son los característicos de edema pulmonar, tales como engrosamiento septal interlobulillar, opacidad en vidrio esmerilado y, en menor medida, consolidación. Estos hallazgos se asocian en general a interleucina-2, pero el edema pulmonar por aumento de la permeabilidad puede ser causado por muchos otros fármacos, tales como ácido acetilsalicílico, nitrofurantoína, heroína y agentes citotóxicos, como el metotrexato, la ciclofosfamida y la carmustina. A diferencia del edema hidrostático, no suele observarse derrame pleural. Con tratamiento apropiado, la resolución puede ser inmediata.

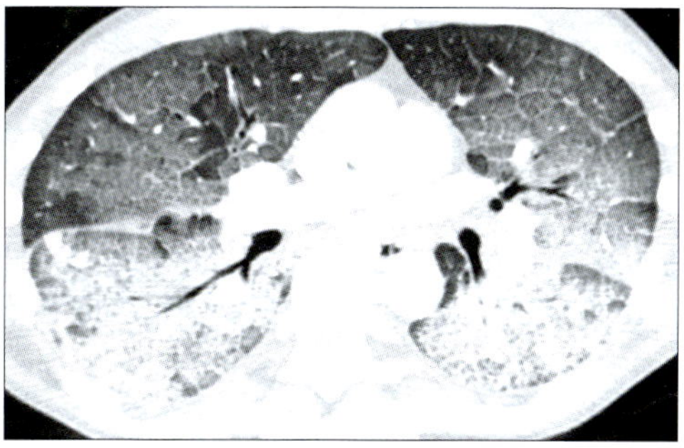

Figura 15.1 Edema pulmonar asociado a cocaína. Se observan opacidad en vidrio esmerilado difusa y engrosamiento septal interlobulillar liso (patrón en empedrado irregular). Este paciente tenía un edema pulmonar de inicio agudo secundario a la inhalación de cocaína.

Hemorragia pulmonar

La hemorragia pulmonar difusa asociada a fármacos es infrecuente. Las causas comunes son los anticoagulantes, la ciclofosfamida y la penicilamina. Los pacientes pueden presentar o no hemoptisis. Los hallazgos de la TCAR son característicos de hemorragia pulmonar: parches bilaterales de opacidad en vidrio esmerilado o consolidación. No suele observarse derrame pleural.

Daño alveolar difuso

El daño alveolar difuso (DAD), que es el patrón histológico asociado a una lesión pulmonar aguda y, en casos graves, al síndrome de dificultad respiratoria aguda (SDRA), es una manifestación frecuente de toxicidad farmacológica. El DAD se caracteriza por la presencia de edema, membranas hialinas intraalveolares e inflamación intersticial aguda, y en algunos casos se observan posteriormente proliferación de fibroblastos y fibrosis progresiva con depósito de colágeno.

No todos los pacientes con DAD reúnen los criterios clínicos de SDRA (*v.* Capítulo 8, "Edema pulmonar, lesión pulmonar aguda, daño alveolar difuso y el síndrome de dificultad respiratoria aguda"), sobre todo en el contexto de toxicidad farmacológica. Los fármacos más frecuentemente asociados a este patrón son la carmustina, el busulfán, la ciclofosfamida, la bleomicina, la amiodarona, el metotrexato, el ácido acetilsalicílico, los opiáceos y la cocaína.

Los hallazgos de la TCAR son idénticos a los asociados a DAD por otras causas. Se observan opacidad en vidrio esmerilado y consolidación (Figura 15.2). En un principio, este hallazgo puede ser de distribución periférica, pero las anomalías se vuelven difusas rápidamente. Si se instaura un tratamiento precoz, puede observarse la resolución completa de los hallazgos; si no, puede observarse la evolución a SDRA. Con el tiempo, puede aparecer fibrosis, con frecuencia periférica y de distribución en los segmentos anteriores.

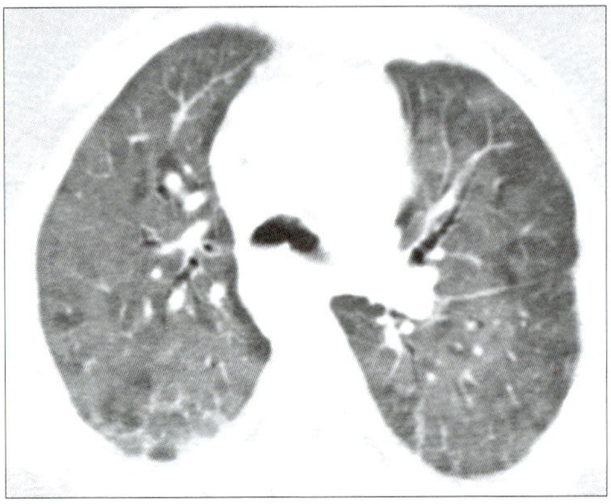

Figura 15.2 Daño alveolar difuso secundario al tratamiento con carmustina. Se observa opacidad en vidrio esmerilado difusa en la imagen de un paciente que recibía tratamiento con carmustina por linfoma. En el examen histopatológico, correspondió a daño alveolar difuso. Este hallazgo desapareció después del tratamiento con esteroides.

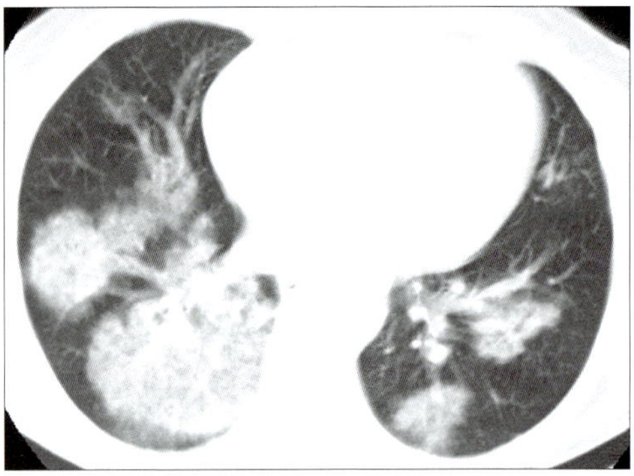

Figura 15.3 Neumonía organizada asociada al consumo de *crack*. Se observan áreas de consolidación en parches bilaterales con aspecto de masa en la imagen de un paciente que presenta síntomas subagudos tras el consumo recurrente de *crack*.

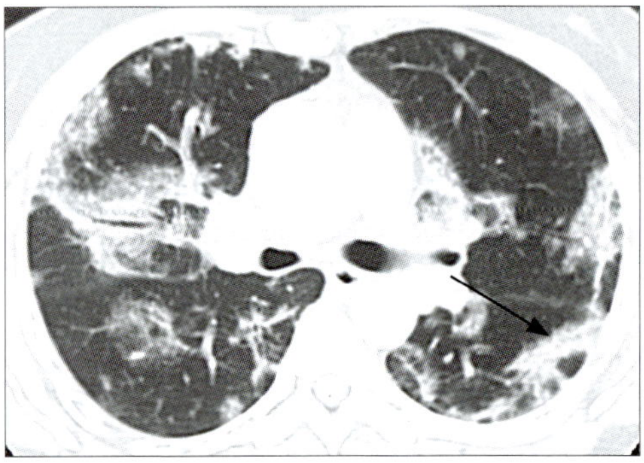

Figura 15.4 Neumonía organizada asociada a amiodarona. Se observan distribución subpleural y peribroncovascular de parches bilaterales de consolidación y opacidad en vidrio esmerilado sin signos de fibrosis. Obsérvese la presencia del signo del atolón en el lóbulo inferior del pulmón izquierdo (*flecha*). Estos hallazgos son compatibles con una neumonía organizada.

Neumonía organizada

La neumonía organizada es un patrón frecuentemente asociado a toxicidad por fármacos. Por otro lado, la toxicidad farmacológica es una de las causas más frecuentes de neumonía organizada. Este patrón se asocia muy a menudo a la carmustina, la bleomicina, la doxorrubicina, la ciclofosfamida, la amiodarona, la nitrofurantoína, las cefalosporinas, la tetraciclina, la anfotericina B, las sales de oro, la fenitoína, la sulfasalacina y la cocaína.

Los hallazgos predominantes en la TCAR son los mismos que los observados con otras causas de neumonía organizada, tales como áreas bilaterales en parches de consolidación subpleural o peribroncovascular con aspecto nodular o de masa (Figura 15.3). El signo del atolón o del halo invertido, que consiste en un anillo periférico de consolidación alrededor de un área central de opacidad en vidrio esmerilado (Figura 15.4), es bastante específico de la neumonía organizada. Los hallazgos de neumonía organizada asociada a fármacos son indistinguibles de los observados en casos de neumonía organizada criptogénica (idiopática) o en presencia de otras causas de este patrón.

Neumonía intersticial no específica

La toxicidad farmacológica es una causa conocida de neumonía intersticial no específica (NINE), si bien un factor más frecuentemente responsable es la enfermedad del tejido conjuntivo. Los fármacos que con más frecuencia dan lugar a este patrón son la bleomicina, el busulfán, la ciclofosfamida, el metotrexato, la amiodarona, la nitrofurantoína, la hidroclorotiazida, las estatinas, la fenitoína y las sales de oro.

La NINE secundaria a fármacos puede ser celular, fibrótica o presentar una combinación de ambos componentes. La TCAR puede ser útil para diferenciar la NINE celular de la fibrótica, y esta diferenciación tiene implicancias terapéuticas significativas, porque la NINE celular con mucha frecuencia responde al tratamiento y tiene mejor pronóstico.

Los hallazgos característicos de NINE en la TCAR abarcan opacidad en vidrio esmerilado o reticulación irregular con distribución subpleural y basal (Figura 15.5). La distribución periférica de las anomalías con preservación de la porción subpleural inmediata del pulmón es

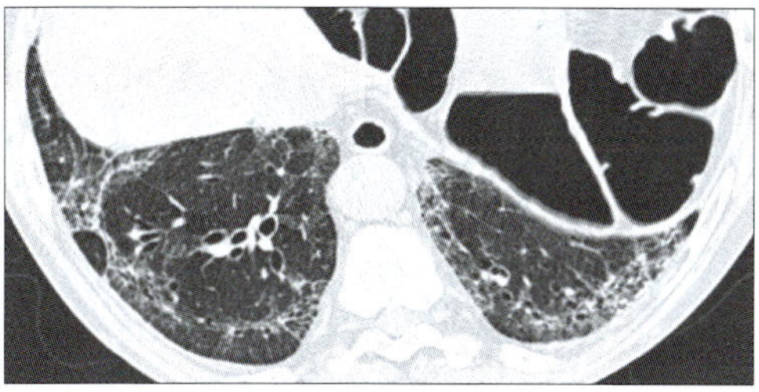

Figura 15.5 Neumonía intersticial no específica asociada a amiodarona. Se observan distribución periférica y basal de reticulación irregular y bronquiectasia por tracción leve. Se aprecia también preservación subpleural. Después de la interrupción del fármaco y del tratamiento con esteroides, la mayoría de esas anomalías desaparecieron.

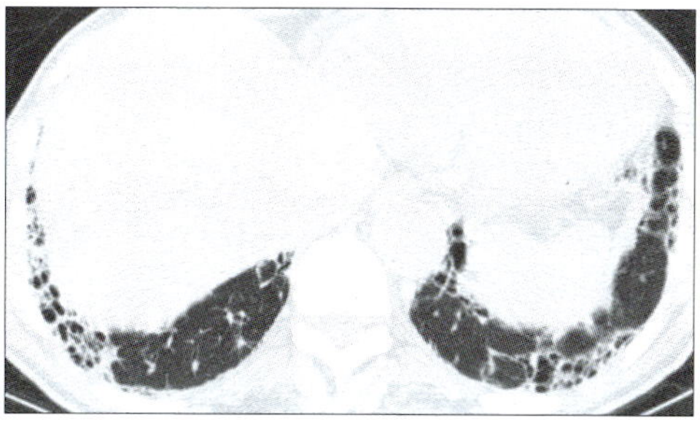

Figura 15.6 Neumonía intersticial usual asociada a bleomicina. Se observa fibrosis subpleural y basal con panalización significativa. Este hallazgo apareció durante el tratamiento de cáncer de mama con bleomicina. Este aspecto es indistinguible del observado con otras causas de neumonía intersticial usual, tales como fibrosis pulmonar idiopática.

especialmente indicativa de NINE. La opacidad en vidrio esmerilado con o sin reticulación sugiere la presencia de NINE celular. La reticulación asociada a bronquiectasia por tracción sugiere la presencia de NINE fibrótica. Por lo general, el patrón en panal de abeja es muy leve o inexistente, pero su presencia indica NINE fibrótica.

Neumonía intersticial usual

El patrón de neumonía intersticial usual (NIU) puede ser una manifestación del tratamiento farmacológico y se asemeja mucho a la fibrosis pulmonar idiopática. Los fármacos que con más frecuencia se asocian a NIU son la ciclofosfamida, el clorambucilo, la nitrofurantoína y el pindolol. Los hallazgos de la TCAR consisten en fibrosis caracterizada por reticulación, bronquiectasia por tracción y patrón en panal de abeja, con predominio subpleural y basal (Figura 15.6).

Neumonía eosinofílica

La toxicidad por fármacos es una causa frecuente de enfermedad pulmonar eosinofílica. En la TCAR de los pacientes que presentan una reacción eosinofílica, se observa una combinación de anomalías pulmonares y un aumento de eosinófilos séricos o tisulares. Este patrón se asocia muy estrechamente a la bleomicina, la amiodarona, la nitrofurantoína, los antidepresivos, los betabloqueantes, la hidroclorotiazida, los antiinflamatorios no esteroideos, la fenitoína, la sulfasalacina y la cocaína.

Los hallazgos de la TCAR se asemejan a los observados en los casos de trastornos eosinofílicos idiopáticos, en particular, neumonía eosinofílica crónica (*v.* Capítulo 13, "Neumonitis por hipersensibilidad y enfermedad pulmonar eosinofílica"). Es muy característica la presencia de consolidación periférica de predominio en los lóbulos superiores, si bien este hallazgo no es frecuente. Un hallazgo más frecuentemente observado es la consolidación en parches bilateral con aspecto nodular o de masa, que puede asemejarse mucho a la neumonía organizada. La neumonía eosinofílica con frecuencia predomina en los lóbulos superiores, mientras que la neumonía organizada predomina en los lóbulos inferiores.

Neumonitis por hipersensibilidad

La neumonitis por hipersensibilidad es una manifestación infrecuente de toxicidad por fármacos, pero puede asociarse a metotrexato, ciclofosfamida, mesalamina, fluoxetina, amitriptilina y paclitaxel.

Los hallazgos de la TCAR, tales como opacidad en vidrio esmerilado, nódulos centrilobulillares y perfusión en mosaico o atrapamiento aéreo, son similares a los asociados a causas de neumonitis por hipersensibilidad secundaria a la inhalación de antígenos (*v.* Capítulo 13, "Neumonitis por hipersensibilidad y enfermedad pulmonar eosinofílica"). Si se observa fibrosis (Figura 15.7), habitualmente se aprecian reticulación irregular y bronquiectasia por tracción con distribución en parches.

Reacción sarcoidea

La sarcoidosis es una enfermedad idiopática, pero excepcionalmente puede observarse una reacción similar asociada a toxicidad por fármacos. Este patrón es una manifestación frecuente del tratamiento con interferón. Los hallazgos de la TCAR son idénticos a los hallazgos característicos de la sarcoidosis (*v.* Capítulo 12, "Sarcoidosis"), tales como nódulos de distribución perilinfática (Figura 15.8). La fibrosis no es un hallazgo frecuentemente asociado a sarcoidosis provocada por fármacos.

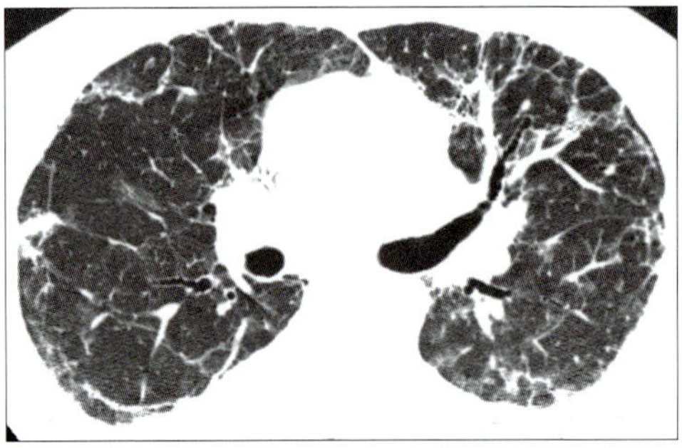

Figura 15.7 Neumonitis por hipersensibilidad asociada a infliximab. Se observa reticulación irregular bilateral en parches con distribución periférica y central. Este hallazgo en sí mismo es inespecífico respecto del patrón, pero sugiere la presencia de fibrosis. El aspecto histopatológico correspondió a una reacción de hipersensibilidad.

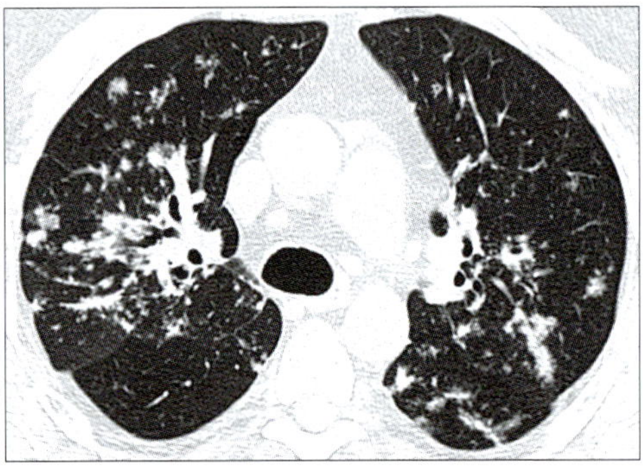

Figura 15.8 Reacción sarcoidea asociada a interferón. Se observan nódulos de predominio peribroncovascular y subpleural. Esta distribución perilinfática se debe con mucha frecuencia a sarcoidosis. Estas anomalías en la TC aparecieron mientras el paciente recibía interferón para tratar una hepatitis infecciosa.

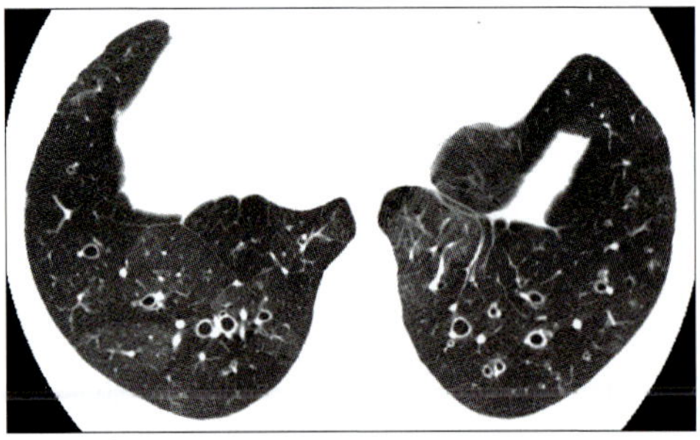

Figura 15.9 Bronquiolitis constrictiva asociada a tratamiento con penicilamina. Se observa perfusión en mosaico extensa asociada a bronquiectasia. En el examen histopatológico se confirmó el diagnóstico de bronquiolitis constrictiva. Este paciente estaba recibiendo tratamiento con penicilamina para la artritis reumatoide. Este patrón se asocia tanto a fármacos como a enfermedad del tejido conjuntivo.

Vasculitis pulmonar e hipertensión pulmonar

La administración de diversos fármacos puede provocar alteraciones agudas o crónicas de los pequeños vasos pulmonares y anomalías histopatológicas, tales como vasculitis pulmonar, arteriopatía plexogénica (un hallazgo histopatológico frecuentemente asociado a hipertensión pulmonar), hemangiomatosis capilar pulmonar y enfermedad pulmonar venooclusiva. Los fármacos más frecuentemente involucrados son la fenfluramina, el busulfán, el metilfenidato y la metadona.

Los hallazgos de la TCAR varían en función de las anomalías específicas presentes. La vasculitis pulmonar puede dar lugar a un aspecto similar a un edema o a una hemorragia pulmonares, con áreas en parches o difusas de consolidación u opacidad en vidrio esmerilado. La hipertensión pulmonar se asocia a la dilatación de las arterias pulmonares centrales. La enfermedad pulmonar venooclusiva y la hemangiomatosis capilar pulmonar simulan un edema pulmonar hidrostático, pero el tamaño del corazón permanece dentro de los límites normales.

Bronquiolitis constrictiva

La bronquiolitis constrictiva es una reacción pulmonar a fármacos infrecuente, y se describe principalmente asociada al tratamiento con penicilamina para la artritis reumatoide. Sin embargo, el papel de la penicilamina como factor causal es debatido, porque la bronquiolitis constrictiva puede afectar a pacientes con artritis reumatoide que no recibieron tratamiento con este fármaco. La bronquiolitis constrictiva también se ha descrito en pacientes tratados con sulfasalacina.

Las anomalías observadas en la TCAR consisten en un engrosamiento de la pared bronquial y un patrón de perfusión en mosaico similar al asociado a otras causas de bronquiolitis constrictiva (Figura 15.9); por lo general, se observa atrapamiento aéreo en las imágenes en espiración.

Radiación

La radioterapia para tratar neoplasias malignas torácicas puede provocar inflamación pulmonar y, con el tiempo, puede generar fibrosis pulmonar. El patrón de lesión pulmonar asociada a radioterapia depende principalmente de la localización de la lesión (Tabla 15.2), de la dosis y del tipo de radiación administrada. La lesión pulmonar por radiación se asocia con mucha frecuencia al tratamiento de cáncer de mama, cáncer de pulmón, linfoma, cáncer de esófago y neoplasias malignas de cuello.

Tabla 15.2 Localizaciones características de lesión pulmonar por radiación

Localización	Tumor
Región anterior, subpleural del pulmón	Cáncer de mama, irradiación de tumor primario
Vértice pulmonar unilateral	Cáncer de mama, irradiación axilar
Vértices pulmonares bilaterales	Neoplasia maligna de cuello
Región paramediastínica	Linfoma o cáncer de esófago

La lesión por radiación se divide en dos etapas: neumonitis por radiación y fibrosis por radiación. La neumonitis por radiación se presenta tempranamente, por lo general antes de transcurridos seis meses del tratamiento, y se caracteriza principalmente por daño alveolar difuso y neumonía organizada localizada en la región tratada. Con el tiempo, puede aparecer fibrosis por radiación en las mismas regiones pulmonares.

Los hallazgos de la TCAR suelen estar limitados a regiones pulmonares incluidas en el campo de radiación. La radioterapia mamaria se asocia a anomalías de localización subpleural en el segmento anterior del pulmón, inmediatamente debajo de la mama que recibe tratamiento (Figura 15.10). La radioterapia axilar y supraclavicular se manifiesta con hallazgos en el vértice pulmonar del lado tratado (Figura 15.11). La radioterapia para tratar el cáncer de cuello se manifiesta con hallazgos en los dos vértices pulmonares (Figura 15.12). La radioterapia mediastínica para el tratamiento de un linfoma o del cáncer de esófago se asocia a anomalías en la porción medial de los pulmones, directamente adyacente al mediastino (Figura 15.13). La radioterapia para el cáncer de pulmón se manifiesta con anomalías que rodean el tumor irradiado (Figura 15.14). Estas alteraciones no deben confundirse con agrandamiento del propio tumor.

Las técnicas radioterápicas más nuevas, como la radioterapia estereotáctica corporal, reducen los efectos de la radiación en las regiones del pulmón no afectadas por el tumor. Cuando se observa neumonitis por radiación o fibrosis por radiación en este contexto, suelen asociarse a anomalías limitadas a las regiones directamente adyacentes al tumor tratado.

Los hallazgos de la TCAR dependen de la gravedad de la lesión pulmonar provocada por la radioterapia. La neumonitis por radiación se manifiesta con opacidad en vidrio esmerilado o consolidación, con una distribución que corresponde al campo de tratamiento. Habitualmente se asocia a cierta pérdida de volumen. Puede observarse una combinación de opacidad en vidrio esmerilado y engrosamiento septal interlobulillar liso (el signo del empedrado irregular) (Figura 15.15). En los estadios tempranos, no se observan signos de fibrosis. Con el tiempo, la neumonitis por radiación puede resolverse o evolucionar a fibrosis (Figura 15.16). Las regiones de fibrosis por radiación ponen de manifiesto una disminución progresiva del volumen y se asocian a distorsión de la arquitectura, bronquiectasia por tracción y reticulación irregular. Las regiones de fibrosis pueden presentar bordes rectos, que reflejan la localización del campo irradiado. Una vez finalizado el tratamiento, puede apreciarse un aumento de la gravedad y extensión de estos hallazgos durante un período de 9 a 12 meses.

En un pequeño porcentaje de casos, la radioterapia puede generar una reacción pulmonar más

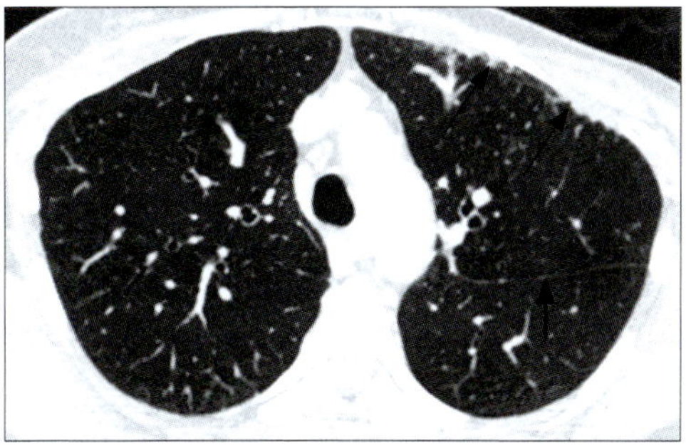

Figura 15.10 Fibrosis por radiación posterior al tratamiento de cáncer de mama. Se observa reticulación irregular aislada en la región subpleural del lóbulo superior del pulmón izquierdo (*flechas finas*). Nótese la pérdida de volumen evidenciada por el desplazamiento de la cisura mayor en sentido anterior (*flecha gruesa*) y superior. Esta es una ubicación característica de la fibrosis secundaria a irradiación tangencial de la mama.

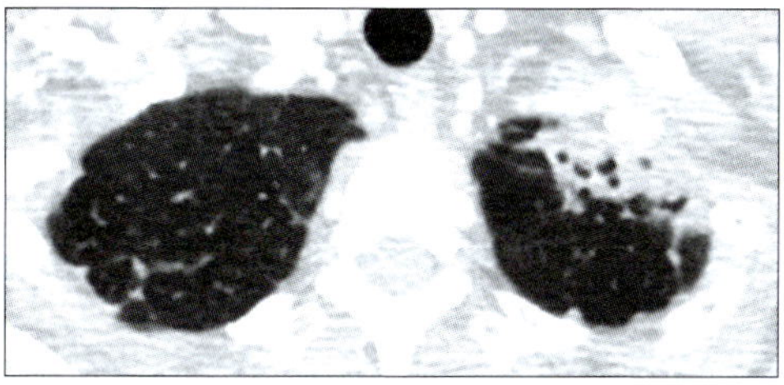

Figura 15.11 Fibrosis por radiación posterior al tratamiento de cáncer de mama. Se observan reticulación irregular y bronquiectasia por tracción en el vértice del pulmón izquierdo. Cuando el hallazgo es asimétrico, esta localización es característica de la irradiación de las regiones axilar y supraclavicular.

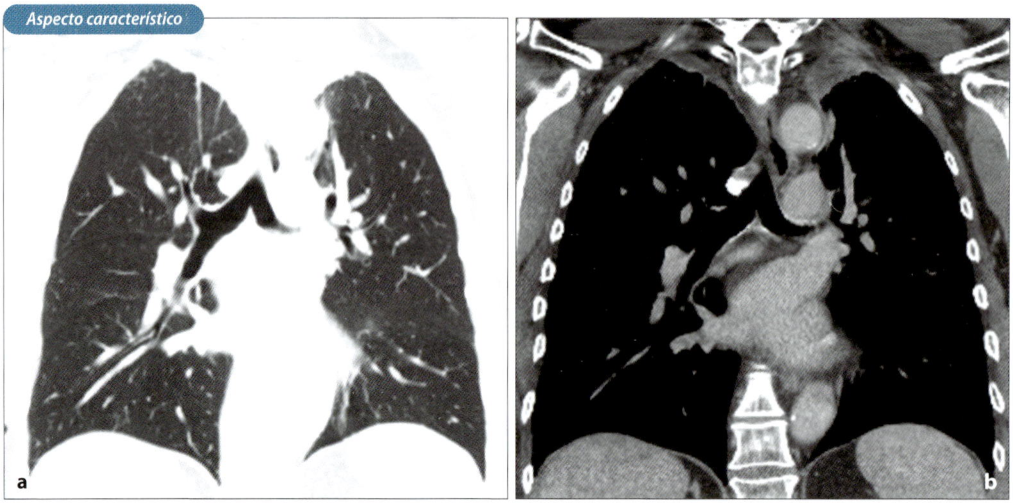

Figura 15.12 Fibrosis por radiación asociada a cáncer de cabeza y cuello: aspecto característico. En las ventanas de pulmón (**a**) y mediastino (**b**) de una reconstrucción coronal de TC, se observan consolidación, reticulación y distorsión de la arquitectura en ambos vértices. Esta es una localización característica de la fibrosis asociada a radioterapia por cáncer de cabeza y cuello.

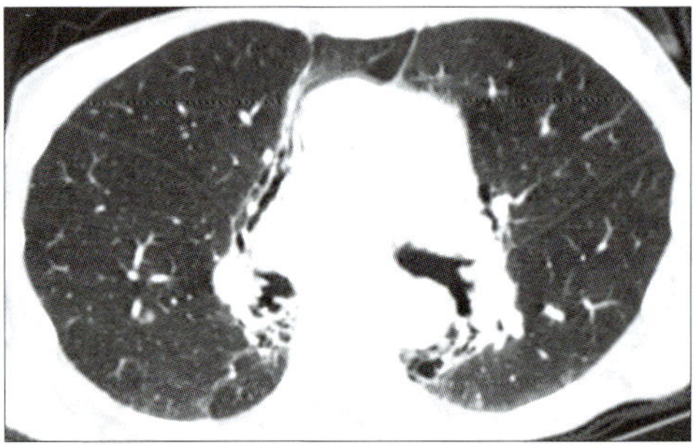

Figura 15.13 Fibrosis por radiación asociada a linfoma. Se observan bronquiectasia por tracción, reticulación y distorsión de la arquitectura de localización paramediastínica bilateral. Este paciente tenía antecedentes lejanos de irradiación mediastínica por linfoma.

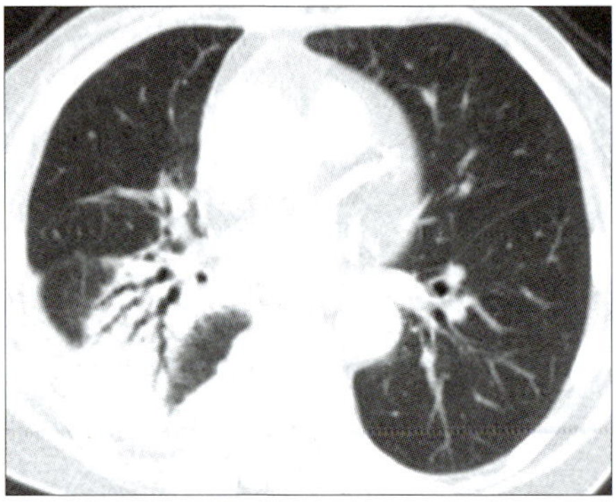

Figura 15.14 Fibrosis por radiación asociada a cáncer de pulmón. Este paciente con cáncer de pulmón fue sometido a radioterapia en lugar de cirugía debido a la edad avanzada. Tras el tratamiento, se observan fibrosis con bronquiectasia por tracción, consolidación y distorsión de la arquitectura predominantemente en el lóbulo inferior del pulmón derecho, en la región afectada por el tumor.

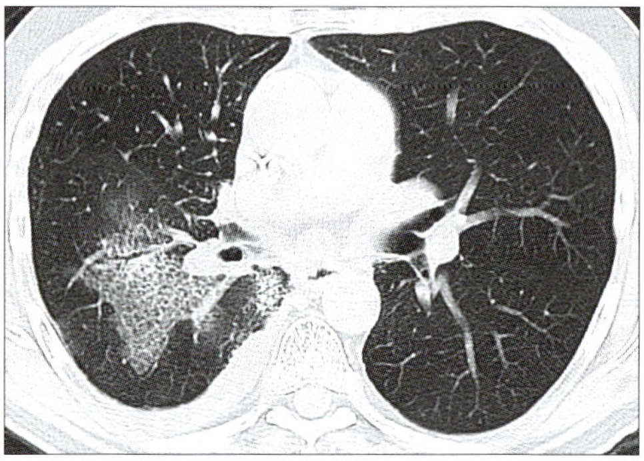

Figura 15.15 Neumonitis por radiación con patrón en empedrado irregular. Se observan una combinación de opacidad en vidrio esmerilado y reticulación en el lóbulo inferior del pulmón derecho, en la región tratada por un cáncer de pulmón. Nótese la ausencia relativa de distorsión de la arquitectura y de signos de fibrosis significativos.

generalizada, y pueden visualizarse anomalías en la TCAR fuera del área de tratamiento. Las anomalías habitualmente representan neumonía organizada o neumonía eosinofílica. El hallazgo más frecuentemente observado en la TCAR es la consolidación en parches (Figura 15.17). La consolidación suele ser nodular o tener aspecto de masa y a menudo tiene una distribución peribroncovascular y subpleural. Los antecedentes de radioterapia son importantes para establecer el diagnóstico correcto.

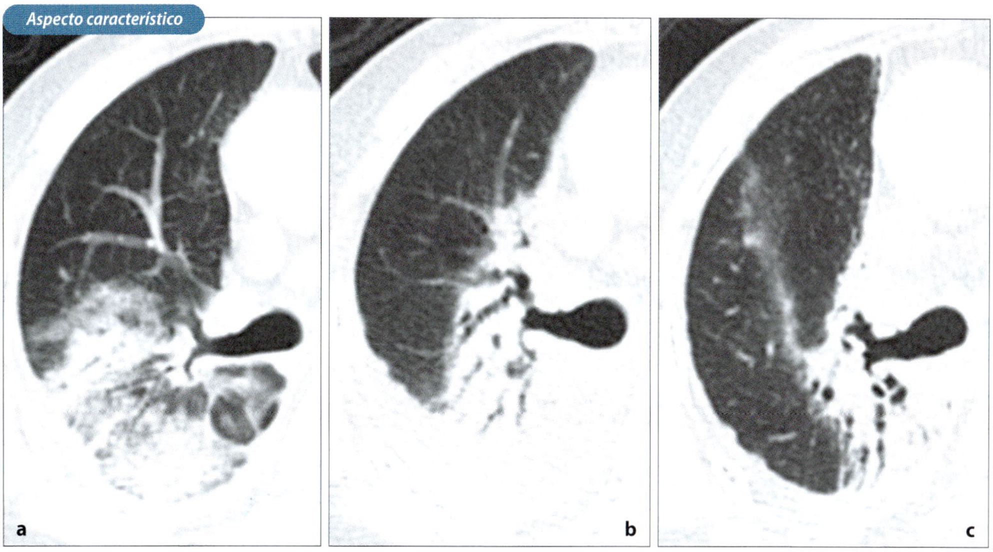

Figura 15.16 Neumonitis por radiación con progresión a fibrosis: aspecto característico. **a** Semanas después de la radioterapia administrada por cáncer de pulmón, se observan opacidad en vidrio esmerilado focal y consolidación en el lóbulo superior del pulmón derecho. **b** Cuatro meses después, la bronquiectasia por tracción, la distorsión de la arquitectura y la pérdida de volumen indican la evolución a fibrosis. **c** Un año después de la TC inicial, se observa que continúa aumentando la pérdida de volumen y la distorsión de la arquitectura.

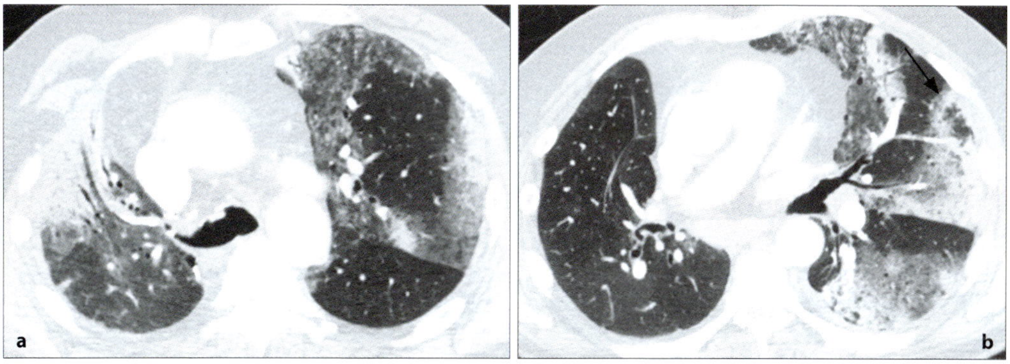

Figura 15.17 Imágenes obtenidas en la región de los campos superior (a) y medio (b) de los pulmones de un paciente que fue sometido a radioterapia estereotáctica corporal por un cáncer de pulmón en el vértice del pulmón derecho. La consolidación y la opacidad en vidrio esmerilado en parches de distribución bilateral se deben a neumonitis por radiación difusa. El signo del halo invertido o del atolón (*flecha*) es indicativo de un componente de neumonía organizada.

Acceda al eBook para consultar la lista de bibliografía.
Consulte las indicaciones en la retiración de tapa.

16
Neumoconiosis

Introducción

La incidencia de neumoconiosis ha disminuido en relación con la de otras enfermedades pulmonares difusas debido al mayor énfasis que recibió la prevención en las ocupaciones de riesgo, si bien en algunos de estos trabajos su prevalencia todavía es elevada. Dado que los hallazgos de neumoconiosis en la tomografía computarizada de alta resolución (TCAR) se asemejan a los de otras enfermedades, tales como la sarcoidosis o la fibrosis pulmonar idiopática, es fundamental tener en cuenta los antecedentes de exposición para sugerir el diagnóstico correcto de neumoconiosis.

Abordaje diagnóstico general

La neumoconiosis se define como una enfermedad pulmonar asociada a inhalación de polvo ambiental. En la mayoría de los casos de neumoconiosis, existe una exposición ocupacional prolongada identificable a un agente causal conocido. Sin embargo, si no se conocen los antecedentes de exposición, los hallazgos de la TCAR suelen confundirse con los de otras enfermedades.

Los hallazgos de neumoconiosis más frecuentes en la TCAR consisten en nódulos, fibrosis y linfadenopatía. Los nódulos pueden ser perilinfáticos o centrilobulillares. La fibrosis puede manifestarse en la TCAR con patrón en panal de abeja, reticulación irregular, bronquiectasia por tracción y consolidación con distorsión de la arquitectura, (fibrosis masiva progresiva).

Hay varios patrones característicos de neumoconiosis, cada uno de los cuales puede asociarse a una o más exposiciones tóxicas posibles. A continuación se abordan en detalle estos patrones típicos y se describen otros tipos de exposición a partículas de polvo que presentan un aspecto similar.

Patrones de neumoconiosis en la TCAR

Silicosis y "patrón de silicosis"

La silicosis (Tabla 16.1) es causada por la inhalación crónica de sílice y se asocia a ocupaciones tales como la fabricación de vidrio, la limpieza con chorro de arena, la minería, el tallado y pulido de rocas y el trabajo en canteras. La silicosis es resultado de la inhalación de polvo y su posterior transporte por vía linfática. Se caracteriza principalmente por la presencia de nódulos, linfadenopatía y fibrosis. La silicosis asociada a exposición crónica suele clasificarse en silicosis simple y silicosis complicada. Con menos frecuencia, se observa una tercera forma clínica: la silicosis aguda (silicoproteinosis).

Tabla 16.1 Características de la silicosis y del "patrón de silicosis"

Hallazgos de la TCAR	▪ Nódulos perilinfáticos, distribución posterior/en lóbulos superiores, bilateral y simétrica ▪ Fibrosis, distribución central/en lóbulos superiores ▪ Fibrosis masiva progresiva ▪ Linfadenopatía o calcificación
Diagnósticos diferenciales	▪ Otras neumoconiosis: ▪ Neumoconiosis de los mineros de carbón ▪ Talcosis ▪ Beriliosis ▪ Otras enfermedades: ▪ Sarcoidosis y otras causas de nódulos perilinfáticos o fibrosis en lóbulos superiores
Complicaciones	▪ Tuberculosis ▪ Carcinoma broncogénico primario

Hallazgos de la TCAR

La silicosis simple se caracteriza por la presencia de nódulos diseminados (Figura 16.1). Estos nódulos predominan en el segmento posterior de los lóbulos superiores y presentan distribución perilinfática, con afectación de las regiones centrilobulillares, el intersticio peribroncovascular, los tabiques interlobulillares y el intersticio subpleural (Figura 16.2). A diferencia de lo observado con otras causas de nódulos perilinfáticos, puede haber predominio de nódulos centrilobulillares (Figura 16.3). El compromiso pulmonar suele ser bilateral y simétrico. Los nódulos habitualmente tienen unos milímetros de diámetro,

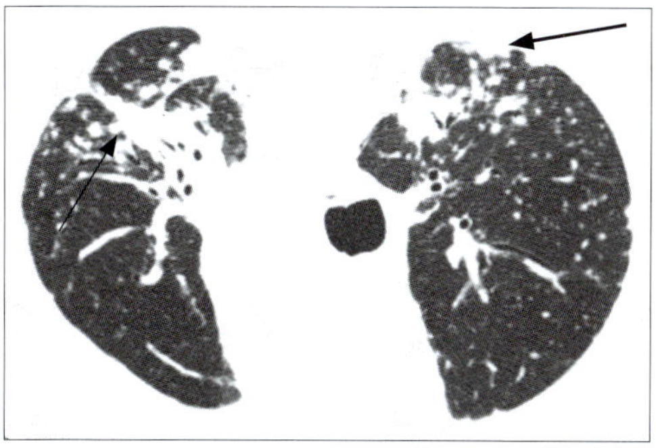

Figura 16.1 Nódulos perilinfáticos asociados a silicosis. En la TCAR en decúbito prono, se observan nódulos agrupados a lo largo del intersticio peribroncovascular (*flecha fina*) y del intersticio subpleural (*flecha gruesa*). Este aspecto es indistinguible del de la sarcoidosis.

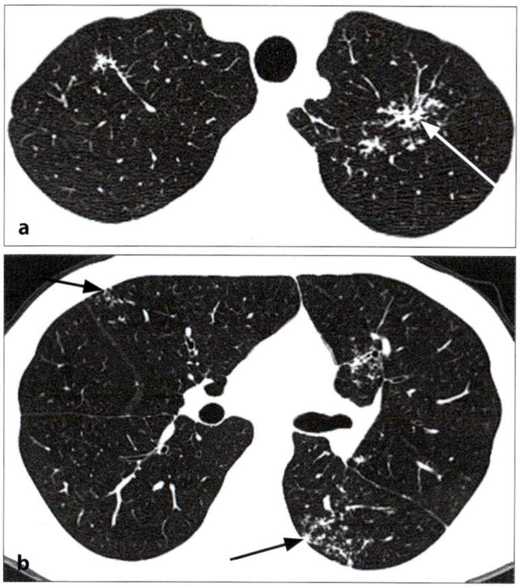

Figura 16.2 Nódulos perilinfáticos asociados a silicosis. En la TCAR obtenida en las regiones de los vértices pulmonares (**a**) y del campo medio pulmonar (**b**), se observan nódulos agrupados en parches. Los nódulos se ubican predominantemente en el intersticio peribroncovascular (*flecha blanca*, **a**) y el intersticio subpleural (*flechas negras*, **b**).

presentan atenuación similar a los tejidos blandos, están bien definidos y pueden calcificarse.

Otro hallazgo que puede asociarse a silicosis es la linfadenopatía hiliar y mediastínica (Figura 16.4). Al igual que en los casos de sarcoidosis, la distribución de la adenopatía habitualmente es simétrica. También puede observarse calcificación de los ganglios, que puede ser difusa o presentar patrón en "cáscara de huevo" y afectar la periferia del ganglio.

Algunos pacientes con exposición crónica presentan fibrosis progresiva, que recibe el nombre

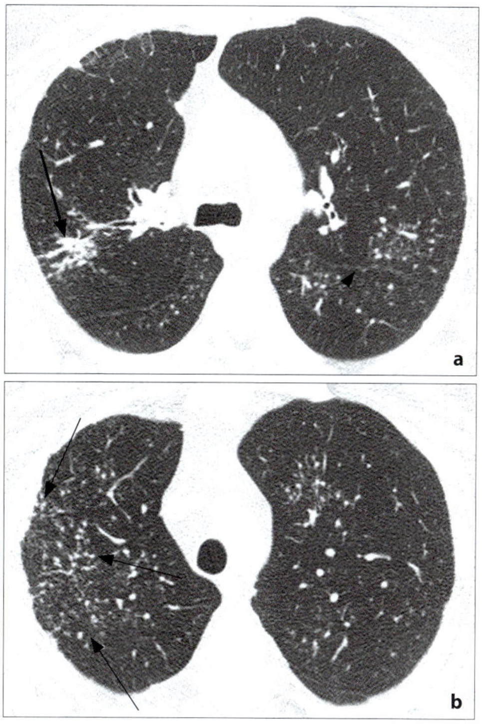

Figura 16.3 Nódulos perilinfáticos asociados a silicosis. **a** Se observa distribución perilinfática de los nódulos, que se visualizan en las regiones peribroncovascular (*flecha*) y subpleural (*punta de flecha*). **b** Se aprecian algunos nódulos centrilobulillares (región delimitada por las *flechas*), que reflejan la naturaleza inhalatoria de la enfermedad.

de "silicosis complicada". La fibrosis puede asociarse a nódulos perilinfáticos (Figura 16.5) o puede ser una anomalía aislada. Se manifiesta con reticulación irregular y bronquiectasia por tracción, con distribución en los lóbulos superiores y peribroncovascular. Las áreas confluentes de fibrosis pueden producir consolidación con distorsión de la arquitectura y bronquiectasia por tracción (Figura 16.6). Este patrón se denomina "fibrosis progresiva masiva" (FPM). A medida que aparece la FPM, disminuye la cantidad de nódulos pequeños porque se incorporan en la masa fibrótica. Las masas de FPM pueden presentar calcificación. La silicosis evoluciona a FPM con más frecuencia que la sarcoidosis.

La exposición aguda a concentraciones elevadas de polvo de sílice puede dar lugar a un síndrome clínico y a un aspecto en la TCAR que es muy diferente al de la silicosis clásica. En estos casos, la exposición provoca ocupación alveolar, que se asemeja mucho a la proteinosis alveolar pulmonar, tanto en el examen histopatológico como en la TCAR. Esta forma se denomina "silicosis

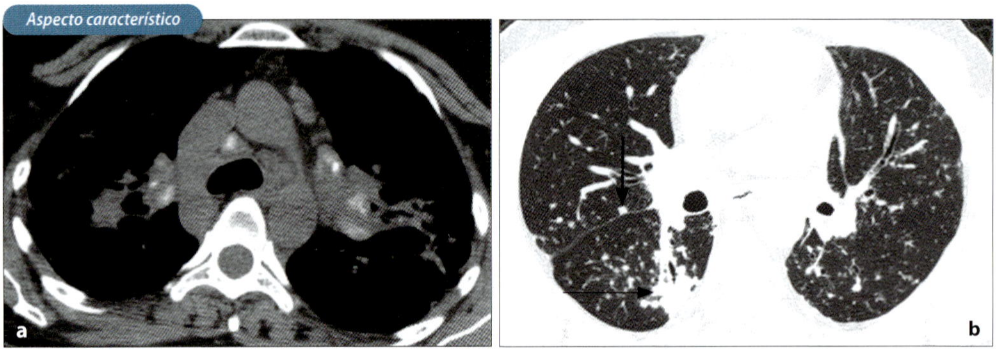

Figura 16.4 Silicosis con linfadenopatía: aspecto característico. Se observa linfadenopatía simétrica mediastínica e hiliar con calcificación (**a**) indistinguible de la observada en casos de sarcoidosis. La ventana de pulmón (**b**) pone de manifiesto nódulos peribroncovasculares (*flecha fina*) y subpleurales (*flecha gruesa*).

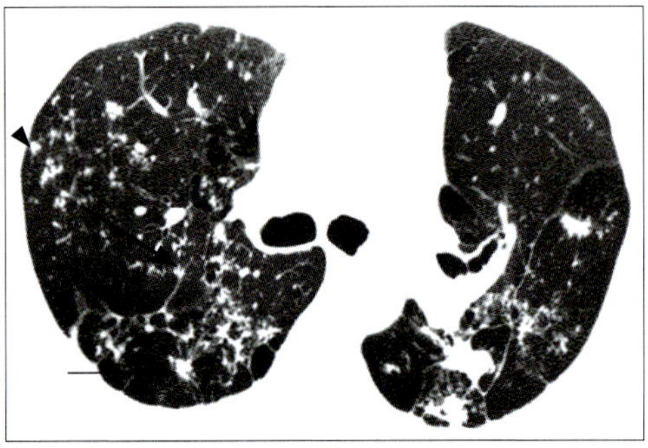

Figura 16.5 Silicosis con nódulos perilinfáticos y fibrosis. En la TCAR obtenida en la región de los lóbulos superiores, se observa fibrosis con distorsión de la arquitectura, pérdida de volumen y bronquiectasia por tracción. También se visualizan nódulos. Obsérvense los nódulos peribroncovasculares (*flecha fina*), subpleurales (*flecha gruesa*) y centrilobulillares (*punta de flecha*) agrupados.

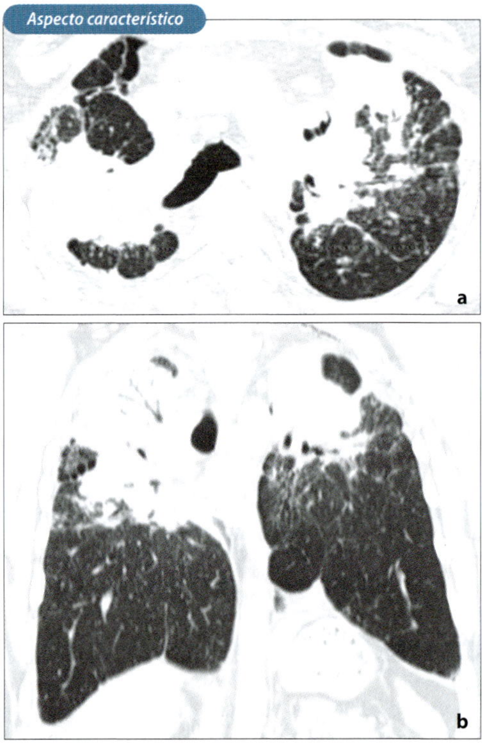

Figura 16.6 Fibrosis masiva progresiva asociada a silicosis: aspecto característico. En las reconstrucciones axial (**a**) y coronal (**b**), se observan conglomerados de fibrosis central con aspecto de masa en el lóbulo superior asociados a distorsión de la arquitectura y bronquiectasia. Este aspecto es muy característico de la silicosis pero puede asociarse también a otras neumoconiosis y a sarcoidosis.

aguda" o "silicoproteinosis". Las manifestaciones en la TCAR consisten en áreas bilaterales difusas o extensas de opacidad en vidrio esmerilado y consolidación. La combinación de opacidad en vidrio esmerilado y engrosamiento septal interlobulillar en las mismas regiones pulmonares (patrón en empedrado irregular) es característica e indistinguible de otras causas de proteinosis alveolar pulmonar (Figura 16.7). También pueden observarse nódulos centrilobulillares, que reflejan la naturaleza inhalatoria de esta enfermedad.

Diagnósticos diferenciales del patrón de silicosis

Otras neumoconiosis que pueden manifestarse con anomalías similares a las de la silicosis en la TCAR son la neumoconiosis de los mineros de carbón, la talcosis, la beriliosis (Figura 16.8) y la neumoconiosis por exposición a tierras raras como el cerio. Los antecedentes de exposición son más importantes que los hallazgos de la TCAR para diferenciar estas causas de anomalías pulmonares. En el examen histopatológico, también se observan hallazgos que se superponen considerablemente. Puede ser difícil diferenciar las distintas

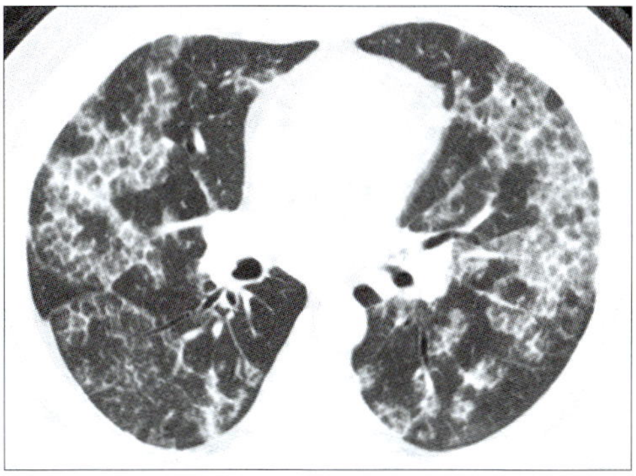

Figura 16.7 Silicoproteinosis. Tras una exposición aguda a grandes cantidades de polvo de sílice, este paciente presentó disnea y tos. En la TCAR, se observaron una combinación de opacidad en vidrio esmerilado y engrosamiento septal interlobulillar en las mismas regiones pulmonares. Este patrón en empedrado irregular es idéntico al observado en los casos de proteinosis alveolar.

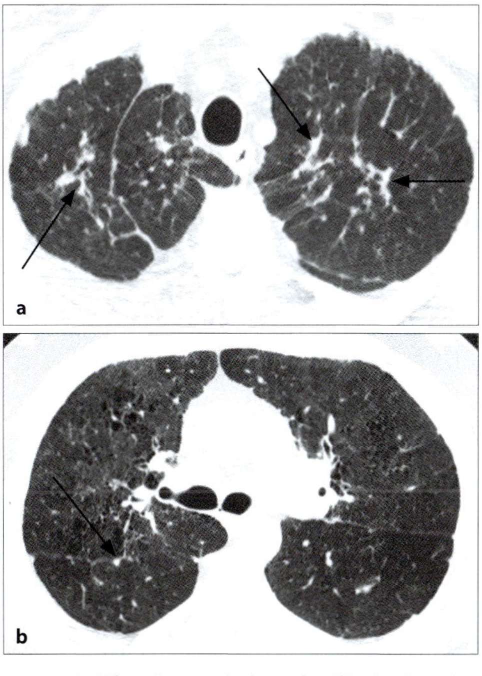

Figura 16.8 Fibrosis asociada a beriliosis. Se observa reticulación irregular de predominio en los lóbulos superiores con distribución peribroncovascular central (*flechas*, **a**). Se aprecia nodularidad mínima predominantemente en el intersticio subpleural (*flecha*, **b**).

neumoconiosis pertenecientes a esta categoría entre ellas y de la sarcoidosis. Es posible que sea necesario realizar otras pruebas para confirmar un diagnóstico específico en casos difíciles, tales como la prueba de proliferación de linfocitos (*v.* más adelante bajo el título "Beriliosis").

Neumoconiosis de los mineros de carbón

La neumoconiosis de los mineros de carbón afecta a pacientes con antecedentes de exposición prolongada a partículas de carbón por su trabajo en explotaciones mineras. Los nódulos no están tan bien definidos como los asociados a silicosis, y la calcificación suele ser menos frecuente y de localización central. Es infrecuente observar calcificación en cáscara de huevo. La fibrosis es menos grave que la asociada a silicosis complicada, pero pueden visualizarse conglomerados de masas.

Talcosis

La talcosis afecta a personas que tienen ocupaciones de riesgo, tales como los trabajadores de las industrias textil, del papel y del caucho. Las partículas de talco frecuentemente están mezcladas con las de otros polvos, como sílice y asbesto; por lo tanto, puede observarse una combinación de diferentes patrones. La talcosis por inhalación, que se asemeja a la silicosis, debe diferenciarse de la inyección intravenosa de partículas de talco, que presenta un aspecto diferente (*v.* Capítulo 7, "Enfermedades pulmonares vasculares y hemorragia pulmonar").

Beriliosis

La beriliosis afecta a personas que trabajan en las industrias aeroespacial y de la cerámica y en la producción de armas nucleares. En los estudios radiológicos e histopatológicos, el aspecto es idéntico al de la sarcoidosis (*v.* Figura 16.8). Estas dos enfermedades pueden diferenciarse mediante la prueba de proliferación de linfocitos, que permite determinar la sensibilización al berilio de los linfocitos presentes en la sangre.

Complicaciones de la silicosis

Los pacientes con silicosis y otras neumoconiosis presentan un mayor riesgo de tener tuberculosis. El diagnóstico de tuberculosis puede ser difícil porque las dos enfermedades pueden producir nódulos, consolidación y fibrosis. La presencia de cavitación con una masa de fibrosis masiva progresiva debería sugerir la posibilidad de tuberculosis (Figura 16.9), si bien, en ocasiones, la silicosis por sí misma puede generar necrosis de masas fibróticas.

La incidencia de carcinoma broncogénico primario es mayor en pacientes con silicosis. Puede ser difícil diferenciar entre áreas de fibrosis masiva progresiva y una neoplasia maligna. Para establecer esta distinción, puede ser útil la tomografía por emisión de positrones o la resonancia magnética.

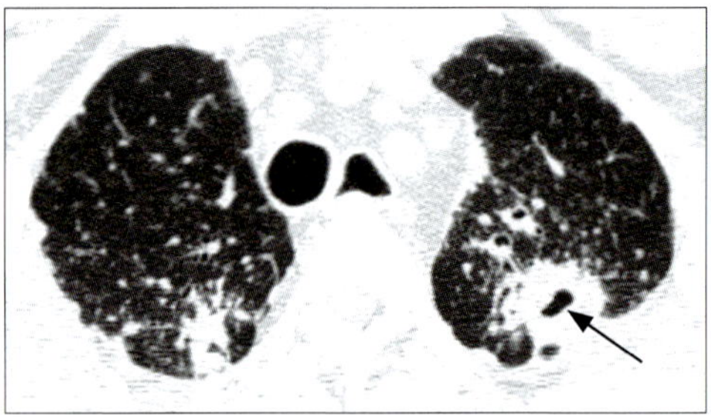

Figura 16.9 Silicosis con cavitación. La cavitación (*flecha*) en la imagen de un paciente con silicosis debería sugerir la posibilidad de infección, en especial de tuberculosis, por la predisposición que presentan estos pacientes. Excepcionalmente, puede observarse cavitación en casos de neumoconiosis no complicada sin signos de infección. Obsérvense los nódulos característicos con distribución perilinfática.

Tabla 16.2 Características de la asbestosis y del patrón de asbestosis

Hallazgos de la TCAR	▪ Panalización con un patrón de neumonía intersticial usual ▪ Otros signos de fibrosis (reticulación irregular, bronquiectasia por tracción) ▪ Distribución subpleural y basal ▪ 90% de los casos asociados a enfermedad pleural típica (placas, calcificación)

Diagnósticos diferenciales	▪ Otras neumoconiosis:
	  ▪ Neumoconiosis por mezcla de polvos que contiene asbesto
	▪ Otras enfermedades:
	  ▪ Neumopatía indistinguible de otras causas de neumonía intersticial usual (fibrosis pulmonar idiopática, enfermedad del tejido conjuntivo, toxicidad farmacológica)

Complicaciones	▪ Carcinoma broncogénico ▪ Mesotelioma

Asbestosis y "patrón de asbestosis"

La exposición al asbesto (Tabla 16.2) afecta a personas que trabajan en actividades tales como minería, astilleros, construcción, fabricación de productos textiles, fabricación de forros de frenos y ocupaciones que impliquen exposición a materiales aislantes que contengan amianto. Esta exposición puede provocar diversas alteraciones, tales como enfermedad pleural, enfermedad pulmonar intersticial y cáncer.

Hallazgos de la TCAR

La primera manifestación de exposición al asbesto puede ser un derrame pleural, unilateral o bilateral. Los derrames suelen ser exudativos, por lo que puede observarse engrosamiento, realce y loculación pleural. Pueden desaparecer espontáneamente o persistir por muchos años.

Las placas pleurales son un hallazgo característico de la exposición al asbesto, y se producen después de un período de latencia de muchos años. Representan áreas focales de engrosamiento pleural de tamaño variable, pero suelen tener de 1 a 2 cm de diámetro. Los bordes de las placas por lo general están elevados, a diferencia del engrosamiento ahusado que se observa en los bordes de otras causas benignas de engrosamiento pleural. Las placas habitualmente se calcifican, pero incluso si no están calcificadas suelen presentar una alta atenuación debido al contenido mineral. Se visualizan por lo general en la adyacencia de las costillas, con preservación de los ángulos costofrénicos, y pueden afectar la pleura diafragmática. Si bien en ocasiones puede observarse un engrosamiento pleural difuso en los estudios de pacientes con antecedentes de exposición al asbesto, este hallazgo es infrecuente.

La asbestosis es la enfermedad pulmonar intersticial asociada a la exposición al asbesto. Es una enfermedad predominantemente fibrótica. La distribución de la fibrosis suele ser periférica y basal (Figura 16.10), a diferencia de otras neumoconiosis, que suelen presentar predominio en los lóbulos superiores. A excepción de la presencia de fibras de asbesto (cuerpos de asbesto), el resultado de la biopsia es compatible con el de neumonía intersticial usual.

Los hallazgos frecuentes de asbestosis en la TCAR dan lugar a un patrón de neumonía intersticial usual (*v.* Capítulo 9, "Las neumonías intersticiales"). Estos hallazgos consisten en reticulación irregular, bronquiectasia por tracción y patrón en panal de abeja en las regiones periférica, posterior y subpleural del pulmón, generalmente en los lóbulos inferiores. Los ángulos costofrénicos suelen estar afectados. Es característica la ausencia de opacidad en vidrio esmerilado, nódulos y perfusión en mosaico o atrapamiento aéreo. Excepcionalmente, se observan pequeños nódulos centrilobulillares mal definidos en la periferia del pulmón (Figura 16.11); estos nódulos suelen visualizarse en estadios iniciales de la enfermedad y reflejan la presencia de fibrosis peribronquiolar.

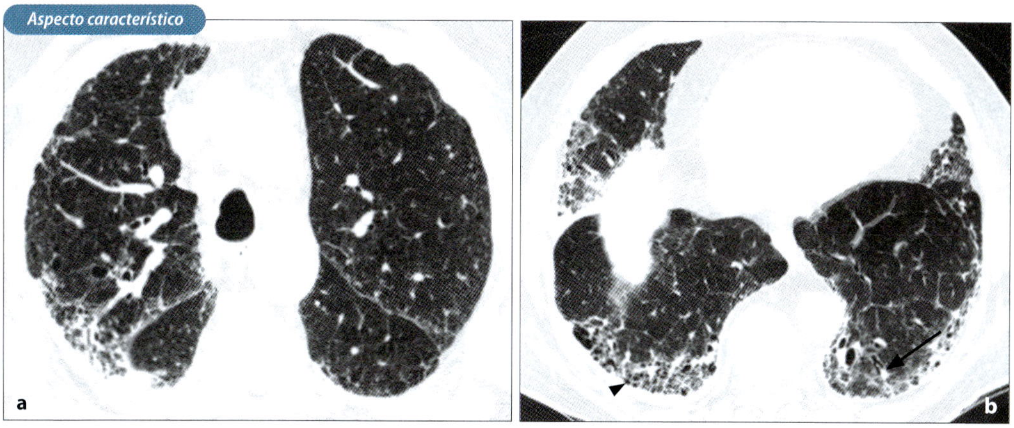

Figura 16.10 Asbestosis: aspecto característico. a-b Se observa fibrosis de predominio periférico y basal, con panalización leve (**b**, *punta de flecha*), reticulación irregular y bronquiectasia por tracción (**b**, *flecha gruesa*). En la mayoría de los casos, este patrón es indistinguible del asociado a fibrosis pulmonar idiopática.

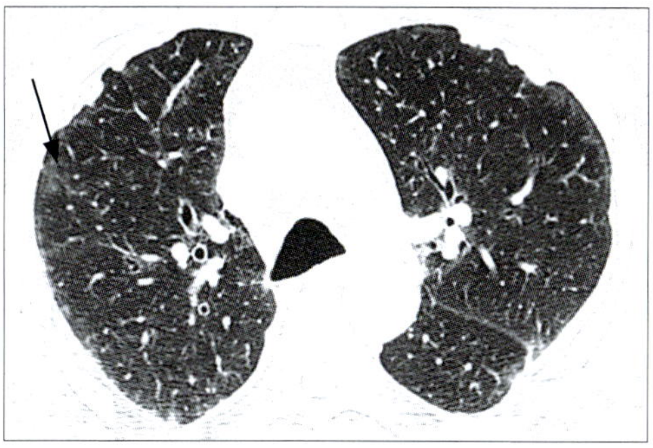

Figura 16.11 Asbestosis. Se observa opacidad en vidrio esmerilado periférica en la imagen de un paciente con asbestosis incipiente confirmada mediante biopsia. Nótense los nódulos con opacidad en vidrio esmerilado (*flecha*) en la periferia del pulmón. Se visualizan arterias centrilobulillares asociadas a algunos de estos nódulos. Se observan placas pleurales en posición anterior.

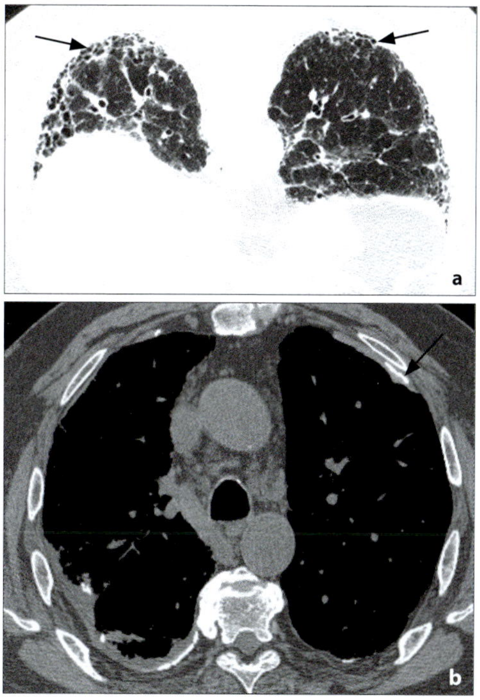

Figura 16.12 Asbestosis. a En la TCAR en decúbito prono, se observa un patrón característico de neumonía intersticial usual (NIU) con áreas periféricas de patrón en panal de abeja (*flechas*). **b** La fibrosis pulmonar se asocia a placas pleurales, algunas de las cuales están calcificadas (*flecha*). Esta combinación indica que la asbestosis es la causa probable del patrón de NIU.

Diagnósticos diferenciales del patrón de asbestosis

El patrón de enfermedad pulmonar asociada a asbestosis en la TCAR es prácticamente indistinguible del de otras causas de neumonía intersticial usual. En aproximadamente el 90% de las TC de pacientes con asbestosis, se observan placas pleurales, lo que puede ser un signo útil para diferenciar esta enfermedad (Figura 16.12). Por otro lado, la presencia de antecedentes de exposición es de gran ayuda para distinguir la asbestosis de otras causas de neumonía intersticial usual, como la fibrosis pulmonar idiopática.

Se han descrito pequeños nódulos centrilobulillares en la periferia del pulmón como hallazgo característico de asbestosis, pero su presencia es infrecuente. La evaluación longitudinal de la evolución de la enfermedad pulmonar también puede ser útil para diferenciar la asbestosis de la fibrosis pulmonar idiopática. Esta última suele presentar progresión de las anomalías pulmonares a lo largo de varios años, mientras que la asbestosis puede presentar estabilidad a largo plazo.

Complicaciones

La asbestosis es la neumoconiosis que se asocia a un mayor riesgo de cáncer (Figura 16.13). Debido a la distorsión de la arquitectura pulmonar asociada a la fibrosis, las neoplasias malignas con frecuencia tienen un aspecto atípico; pueden ser mal definidas o simular consolidación. Los nódulos o las masas con aspecto redondeado en la periferia del pulmón también pueden ser una manifestación de atelectasia redonda. Puede ser difícil diferenciar la atelectasia redonda de una neoplasia maligna. La primera con frecuencia se manifiesta con signos característicos de pérdida de volumen asociada a vasos y bronquios de aspecto curvilíneo. Puede ser necesario realizar una tomografía por emisión de positrones cuando es difícil distinguir estas dos entidades.

La exposición al asbesto también genera riesgo de desarrollo de mesotelioma. Puede ser difícil diferenciar un mesotelioma incipiente de anomalías pleurales benignas asociadas a la exposición al asbesto. Los hallazgos que sugieren la presencia de mesotelioma maligno son el engrosamiento pleural de más de 1 cm, el compromiso pleural mediastínico significativo, el engrosamiento pleural concéntrico y la aparición de un derrame pleural nuevo.

Siderosis y "patrón de siderosis"

La siderosis (Tabla 16.3) es causada por inhalación de óxido de hierro, muy frecuentemente durante actividades de soldadura. El óxido de hierro es un material que, por lo general, no genera una reacción granulomatosa ni inflamatoria significativa. Cuando se inhala, el polvo se deposita alrededor de las pequeñas vías respiratorias, pero la reacción asociada es mínima. Puede inhalarse una mezcla de polvos, en particular una combinación de óxido de hierro y sílice. Estas mezclas pueden dar lugar a un patrón mixto.

Hallazgos de la TCAR

Los hallazgos característicos de la TCAR se asemejan a los de neumonitis por hipersensibilidad subaguda: nódulos centrilobulillares de opacidad en vidrio esmerilado (Figura 16.14) u opacidad en vidrio esmerilado en parches más generalizada debido a la presencia del polvo. Pueden observarse perfusión en mosaico y atrapamiento aéreo asociados, pero suelen ser leves.

Estas anomalías rara vez evolucionan a fibrosis, salvo en pacientes con exposición a mezcla de polvos que contiene sílice. En estos casos, pueden observarse bronquiectasia por tracción,

Tabla 16.3 Características de la siderosis y del "patrón de siderosis"

Hallazgos de la TCAR	▪ Nódulos centrilobulillares con opacidad en vidrio esmerilado ▪ Opacidad en vidrio esmerilado ▪ Perfusión en mosaico/atrapamiento aéreo leves ▪ La fibrosis es infrecuente salvo por exposición a mezcla de polvos
Diagnósticos diferenciales	▪ Otras neumoconiosis: ▪ Baritosis ▪ Estañosis ▪ Neumoconiosis por metales pesados ▪ Otras enfermedades: ▪ Neumonitis por hipersensibilidad y otras causas de nódulos centrilobulillares en vidrio esmerilado
Complicaciones	▪ Infrecuentes ▪ Carcinoma broncogénico primario (exposición a mezcla de polvos)

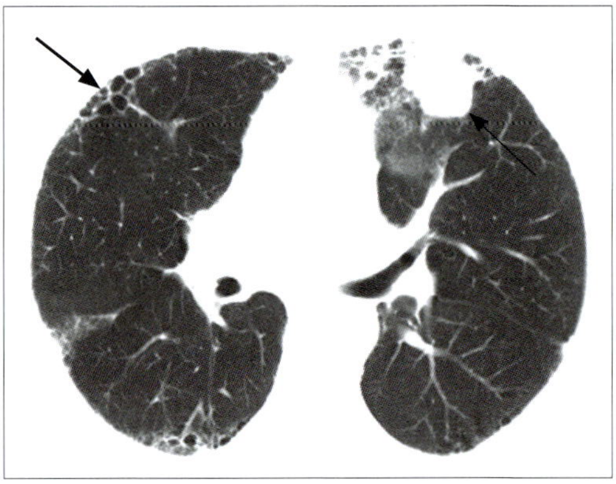

Figura 16.13 Neoplasia maligna asociada a asbestosis. Se observa panalización periférica (*flecha gruesa*) en la imagen de un paciente con asbestosis complicada por cáncer de pulmón (*flecha fina*).

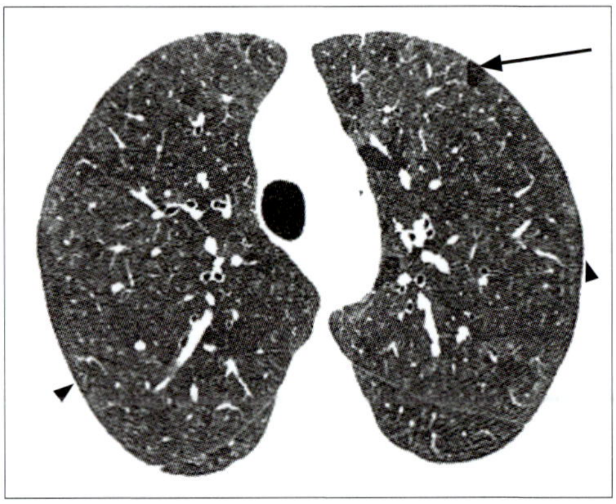

Figura 16.14 Siderosis. Los nódulos centrilobulillares en vidrio esmerilado (*puntas de flecha*), la opacidad en vidrio esmerilado y la perfusión en mosaico leve (*flecha gruesa*) son manifestaciones características de siderosis y de otras neumoconiosis que no generan una reacción fibrótica marcada.

reticulación irregular y fibrosis masiva progresiva. Si hay fibrosis presente, los hallazgos pueden asemejarse mucho a una neumonía intersticial, en particular, una neumonía intersticial no específica o una neumonía intersticial usual.

Diagnósticos diferenciales

Otras neumoconiosis infrecuentes, como la baritosis (exposición a sulfato de bario) y la estañosis (exposición a óxido de estaño), pueden ser muy similares a la siderosis. Estas neumoconiosis pueden producir opacidades con alta atenuación, en ocasiones ramificadas y a lo largo de las pequeñas vías respiratorias.

La neumoconiosis por metales pesados, una aleación de tungsteno, cobalto y otros materiales, también puede asemejarse a la siderosis y manifestarse con nódulos centrilobulillares con opacidad en vidrio esmerilado y perfusión en mosaico o atrapamiento aéreo (Figura 16.15).

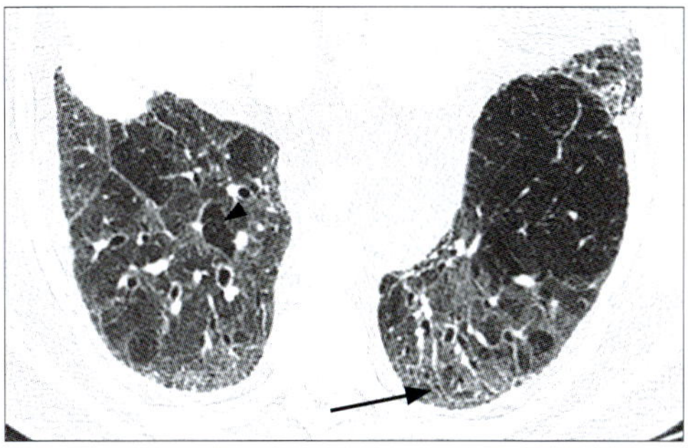

Figura 16.15 Neumoconiosis por metales pesados. Se observan parches de opacidad en vidrio esmerilado en las bases pulmonares asociados a parches de perfusión en mosaico (*punta de flecha*). También se aprecian fibrosis leve en las regiones posteriores periféricas del pulmón con reticulación irregular y bronquiectasia por tracción (*flecha*).

La neumoconiosis por metales pesados muy frecuentemente evoluciona a fibrosis en pacientes con exposición crónica y puede manifestarse con reticulación irregular, bronquiectasia por tracción y patrón en panal de abeja.

La neumonitis por hipersensibilidad subaguda se asemeja mucho a la siderosis y a otros patrones que simulan siderosis. Generalmente no se observan características distintivas precisas en la TCAR, por lo que los antecedentes de exposición son fundamentales para diferenciar estas dos entidades. El atrapamiento aéreo asociado a siderosis no suele ser tan significativo como el observado en los estudios de algunos pacientes con neumonitis por hipersensibilidad. Otras causas de nódulos centrilobulillares crónicos con opacidad en vidrio esmerilado son la bronquiolitis respiratoria y la bronquiolitis folicular.

Complicaciones

Las complicaciones de la siderosis son infrecuentes, a menos que también haya presencia de sílice, que puede dar lugar a una neoplasia maligna. Dada su mayor asociación a fibrosis, la neumoconiosis por metales pesados con más frecuencia se complica con carcinoma broncogénico.

Acceda al eBook para consultar la lista de bibliografía.
Consulte las indicaciones en la retiración de tapa.

17
Enfermedades neoplásicas y linfoproliferativas

Introducción

Las enfermedades neoplásicas y linfoproliferativas pulmonares pueden manifestarse con anomalías pulmonares difusas. El objetivo de este capítulo es describir los diferentes patrones de enfermedad neoplásica y linfoproliferativa pulmonar difusa y analizar en qué casos estas entidades deben considerarse parte de los diagnósticos diferenciales.

Neoplasias malignas pulmonares: mecanismo de diseminación

Las neoplasias malignas pueden generar anomalías pulmonares difusas por diferentes mecanismos (Tabla 17.1). Estas neoplasias dan lugar a distintos aspectos en la tomografía computarizada de alta resolución (TCAR).

Diseminación hematógena asociada a nódulos aleatorios

La principal manifestación de compromiso pulmonar difuso por metástasis tumoral en la TCAR son los nódulos pulmonares de distribución aleatoria. Este patrón está asociado a la diseminación tumoral hematógena (*v.* Capítulo 3, "Enfermedad pulmonar nodular"; Figura 17.1).

Los nódulos afectan todo el pulmón y presentan una distribución aleatoria con relación a las estructuras porque la distribución depende del flujo sanguíneo. Tienden a tener una distribución difusa y uniforme, si bien pueden presentar predominio en los lóbulos inferiores debido al mayor riego sanguíneo en esa localización.

Los nódulos habitualmente presentan una atenuación similar a la de los tejidos blandos, y el diámetro puede variar de unos milímetros, cuando se detectan por primera vez, a muchos centímetros. El tamaño de los nódulos suele ser uniforme.

Los diagnósticos diferenciales de este patrón incluyen otras causas de nódulos aleatorios, tales como la tuberculosis miliar y la micosis miliar. Los antecedentes clínicos con frecuencia son útiles para diferenciar las infecciones de las neoplasias.

Por otro lado, el tamaño de los nódulos puede ser útil cuando la presentación clínica es poco clara. Los nódulos grandes con más frecuencia representan metástasis. No es habitual que las infecciones miliares produzcan nódulos de más de 5 mm.

Metástasis intravasculares

En algunos pacientes, las embolias tumorales que afectan las arterias pulmonares pequeñas

Tabla 17.1 Mecanismos de diseminación de las neoplasias malignas pulmonares

Tipo de diseminación	Hallazgos en la TCAR
Diseminación hematógena	Nódulos de distribución aleatoria
Metástasis intravasculares	Ramas arteriales pulmonares dilatadas, nodulares, sin opacidades
Diseminación linfática	Engrosamiento liso o nodular de los tabiques interlobulillares o del intersticio peribroncovascular
Diseminación endobronquial	Nódulos centrilobulillares

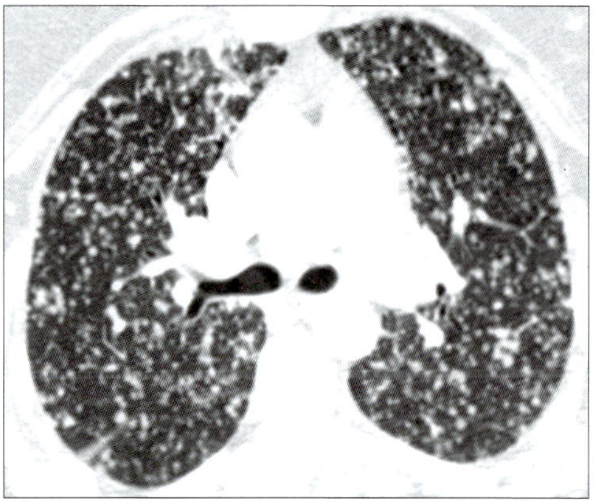

Figura 17.1 Metástasis hematógenas. En la TCAR de un paciente con carcinoma medular de tiroides metastásico, se observan nódulos difusos, de menos de 1 cm de diámetro, con distribución aleatoria. Esta refleja la diseminación tumoral hematógena a los pulmones.

provocan metástasis y depósitos tumorales que crecen en la luz arterial. Estas metástasis se asocian a diversas neoplasias malignas pero, con más frecuencia, a tumores primarios muy vascularizados (p. ej., sarcomas) y tumores que invaden venas de gran calibre (p. ej., hepatocarcinoma y adenocarcinoma renal).

Las metástasis intravasculares provocan la dilatación focal de las ramas arteriales pulmonares pequeñas con aspecto nodular, "en collar de perlas" o lobulado (Figura 17.2). Si se administra un medio de contraste, pueden visualizarse defectos de llenado intravasculares. Este aspecto puede simular una embolia pulmonar, pero los defectos de llenado intraluminal de contornos lisos, que se asemejan a una embolia pulmonar trombótica, son infrecuentes como hallazgo aislado.

Diseminación por vía linfática

Los vasos linfáticos pulmonares predominan en el intersticio peribroncovascular parahiliar, las regiones centrilobulillares, los tabiques interlobulillares y el intersticio subpleural. Los tumores que se diseminan a través de los vasos linfáticos, o que los afectan por metástasis hematógena, pueden poner de manifiesto anomalías asociadas a estas estructuras, especialmente los tabiques interlobulillares y el intersticio peribroncovascular (Figura 17.3). En el contexto de metástasis, el engrosamiento de estas estructuras puede ser liso o nodular.

Los tumores que con más frecuencia dan lugar a este patrón son el linfoma y los cánceres de pulmón, de mama, de la glándula tiroides, de estómago, de páncreas, de próstata y de cabeza y cuello. En muchos casos, la diseminación por vía linfática es resultado de la diseminación hematógena a vasos de pequeño calibre y de la invasión tumoral del intersticio. Por consiguiente, en ocasiones puede observarse una superposición entre el aspecto de la diseminación hematógena y la linfática.

El engrosamiento septal interlobulillar se debe a la invasión directa del sistema linfático pulmonar y del intersticio por una metástasis pulmonar o un tumor primario. El engrosamiento intersticial peribroncovascular muy frecuentemente se observa en las imágenes de pacientes con metástasis mediastínicas que se diseminan por la región periférica a través de los vasos linfáticos.

Los diagnósticos diferenciales de engrosamiento septal interlobulillar nodular y engrosamiento intersticial peribroncovascular abarcan otras causas de enfermedad perilinfática, tales como sarcoidosis, neumoconiosis, amiloidosis y neumonía intersticial linfoide. Cuando se observa engrosamiento liso de estas estructuras, el principal diagnóstico diferencial es el edema pulmonar.

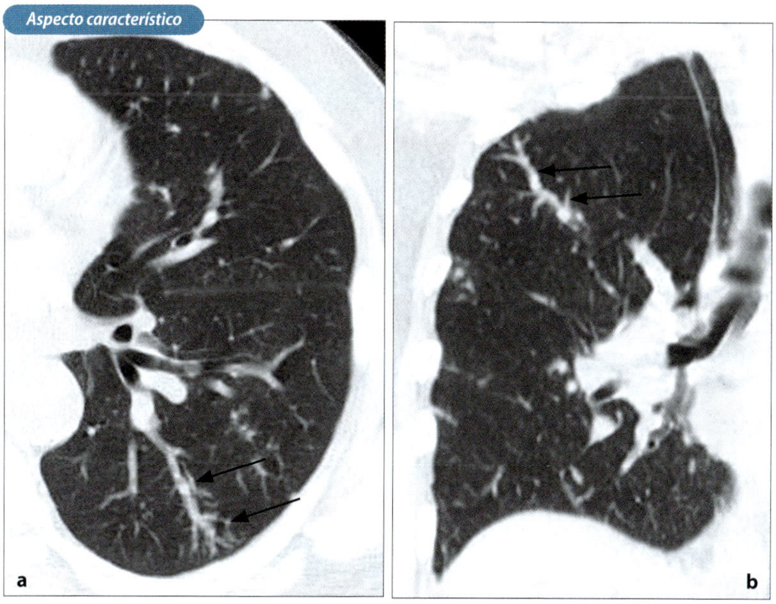

Figura 17.2 Metástasis intravasculares: aspecto característico. a En la imagen de un paciente con carcinoma urotelial, la presencia en el lóbulo inferior de una arteria pulmonar dilatada, nodular, ramificada (*flechas*) refleja metástasis intravasculares. También se visualizan varias metástasis nodulares. **b** En la reconstrucción coronal, se aprecia una arteria dilatada y nodular en el lóbulo superior (*flechas*).

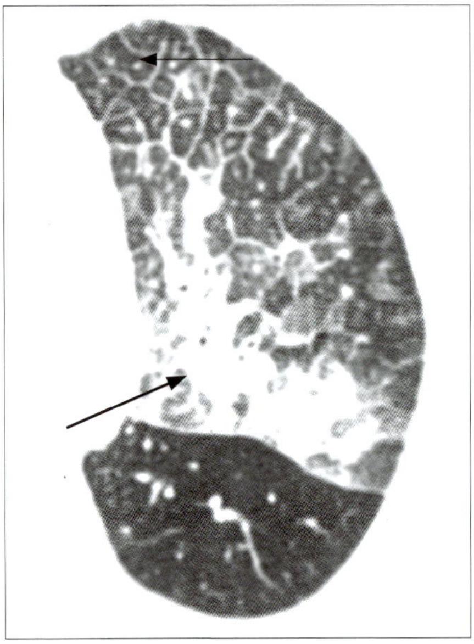

Figura 17.3 Metástasis linfáticas. En la imagen de un paciente con cáncer de pulmón, se observa engrosamiento septal interlobulillar liso focal en el lóbulo superior del pulmón izquierdo. Obsérvense los lobulillos poligonales delimitados por tabiques engrosados. Se visualizan arterias centrilobulillares en los centros (*flecha fina*). También se observa engrosamiento intersticial peribroncovascular central (*flecha gruesa*).

Diseminación tumoral endobronquial

La diseminación endobronquial de neoplasias malignas extratorácicas es infrecuente. Se observa con más frecuencia en casos de carcinomas pulmonares primarios, en particular, adenocarcinoma mucinoso invasivo o carcinoma epidermoide.

La diseminación tumoral endobronquial puede asociarse a múltiples nódulos pulmonares o a engrosamiento de la pared bronquial, nódulos endobronquiales u obstrucción bronquial (Figura 17.4), o bien puede asemejarse mucho a una bronconeumonía con tapones mucosos y nódulos centrilobulillares. La consolidación o la opacidad en vidrio esmerilado pueden deberse a atelectasia o a neumonía posobstructiva.

Los tumores primarios extratorácicos que con más frecuencia se diseminan por vía endobronquial son el melanoma y el cáncer de mama, de riñón, de páncreas y de colon. La papilomatosis traqueobronquial se asocia a la infección por el virus del papiloma humano. Los papilomas laríngeos pueden diseminarse por las vías respiratorias y comprometer la tráquea, los bronquios y el parénquima pulmonar. Pueden sufrir una transformación maligna (carcinoma epidermoide). En la TCAR, pueden observarse quistes, nódulos,

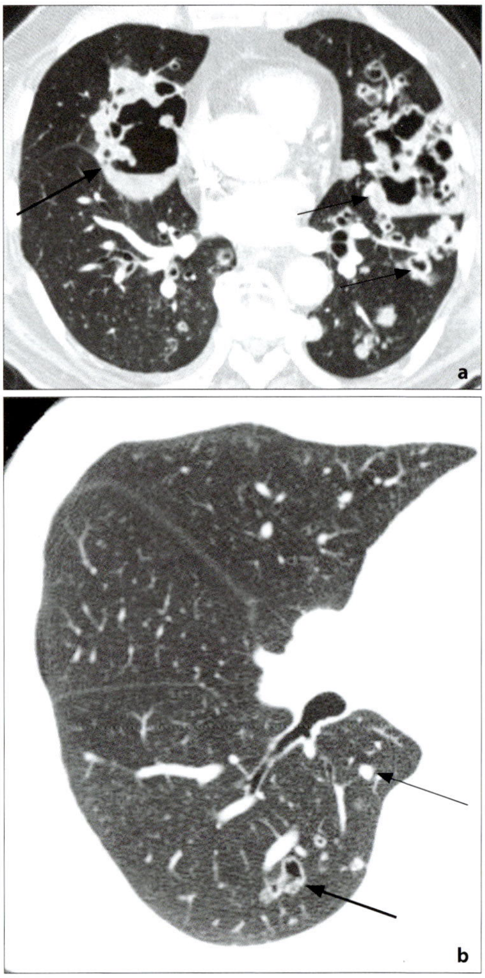

Figura 17.4 Diseminación tumoral endobronquial en las imágenes de dos pacientes. a En la TCAR de un paciente con carcinoma de epidermoide cavitado, se observan engrosamiento nodular de las paredes bronquiales (*flechas finas*) y cavidades con paredes gruesas (*flecha gruesa*). En la broncoscopia, se visualizó un tumor endobronquial extenso. **b** En la TCAR de un paciente con papilomatosis traqueobronquial, se observan nódulos (*flecha fina*) y un nódulo cavitado o quiste con paredes gruesas (*flecha gruesa*).

nódulos cavitados y lesiones endobronquiales (Figura 17.4 b). Los papilomas pueden asociarse a quistes.

Adenocarcinoma mucinoso invasivo

El adenocarcinoma mucinoso invasivo (antes denominado "carcinoma bronquioloalveolar difuso") es un subtipo del adenocarcinoma pulmonar, caracterizado por diseminación endobronquial y compromiso pulmonar difuso o multifocal. El subtipo no mucinoso de adenocarcinoma se disemina por esta vía con mucha menos frecuencia; más comúnmente se manifiesta como un nódulo solitario, por lo general con opacidad en vidrio esmerilado.

Los hallazgos de adenocarcinoma mucinoso invasivo en la TCAR suelen asemejarse a la neumonía lobar o a la bronconeumonía en parches. Las anomalías más frecuentes son la consolidación y la opacidad en vidrio esmerilado; estos hallazgos suelen deberse al llenado de los alvéolos con mucina o líquido secretado por el tumor. El tumor en sí se caracteriza por crecimiento lepídico (proliferación de células neoplásicas que revisten las paredes alveolares), sin ocupación ni reemplazo de los espacios alveolares por células tumorales.

Las anomalías pueden ser unilaterales, bilaterales, asimétricas o simétricas y pueden tener distribución focal, en parches o difusa (Figura 17.5). Cuando se administra contraste intravenoso, se observa el realce de los vasos en una zona de consolidación hipodensa. Este hallazgo recibe el nombre de "signo del angiograma por tomografía computarizada" y se asocia con frecuencia a un adenocarcinoma mucinoso invasivo. Sin embargo, es un signo inespecífico y puede asociarse a muchas causas de consolidación.

También pueden apreciarse nódulos centrilobulillares, que reflejan la diseminación tumoral endobronquial (Figura 17.6). Al igual que en los casos de bronconeumonía, los nódulos suelen tener tamaño heterogéneo y la diseminación a los alvéolos que rodean el bronquiolo centrilobulillar es variable. Los nódulos por lo general presentan una atenuación similar a la de los tejidos blandos, pero también pueden observarse nódulos con opacidad en vidrio esmerilado.

Cuando se observa engrosamiento septal interlobulillar, habitualmente se encuentra en zonas de opacidad en vidrio esmerilado. Esta combinación se denomina "patrón en empedrado irregular", y si bien este patrón suele asociarse a proteinosis alveolar pulmonar, puede observarse en el contexto de otras enfermedades pulmonares agudas y crónicas.

Los diagnósticos diferenciales de adenocarcinoma mucinoso invasivo son las infecciones con diseminación endobronquial. Sin embargo, las presentaciones clínicas de estas dos entidades son muy diferentes; la neumonía se manifiesta con síntomas agudos y el adenocarcinoma mucinoso invasivo, con síntomas crónicos progresivos, habitualmente de más de tres meses de evolución. El adenocarcinoma mucinoso invasivo puede asociarse a broncorrea (producción diaria abundante de esputo acuoso).

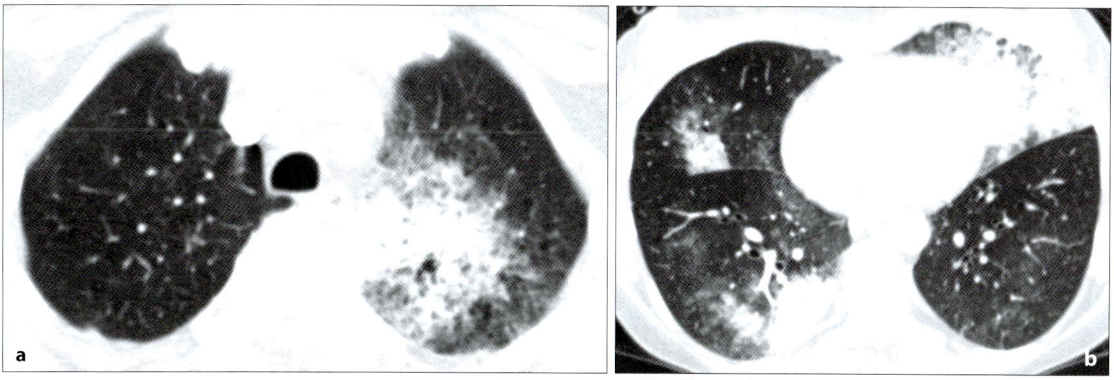

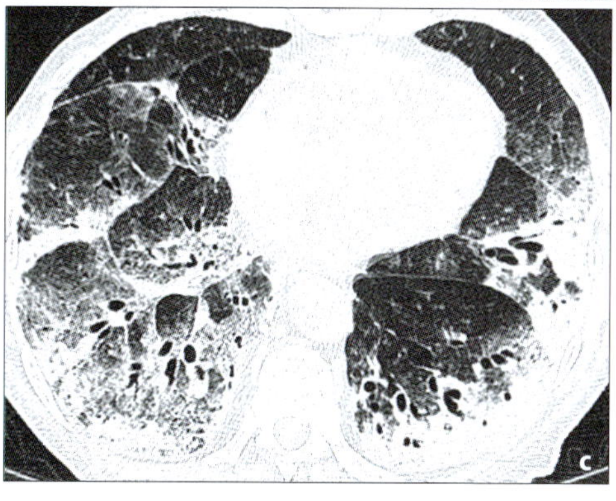

Figura 17.5 Adenocarcinoma mucinoso invasivo (AMI) en las imágenes de dos pacientes. El AMI puede manifestarse con consolidación o con opacidad en vidrio esmerilado (OVE) focal (**a**), en parches o bilateral (**b**). En la imagen de otro paciente (**c**), el AMI es extenso y difuso. Estos aspectos pueden asemejarse a diversas enfermedades, y el AMI siempre debe considerarse en el contexto de consolidación crónica y OVE.

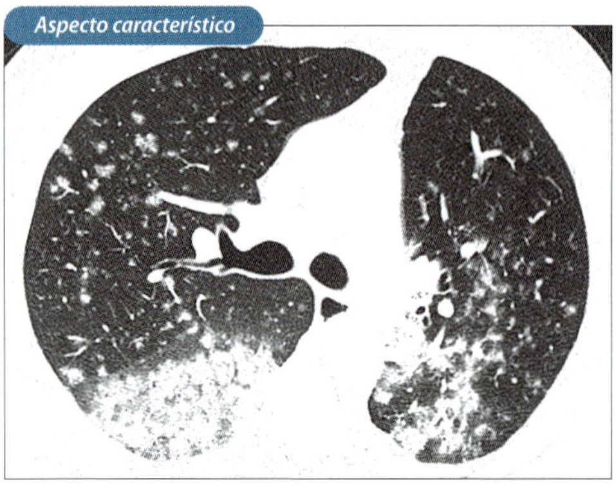

Figura 17.6 Adenocarcinoma mucinoso invasivo con nódulos centrilobulillares: aspecto característico. Se observan nódulos centrilobulillares bilaterales en parches, la mayoría de los cuales presentan una atenuación similar a la de los tejidos blandos. Este hallazgo refleja la diseminación endobronquial del tumor. Se observa una región más confluente de consolidación lobulillar en el lóbulo inferior del pulmón derecho, que refleja la diseminación tumoral extensa.

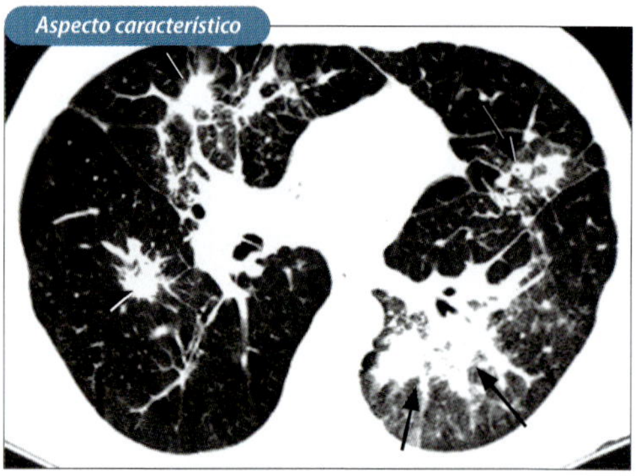

Figura 17.7 Sarcoma de Kaposi: aspecto característico. Se observa infiltración intersticial peribroncovascular en el pulmón izquierdo (*flechas*), que se manifiesta como un engrosamiento de la pared bronquial o masas perihiliares. Se visualizan nódulos peribroncovasculares irregulares (con morfología "en llama"), conjuntamente con engrosamiento septal interlobulillar (*puntas de flecha*) en el pulmón derecho.

En el contexto de síntomas crónicos, los diagnósticos diferenciales de adenocarcinoma mucinoso invasivo abarcan otras causas de consolidación crónica y opacidad en vidrio esmerilado, tales como neumonía organizada, neumonía eosinofílica crónica, sarcoidosis, linfoma, neumonía lipoidea y proteinosis alveolar. Los nódulos centrilobulillares rara vez se asocian a estas enfermedades y son un hallazgo relativamente frecuente en casos de adenocarcinoma mucinoso invasivo, si bien la neumonía organizada y la sarcoidosis excepcionalmente pueden manifestarse con nódulos centrilobulillares como hallazgo predominante. Cuando no se observan nódulos centrilobulillares, puede ser difícil diferenciar las distintas causas de consolidación crónica entre sí.

Sarcoma de Kaposi

El sarcoma de Kaposi es un tumor maligno originalmente descrito en varones de edad avanzada de ascendencia mediterránea, pero afecta con más frecuencia a pacientes con infección por el virus de inmunodeficiencia humana (VIH). Hasta el 50% de los pacientes infectados por el VIH con sarcoma de Kaposi presentan compromiso pulmonar, pero la incidencia de la afectación pulmonar ha disminuido significativamente desde el desarrollo del tratamiento antirretroviral de gran actividad. El sarcoma de Kaposi se asocia a infección por el virus del herpes humano de tipo 8 (VHH 8).

La primera manifestación de sarcoma de Kaposi en la TCAR es el engrosamiento del intersticio peribroncovascular (Figura 17.7), que se aprecia como un engrosamiento de la pared bronquial. Un signo visualizado con posterioridad y más indicativo de sarcoma de Kaposi es la presencia de nódulos grandes (más de 1 cm) irregulares con morfología "en llama" (*v.* Figura 17.7). Estos nódulos generalmente tienen distribución peribroncovascular. Otros hallazgos son el engrosamiento septal interlobulillar, los derrames pleurales y la linfadenopatía mediastínica.

Linfoma pulmonar

El linfoma pulmonar puede ser primario (originado en el pulmón) o secundario a linfoma extendido, diseminado o extratorácico.

Para describir las neoplasias linfáticas y las enfermedades linfoides se emplea la clasificación de la Organización Mundial de la Salud (OMS) (2008), con modificaciones relacionadas con la clasificación de linfoma pulmonar primario de la OMS de 2015.

El linfoma no Hodgkin (LNH) representa el 75% de los linfomas torácicos; el otro 25% corresponde a linfomas de Hodgkin. La mayoría de los casos se manifiestan con adenopatías. El linfoma pulmonar primario casi siempre corresponde a LNH.

Linfoma pulmonar primario

Se considera que el LNH pulmonar es un linfoma pulmonar primario si no se observan signos de diseminación extratorácica durante al menos los tres meses posteriores al diagnóstico inicial.

Menos del 1% de los linfomas pulmonares son primarios.

El linfoma pulmonar primario se origina en el tejido pulmonar linfoide. Muchos de estos tumores están relacionados con la proliferación maligna de folículos linfoides submucosos distribuidos a lo largo de los bronquios y los bronquiolos distales, denominados "tejido linfoide asociado a mucosas" (MALT, por sus siglas en inglés) o "tejido linfoide asociado a la mucosa bronquial" (BALT, por sus siglas en inglés).

El linfoma pulmonar primario habitualmente representa un linfoma de células B de la zona marginal extraganglionar originado en el MALT (o el BALT) denominado "maltoma" o un linfoma difuso de células B grandes (LDCBG). Ambos son raros.

Es muy habitual observar nódulos solitarios o múltiples. Pueden tener distribución peribronquial, y es posible visualizar broncogramas aéreos en su interior (Figura 17.8). En algunos casos, puede observarse adenopatía. Otras manifestaciones consisten en consolidación bilateral, opacidad en vidrio esmerilado o un patrón reticulonodular difuso (Figura 17.9).

Maltoma

El maltoma representa del 70% al 90% de los linfomas pulmonares primarios, pero menos del 0,5% de todos los tumores pulmonares primarios. Estos linfomas se originan en el tejido linfoide asociado a mucosas (MALT), de allí el término "maltoma" o "linfoma MALT". Son de crecimiento lento, y los pacientes que presentan linfoma MALT de células B pulmonar primario tienen buen pronóstico. Se cree que estos tumores aparecen por estimulación antigénica crónica asociada a tabaquismo, enfermedad autoinmunitaria (en especial, síndrome de Sjögren) o infección. Responden bien a la intervención quirúrgica (si son localizados), la quimioterapia y la radioterapia, y la tasa de supervivencia es del 85%-95% a cinco años y de aproximadamente el 70% a diez años.

La manifestación radiológica más frecuente del linfoma MALT de células B primario es un nódulo solitario o un área focal de consolidación, cuya extensión puede ser de unos centímetros o abarcar todo el lóbulo. También pueden observarse nódulos múltiples o áreas multifocales de consolidación. En el 50% de los casos, se visualizan broncogramas aéreos. Las anomalías del parénquima habitualmente presentan un crecimiento lento a lo largo de meses o años. Las masas únicas o múltiples o las áreas de consolidación pueden tener una distribución predominantemente peribronquial. En el momento de la presentación, entre el 5% y el 30% de los casos evidencian linfadenopatía en los estudios radiológicos.

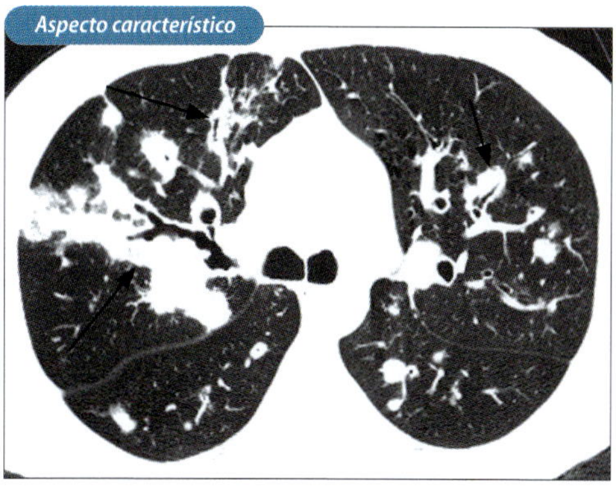

Figura 17.8 Linfoma pulmonar primario: aspecto característico. Se visualizan masas y nódulos peribroncovasculares (*flechas*) a lo largo o alrededor de las vías respiratorias. Se aprecian broncogramas aéreos dentro de algunas masas.

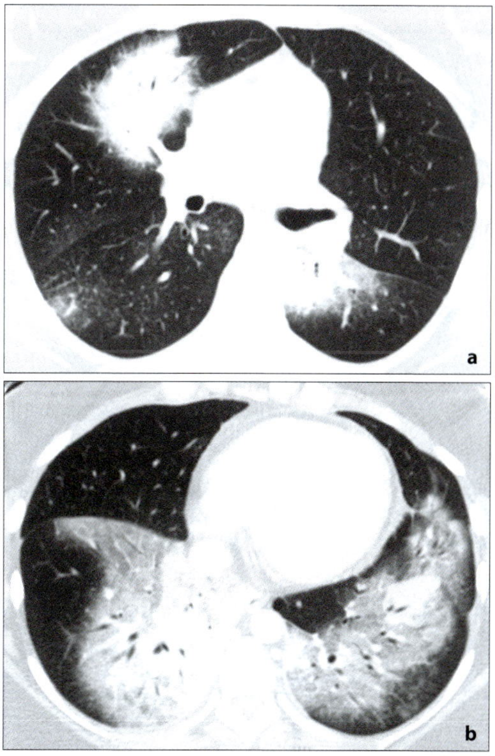

Figura 17.9 Linfoma pulmonar primario. a-b Se observan parches bilaterales de consolidación y opacidad en vidrio esmerilado, estables durante casi dos años. En la biopsia, se observó un linfoma de linfocitos B de bajo grado. La consolidación crónica como manifestación de un linfoma se observa con mucha frecuencia asociada a enfermedad recidivante, pero en ocasiones puede observarse en el momento de la presentación.

Linfoma difuso de células B grandes

El linfoma difuso de células B grandes (LDCBG) representa del 5% al 20% de los linfomas pulmonares primarios. No se trata de una entidad única, sino que puede asociarse a diversas causas y características morfológicas. Algunos tumores afectan a pacientes con enfermedad del tejido conjuntivo, síndrome de inmunodeficiencia adquirida (sida), trasplantes de órganos (trastorno linfoproliferativo postrasplante), infección por el virus de Epstein-Barr, o están asociados a otras causas de inmunodepresión.

Linfoma pulmonar secundario

La mayoría de los casos de linfoma con afectación pulmonar son secundarios a un linfoma difuso o a un linfoma con afectación predominantemente extratorácica. El compromiso pulmonar secundario puede asociarse a linfoma de Hodgkin (LH) o a LNH.

Solo el 10% de los pacientes con LH presentan compromiso pulmonar en el momento de la presentación, mientras que todos presentan adenopatía asociada. La afectación pulmonar se observa más frecuentemente en las recidivas.

Las anomalías pulmonares del LH y del LNH son similares, y consisten en la presencia de nódulos o masas, áreas de consolidación u opacidad en vidrio esmerilado o engrosamiento intersticial. La presencia de nódulos es muy frecuente; suelen tener un diámetro superior a 1 cm (Figura 17.10) y por lo general son mal definidos (Figura 17.11). También pueden observarse nódulos de menos de 1 cm, pero es infrecuente apreciar un patrón que se asemeje a una diseminación miliar de la enfermedad.

La consolidación también es un hallazgo relativamente frecuente (*v.* Figura 17.11). En algunos casos, puede tener aspecto de masa. Es posible observar broncogramas aéreos en el interior de los nódulos o las masas.

En el contexto de linfoma ya conocido, los principales diagnósticos diferenciales de consolidación abarcan infecciones (en especial, por hongos) y reacción medicamentosa con un patrón de neumonía organizada.

Enfermedad linfoproliferativa

El término "enfermedad linfoproliferativa" se emplea para describir un espectro de enfermedades linfoides, que abarcan desde linfoma a proliferaciones linfoides benignas. Puede tener diversas causas o asociarse a otras entidades, y puede describirse por sus asociaciones clínicas.

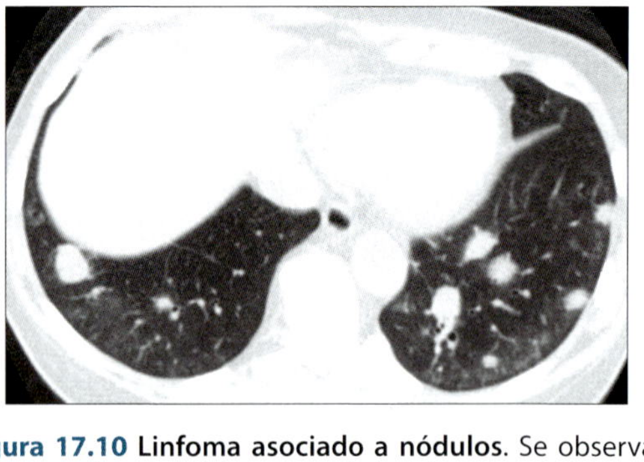

Figura 17.10 Linfoma asociado a nódulos. Se observan regiones de consolidación nodular dispersas bilaterales con aspecto de masa, en la imagen de un paciente con un linfoma recidivante después del tratamiento. Este aspecto es característico de un linfoma con compromiso pulmonar.

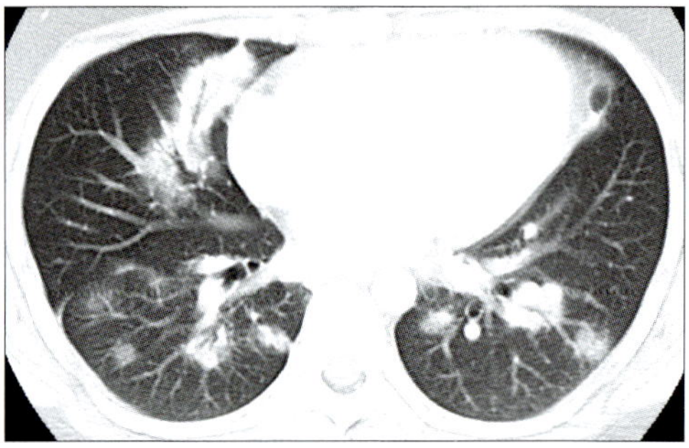

Figura 17.11 Linfoma con nódulos mal definidos y consolidación. Se observan nódulos mal definidos y parches de consolidación con aspecto de masa con broncogramas aéreos, en la imagen de un paciente que presenta un linfoma previamente tratado. Este aspecto es muy característico del linfoma secundario recidivante.

Hiperplasia linfoide focal (nodular)

La hiperplasia linfoide focal, también conocida como seudolinfoma, consiste en una acumulación localizada de linfocitos no neoplásicos y otras células inmunitarias. Este trastorno infrecuente habitualmente se manifiesta con un nódulo solitario o un área focal de consolidación. En ocasiones, pueden observarse múltiples nódulos o áreas de consolidación (Figura 17.12). No se observa linfadenopatía asociada. Puede asociarse al síndrome de Sjögren.

Cuando se manifiesta con un nódulo solitario, la hiperplasia linfoide focal es indistinguible del carcinoma broncogénico primario, de la metástasis, los granulomas, los hamartomas o de otras causas de nódulos solitarios. Cuando se manifiesta como un área focal de consolidación, los diagnósticos diferenciales con frecuencia son adenocarcinoma y otras causas de consolidación crónica.

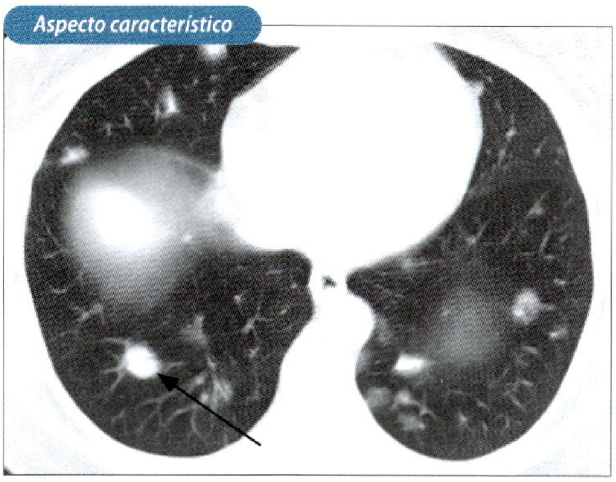

Figura 17.12 Hiperplasia linfoide focal: aspecto característico. Se observan varios nódulos bilaterales, algunos sólidos y otros con opacidad en vidrio esmerilado. Obsérvese el broncograma aéreo en uno de los nódulos del lóbulo inferior del pulmón derecho (*flecha*). El diagnóstico histopatológico quirúrgico fue hiperplasia linfoide.

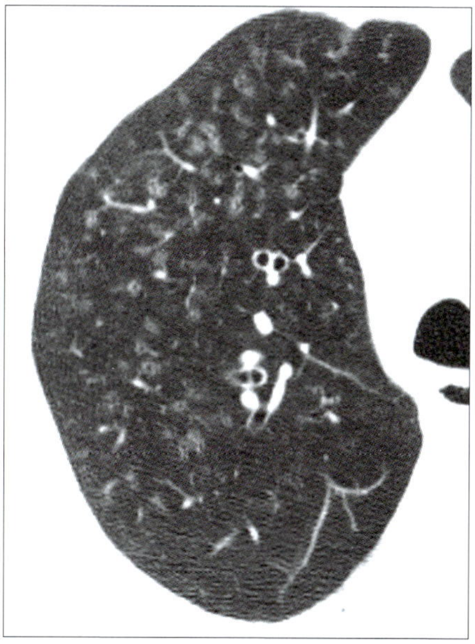

Figura 17.13 Bronquiolitis folicular. En la imagen de este paciente con bronquiolitis folicular, se observan nódulos centrilobulillares con opacidad en vidrio esmerilado. La distribución centrilobulillar de los nódulos refleja el correlato histopatológico de folículos linfoides alrededor de las vías respiratorias pequeñas.

Neumonía intersticial linfoide y bronquiolitis folicular

La neumonía intersticial linfoide (NIL) y la bronquiolitis folicular (BF) son trastornos linfoproliferativos benignos caracterizados histopatológicamente por la proliferación de linfocitos policlonales, predominantemente dentro del intersticio, en los casos de NIL, o a lo largo de las vías respiratorias pequeñas, en los casos de BF. Estas dos entidades presentan similitudes clínicas, histopatológicas y radiológicas significativas.

La NIL y la BF frecuentemente se asocian a inmunodepresión o a enfermedad del tejido conjuntivo. Las enfermedades que con más frecuencia generan estos patrones son la infección por VIH, la inmunodeficiencia común variable y el síndrome de Sjögren. La presencia de antecedentes de una enfermedad asociada es fundamental para el diagnóstico, porque la NIL y la BF son infrecuentes y se manifiestan con signos que se superponen con los de otros trastornos más comunes.

La BF se conoce también como hiperplasia del tejido linfoide asociado a la mucosa bronquial (BALT) o del tejido linfoide asociado a mucosas (MALT). Es causada por la estimulación antigénica del BALT y por hiperplasia linfoide policlonal. En el examen histopatológico, la BF se caracteriza por la presencia de folículos linfoides peribronquiolares abundantes y por la extensión del infiltrado linfoide hacia el intersticio alveolar adyacente. Si bien la BF no presenta la infiltración alveolar extensa de la NIL, la diferenciación de los dos patrones es algo arbitraria.

El hallazgo de BF más característico en la TCAR es la presencia de nódulos centrilobulillares con opacidad en vidrio esmerilado (Figura 17.3). Estos nódulos son indistinguibles de los observados en los casos de neumonitis por hipersensibilidad, bronquiolitis respiratoria e infecciones atípicas. Excepcionalmente, la BF se manifiesta con opacidades en árbol en brote, que se asemejan a infección. Puede observarse perfusión en mosaico o atrapamiento aéreo leves (Figura 17.14), pero rara vez es un hallazgo tan marcado como en la neumonitis por hipersensibilidad.

En el examen histopatológico, la NIL se caracteriza por un infiltrado intersticial difuso de células mononucleares, que se compone predominantemente de linfocitos y células plasmáticas. Los hallazgos de la NIL en la TCAR son más variables. Pueden observarse opacidad en vidrio esmerilado o consolidación, con frecuencia bilaterales y en parches (Figura 17.15). Los dos hallazgos son inespecíficos. También pueden apreciarse nódulos pulmonares. A diferencia de la BF, los nódulos habitualmente son bien definidos y tienen una distribución perilinfática (Figura 17.16), un hallazgo que se asemeja a sarcoidosis, diseminación de neoplasias malignas por vía linfática, silicosis o amiloidosis. Pueden observarse quistes asociados a cualquiera de estas anomalías (Figura 17.17) o

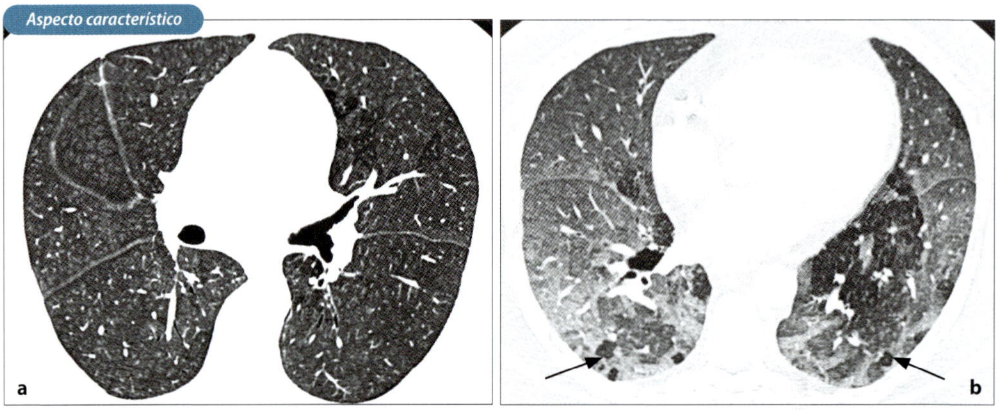

Figura 17.14 Bronquiolitis folicular: aspecto característico. En la imagen de un paciente con enfermedad del tejido conjuntivo, se observa una combinación de nódulos centrilobulillares con opacidad en vidrio esmerilado (**a**) y atrapamiento aéreo (*flechas gruesas*, **b**). Nótese que los nódulos no afectan la porción subpleural del pulmón (**a**).

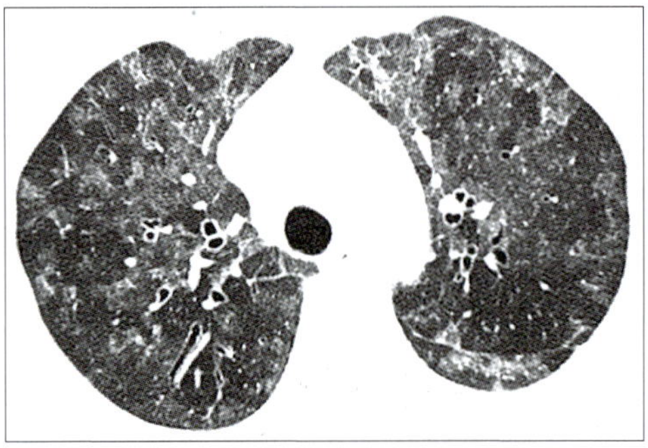

Figura 17.15 Neumonía intersticial linfoide (NIL). Se observa opacidad en vidrio esmerilado inespecífica bilateral en parches en la imagen de un paciente con enfermedad del tejido conjuntivo (ETC). En el contexto de síntomas crónicos, los diagnósticos diferenciales de este patrón en un paciente con ETC son limitados y abarcan NIL y neumonía intersticial no específica de distribución atípica. En este caso, el hallazgo representaba NIL.

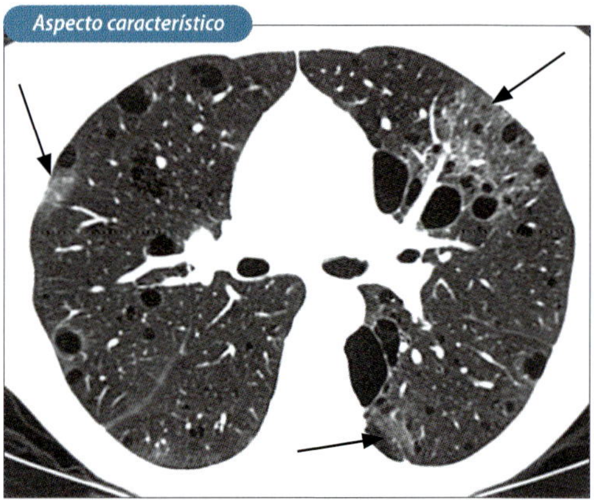

Figura 17.17 Neumonía intersticial linfoide (NIL): aspecto característico. En la imagen de un paciente con síndrome de Sjögren, se observa una combinación de quistes y opacidad en vidrio esmerilado en parches (*flechas*). Si bien la opacidad en vidrio esmerilado es un hallazgo inespecífico, su asociación a quistes en la imagen de un paciente con enfermedad del tejido conjuntivo es muy indicativa de NIL.

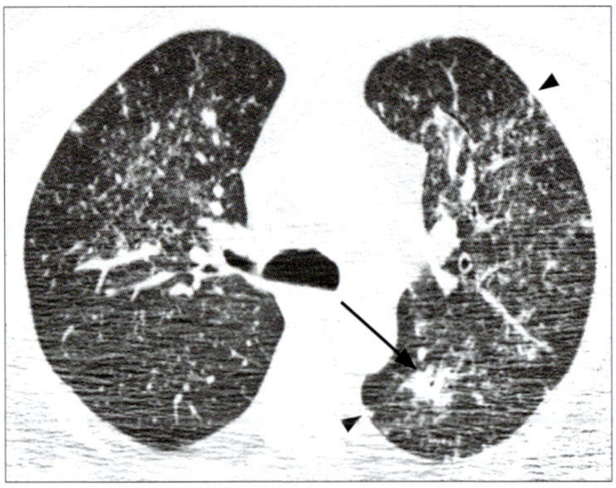

Figura 17.16 Neumonía intersticial linfoide. Se observan nódulos pequeños en la imagen de un paciente con infección por VIH y síntomas crónicos progresivos. La distribución perilinfática de estos nódulos se pone de manifiesto por la disposición en parches y la presencia de nódulos subpleurales (*puntas de flecha*) y peribroncovasculares (*flecha gruesa*).

como hallazgo aislado. El síndrome de Sjögren y la enfermedad del tejido conjuntivo pueden manifestarse con quistes como la única anomalía (Figura 17.18).

Las manifestaciones de NIL y BF (Tabla 17.2) representan un espectro de anomalías de la misma enfermedad, por lo que puede haber una superposición de hallazgos (Figura 17.19). Por ejemplo, pueden observarse nódulos centrilobulillares con opacidad en vidrio esmerilado en parches más difusa. De todos modos, este diagnóstico no suele considerarse a menos que existan antecedentes clínicos apropiados.

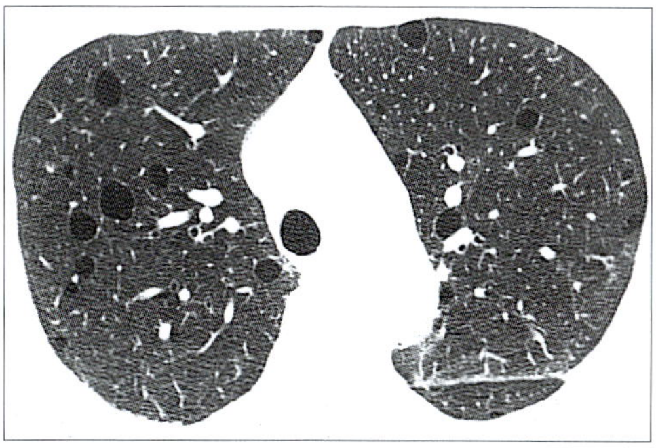

Figura 17.18 Neumonía intersticial linfoide. Habitualmente se observan quistes como hallazgo aislado. Esta es una manifestación frecuente de neumonía intersticial linfoide en el contexto de síndrome de Sjögren.

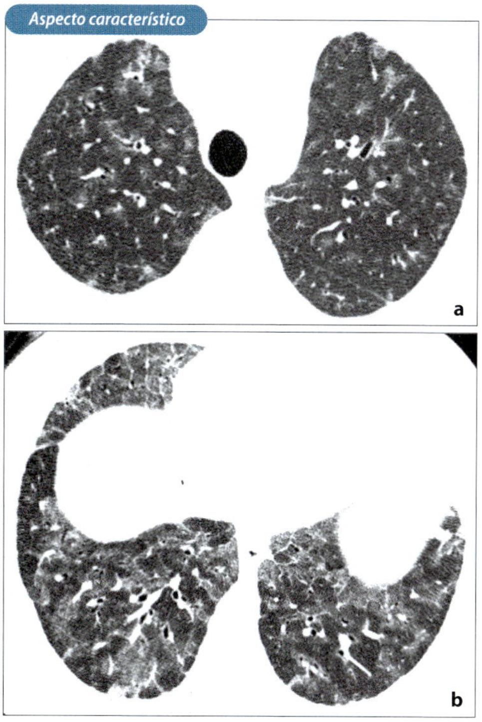

Figura 17.19 Bronquiolitis folicular y neumonía intersticial linfoide: aspecto característico. Como estas dos entidades se consideran un espectro de la misma enfermedad, puede haber superposición de hallazgos en la TCAR. En la imagen de este paciente con inmunodeficiencia común variable, se observa una combinación de nódulos centrilobulillares con opacidad en vidrio esmerilado en los lóbulos superiores (**a**) y opacidad en vidrio esmerilado más generalizada en los lóbulos inferiores (**b**).

Tabla 17.2 Hallazgos de neumonía intersticial linfoide y bronquiolitis folicular en la TCAR

Bronquiolitis folicular	▪ Nódulos centrilobulillares con opacidad en vidrio esmerilado ▪ Perfusión en mosaico y atrapamiento aéreo leves
Neumonía intersticial linfoide	▪ Consolidación y opacidad en vidrio esmerilado bilateral en parches ▪ Nódulos perilinfáticos ▪ Quistes

Enfermedad pulmonar asociada a IgG4

La enfermedad pulmonar asociada a IgG4 es un trastorno sistémico caracterizado por la presencia de infiltrados linfoplasmocitarios en uno o más órganos. Esta enfermedad originalmente se describió en el páncreas como pancreatitis esclerosante linfoplasmocitaria; sin embargo, se sabe actualmente que se trata de un trastorno multiorgánico. Los órganos más frecuentemente afectados son el páncreas, el hígado, el pulmón y el mediastino. Los infiltrados de la enfermedad asociada a IgG4 no son neoplásicos; sin embargo, en algunos casos puede haber una asociación con linfoma o con otras neoplasias malignas.

En la TCAR, pueden observarse varios patrones diferentes de enfermedad pulmonar (Figura 17.20). Pueden apreciarse uno o más nódulos o masas. Los nódulos o las masas solitarios habitualmente tienen más de 1 cm de diámetro y pueden llegar a tener hasta 6 cm o más. En estos casos, el diagnóstico diferencial principal es neoplasia maligna. Cuando se observan varios nódulos, con frecuencia presentan atenuación en vidrio esmerilado y se asemejan a áreas multifocales de adenocarcinoma pulmonar primario o adenocarcinoma *in situ*, si bien también es posible observar varios nódulos sólidos. Otra manifestación frecuente es un patrón linfático de engrosamiento intersticial peribroncovascular o engrosamiento septal interlobulillar. En estos casos, los diagnósticos diferenciales abarcan otras enfermedades linfáticas, tales como cáncer o sarcoidosis. Por último, la enfermedad esclerosante asociada a IgG4 puede manifestarse con hallazgos en la TCAR que se superponen con los de neumonías intersticiales y otras causas de enfermedad pulmonar intersticial, tales como opacidad en vidrio esmerilado y patrón en panal de abeja. Los hallazgos extrapulmonares que se observan con más frecuencia en el tórax son la linfadenopatía hiliar y mediastínica.

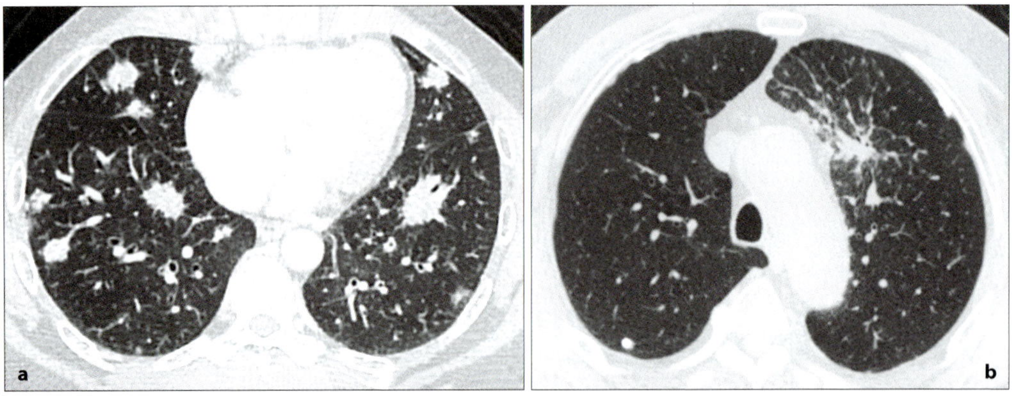

Figura 17.20 **Enfermedad asociada a IgG4.** Se observan nódulos irregulares bilaterales en parches, predominantemente de distribución peribroncovascular (**a**). En la imagen de otro paciente (**b**), el engrosamiento septal interlobulillar y la consolidación peribroncovascular en el lóbulo superior del pulmón izquierdo sugieren una distribución linfática de las anomalías.

Granulomatosis linfomatoide

La granulomatosis linfomatoide (GL) es una enfermedad infrecuente. Es un proceso angiocéntrico y angiodestructivo caracterizado por la presencia de un infiltrado linfoide polimorfo compuesto por linfocitos B infectados por el virus de Epstein-Barr (VEB), con diferente grado de atipia celular, y gran cantidad de linfocitos T reactivos. La GL se considera una enfermedad linfoproliferativa asociada al VEB. Afecta con más frecuencia a pacientes inmunodeprimidos y puede ser una manifestación del trastorno linfoproliferativo postrasplante.

Se cree que existen tres estadios de GL, en función del grado de atipia citológica, el porcentaje de células infectadas por el VEB, la presencia de necrosis y la respuesta al tratamiento. En estadios avanzados, la GL se asemeja al linfoma difuso de células B grandes, y el pronóstico es similar en ambos casos. El principal órgano afectado es el pulmón, si bien la enfermedad puede comprometer otros órganos, como la piel, el cerebro, los riñones y el corazón; los pacientes con afectación de otros órganos presentan un peor pronóstico.

Los hallazgos de la TCAR consisten principalmente en lesiones nodulares bilaterales mal definidas, que tienen de 0,5 a 8 cm de diámetro y predominio basal (Figura 17.21). Las lesiones pueden evolucionar rápidamente, presentar cavitación y simular granulomatosis con poliangeítis (granulomatosis de Wegener).

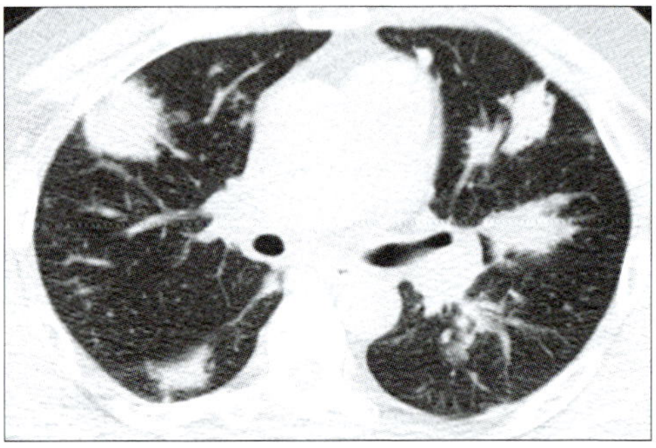

Figura 17.21 **Granulomatosis linfomatoide.** Se observan nódulos grandes irregulares bilaterales en la imagen de un paciente con granulomatosis linfomatoide. Esta es una manifestación característica de esta enfermedad infrecuente, pero en el contexto de síntomas crónicos, existen muchas otras causas más frecuentes, tales como tumor, neumonía organizada, neumonía eosinofílica y sarcoidosis.

Trastornos linfoproliferativos postrasplante

El trastorno linfoproliferativo postrasplante (TLPT) puede ser secundario a un trasplante de órganos sólidos o de médula ósea. El TLPT agrupa un espectro de procesos que abarcan desde la proliferación benigna de linfocitos no neoplásicos hasta un linfoma maligno, ya sea LH o LNH. Está estrechamente relacionado con la infección por el VEB. Por lo general, la probabilidad de padecer TLPT se asocia al grado de inmunodepresión, pero este factor puede verse afectado por el tratamiento prolongado con antivirales. Es muy habitual la presentación dentro del año posterior al trasplante.

Los hallazgos de TLPT en la TCAR se asemejan a los observados en casos de linfoma pulmonar primario o secundario. Pueden observarse nódulos únicos o múltiples, masas o áreas de consolidación. Estos hallazgos suelen estar asociados a linfadenopatía mediastínica o hiliar (Figura 17.22). En el contexto de pacientes

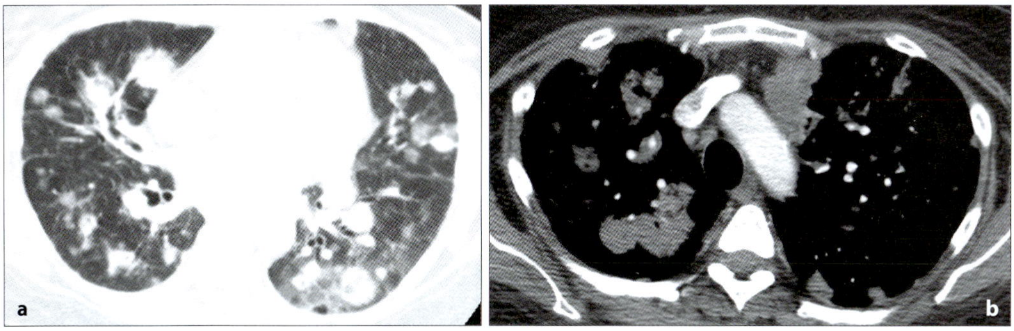

Figura 17.22 Trastorno linfoproliferativo postrasplante. Se observan múltiples nódulos y masas bilaterales (**a**) en la imagen de este paciente con antecedentes de trasplante renal. **b** Estos hallazgos se asocian a linfadenopatía mediastínica.

trasplantados, el principal diagnóstico diferencial es la infección, en especial la micosis. La neumonía organizada secundaria a fármacos o la enfermedad de injerto contra huésped también pueden asemejarse mucho al TLPT.

Leucemia

Las anomalías pulmonares en los estudios de pacientes con leucemia no son infrecuentes, pero muchas se deben a procesos no neoplásicos tales como neumonía, reacción medicamentosa, edema o hemorragia. Aproximadamente en el 15% de las TCAR con anomalías significativas se observa una infiltración leucémica.

En la TCAR, la infiltración pulmonar leucémica suele poner de manifiesto la diseminación linfática. Por lo tanto, son frecuentes el engrosamiento de los tabiques interlobulillares y del intersticio peribroncovascular. También pueden observarse nódulos pequeños, que habitualmente tienen distribución perilinfática o aleatoria. La presencia de nódulos centrilobulillares es más indicativa de una causa no neoplásica, tal como la neumonía. La opacidad en vidrio esmerilado y la consolidación son hallazgos infrecuentemente asociados a infiltración leucémica, y por lo general representan neumonía, daño alveolar difuso, edema o hemorragia.

18
Enfermedades raras

Proteinosis alveolar pulmonar

La proteinosis alveolar pulmonar (PAP) es una enfermedad rara caracterizada histopatológicamente por el acúmulo de una sustancia lipoproteinácea en los alvéolos. Existen tres formas de esta enfermedad. La PAP congénita es causada por mutaciones de genes que codifican la proteína B o C del surfactante o el factor estimulante de colonias de granulocitos y macrófagos (GM-CSF). La PAP secundaria se asocia a una gran diversidad de trastornos, tales como la silicosis aguda (silicoproteinosis), las infecciones y las neoplasias malignas hematológicas y linfáticas. La PAP idiopática representa casi el 90% de los casos. Es una enfermedad autoinmunitaria en la que los anticuerpos anti-GM-CSF interfieren con la degradación o la eliminación del surfactante.

La PAP afecta mucho más a los varones que a las mujeres. La edad de los pacientes varía de meses de vida a más de 70 años, y dos tercios de los pacientes tienen entre 30 y 50 años de edad. Los síntomas suelen ser leves y de inicio gradual. Pueden aparecer tos, fiebre y disnea leve. Alrededor del 30% de los pacientes son asintomáticos.

Las anomalías observadas en la tomografía computarizada de alta resolución (TCAR) habitualmente son difusas, bilaterales y, con frecuencia, simétricas (Tabla 18.1). El hallazgo característico en la TCAR es la presencia de regiones geográficas de opacidad en vidrio esmerilado y engrosamiento septal interlobulillar en las mismas zonas pulmonares. Este patrón se denomina "empedrado irregular" (Figuras 18.1 y 18.2). Pueden observarse consolidación o nódulos mal definidos, pero no son hallazgos demasiado frecuentes. Los diagnósticos diferenciales del patrón en empedrado irregular son muchos, entre ellos neumonías intersticiales, neumonía organizada, neumonía eosinofílica, neumonitis por hipersensibilidad, neumonía lipoidea y adenocarcinoma mucinoso invasivo.

Tabla 18.1 Hallazgos de proteinosis alveolar pulmonar en la TCAR

- Tres formas: congénita, secundaria, idiopática (90% de los casos)
- Difusa y bilateral
- Parches y regiones geográficas de opacidad en vidrio esmerilado y empedrado irregular
- Consolidación menos frecuente
- La opacidad en vidrio esmerilado disminuye con el lavado broncoalveolar

La TCAR puede ser útil para controlar la evolución del tratamiento (*v.* Figura 18.2). Para tratar la enfermedad, se utiliza el lavado broncoalveolar con grandes volúmenes de líquido a fin de intentar eliminar el material proteináceo de los espacios alveolares. La TCAR puede ayudar a identificar las regiones pulmonares apropiadas para el lavado broncoalveolar y a confirmar el éxito del tratamiento. Tras el lavado, las opacidades en vidrio esmerilado mejoran o desaparecen. En ocasiones, el engrosamiento septal puede persistir (*v.* Figura 18.2 b).

Neumonía lipoidea

La neumonía lipoidea se origina por el acúmulo de lípidos en el parénquima pulmonar. Puede ser endógena o exógena. La neumonía lipoidea

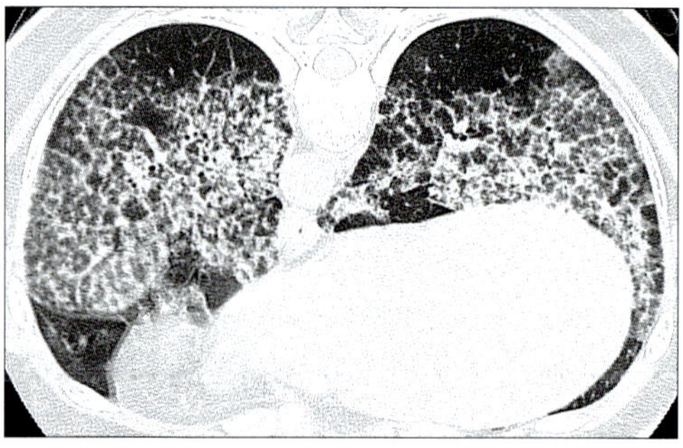

Figura 18.1 Proteinosis alveolar pulmonar. En la TCAR en decúbito prono, se observa una combinación de opacidad en vidrio esmerilado y engrosamiento septal interlobulillar en las mismas regiones pulmonares (patrón en empedrado irregular). En el contexto de síntomas crónicos, la proteinosis alveolar es uno de los tantos diagnósticos posibles de este patrón.

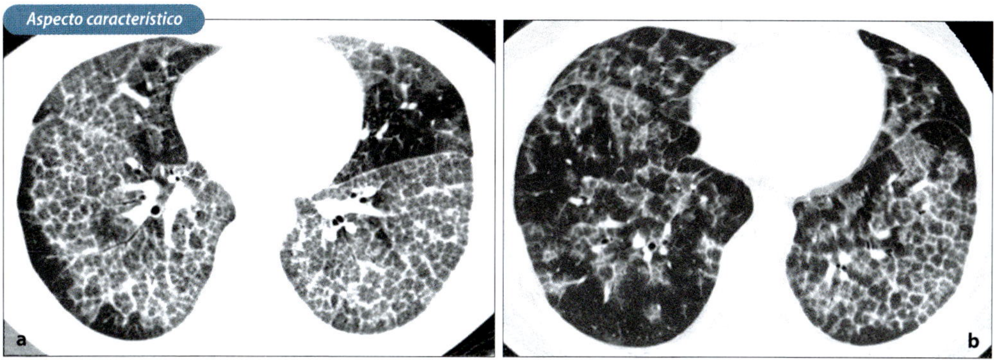

Figura 18.2 Proteinosis alveolar pulmonar, antes y después del tratamiento: aspectos característicos. **a** En la TCAR previa al tratamiento, se observan hallazgos característicos de proteinosis alveolar con patrón en empedrado irregular. **b** Tras varios tratamientos mediante lavado broncoalveolar con grandes volúmenes de líquido, se observa una mejoría significativa de la opacidad en vidrio esmerilado y del engrosamiento septal.

endógena se caracteriza por la presencia de macrófagos llenos de lípidos en regiones de consolidación pulmonar distales a una vía respiratoria obstruida. Los hallazgos de la TCAR son los de una neumonía posobstructiva.

La neumonía lipoidea exógena es causada por la aspiración de sustancias grasas, tales como el aceite mineral. Debido a la aspiración de gran cantidad de lípidos durante un tiempo prolongado, los pacientes suelen presentar síntomas crónicos. También pueden descubrirse anomalías en la TC de manera casual en pacientes asintomáticos.

Los hallazgos de neumonía lipoidea exógena en la TCAR consisten en opacidad en vidrio esmerilado o consolidación en parches, focal o con aspecto de masa (Tabla 18.2). No es infrecuente observar una combinación de opacidad en vidrio esmerilado y engrosamiento septal interlobulillar (patrón en empedrado irregular). En las ventanas de partes blandas, pueden observarse regiones de baja atenuación dentro de áreas de consolidación, en las que la densidad en unidades Hounsfield es compatible con grasa (Figura 18.3). Las masas o las regiones de consolidación pueden ser redondas o irregulares.

Los hallazgos suelen ser más graves en las regiones declives del pulmón, lo que refleja la distribución característica de la aspiración. Puede observarse fibrosis asociada, si bien habitualmente no es un componente significativo de la enfermedad.

Tabla 18.2 Hallazgos de neumonía lipoidea en la TCAR

- Aspiración de sustancias grasas (neumonía lipoidea exógena)
- En parches y en regiones declives
- Opacidad en vidrio esmerilado o consolidación
- Consolidación de baja atenuación

Amiloidosis

La amiloidosis se caracteriza por la acumulación extracelular de amiloide en distintos órganos. Los órganos más frecuentemente afectados son los riñones, el corazón, el sistema nervioso y el hígado.

Existen dos variantes de amiloide que pueden depositarse en los pulmones: la proteína amiloide L (de cadena ligera) y la proteína amiloide A. La primera es responsable de la gran mayoría de los casos de compromiso pulmonar sintomático; puede ser idiopática o asociarse a mieloma o linfoma. La amiloidosis A se asocia a artritis reumatoide, enfermedad intestinal inflamatoria, trastornos inflamatorios crónicos (p. ej., osteomielitis) e infecciones pulmonares crónicas (p. ej., tuberculosis), y rara vez provoca síntomas.

La amiloidosis puede afectar el parénquima pulmonar o las vías respiratorias (Tabla 18.3). El compromiso del parénquima pulmonar puede ser focal o difuso. Puede observarse linfadenopatía asociada a cualquiera de los patrones de amiloidosis antes mencionados o como anomalía

Tabla 18.3 Hallazgos de amiloidosis en la TCAR

- Amiloidosis parenquimatosa focal:
  - Nódulos pulmonares únicos o múltiples, a veces calcificados
- Amiloidosis parenquimatosa difusa:
  - Nódulos pequeños con distribución perilinfática, engrosamiento septal
  - Consolidación, opacidad en vidrio esmerilado, calcificación, fibrosis
- Amiloidosis traqueobronquial:
  - Engrosamiento difuso o focal de las paredes traqueales y bronquiales
  - Calcificación frecuente

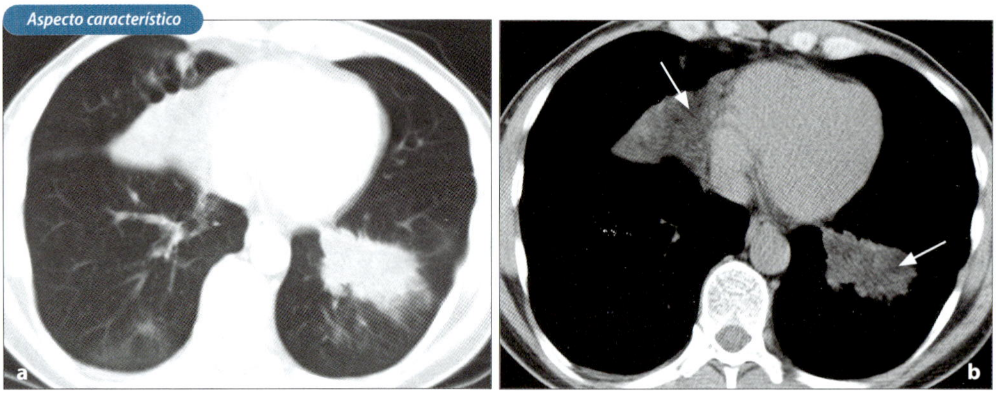

Figura 18.3 **Neumonía lipoidea: aspecto característico.** **a** En las ventanas de pulmón, se observan regiones focales de consolidación en las bases de ambos pulmones de un paciente con síntomas crónicos. Este hallazgo es inespecífico. **b** En las ventanas del mediastino, la presencia de baja atenuación (grasa) (*flechas*) dentro de regiones de consolidación es muy indicativa del diagnóstico de neumonía lipoidea.

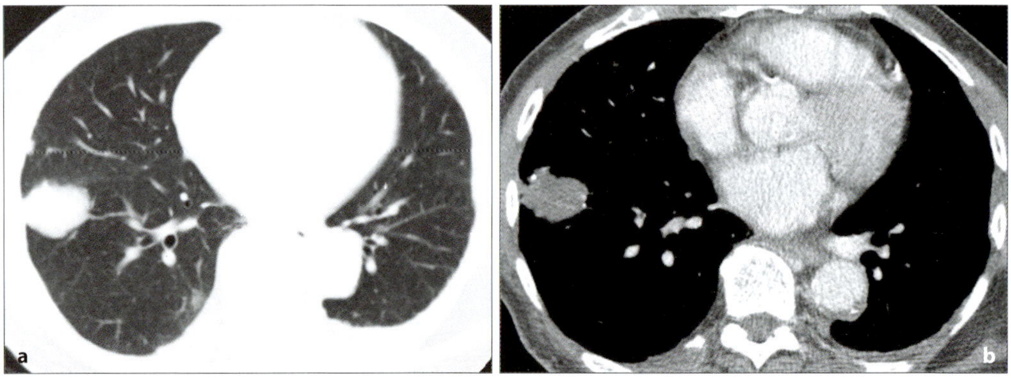

Figura 18.4 **Amiloidosis parenquimatosa focal.** **a** Se observa un nódulo inespecífico en el lóbulo inferior del pulmón derecho. **b** En la ventana de partes blandas, se visualizan áreas focales de calcificación en el interior del nódulo. La biopsia de este paciente con artritis reumatoide confirmó el diagnóstico de amiloidosis.

aislada. Con frecuencia se aprecia calcificación en los ganglios mediastínicos o hiliares.

Amiloidosis parenquimatosa focal

La amiloidosis parenquimatosa focal se manifiesta con un solo nódulo o con múltiples nódulos aislados o masas (Figura 18.4) que pueden presentar calcificación. Estos hallazgos son difíciles de diferenciar de otras causas de nódulos, tales como carcinoma broncogénico primario, metástasis, enfermedad granulomatosa o hamartomas. Puede observarse engrosamiento de la pared de las vías respiratorias como hallazgo asociado.

Amiloidosis parenquimatosa difusa

La amiloidosis parenquimatosa difusa habitualmente se manifiesta con nódulos pequeños (menores de 1,5 cm) difusos. Con frecuencia están calcificados y pueden tener distribución perilinfática (Figura 18.5). Otras causas de nódulos pulmonares pequeños calcificados difusos son la sarcoidosis, las neumoconiosis como la silicosis, las infecciones granulomatosas como la tuberculosis, la calcificación metastásica y la microlitiasis alveolar. Otros hallazgos menos característicos son la infiltración pulmonar difusa con consolidación (Figura 18.6), la opacidad en vidrio esmerilado, el engrosamiento septal interlobulillar o intersticial intralobulillar, la calcificación pulmonar extensa y la fibrosis.

Amiloidosis traqueobronquial

El compromiso de las vías respiratorias se caracteriza por un engrosamiento difuso o nodular de las paredes de la tráquea o de los bronquios centrales (Figura 18.7). Puede observarse calcificación. Los diagnósticos diferenciales de engrosamiento extenso de la tráquea o de las paredes

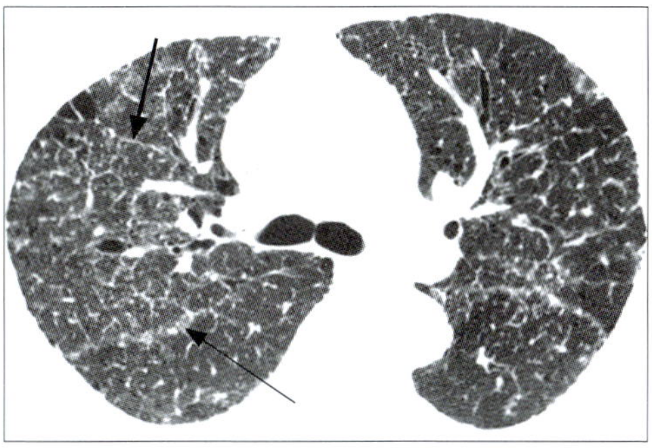

Figura 18.5 Amiloidosis parenquimatosa difusa. En la TCAR obtenida en la región de los lóbulos superiores, se observan nódulos con distribución perilinfática. Los nódulos están agrupados a lo largo de las cisuras (*flecha fina*) y en los tabiques interlobulillares (*flecha gruesa*). La sarcoidosis es la causa más probable de este patrón, pero el diagnóstico de la biopsia quirúrgica fue amiloidosis.

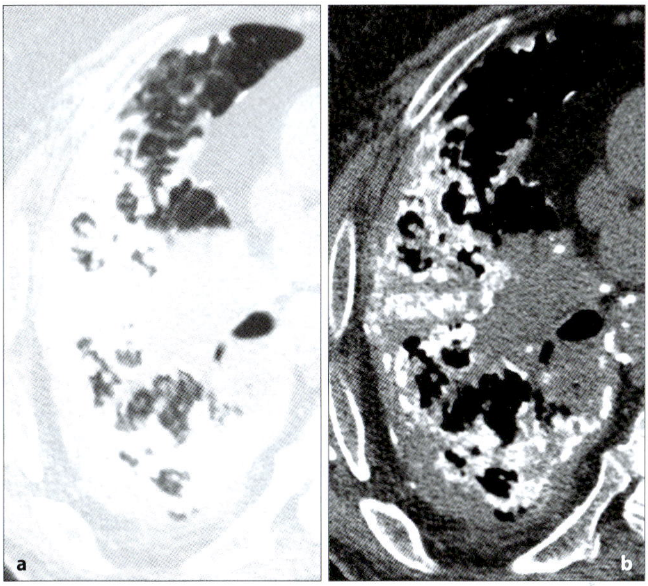

Figura 18.6 Amiloidosis parenquimatosa difusa. En las ventanas de pulmón (**a**) y mediastino (**b**), se observa consolidación extensa en el pulmón derecho con calcificación en un caso de amiloidosis avanzada.

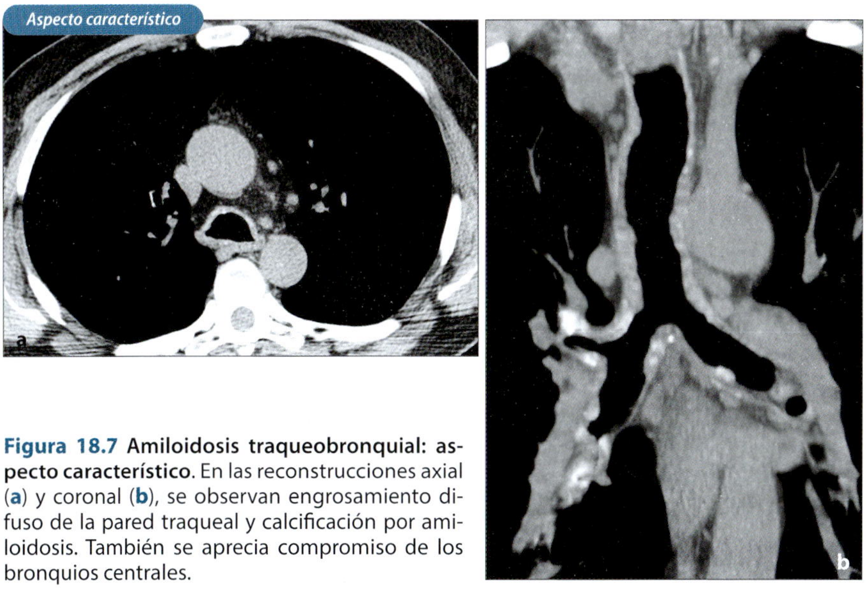

Figura 18.7 Amiloidosis traqueobronquial: aspecto característico. En las reconstrucciones axial (**a**) y coronal (**b**), se observan engrosamiento difuso de la pared traqueal y calcificación por amiloidosis. También se aprecia compromiso de los bronquios centrales.

de los bronquios centrales abarcan policondritis en fase de remisión, sarcoidosis, granulomatosis de Wegener, enfermedad intestinal inflamatoria e infecciones (p. ej., aspergilosis). La traqueobroncopatía osteocondroplásica puede provocar el engrosamiento nodular de la tráquea y de la pared bronquial con calcificación.

Enfermedad por depósito de cadenas ligeras

La enfermedad por depósito de cadenas ligeras (EDCL) se caracteriza por el depósito de cadenas ligeras no amiloides en diversos tejidos y órganos. Si bien los depósitos de proteínas son similares a los observados en los casos de amiloidosis, no presentan afinidad por el rojo Congo. Aproximadamente el 75% de los casos de EDCL se asocian a un mieloma múltiple o a una enfermedad linfoproliferativa, en especial a la macroglobulinemia de Waldenström. El compromiso renal es característico de la EDCL. Además, suele haber afectación del hígado y del corazón, mientras que el compromiso pulmonar es muy infrecuente. Los hallazgos de la TCAR consisten en lesiones nodulares únicas o múltiples de diversos tamaños.

En ocasiones, la EDCL limitada casi completamente al pulmón y no asociada a mieloma se asocia al síndrome de Sjögren. En las radiografías y la TC, se observan nódulos o quistes diseminados, habitualmente de hasta 2 cm de diámetro o más (Figura 18.8). Estos se asemejan mucho al aspecto de la neumonía intersticial linfoide quística, si bien los depósitos de cadenas ligeras pueden dar lugar a un engrosamiento nodular de las paredes de los quistes.

Microlitiasis alveolar pulmonar

La microlitiasis alveolar pulmonar (MAP) es una enfermedad rara caracterizada por el

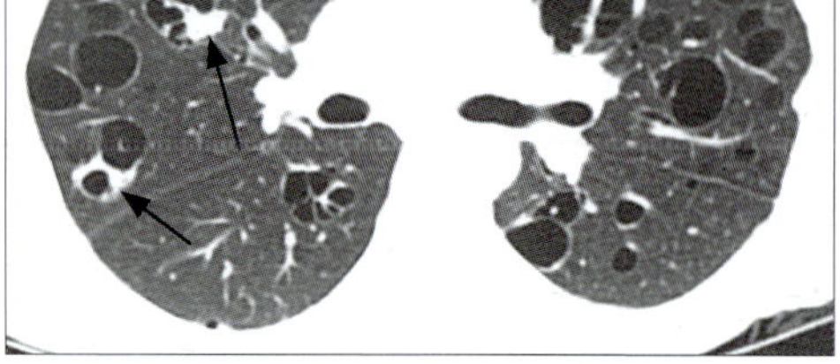

Figura 18.8 Enfermedad por depósito de cadenas ligeras. Se observan múltiples quistes bilaterales, algunos de los cuales presentan engrosamiento nodular de las paredes (*flechas*).

acúmulo de pequeños microlitos calcificados en los espacios alveolares. Puede ser esporádica o puede haber una asociación familiar, sobre todo en hermanos. La MAP se debe a una mutación genética, que genera la alteración de una proteína que habitualmente es responsable del transporte de fosfato dependiente de sodio en los pulmones. Es característica la ausencia de síntomas o la presencia de síntomas leves en el contexto de anomalías pulmonares significativas.

El hallazgo característico de la TCAR es la presencia de micronódulos calcificados, aislados. Estos nódulos pueden tener distribución perilinfática o centrilobulillar, con predominio en los segmentos posteriores de los lóbulos inferiores. Pueden observarse opacidad en vidrio esmerilado y reticulación, pero no son hallazgos específicamente indicativos de MAP. Los diagnósticos diferenciales incluyen amiloidosis parenquimatosa difusa y calcificación metastásica. Las enfermedades granulomatosas y las neumoconiosis asociadas a calcificación producen nódulos de mayor tamaño que los asociados a MAP.

Enfermedad de Erdheim-Chester

La enfermedad de Erdheim-Chester (EEC) es una histiocitosis xantogranulomatosa muy infrecuente caracterizada por la infiltración de órganos por histiocitos cargados de lípidos (espumosos). Algunos estudios sugieren que es una enfermedad clonal asociada a mutaciones genéticas específicas en el 50% de los casos. Es muy frecuente la afectación ósea, pero también puede haber compromiso del sistema nervioso central, del corazón, de los riñones y del sistema linfático. El compromiso pulmonar se observa en el 20%-30% de los casos y es indicativo de mal pronóstico; consiste en la infiltración intersticial por histiocitos y la fibrosis resultante. La EEC habitualmente afecta a varones de mediana edad con disnea crónica o tos.

Los hallazgos de la EEC en la TCAR tienen distribución linfática. Es muy característico el engrosamiento de los tabiques interlobulillares y de las cisuras, que se asemeja a edema pulmonar o a carcinomatosis linfática. Pueden observarse nódulos pequeños de distribución centrilobulillar o perilinfática (Figura 18.9). Pueden apreciarse otros hallazgos pulmonares, tales como opacidad en vidrio esmerilado, pero no son particularmente característicos. Con frecuencia se observa linfadenopatía hiliar, mediastínica y axilar. Como la EEC es una enfermedad rara, la combinación de hallazgos en la TCAR y otras lesiones

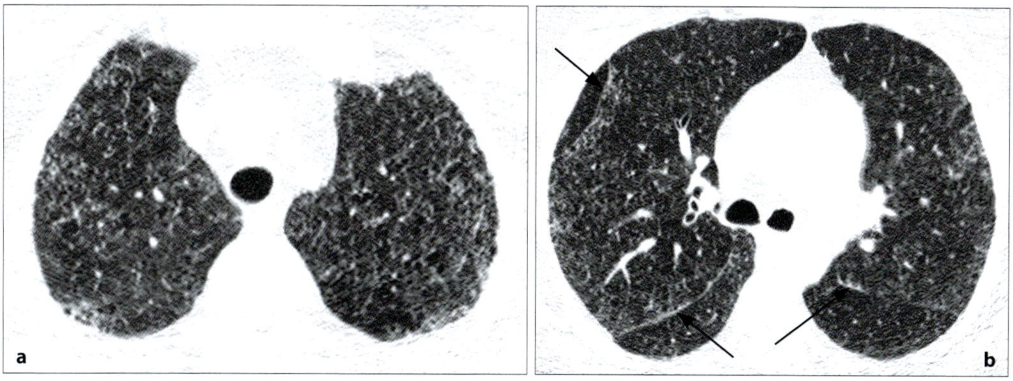

Figura 18.9 Enfermedad de Erdheim-Chester. a Se observan nódulos pequeños en parches distribuidos en los lóbulos superiores. El predominio de nódulos subpleurales (*flechas*) (**b**) es indicativo de distribución perilinfática. Esta es una manifestación posible de la enfermedad de Erdheim-Chester.

características es muy indicativa del diagnóstico. Otros hallazgos típicos son las lesiones óseas escleróticas, el engrosamiento difuso (revestimiento) de la aorta y de los vasos de gran calibre y los tejidos blandos perirrenales.

Linfangioleiomiomatosis

La linfangioleiomiomatosis (LAM) es una enfermedad rara caracterizada por la proliferación progresiva de células epitelioides perivasculares (CEP) a lo largo de los bronquiolos, los vasos pulmonares de pequeño calibre y los vasos linfáticos del tórax y del abdomen. Se la considera una neoplasia destructiva de bajo grado de malignidad. Se asocia al complejo de esclerosis tuberosa (TSC, por sus siglas en inglés) o se presenta en forma esporádica. La LAM asociada al TSC se debe a mutaciones en los genes de la esclerosis tuberosa, TSC1 y TSC2, mientras que la LAM esporádica se asocia a mutaciones del gen TSC2. La infiltración peribronquiolar de CEP provoca con el tiempo obstrucción bronquiolar y destrucción del parénquima pulmonar con formación de quistes pulmonares aislados.

La presentación clínica es muy variable. Los pacientes pueden presentar disnea crónica o neumotórax espontáneo. En ocasiones, se detectan quistes pulmonares como hallazgo incidental. No es infrecuente que la hipertensión pulmonar se asocie a LAM, pero esta asociación es menos común que con la histiocitosis de células de Langerhans (HCL) pulmonar.

El principal hallazgo en la TCAR es la presencia de quistes pulmonares (Tabla 18.4). Los quistes suelen ser redondos y de paredes delgadas y afectan el pulmón de manera uniforme, desde el vértice hasta la base. Los quistes pueden encontrarse diseminados (Figura 18.10) o reemplazar casi por completo el parénquima pulmonar (Figura 18.11). Es infrecuente observar nódulos asociados. Los derrames pleurales son comunes y se deben a obstrucción linfática. Los pacientes con esclerosis tuberosa y algunos pacientes con LAM esporádica pueden presentar alteraciones asociadas, tales como angiomiolipomas renales (Figura 18.12).

Tanto la LAM como la HCL (*v.* Capítulo 11, "Enfermedad pulmonar asociada al tabaquismo") pueden manifestarse con enfermedad pulmonar quística extensa. Los datos demográficos del paciente son importantes para diferenciar las dos enfermedades, porque la LAM afecta a mujeres en edad de procrear (es muy infrecuente en varones), mientras que la HCL habitualmente se asocia a tabaquismo. Los nódulos son un hallazgo frecuente en casos de HCL e infrecuente en casos de LAM. Los quistes asociados a HCL suelen ser irregulares y lobulados, a diferencia de los quistes redondeados que se observan en los casos de LAM. Los derrames pleurales asociados a enfermedad pulmonar quística son indicativos de LAM. En las imágenes de otras causas de enfermedad pulmonar quística, tales como neumonía

Tabla 18.4 Hallazgos de linfangioleiomiomatosis en la TCAR

- Mujeres en edad de procrear; a veces asociada a esclerosis tuberosa
- Quistes redondos de paredes delgadas
- Distribución difusa; bases pulmonares igualmente afectadas
- Nódulos infrecuentes
- Derrame pleural, en ocasiones
- Asociada a angiomiolipoma renal

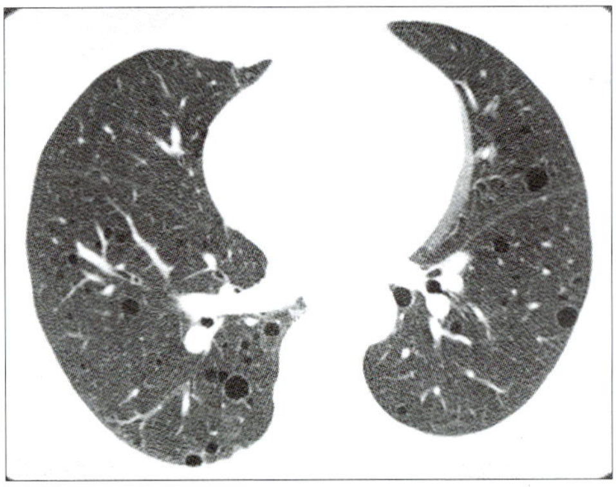

Figura 18.10 Linfangioleiomiomatosis (LAM). Se muestra un caso relativamente leve de LAM en el estudio de una mujer de mediana edad, en el que se observan quistes redondos dispersos. Este fue un hallazgo incidental en una TC obtenida para evaluar la posibilidad de cáncer.

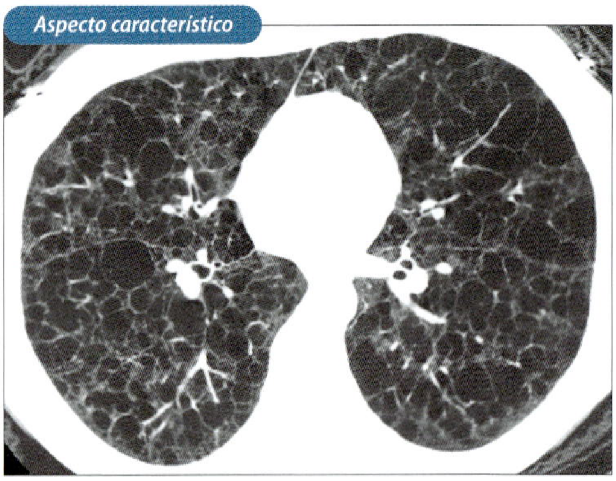

Figura 18.11 Linfangioleiomiomatosis (LAM): aspecto característico. Se muestra un caso avanzado de LAM, con reemplazo importante del parénquima pulmonar por quistes de paredes delgadas. Esta paciente presentaba disnea e hipertensión pulmonar.

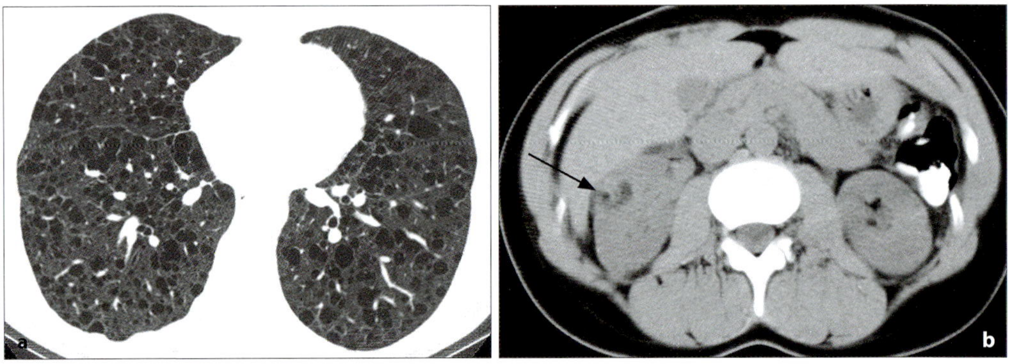

Figura 18.12 Esclerosis tuberosa. En la TCAR y en el examen histopatológico, los hallazgos de enfermedad pulmonar quística asociada a esclerosis tuberosa son idénticos a los de linfangioleiomiomatosis aislada. **a** En la TCAR, se observa la distribución difusa de quistes redondos de paredes delgadas. **b** En la TC obtenida en la región del abdomen, se observa una masa renal con contenido graso (*flecha*) compatible con un angiomiolipoma.

intersticial linfoide, habitualmente los quistes son menos numerosos.

Síndrome de Birt-Hogg-Dubé

El síndrome de Birt-Hogg-Dubé es una enfermedad rara autosómica dominante caracterizada por una combinación de fibrofoliculomas distribuidos en el rostro, el cuello y la porción superior del tronco, tumores renales, que abarcan desde oncocitomas benignos hasta adenocarcinomas renales, y quistes pulmonares. En ocasiones, la única manifestación son los quistes pulmonares, si bien las demás pueden aparecer durante el curso de la enfermedad. Con frecuencia, la presentación inicial consiste en un neumotórax provocado por la rotura de un quiste en el espacio pleural.

La principal manifestación del síndrome de Birt-Hogg-Dubé en la TCAR es la presencia de quistes pulmonares (Figura 18.13). Estos quistes tienen paredes delgadas y diferente tamaño. Son más numerosos en la región subpleural y medial de las bases pulmonares. Con frecuencia son adyacentes a las venas y las arterias pulmonares. Esta distribución puede ser particularmente indicativa de este síndrome, si bien también se observa en casos de neumonía intersticial linfoide. Los quistes suelen ser menos numerosos que los observados en casos de linfangioleiomiomatosis y de histiocitosis de células de Langerhans. Otras causas de quistes pulmonares son la neumonía intersticial linfoide, los neumatoceles por infección previa y la neurofibromatosis.

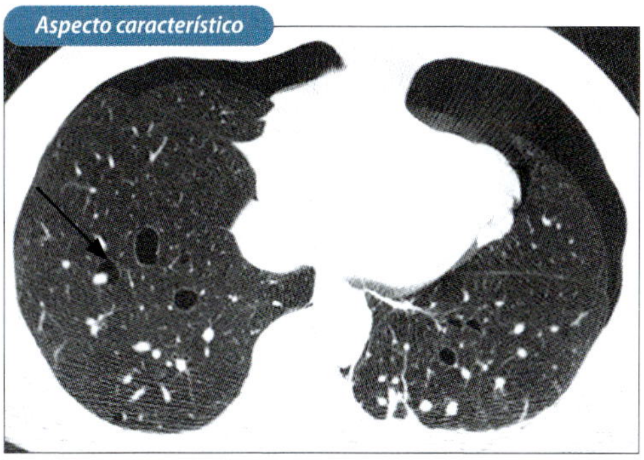

Figura 18.13 Síndrome de Birt-Hogg-Dubé: aspecto característico. Se observan quistes diseminados en la imagen de un paciente que presentaba neumotórax bilaterales. Algunos de los quistes son adyacentes a las venas pulmonares de los lóbulos inferiores (*flecha*), un hallazgo que puede ser indicativo de este síndrome.

Síndrome de Hermansky-Pudlak

El síndrome de Hermansky-Pudlak es una enfermedad hereditaria caracterizada por albinismo, mal funcionamiento plaquetario y fibrosis pulmonar. También pueden observarse anomalías renales e intestinales, pero la enfermedad pulmonar es la causa más frecuente de mortalidad. La prevalencia de este trastorno es particularmente elevada en Puerto Rico.

No se observan hallazgos específicos de este síndrome en la TCAR; por lo tanto, el diagnóstico suele ser clínico. La fibrosis es el hallazgo más frecuente y se manifiesta con reticulación irregular y bronquiectasia por tracción (Figura 18.14). La distribución es variable, pero con frecuencia es periférica. En la TCAR obtenida en estadios tempranos de la enfermedad, se observan opacidad en vidrio esmerilado y reticulación leve.

Pequeños nódulos pulmonares meningoteliales

Los pequeños nódulos pulmonares meningoteliales (también llamados meningoteliomatosis pulmonar difusa) son un hallazgo incidental frecuente en el examen histopatológico. Rara vez causan una enfermedad clínicamente importante; sin embargo, pueden verse asociados a enfermedad tromboembólica y a enfermedad pulmonar relacionada con tabaquismo. En la TCAR, se observan pequeños nódulos dispersos bilaterales con bordes bien definidos. Cuando son extensos, la distribución es aleatoria. Estos nódulos suelen presentar opacidad en vidrio esmerilado y algunos de ellos pueden manifestarse con radiotransparencias quísticas en el centro (Figura 18.15).

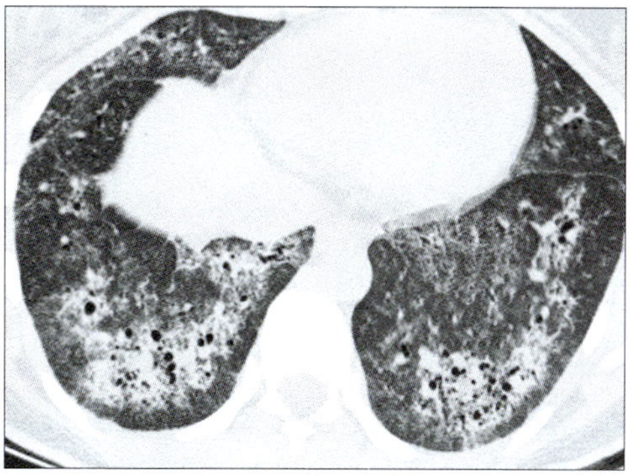

Figura 18.14 Síndrome de Hermansky-Pudlak. En la TCAR, se observa predominio periférico y basal de reticulación irregular, bronquiectasia por tracción y consolidación. La presencia de preservación subpleural sería indicativa de una neumonía intersticial no específica, pero otras alteraciones asociadas y los datos demográficos de este paciente eran compatibles con el síndrome de Hermansky-Pudlak.

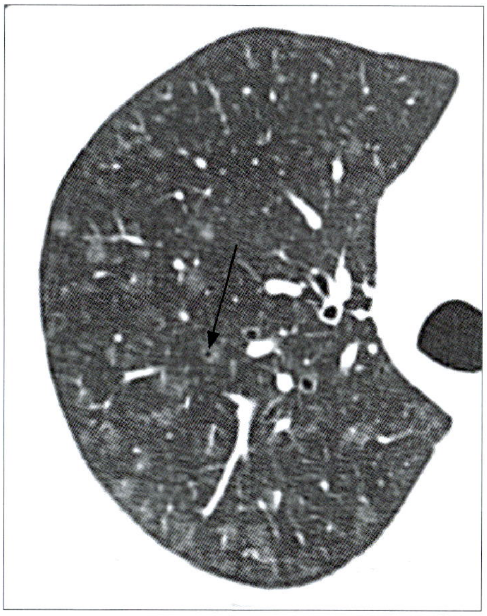

Figura 18.15 Pequeños nódulos pulmonares meningoteliales. Se observan múltiples nódulos dispersos con opacidad en vidrio esmerilado, y al menos uno de ellos tiene una radiotransparencia en el centro (*flecha*).

Osificación pulmonar

La osificación pulmonar se caracteriza por la formación de hueso maduro en el parénquima pulmonar y puede manifestarse con un patrón nodular o dendriforme. La osificación muy frecuentemente se asocia a enfermedad pulmonar intersticial y suele afectar a pacientes con fibrosis pulmonar idiopática. También se asocia a aspiración recurrente o crónica. Excepcionalmente, se

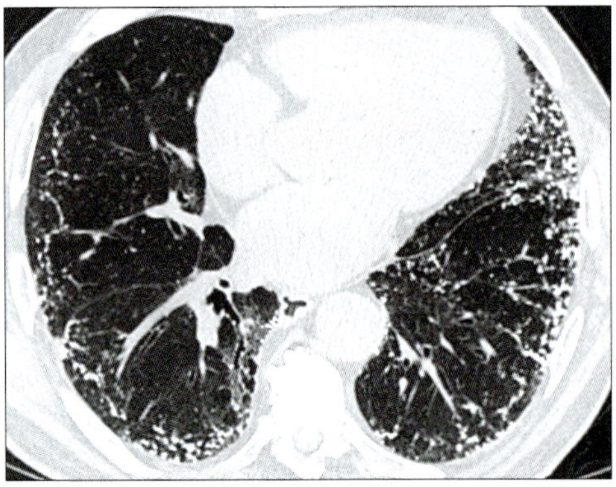

Figura 18.16 Osificación pulmonar idiopática. Se observa una gran cantidad de nódulos calcificados con predominio subpleural no asociados a enfermedad pulmonar intersticial.

manifiesta como anomalía aislada. La osificación pulmonar suele ser asintomática, salvo en casos extremos. Los hallazgos característicos de la TCAR consisten en múltiples nódulos pequeños calcificados (Figura 18.16), que se observan conjuntamente con la enfermedad pulmonar intersticial o aislados. Cuando se trata de un hallazgo aislado, los nódulos suelen predominar en la porción subpleural del pulmón.

Acceda al eBook para consultar la lista de bibliografía.
Consulte las indicaciones en la retiración de tapa.

Índice de términos